GUKE HULI
ZHILIANG PINGJIA ZHIBIAO YU
JISHU BIAOZHUN

主　编　黄天雯　高　远

副主编　肖　萍　张伟玲　戴巧艳
　　　　陈晓玲　黎小霞　孔　丹

骨科护理
质量评价指标与技术标准

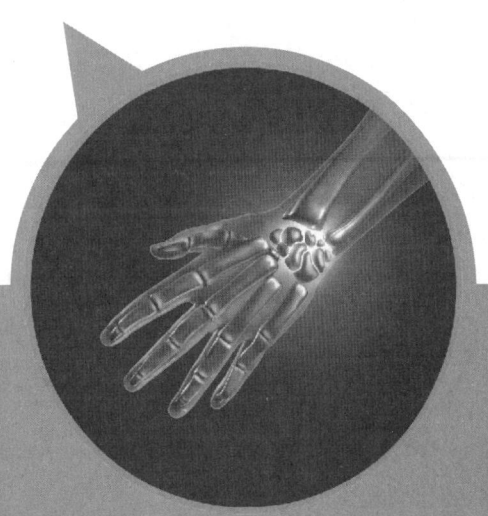

中山大学出版社
·广州·

版权所有　翻印必究

图书在版编目（CIP）数据

骨科护理质量评价指标与技术标准/黄天雯，高远主编；肖萍等副主编. -- 广州：中山大学出版社，2025.3. -- ISBN 978-7-306-08269-5

Ⅰ. R473.6-65

中国国家版本馆 CIP 数据核字第 20245E8J07 号

GUKE HULI ZHILIANG PINGJIA ZHIBIAO YU JISHU BIAOZHUN

出 版 人：	王天琪
策划编辑：	徐　劲　邓子华
责任编辑：	邓子华
封面设计：	曾　斌
版式设计：	曾　斌
责任校对：	梁嘉璐
责任技编：	靳晓虹
出版发行：	中山大学出版社
电　　话：	编辑部 020-84110773，84113349，84111997，84110779，84110776，84110283
	发行部 020-84111998，84111981，84111160
地　　址：	广州市新港西路 135 号
邮　　编：	510275　传　真：020-84036565
网　　址：	http://www.zsup.com.cn　E-mail: zdcbs@mail.sysu.edu.cn
印 刷 者：	佛山家联印刷有限公司
规　　格：	787mm×1092mm　1/16　24.25 印张　670 千字
版次印次：	2025 年 3 月第 1 版　2025 年 3 月第 1 次印刷
定　　价：	148.00 元

如发现本书因印装质量影响阅读，请与出版社发行部联系调换

本书编委会

主　编：黄天雯（中山大学附属第一医院）
　　　　高　远（中国人民解放军总医院第一医学中心）
副主编：
　　　　肖　萍（中山大学附属第一医院）
　　　　张伟玲（中山大学附属第一医院）
　　　　戴巧艳（中山大学附属第一医院）
　　　　陈晓玲（中山大学附属第一医院）
　　　　黎小霞（中山大学附属第一医院）
　　　　孔　丹（中国人民解放军总医院第一医学中心）
秘　书：彭　莉　邓丽君
编　委：（按姓氏笔画排序）
　　　　方丽璇　孔　丹　邓丽君　叶思欣　刘巧梨
　　　　刘圆圆　李　娜　肖　萍　何翠环　张伟玲
　　　　陈肃霜　陈晓玲　陈淑芳　周惠兰　郑　铮
　　　　钟　盈　桂自珍　高　远　黄小芬　黄天雯
　　　　黄晓敏　彭　莉　彭小琼　谭运娟　黎小霞
　　　　戴巧艳

主编简介

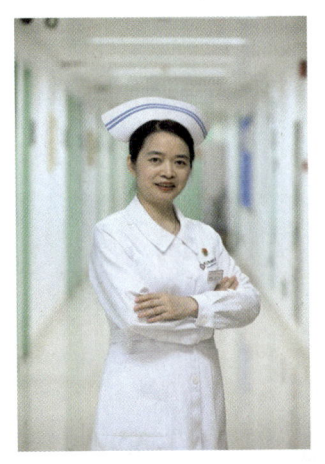

黄天雯 主任护师,中山大学附属第一医院骨科显微外科医学部、康复医学科护士长,中山大学硕士研究生导师;护理学院精英导师。现任中华护理学会第28届骨科护理专业委员会委员兼秘书、中华医学会骨科学分会第十一届委员会护理学组委员、广东省护理学会骨科康复护理专业委员会主任委员、广东省医学会骨科学分会委员、广东省医学会骨科学分会护理学组组长、《现代临床护理杂志》编委等。担任《护理学杂志》《现代临床护理杂志》《华西医学》审稿专家。

专注于骨科护理、疼痛护理、康复护理、护理管理等方面研究,特别在骨科护理质量指标的构建与实践方面积累了丰富的经验。近5年主持校级以上的科研项目5项;获排名第一的科研成果4项,其中"骨科无痛病房的建设与质量评价系列研究"获第五届广东省护理学会科技奖一等奖、第五届中华护理学会科技奖三等奖;"骨科护理质量指标的构建与临床应用研究"获第七届广东省护理学会科技奖一等奖。获中华护理学会杰出护理工作者,中山大学优秀护士、优秀共产党员、首批柯麟精英人才等荣誉。以第一作者身份在核心期刊发表论文50余篇,编写专著15部。

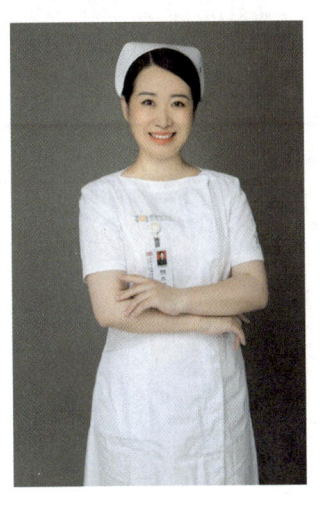

高远 中国人民解放军总医院第一医学中心护理部主任,副主任护师,博士研究生导师,中国人民解放军总医院临床护理专家、VTE防治专项技术组组长。兼任中华护理学会骨科护理专业委员会主任委员、中国研究型医院学会护理分会骨科护理学组组长、中华医学会创伤学分会护理学组组长。担任《中华护理杂志》《中华创伤杂志》《中华现代护理杂志》《武警医学》等杂志审稿人。

获军队优秀专业技术人才三类岗位津贴。在创伤患者护理器具研发、脆性骨折围手术期管理、血栓筛查预防、训练伤防治及护理信息化方面有系列深入研究,推动建设了老年人防跌倒多学科联合门诊,牵头建设了全国骨科专科护士培训项目及脆性骨折专项能力提升班。

主持全军课题8项、院级课题5项,作为课题骨干参与国家重点研发计划。以第一作者或通讯作者身份发表论文15篇(其中,发表在SCI收录杂志的论文5篇)、专家共识2篇。作为主编或副主编编写专著8部。获国家专利11项、软件著作权1项。获中华护理学会创新发明三等奖1项、中国人民解放军总医院科技进步二等奖1项、护理创新奖3项。

序 一

2010年，卫生部印发《卫生部关于加强医院临床护理工作的通知》（卫办医政发〔2010〕154号）及一系列规范性文件并在全国卫生系统开展"优质护理服务示范工程"活动。广东省卫生厅为了提升护理服务内涵，也提出《广东省医院临床护理质量评价指南》（粤卫函〔2010〕244号），建立临床护理服务质量体系、质量评价指标体系，改善并建立科学的质量评价方法。专科护理质量指标的建立，更体现"以人为本"的现代护理服务理念，也对护士各方面有了更高的要求。

中山大学附属第一医院始建于1910年，是国内一流的现代化三级甲等综合性医院，入选全国首批、广东省唯一委省共建综合类国家区域医疗中心，于2021年入选综合类国家医学中心建设首批"辅导类"创建单位，蝉联2018年度、2019年度复旦版中国医院排行榜排行全国第六位、华南第一位，连续三年在国家三级公立医院绩效考核中获评A^{++}。其骨科、手外科、专科护理属于国家临床重点专科。骨科是华南地区骨科疑难病诊治、科学研究和学术传播中心，具备强劲国际竞争力的研究基础、科研水平与临床实力。骨科护理是业内的杰出代表，护理队伍专业水平高，患者满意度高。多年来，骨科护士长黄天雯及其团队参阅大量相关文献及书籍，借鉴国内外护理新理论、新技术、新方法，将骨科专科护理质量评价指标的各项指标具体化，结合实际案例进行分析改进，与中国人民解放军总医院第一医学中心护理部主任高远及其团队精心编写本书，展现她们对骨科专科护理"高质量""高水平"的不懈追求。

本书结合骨科各专科病种的护理特点，围绕骨科专科护理质量评价的各级指标进行探讨，总结护理经验，详细地介绍了相应的护理方法及专科质量改进方法。内容深入浅出，通俗易懂，让读者能快速地抓住护理重点，提升护理质量。建立和实施骨科专科护理质量评价指标，不仅有助于促进护理服务的规范化和标准化，促进护理质量持续改进，还能提高护士的临床护理质量，提升临床专科护理水平。

我衷心祝愿本书得以出版发行，感谢每位编写人员的辛勤付出，感谢中华护理学会骨科护理专业委员会主任委员高远的支持。希望本书能满足骨科护士的学习需求，对保障患者的安全起促进作用。

成守珍
2023年2月28日

序　二

骨科医学和护理学的迅速发展，对骨科专科护理质量提出更高的要求。护理质量评价是护理质量管理的关键环节。护理质量敏感指标聚焦护理质量管理的核心要素，是定量评价与患者结局最相关的护理实践，致力于提高患者安全和护理质量。

本书主编单位之一的中国人民解放军总医院第一医学中心，是集医疗、保健、教学、科研于一体的大型现代化综合性医院，先后被评为"全国百佳医院""全国百姓放心医院""全军为部队服务先进单位"。医院全面贯彻落实科学发展观，坚持"好"字当头、"准"字为先的优质发展战略，推行规范医疗、安全医疗、集成医疗、温馨医疗，努力打造全面建设现代化、科学管理标准化、全程导控信息化、机制运行规范化、发展途径低碳化、服务模式人性化的一流现代化研究型医院。其骨科是国内最早按亚专科建制运行的科室之一，收治的病种齐全、疑难危重比例高，年均门诊量30余万人次，手术量1.5万余台。中国人民解放军总医院第一医学中心骨科护理是中华护理学会骨科护理专业委员会主任委员单位，中华护理学会和北京护理学会骨科专科护士培训基地，重视并长期致力于提高骨科专科护理质量，以高标准进行临床实践，为患者提供优质、高效的护理服务，得到医疗团队的高度认可。

本书是我们多年来探索、研究及经验总结的成果，充分体现专科护理的内涵与要求，为专科护理质量的持续改进提供客观依据。本书通俗易懂、借鉴作用强，具备骨科护理质量管理工具书的实用价值。

骨科学与护理学发展迅速，新技术、新理念、新方法不断涌现。囿于编者水平，书中或有不足或错漏，恳请各位专家和同行批评指正。同时，我们对各位编写人员的辛勤付出表示深深的谢意。

高　远

2023 年 2 月 28 日

前　言

《中华人民共和国国民经济和社会发展第十四个五年规划和2035年远景目标纲要》提出全面推进健康中国建设，积极应对人口老龄化的国家战略。涉及全生命周期健康管理的骨科护士，深入贯彻实施国家战略，聚集人民群众对护理领域的美好期望，努力为人民群众提供全方位、多层次的高质量护理服务。

质量管理是护理管理的重要组成部分，是推进整个护理管理走向科学化、规范化的重要力量。质量管理需要借助科学的测量工具不断发现问题、解决问题，而"指标"是工具中的利器。多年来，骨科护理管理者致力于专科护理质量建设，构建一套完整的质量指标体系，将骨科护理质量建设推向科学化、专业化。本书的编者来自中山大学附属第一医院、中国人民解放军总医院第一医学中心。两所医院均为国内开展优质护理服务、现代医院管理制度试点的标杆医院。其骨科护理团队也是业内的优秀代表，以循证医学为基础，阅读大量相关图书及文献，汲取丰富的临床实践经验，结合当前骨科护理发展的需求编写此书。

全书分为2编，共6章，包括骨科护理质量指标概述、骨科护理质量结构指标、骨科护理质量过程指标、骨科护理质量结果指标、一般专科护理操作流程与评分标准、专科护理操作流程与评价标准。本书的核心内容是基于Donabedian三维质量结构模式、持续质量改进理论、质量保证模式和"4MIE"质量理论阐述指标的内涵和外延，详细说明指标的定义计算公式、监测及注意事项，并给每个指标配以案例，以更直观地供使用者借鉴与应用。本书既可以作为骨科护士在实施专科护理活动过程中的规范与标准，用于基于指标的专科化培训与教育，又可以作为在骨科病房进行日常监测和持续质量改进的工具。我们希望与广大骨科护理同仁一道推进骨科护理质量的精准测量、专科化培训和持续改进工作。

本书的编写及出版得到中华护理学会骨科护理专业委员会、广东省护理学会的大力支持与帮助，在此表示衷心感谢！本书经多次推敲、反复论证与修改，直至出版。不足之处，恳请各位专家和骨科护理同仁批评指正。

编　者

2023年3月1日

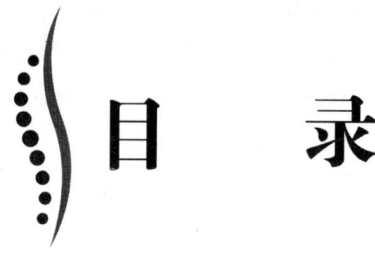

目　　录

第一编　骨科护理质量评价指标与持续质量改进

第一章　骨科护理质量评价指标概述 ··· 3
第二章　骨科护理质量结构指标 ··· 12
　第一节　护患比 ··· 12
第三章　骨科护理质量过程指标 ··· 20
　第一节　肢体血循环评估准确率 ··· 20
　第二节　感觉评估准确率 ··· 26
　第三节　运动（肌力）评估准确率 ··· 35
　第四节　疼痛评估准确率 ··· 42
　第五节　深静脉血栓风险评估准确率 ··· 50
　第六节　伤口出血观察及时率 ··· 59
　第七节　压力性损伤风险评估准确率 ··· 66
　第八节　跌倒风险评估准确率 ··· 77
　第九节　大小便/肛门括约肌评估准确率 ······································ 83
　第十节　吞咽功能筛查准确率 ··· 97
　第十一节　营养风险评估准确率 ·· 103
　第十二节　体位护理合格率 ·· 108
　第十三节　康复行为训练准确率 ·· 116
　第十四节　疼痛干预有效率 ·· 127
　第十五节　功能锻炼依从性 ·· 138
　第十六节　专科治疗护理合格率 ·· 147
　第十七节　管道护理合格率 ·· 154
第四章　骨科护理质量结果指标 ·· 162
　第一节　跌倒发生率 ·· 162
　第二节　外固定并发症发生率 ·· 169
　第三节　深静脉血栓发生率 ·· 177

· 1 ·

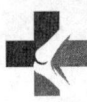

第四节	高风险患者呼吸道梗阻发生率	186
第五节	髋关节置换术后假体脱位发生率	193
第六节	术后谵妄发生率	201
第七节	血管危象发生率	210
第八节	重度疼痛发生率	217
第九节	足下垂发生率	224
第十节	出院患者满意度	230

第二编 骨科常见护理技术操作流程及评分标准

第五章 一般专科护理操作流程与评分标准 241
  第一节 轴线翻身 241
  第二节 更换引流袋（瓶） 246
  第三节 术前准备 249
  第四节 接手术护理 255
  第五节 更换胸腔闭式引流装置 259
  第六节 伤口换药 262
  第七节 中心静脉导管维护 266
  第八节 起立-行走计时测试 271

第六章 专科护理操作流程与评分标准 274
  第一节 轮椅转运 274
  第二节 拐杖的使用 278
  第三节 助行架的使用 282
  第四节 腰围的使用 285
  第五节 颈托的使用 289
  第六节 支架背心的使用 293
  第七节 抗血栓压力袜的使用 296
  第八节 石膏固定患者护理 300
  第九节 人工髋关节置换术后体位安置 303
  第十节 断指再植术后静脉回流障碍放血疗法 307
  第十一节 下肢截肢患者残端塑型技术 311
  第十二节 连续被动运动仪治疗 314
  第十三节 脊柱损伤患者搬运 317
  第十四节 间歇充气加压装置的使用 322

第十五节	负压封闭引流护理技术	325
第十六节	肩关节外展支具的使用	329
第十七节	卡盘支具的使用	332
第十八节	烤灯的使用	335
第十九节	膀胱功能康复训练	339
第二十节	直肠功能康复训练	343
第二十一节	意象法	350
第二十二节	渐进性肌肉放松训练	354
第二十三节	认知行为疗法	359
第二十四节	骨科专科体格检查	362

参考文献 369

第一编

骨科护理质量评价指标与持续质量改进

第一章 骨科护理质量评价指标概述

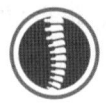

指标：通常是指衡量目标的参数，用数据表示。

护理质量评价指标：对护理质量的数量化测定，是进行质量管理的重要手段。科学的指标体系对护理质量的管理具有导向作用。

骨科专科护理质量：反映骨科专科护理服务的结果。评价和监测影响骨科患者护理服务结果的护理管理、临床实践等各项功能的质量，可用于评价骨科护士照护、患者感知及组织促进效果。

护理质量敏感性指标：运用科学方法和数据反映护理质量安全的重要指标，是护理质量评价指标的核心、关键内容。

一、骨科护理质量评价指标的定义

护理质量评价指标可以分为基础护理质量评价指标和专科护理质量评价指标。骨科护理质量评价指标是对骨科护理质量的数量化测定，是进行骨科护理质量管理的重要手段，反映骨科专科护理服务的结果。

骨科护理质量敏感性指标是骨科护理质量评价指标中的一组特异性及操作性更强的指标，聚集骨科护理质量管理的核心要素，定量评价与患者结局最为相关的护理实践，致力于提高骨科患者的安全和护理质量。

二、建立骨科护理质量评价指标对管理的意义

管理的一般过程通常包括以下 4 个阶段：①基于目标制订计划。②按计划行动。③做行动过程的评估。④通过评估结果的反馈改善行动，保障工作目标的实现。管理者围绕目标建立指标的过程，就是将目标具体化的过程，可以帮助管理者确定哪些是核心的行动步骤。因此，指标作为改善质量的工具，在管理中发挥标尺的作用。

骨科护理质量评价指标与其他指标体系一样，发挥六方面的价值：①建立内部质量监测系统机制。②运用同行数值进行内部改善参考。③运用管制图及效率趋势图进行风险管理。④作为医院评审的具体佐证资料。⑤开展教育训练及竞赛活动，发挥同行标杆作用。⑥医保等政策的参考数据等。

指标是管理者设定目标、推进工作和评估改善的重要工具。制定骨科护理质量评价指标，能促进专科护理质量评价模式的转变：①转变管理者不进行质量控制、盲目质量

控制或质量控制不全面的行为。②改变管理者质控后分析主观、笼统的现象，指标能直观地反映效果，推动持续质量改进。③通过分析并归纳影响骨科护理质量的常见问题及影响因素，制定针对质量指标的系列改进措施（包括专科技术操作流程、指引与评价标准等），将规范、标准的专科流程转换成护士可操作的具体护理行为，实现专科护理的标准化、规范化。

三、建立骨科护理质量评价指标

（一）理论基础

1. Donabedian 三维质量结构模式

美国著名学者 Avedic Donabedian 于 1969 年提出包括结构质量－过程质量－结果质量的三维质量结构模式，认为护理质量可以从护理结构、护理过程和护理结果三方面进行评价。其中，结构质量指标主要包括护理人力资源和环境结构方面；过程质量指标以护士为取向，强调过程控制；结果质量指标以患者为取向，针对护理终末结果制定。这一理论模式被广泛应用于护理质量评价，是各国建立护理质量评价标准与指标的主要理论基础。早期由美国护士协会（American Nursing Association，ANA）发起，大规模地针对急症医疗机构护理质量评价指标和测量工具的研究和预实验，就以该模式作为理论基础，筛选出10项急症护理质量评价指标用于医院护理质量报告。2007年，Lee 主要针对患者结局，运用专家咨询法确定了感染控制、疼痛控制、安全行为、跌倒及感染状态五大护理敏感结果指标。Lindgren 等在该理论基础上建立适用于瑞典综合医院的护理质量评价工具。而我国学者杨翔宇、成翼娟等在分析17家医院现有的评价标准后发现，其多数评价标准缺乏相应的理论支持，科学性及可推广性较差。因此，以 Donabedian 三维质量结构模式为理论框架，通过大量文献回顾及参照部分医院的护理质量标准，制定一套科学的、可操作性较强的护理质量评价标准，能为护理事业的发展做出贡献。

2. 持续质量改进理论

美国著名学者 Deming 于 1992 年提出的持续质量改进是一种注重过程管理和环节质量控制的质量管理理论，其主要观点是提倡全员参与，重视环节质量，采用连续的评估和改进，强调数据和统计工作的科学性和准确性。该理论提出后很快被许多国家所接受，在国内医疗机构的护理质量管理中也被广泛运用于实践。罗群运用该理论指导护理质量管理，规范了护士的行为，提高了手术室的工作质量和工作效率，提高了医生和患者的满意度。

3. 质量保证模式

美国卫生保健组织鉴定联合委员会（the Joint Commission on Accreditation of American Health Care Organization，JCAHO）在1989年制定的质量保证模式中提出护理质量保证的十大步骤，包括：①明确职责。②描述工作范围。③定义重要的护理内容。④制定指标。⑤建立评价阈值。⑥收集和分析资料。⑦利用指标阈值评价护理质量。⑧采取行动。⑨评价行动的有效性。⑩沟通信息，报告医院质量保证委员会。该模式目前已被广泛应用。赵晓梅等以此质量保证模式为框架，定义了产房助产护理质量的八个方面，并制定了测量的指标、标准和阈值，通过对产房质量进行监控，使助产护理质量处于稳定和持续提高的状态。

4. "4M1E"质量理论

"4M1E"质量理论，即人（man）、材料（material）、机械（machine）、方法（method）和环境（environment）。对"4M1E"的控制必须在实施前进行，即事前控制。实施阶段的事前控制，建立好质量保障体系是首要步骤，要搞好这个环节，需要坚持预防为主，防患未然。把质量隐患消除于萌芽状态，保证项目质量符合决策阶段确定的质量要求。护理管理者可运用质量控制中的"4M1E"质量影响因素分析原因，分析护理质量影响因素，根据面对对象的建模方法，构建护理质量影响因素属性的层级关系模型。

（二）研究方法

筛选和制定护理质量评价指标，要求指标具有客观性、特异性、敏感性、可操作性、简易性和层次性。目前，质性研究是制定护理质量评价指标最常用的研究方法，包括文献回顾、专家会议、深度访谈和Delphi法等。以下列举某三级甲等综合医院骨科护理团队研究制定骨科护理质量评价指标与骨科护理质量敏感指标的过程。

（三）案例一： 骨科护理质量评价指标研究

1. 研究对象

选择广州市2所三级甲等综合性医院及1家二级甲等医院，以脊柱外科、创伤骨科、关节外科、骨肿瘤科收治的住院患者为研究对象，疾病类型主要有骨性关节炎、股骨头坏死、股骨颈骨折、膝关节韧带损伤、四肢骨折、脊柱骨折、周围神经损伤、腰椎间盘突出、颈椎病、脊髓损伤、四肢恶性骨肿瘤等。

2. 方法

（1）指标框架的形成。

A. 成立课题研究小组。课题研究小组成员由护理研究人员和管理人员组成。研究小组人员应具有丰富的临床护理质量管理或护理教学管理经验及相关领域的研究经验，主要负责文献检索与理论研究，进行临床调研和形成半结构式讨论提纲，确定核心讨论组成员，对资料进行整理反馈，对研究结果进行统计分析处理，等等。

B. 文献检索与理论依据。查阅《三级综合医院评审标准（2011年版）》《医院分级管理标准》，以及部分医院的专科护理质量评价标准与指标，研读以"专科护理质量指标"及"专科护理质量标准"为主题词的文献，在此基础上，针对骨科各亚专科病种的护理特点，采用头脑风暴法，由课题组人员初步建立骨科专科护理质量指标。

C. 临床调研。对骨科临床一线护理内容的调查、分析与描述是质量指标建立的基础。从骨科各亚专科的主要检查、治疗形态与临床护理内容基础出发，按骨科患者入院→术前检查与护理→术后病情观察、并发症的干预、早期康复行为训练→出院的护理行为与方式的临床流程，认真分析并加以提炼，定义骨科重要的护理项目9项，为下一步指标的构建提供客观依据。

(2) 指标的筛选和认证。

A. 核心讨论组方法筛选指标。经过临床调研，在初步确定骨科专科护理质量评价指标方向的基础上，采用目的抽样方法选择20名专家组成核心讨论组，包括来自香港、广东、广西、北京、上海、四川的骨科医疗专家、骨科专科护士、骨科护理组长和护理管理专家。根据专家的类型，将其分为3个讨论组，包括医疗组、临床护理组、护理管理组。由经过统一培训的2名主持人主持，每次讨论持续 $1.0 \sim 1.5\ h$。主持人解释本研究的目的和方法，并获得知情同意。主持人介绍前期理论研究、临床调研的情况，然后围绕讨论问题组织讨论，核心讨论组成员发表观点、意见、建议。讨论的问题包括：①这套指标是否能反映骨科的护理质量？还需要增加哪些指标？②哪些指标比较重要？哪些指标是次要的？哪些指标应删除？③制定骨科专科护理质量关键指标者会关注哪些指标？④哪些指标相互包含交叉、重叠，可以进行合并？每次讨论中，有1名研究者专门负责书面记录，并进行录音。

B. 德尔菲法。向广州、北京、武汉、深圳、贵阳、青岛等地20家医院的骨科护理专家、护理管理专家共30名发放第1轮调查问卷，请专家对会议讨论后的指标进行筛选与论证。对回收的调查表进行整理、归纳，进行第2轮调查。

(3) 统计学方法。

数据采用SPSS 16.0统计软件包进行统计学分析。结合核心讨论组成员填写的资料、研究者的书面记录与录音资料，应用定性数据分析方法进行资料分析。最终评价指标若被95%以上的专家接受，则能被采纳。由专家的积极系数、权威程度和专家意见一致性程度来衡量专家的可靠性：用问卷回收率表示专家积极系数，以权威系数判定专家权威程度，以协调系数表示专家意见的一致性程度。

3. 结果

(1) 函询专家基本情况。

第1轮专家函询发放调查表30份，回收28份，回收率为93.33%。28名专家年龄 $35 \sim 53$ 岁，平均 (43.23 ± 5.12) 岁，平均从事医护工作20年，平均从事管理工作10.5年；含护理部主任4名（占14.29%），骨科主任3名（占10.71%），骨科护士长16名（占57.14%），骨科护理组长5名（占17.86%）。被调查的第2轮28名专家来源于第1轮函询的专家库。

(2) 专家的权威系数和积极系数。

依据专家对每个指标的评分结果，计算得到两轮专家函询的专家权威系数均为0.95，权威程度较高，结果可信；两轮专家函询各发出调查问卷30份和28份，回收率分别为93.33%和100%，两轮专家函询的积极系数分别为0.93和1.00。

(3) 专家的协调系数。

研究小组针对第1轮专家函询的意见进行沟通与协调。第2轮专家意见趋于一致。根据两轮专家函询的评分结果，总条目专家函询协调系数分别为0.32和0.45，专家协调程度显著性检验结果 P 值均小于 0.01。

（4）函询结果。

A. 第 1 轮函询结果。专家对一级、二级指标重要程度的总认可率为 92.86%～100.00%，算术平均数为 4.40～5.00；专家对三级指标重要程度的总认可率为 96.43%～100.00%，算术平均数为 4.00～5.00，均大于平均重要程度 2.5。根据专家意见，二级指标增加环境与设备、工作效率，并对部分指标的描述进行修改。在此基础上，根据文献资料、专家意见增加三级指标 8 项。例如，增加护士业务素质的指标来反映护士从事骨科护理的专业能力，以反映护士是否熟练掌握专科理论、知识、技能并运用护理程序护理患者；增加自理能力评估准确率的指标来现场查看护士评估患者自理能力方法是否正确，是否与实际相符，使患者分级护理与患者自理能力相符。最终形成第 2 轮函询问卷。

B. 第二轮函询结果。专家对一级、二级、三级指标重要程度的总认可率为 97%～100%，算术平均数为 4.45～5.00，说明专家认为 48 项指标均重要，未对条目进行增减，只根据专家意见对指标的描述进行修改。根据两轮函询结果，最后确定由 3 项一级指标、11 项二级指标和 48 项三级指标组成的骨科专科护理质量评价指标。

a. 一级指标包括要素质量、环节质量和终末质量评价指标三大类。

b. 将一级指标分为 11 项二级指标，分别为护士素质、床护比和管床数、环境与设备、住院评估准确率、病情观察及时率、专科并发症干预准确率、护理记录合格率、工作效率与成效、专科护理并发症发生率、患者满意率、健康教育知晓率。

c. 三级指标包括 48 项。例如，将二级指标"住院评估准确率"分解为 8 项三级指标，包括局部血循环评估准确率、感觉/运动评估准确率、肌力评估准确率、大小便/肛门括约肌评估准确率、疼痛评分准确率、局部压力性损伤评分准确率、跌倒风险评分准确率、自理能力评估准确率；将二级指标"病情观察及时率"分解为 7 项三级指标，包括生命体征监测及时率、伤口出血观察及时率、管道引流观察及时率、局部血循环监测及时率、神经功能监测及时率、呼吸功能监测及时率、大小便/肛门括约肌观察及时率。

（四）案例二： 骨科护理质量敏感指标研究

1. 方法

（1）现状调查。2013 年的前期研究构建了 48 项骨科专科护理质量评价指标，确定由 3 项一级指标、11 项二级指标和 48 项三级指标组成；2014—2016 年，在中山大学附属第一医院脊柱外科、关节外科、运动医学科、骨肿瘤科、显微创伤手外科运用该质量评价指标开展监测与持续质量改进，取得提高骨科护士服务能力、降低专科并发症发生率等效果。在应用过程中，分析并归纳存在问题，主要包括：①指标条目多，需要花费大量时间，难以准确、实时地实施监测。②与基础护理质量指标、安全质量指标有交叉、重叠，重点不突出。③指标内涵与资料收集方法较笼统，影响评价者之间的同质性。

(2) 文献检索。应用美国生物医学文献数据库（Pub Med）、Cochrane 图书馆、护理学及医学相关文献累计索引（Cumulative Index to Nursing and Allied Health Literature, CINAHL）、美国护理质量指标国家数据库（National Database of Nursing Quality Indicators, NDNQI）、中国生物医学文献数据库（Cumulative Index to Nursing and Allied Health Literature, CINAHL）、科学引文索引数据库（Web of Science）、中国知网、维普、万方等数据库；应用指南网站，如美国国立临床诊疗指南（National Guideline Clearinghouse, NGC）等，检索 2014 年 1 月至 2016 年 12 月国内外关于骨科护理质量评价指标的文献。英文检索词为"orthopaedics/nursing care quality""quality indicators/quality assessment/quality improvement""sensitive quality indicator"，中文检索词为"骨科/护理质量""质量指标/质量评价""敏感性指标"。排除标准：相关数据不完整或数据无法使用的文献；重复发表或会议摘要、信函通知；研究设计有缺陷，统计方法错误；采用美国霍普金斯证据等级与质量评价方法对相关文献进行等级与质量评定，质量评定为 C 级的文献。通过阅读相关评论文章和参考目录补充检索，共检索到 86 篇相关文献，经过去重、标题与摘要滤过及全文阅读，最后确定 25 篇有效文献。通过资料的提取与总结，继续以 Donaledian 三维质量结构模式为依据，初步修订原有指标中个别指标的名称、内涵、计算公式，纳入下一步研究。

(3) 运用德尔菲法进行筛选、论证与校正。

A. 专家纳入标准。根据本课题研究目的，采用经验选择的方式。专家纳入标准如下：具有本科及以上教育背景或曾组织过科研课题者；具有严谨的科学求实态度；护理专业知识丰富，思维和判断能力较强；任职于国内三级甲等医院、骨科专科医院或具有较强骨科影响力的综合性医院，所在医院或科室开展护理质量评价指标管理；从事骨科护理或管理工作 10 年及以上；护理管理者具有副高级及以上职称，临床骨科护理专家具有中级及以上职称；自愿参加，对本研究有较高的积极性。

B. 问卷设计。根据专家咨询法的要求，每次咨询均有详细的填写指南，并将上一轮咨询问卷的应答情况反馈给专家。问卷包括三部分内容。第一部分为问卷说明，陈述前期研究与实践发现的主要存在问题、本研究的目的与意义。第二部分为骨科护理质量敏感指标判定，包括具体指标、指标内涵、计算公式与资料收集方法，专家对条目重要性、计算公式合理性、数据收集可操作性进行评分。依照 Likert 5 级评分法，5 分为非常重要，4 分为重要，3 分为一般重要，2 分为不太重要，1 分为不重要；4～5 分为专家认同。专家可在修改意见栏中提出自己的建议，增加或删除指标及理由。第三部分为专家情况调查表，包括从事骨科工作年限、学历、职称、对指标的判断依据及熟悉程度等。首轮函询结束后，对回收的问卷进行整理、归纳。若专家在第一轮中选择"一般熟悉"或"不太熟悉"及"不熟悉"，则在下一轮将取消对该专家的函询。对条目的重要性平均认同度不高于 80% 和（或）变异系数不低于 0.3 的指标予以剔除；对计算公式合理性、数据收集可操作性平均认同度不高于 80% 和（或）变异系数不低于 0.3 的指标予以修改，另外，对部分指标的表述方式进行修正，形成第 2 轮函询问卷。

(4) 评价方法。

使用 SPSS 19.0 软件进行统计学分析。用平均数、标准差、变异系数（coefficient of variation，CV）、认同度等表示描述性分析；用问卷回收率表示专家积极系数；用专家熟悉程度和判断依据的均值表示专家权威系数（Cr），用协调系数（W）表示专家意见的一致性程度。

2. 结果

(1) 函询专家基本情况。

进行第 1 轮函询时，发放问卷 26 份，回收 25 份，有效回收率为 96.15%。25 名专家所属医院包括省外 8 所，广东省内 10 所，均为三级甲等综合医院。专家年龄 34～55（43.44±5.87）岁，其中，护理部主任 6 名，骨科护士长 15 名，骨科专科护士及护理组长 4 名。文化程度：本科 16 名，硕士 8 名，博士 1 名。职称：正高级 6 名，副高级 11 名，主管护师 8 名。工作年限：10～20 年 7 名，不少于 20 年且不多于 30 年 13 名，不少于 30 年 5 名，平均工作年限 11～36（23.40±6.63）年。进行第 2 轮函询时的 25 名专家来源于第 1 轮函询的专家库。

(2) 专家的权威系数和积极系数。

依据专家对每个指标的评分结果，计算得到两轮专家函询的专家权威系数均为 0.90，权威程度较高，结果可信；两轮专家函询各发出问卷 26 份和 25 份，回收率分别为 96.15% 和 100.00%，两轮专家函询的积极系数分别为 0.96 和 1.00，积极系数较高。

(3) 专家的协调系数。

研究小组针对第 1 轮专家函询的意见进行沟通与协调，第 2 轮专家意见趋于一致。根据两轮专家函询的评分结果，总条目专家函询协调系数分别为 0.36 和 0.68，专家一致性程度显著性检验结果 P 值均小于 0.05。

(4) 函询结果。

A. 第 1 轮函询结果。专家对指标重要程度总的认同度为 36.00%～100.00%，算术平均数为 2.76～4.84。专家对 48 项初选指标中的 21 项条目的重要性表示认同（4～5 分），认同度最高的指标为疼痛评估准确率（100%），局部血循环评估准确率的认同度为 96.00%，感觉/运动评估准确率的认同度为 96.00%，深静脉血栓发生率的认同度为 96.00%。21 名专家提出很多建设性的意见和建议，占专家总数的 84.00%。反馈意见比较集中的指标有：跌倒不良环境因素发生率（$CV=0.34$）、神经功能监测及时率（$CV=0.31$）、特殊行为训练有效率（$CV=0.26$）、重度疼痛发生率（$CV=0.31$）、足下垂发生率（$CV=0.28$）。根据函询结果，删除的指标共 29 项。根据专家意见，研究小组进行逐条分析，从重要性、代表性、可操作性强而敏感等方面进一步修改：将"局部血循环评估准确率"修改为"肢体血循环评估准确率"；将"感觉/运动评估准确率""肌力评估准确率"合并并修改为"神经功能评估准确率"；将"特殊行为训练有效率"修改为"康复行为训练准确率"；将"石膏固定并发症发生率""无效牵引、骨牵引移位发生率""牵引/外固定架发生针孔感染"合并为"外固定并发症发生率"；将"体位舒适安全合格率""体位转移安全合格率"合并为"体位护理合格率"；康复行为训练准确率与功能锻炼依从性虽从不同角度监测骨科患者的康复护理质量，但判断"功能

锻炼依从性"时，功能锻炼的方法、量与时间主观性较强，故对该项指标予以删除。最终形成第2轮函询问卷。

B. 第2轮函询结果。专家对指标重要程度总的认同度为76.00%～100.00%，算术平均数为3.58～5.00。专家对14项初选指标中的10项条目的重要性表示认同（4～5分），删除的指标共4项，包括深静脉血栓风险评估准确率、疼痛干预有效率、专科治疗护理合格率、髋关节置换术后假体脱位发生率。根据专家意见及研究小组讨论，将"颈椎损伤/手术后患者呼吸道梗阻发生率"修改为"高风险患者呼吸道梗阻发生率"，并对高风险患者进行界定。最终构建的骨科护理质量敏感指标涵盖结构指标1项、过程指标5项、结果指标4项。结构指标包括护患比。过程指标包括肢体血循环评估准确率、神经功能评估准确率、疼痛评估准确率、体位护理合格率、康复行为训练准确率。结果指标包括外固定并发症发生率、深静脉血栓发生率、高风险患者呼吸道梗阻发生率、出院患者满意度。

四、应用骨科护理质量评价指标

指标管理的流程包括数据收集、质量控制、数据处理与分析、确定护理质量改变的重点、选择执行措施及改进项目评估等过程。需要每天实时记录护患比等结构指标及住院患者的并发症发生率、出院患者满意度等结果指标，每天实时记录专科日常工作质控结果（即监测过程指标）。应用骨科护理质量评价指标的建议如下。

（一）建立有效的组织保障体系

在护理部持续质量管理委员会、专科护理委员会的带领下，在护理部主任的指导下，建立三级质量指标管理体系。一级管理由各专科区护士长负责，其对指标进行监测并保证指标结果的真实性；基于指标的测量，进行数据统计、分析，持续改进专科护理质量。二级管理由科护士长负责，其组织科层面的质量指标抽查，定期组织护理质量指标管理会议，监督持续质量改进的实施。三级管理由护理部主任负责，其对专科护理质量指标进行督查，定期组织各专科护理小组进行护理质量指标研讨并及时解决需要。同时，建立质量指标管理的管理制度、流程及培训制度。

（二）开展以能力为导向的质量管理培训

培训内容包括知识、技能、综合能力三大模块。知识模块包括指标理论、专科疾病或手术新知识等，技能模块包括指标相关的操作流程、指标监测方法等，综合能力模块包括应用指标相关的质量标准管理患者的综合能力。培训与考核的方法包括理论授课、案例教学、操作示范、业务查房、客观结构化临床考试、技能训练与考核等。培训时数建议120学时/人。

（三）保证数据可获得性和可靠性

由于指标是可测量的，利用指标进行管理的首要好处便是指标值的直观性。要发挥指标的作用，就要保证能够获得计算指标值所必要的信息和数据。不仅要保证指标值反映的是真实的情况，还要保证数据信息的可靠性。同时，如果受条件限制不能获得所有评估对象的信息而只能选择抽样，那么，要保证抽样的代表性。

首先，规范数据收集的路径。数据收集内容包括数据收集范围、收集口径、医嘱字典、数据记录等。数据采集范围涉及时间、空间。指标数据采集时间范围根据质量管理对数据分析的需求而定，以日、周、月、季度、年作为1个周期均可。其次，将收集口径进行一一规范，原则为一个指标变量对应一个数据收集口径，优先选择信息化系统。统一记录方式、表单、代码等是实现有效数据收集的前提，每种表单附记录要求。

例如，在结构质量指标评价中，由区护士长每周2次评价床护比、责任护士管床数。以床护比1∶0.4，责任护士管床不多于8人为达标。过程质量指标评价通过现场调查和临床考评、查阅资料而获得。护士长或当班护理组长负责评价并记录数据，每周2次。每个评价指标每天评估不少于5例次，评价正确的用"Y"表示，评价错误的用"N"表示，并以"Y的次数/总次数"计算各个评价指标的合格率。查房后每天对各评价指标情况进行分析，减少偏倚。通过病历回顾、问卷调查、科室上报和患者投诉获得结果质量指标评价。每月由护理部或第三方专门抽查出院患者10例次，通过对责任护士知晓率、病情观察、生活照顾、患者满意度等20个指标的调查得出分值，满分为100分。

（四）基于骨科护理质量评价指标持续改进专科质量

建立骨科护理质量评价指标，对骨科护理质量从入院到出院全过程各项护理服务项目的效果进行监测，根据服务的效果是否达到预先设定的标准，及时进行反馈，以不断改进护理行为，从而规范骨科护理服务，优化护理服务流程，使护士按照质量标准确立的程序进行护理活动。

遵循PDCA［即计划（plan，P）、实施（do，D）、检查（check，C）、总结处理（action，A）］循环原理，除基础措施外，护士长每月、每季度、每半年对数据进行分析。每季度管理小组进行分析，找出影响骨科护理质量的末端原因，进行要因确认后制定与实施改进措施，运用PDCA循环法进行持续质量改进。

（黄天雯　高远）

第二章 骨科护理质量结构指标

第一节 护患比

指标名称：护患比。

指标类型：结构指标。

指标意义：护患比反映护理服务需求和护理人力的匹配关系。计算护患比，能够帮助管理者了解当前护理人力配备状况，进而建立一种以护理服务需求为导向的科学调配护理人力的管理模式，让需要照护的患者获得护理服务，保障患者的安全和护理服务质量。

基本公式：

$$\text{平均每天护患比} = 1 : \frac{\text{同期每班次患者之和}}{\text{统计周期内每班次责任护士数之和}} \quad (2-1)$$

一、指标的定义

护患比是指统计周期内当班责任护士人数与其负责照护的住院患者数量的比例。

当班责任护士人数是指统计期间内在岗直接看护患者的责任护士总人数，不包括治疗护士（配药护士）、办公班（电脑班/主班）护士、护士长等其他岗位护士。

二、指标的内涵

患者护理结局的好坏，与护理人力的配备有直接关系。护患比反映护理服务的有效人力投入，反映执业护士直接照护患者数量情况。而护理人力的合理配置，是护理服务的规范化的基本保障，属于护理质量的结构指标。"护患比合理，根据工作量、患者病情、护士能级调配人力"是骨科护理质量的基本保证。护患比过低，每个护士照护患者数量增加，护士的护理工作量超负荷，将影响护理质量、患者结果及护理队伍稳定。患者安全隐患、医患矛盾、护理质量较低、护士因工作压力过大而离职等问题，都与护理人力配备不足密切相关。

从护患比的定义可以看出，如果需要照护的患者数固定，提供护理服务的执业护士人数越多，护患比越高。例如，国家卫生和计划生育委员会颁布的《三级医院评审标准》（2020年版）主张每个责任护士平均看护的患者不超过8个。假设某个护理单元通过实践表明，当护患比达到1∶8时，护理服务质量能够得到保障，那么，其他类似的护理单元，若护患比低于此值，则应当考虑增加护理人力的配置。再如，若管理者发现不同班次之间护患比的差异很大，夜班的护患比明显低于此值，则应根据患者护理工作量需求配备护士人数，达到合适护患比。

值得注意的是，不同护理单元收治的患者类型不同。因此，即便患者数量相同，护理工作量的差异可能很大。管理者应该监控全院各护理单元护患比情况，根据患者疾病严重程度和护理依赖度合理调配护士，必要时增加护士人数。同时，考量各护理单元、各班次患者护理需求的差异性，保持护士与患者的合适比例。收治危重患者的骨科重症监护病房的护理工作服务强度明显高于普通病房的护理单元，其需要配备的护理人力也较多。因此，测量护患比时，可以计算一个医院骨科各个时段平均的护患比；也可以根据管理的需要，计算不同护理单元、不同时段的护患比，如各护理单元护患比、白班护患比、夜班护患比等。

基于护患比的骨科护理人力资源质量标准要求护患比合理，根据工作量、患者病情、护士能级调配人力，包括：①白班护患比不低于1∶8。②根据工作量、患者病情、护士能级调配人力，弹性排班。③落实责任制整体护理，实施小组责任制、层级管理制、床边工作制、床边记录制。④每班设立护理组长。⑤使患者的级别护理与病情或自理能力相符。

三、指标的计算公式

（一）公式一

式（2-1）为最准确、最常用的推荐计算护患比公式。

（二）公式二

$$\text{平均每天护患比} = 1 : \frac{\text{同期每天患者数之和} \times 3}{\text{统计周期内每天各班次责任护士数之和}} \quad (2-2)$$

当每班次没有统计记录患者总数时，由统计报表获取每天患者总数，应用式（2-2）计算护患比。

（三）公式三

$$\text{平均每天护患比} = 1 : \frac{\text{同期开放床日数} \times \text{床位使用率} \times 3}{\text{统计周期内每天各班次责任护士数之和}} \quad (2-3)$$

式（2-3）用于回顾性护患比计算，因没有每班次患者总数记录，由统计报表获取统计期间的开放床位数、床位使用率等，计算平均护患比。"统计周期"指质量管理者关注的时间段，如某年、某月、某天或某个班次等。其中，每个班次或每天"收治患者总数"包含统计时期始收治在院患者总数与新转入患者数之和，例如，若该班次起始时点在院患者 20 人，到该班次结束，转出 2 人，转入 3 人，则"收治患者总数"为 21。

四、指标的监测

（一）涉及的变量

统计周期、统计周期内收治患者总数及在岗责任护士数。

（二）数据来源及采集方式

可根据质量管理部门对其测量对象不同及信息化程度，建立不同的数据库报表，如纸质版报表、Excel 报表、Access 数据库报表、网络在线报表、信息化质控系统报表等。

通常可以从骨科各护理单元排班表中获得某一班次及每天在岗责任护士总数，可以从统计报表中获得收治患者总数（表 2-1 至表 2-3）。

表 2-1 计算护患比涉及的变量及资料来源

变量	资料来源1（手工填报）	资料来源2（信息化自动获取）
统计周期、在岗责任护士总人数、收治患者总人数	由不同质量管理部门确定护理单元排班表、各护理单元填报的统计报表	由护理排班信息系统自动获取及由医院信息系统获取

测量对象：某骨科大科或某骨科护理单元。

表 2-2 计算护患比指标数据库报表-1

单位：12时/班次

医院	科室	日期	白班责任护士人数	白班接班患者人数	白班新增加患者人数	夜班责任护士人数	夜班接班患者人数	夜班新增加患者人数	白班护患比	夜班护患比	每天平均护患比

表 2-3 计算护患比指标数据库报表-2

单位：8时/班次

医院	科室	日期	白班责任护士人数	白班接班患者人数	白班新增加患者人数	小夜班责任护士人数	小夜班接班患者人数	小夜班新增加患者人数	大夜班责任护士人数	大夜班接班患者人数	大夜班新增加患者人数	白班护患比	小夜班护患比	大夜班护患比	每天平均护患比

五、指标的改进案例

(一)案例一: 某三级综合医院骨科护患比测量

1. 背景

某三级综合医院骨科包括 4 个护理单元,总编制床位 171 张,实际开放床位 171 张,配备执业护士共 78 人,床护比为 1:0.44。某年 6 月,3 名护士陆续离职。经科护士长谈话了解,离职护士描述主要原因是"工作压力大,看护患者数量多,每班工作忙不完"。科护士长了解到国外医院护士配备均以护患比指标为测量评价标准。

某年 6 月护士突然离职数量增加,科护士长决定测量骨科护患比及骨科 4 个护理单元护患比指标,了解护理人力配备的真实情况。

由科护士长、区护士长分别测量某年 7 月 1 日白班、小夜班、大夜班每班次护患比指标,以及某年上半年平均护患比。

2. 分析

测量某年 7 月 1 日骨科护患比及骨科 4 个护理单元护患比。

某年 7 月 1 日,骨科 4 个护理单元脊柱外科、骨肿瘤科、关节外科、显微创伤外科实际开放床位共 171 张,实际配备护士 75 人。计算得骨科总床护比为 1:0.44。统计各班次、各骨科护理单元在岗责任护士人数、收治患者人数,计算各班次、各护理单元护患比(表 2-4 至表 2-6)。

表 2-4 骨科各护理单元白班护患比指标测算一览

序号	护理单元	编制床位数	实际开放床位数	配备护士总人数	实际开放床位床护比	当班收治患者总人数	在岗责任护士总人数	白班护患比
1	脊柱外科	45	45	17	1:0.38	44	5	1:8.80
2	骨肿瘤科	42	42	21	1:0.50	42	6	1:7.00
3	关节外科	42	42	18	1:0.43	40	6	1:6.66
4	显微创伤外科	42	42	19	1:0.45	41	6	1:6.83
骨科病房合计		171	171	75	1:0.44	167	23	1:7.26

统计周期:某年 7 月 1 日白班(8:00—17:00)。

表 2-5 骨科各护理单元小夜班护患比指标测算一览

序号	护理单元	编制床位数	实际开放床位数	配备护士总人数	实际开放床位床护比	当班收治患者总人数	在岗责任护士总人数	小夜班护患比
1	脊柱外科	45	45	17	1:0.38	44	2	1:22.00
2	骨肿瘤科	42	42	21	1:0.50	42	2	1:21.00
3	关节外科	42	42	18	1:0.43	40	2	1:20.00

续表2-5

序号	护理单元	编制床位数	实际开放床位数	配备护士总人数	实际开放床位床护比	当班收治患者总人数	在岗责任护士总人数	小夜班护患比
4	显微创伤外科	42	42	19	1:0.45	41	2	1:20.50
	骨科病房合计	171	171	75	1:0.44	167	8	1:20.86

统计周期：某年7月1日小夜班（17:00至次日0:00）。

表2-6 骨科各护理单元大夜班护患比指标测算一览

序号	护理单元	编制床位数	实际开放床位数	配备护士总人数	实际开放床位床护比	当班收治患者总人数	在岗责任护士总人数	大夜班护患比
1	脊柱外科	45	45	17	1:0.38	44	1	1:44.00
2	骨肿瘤科	42	42	21	1:0.50	42	1	1:42.00
3	关节外科	42	42	18	1:0.43	40	1	1:40.00
4	显微创伤外科	42	42	19	1:0.45	41	1	1:41.00
	骨科病房合计	171	171	75	1:0.44	167	4	1:41.75

统计周期：某年7月1日大夜班（0:00—8:00）。

基于表2-4至表2-6骨科各护理单元统计数据，计算获得某年7月1日三班收治患者共501人次，三班共在岗责任护士有35人，计算7月1日一天平均护患比，套入式（2-1）：

$$某统计周期平均每日护患比 = 1 : \frac{同期各班次患者之和}{统计周期内每班次责任护士数之和}$$

$$= 1 : 14.31$$

即测得骨科各护理单元平均护患比为1:14.31。

（二）案例二：某三级综合医院脊柱外科基于护患比测量改进护理质量

1. 背景

某三级综合医院脊柱外科总编制床位45张，实际开放床位45张，配备执业护士共17人。某年6月出院患者满意度调查中，脊柱外科患者满意度呈下滑趋势，并且护理口头投诉增加，护理不良事件发生例数增加（表2-7），引起相关主管部门及医院领导的关注。

表2-7 某年1—6月脊柱外科病区护理指标统计

项目	1月	2月	3月	4月	5月	6月
患者满意度/%	99.40	98.70	99.10	98.50	96.20	93.10
护理投诉例数	0	0	0	0	1	2
护理不良事件发生例数	0	0	0	0	1	2

护理部、骨科、脊柱外科共同对脊柱外科护理质量进行分析,发现某年6月脊柱外科病区护士离职数量增加,故决定测量脊柱外科病区某年1—6月护患比及各项医疗指标、骨科四个病区某年6月护患比指标,了解护理人力配备的真实情况(表2-8)。

表2-8 某年1—6月脊柱外科医疗指标统计

项目	1月	2月	3月	4月	5月	6月
床护比	0.44	0.44	0.44	0.44	0.40	0.38
平均每天护患比	1:13.20	1:13.40	1:13.40	1:13.40	1:14.30	1:16.50
床位使用率/%	97.90	98.80	97.00	95.70	97.20	99.20
危重症天数	56	60	42	48	50	62

抽样计算获得骨科各护理单元某年6月25日24 h三班收治患者总数及在岗责任护士数,计算某年6月25日骨科各护理单元护患比(表2-9)。

表2-9 骨科各护理单元某年6月25日护患比指标测算一览

序号	护理单元	编制床	实际开放床位数	配备护士总人数	7月1日收治患者总人数	在岗责任护士总人数	24 h护患比
1	脊柱外科	45	45	17	132	8	1:16.50
2	骨肿瘤科	42	42	21	126	9	1:14.00
3	关节外科	42	42	18	120	9	1:13.33
4	显微创伤外科	42	42	19	123	9	1:13.67

统计时间:某年6月25日。

2. 分析

(1)脊柱外科病区某年6月较1—5月床位使用率增加、危重症天数增加,提示病区护理工作量增加、危重患者增加,护理投诉、护理不良事件发生例数增加,患者满意度下降;但护患比增加,提示护士工作量超负荷,护理人力短缺。抽样比较骨科4个病区,脊柱外科护患比低于其他病区的。影响护理质量的根本原因是护理人力缺乏,故脊柱外科需要增加护理人力,提升患者满意度,以减少护理投诉、护理不良事件发生。

(2)调查脊柱外科护士排班,存在的问题如下。

A. 出现责任护士当天负责患者超过8人,护士工作量大,在责任制整体护理、优质护理服务方面落实欠到位。除责任护士外,每天有1名护士上辅助班,负责测量患者的生命体征,办理入院护理、派发口服药、床上洗头等工作,未能全面实施责任制整体护理。

B. P班接手术护理工作量大,2个P班人力无法满足繁重的护理工作量,P班护士经常出现无法按时下班的情况。患者反映P班会存在护士应铃不及时现象。

C. 个别班次由工作1～3年护士负责重病患者的护理工作,护士能级与患者病情严重程度匹配不合理。

综上所述，护士排班不合理，未全面实施责任制整体护理；夜班工作量大，P班人力配置不合理；重病患者由低年资责任护士管理。这些都是需要进行改进的问题。

3. 持续质量改进措施

（1）增加2名有执业证的护士，对新入区护士进行入区培训、常见专科疾病护理常规及技能培训、急救技能及急救演练培训，使其尽快独立上岗。

（2）全面取消辅助班，调整各组床位，将原来的4个护理小组增加到5个护理小组。每名患者均有相对固定的责任护士对其全程全面负责，每名责任护士平均负责普通患者不超过8名或危重患者2~4名。责任护士熟悉所管患者的病情、心理、认知、诊断、治疗方案等，负责所管患者的基础护理、病情观察、治疗、沟通、心理与健康指导、出院指导、随访咨询等工作，为患者提供全程、全面、专业、人性化的护理服务。责任护士通过学习和临床实践不断积累个案，促进专业成长。

（3）每个P班增加1名护士。

（4）重病患者由护理组长和责任护士共同负责，保证重病患者的护理质量。

（5）开展护士长/组长业务查房指导。制定护士长/组长业务查房指导指引及记录本，对责任护士运用护理程序对所管患者的评估、计划、措施、效果进行评价和指导，不断提高护士的临床护理思维，保障临床护理质量。对每位住院患者都有护理计划或护理重点，由责任组长或专科护士等负责评价与核准其适宜性。

（6）落实"护士床边工作制"。落实护士常态情况下在病房或患者身边工作的临床护理服务模式。密切观察或监护患者，及时为患者解决问题，严格落实各级护士的岗位职责。

（7）建立护士"床边记录制"。护理记录主要记录患者病情变化的数据，确立专科观察重点和符合患者疾病及治疗进程的病情观察重点，保证护士及时观察、发现病情变化，并有效处理和记录。护理记录体现个性化、表格化、数字化和动态化，避免重复记录。护理措施尽量通过医嘱或护嘱表达。

（8）建立医生护士联合查房工作机制。建立责任护士为主导的临床工作机制，协调多个医疗团队，与主管医生围绕患者病情，共同制订治疗处置方案和护理计划，共同完成治疗计划、康复促进、健康指导等服务。

4. 改进结果

实施持续质量改进措施后，统计某年7—8月护患比及各项医疗指标（表2-10）。

表2-10 某年7—8月脊柱外科医疗指标统计

项目	7月	8月	9月	10月	11月	12月
床护比	0.42	0.42	0.42	0.42	0.42	0.42
平均每天护患比	1∶13.20	1∶13.40	1∶13.40	1∶13.40	1∶13.20	1∶13.00
床位使用率/%	98.90	97.90	90.00	98.70	99.20	99.50
危重症天数	61	63	52	48	51	54

次年1—6月脊柱外科病区护理指标统计见表2-11。

表2-11 次年1—6月脊柱外科病区护理指标统计

项目	7月	8月	9月	10月	11月	12月
患者满意度/%	99.50	98.90	99.30	98.40	99.00	98.70
护理投诉例数	0	0	0	0	0	0
护理不良事件发生例数	0	0	0	0	0	0

护患比之所以能够作为护理质量的敏感指标，是因为患者获得的对其病情相应的规范的护理服务取决于有多少一线护士能够为患者提供服务。若人手不足，护理服务的数量和质量都会大打折扣，继而有损患者的安全和护理结局。

目前，我国已经在三级医院评审时引入护患比的概念，对三级医院提出"每位责任护士平均负责患者不超过8人"的基本要求。作为护理人力资源配置、护理质量结构性指标，国内更多地采用床护比指标，是把床位数量作为护士配置的最主要因素，国内大多数医疗机构实际床位比编制床位要多。床护比指标的床位计算应以实际开放床位为基数，但床护比并未考虑患者数量、病情变化需要。因此，存在一定的人力配备局限性。国外更成熟的是评价护患比。护患比是以患者所需的护理工作量为主要因素，护患比概念更合理化，更符合"每位责任护士平均负责患者不超过8人"的要求。无论是床护比还是护患比，进行护理人力资源的配备、评价，除与患者的病情、床位使用率有关外，还与病房的条件设施、相关配套设施，如配液中心、护士的工作效率、当地的风俗习惯、护士结构配置等相关。护理管理者除关注护患比外，还要关注护士的能力结构。让能级不足的护士承担复杂的工作，会直接影响护理质量；让能级较高的护士周而复始重复简单工作，会增加护理工作的成本。护理管理者应根据不同工作年限合理安排及有针对性地指导专科护理业务的开展，取长补短，达到提供同质化专科护理过程服务的目的。

（肖萍 黄天雯 高远）

第三章 骨科护理质量过程指标

第一节 肢体血循环评估准确率

指标名称：肢体血循环评估准确率。

指标类型：过程指标。

指标意义：通过监测肢体血循环评估准确率，及时发现患者的肢体血循环是否发生障碍，及时发现和治疗血循环障碍的相关并发症（如血管危象、血栓、骨筋膜室综合征等），保证患者的安全。监测内容包括正确识别高风险患者，评估局部或患肢组织皮肤颜色、皮温、毛细血管充盈、肿胀、动脉搏动的内容、频率、方法、时机正确，与实际相符，并能分析归纳，及时发现是否有血循环障碍。同时，可分析患者肢体血循环异常的影响因素，通过采取针对性的肢体血循环观察和护理的培训与管理，提高肢体血循环评估准确率。

基本公式：

$$肢体血循环评估准确率 = \frac{抽查肢体血循环评估准确的例数}{抽查肢体血循环评估患者的总例数} \times 100\% \quad (3-1)$$

一、指标的定义

循环是身体体液循环流动和相互交织的过程。循环系统是一个密闭的、连续的途径系统，它包括心脏、动脉、静脉和毛细血管。

肢体血循环是指动脉血自心脏发出流向四肢，经反复分支最后成为毛细血管，毛细血管呈网状，进行血液与组织间的物质交换，最后毛细血管汇合成为静脉，小静脉汇合成大静脉返回心脏的循环。

肢体血循环根据循环的特点分为动脉血循环和静脉血循环，主要从局部或患肢组织皮肤颜色、皮温、毛细血管充盈、肿胀、动脉搏动五个方面进行观察。

肢体血循环评估是指识别高风险患者；评估局部或患肢组织皮肤颜色、皮温、毛细血管充盈、肿胀、动脉搏动的内容、方法、频率、时机正确，与实际相符；并能分析归纳，及时发现是否出现血循环障碍，如血管危象（包括静脉危象和动脉危象）、血栓症（包括静脉血栓栓塞症和动脉血栓栓塞症）、骨筋膜室综合征等症状。评估后记录结果，并且要有连贯性。

肢体血循环评估准确率是指统计周期内抽查患者肢体血循环评估准确的例数与抽查肢体血循环评估患者的总例数的比例。

二、指标的内涵

肢体血循环是反映运动系统疾患患者病情的最直接、客观的指标，是预见性护理干预及判断患者转归的前提。如不能及时发现肢体血循环的改变，轻者造成局部压力性损伤，重者可引起骨筋膜室综合征、血栓症等并发症，继而导致肢体坏死或是死亡。患肢血液循环障碍主要表现为患肢肿胀、苍白、紫红、皮温降低、动脉搏动减弱或消失等。因此，准确进行肢体血循环的评估是保证治疗效果、避免相关并发症的重要护理措施。断指再植、皮瓣移植术患者若未及时发现局部的血循环障碍，可能会导致血管危象的发生，导致再植指和移植组织失活，手术失败。若未及时发现骨科长期卧床的患者下肢深静脉血栓的形成，可能会导致患者发生致命的肺栓塞。

1. 识别高风险患者

当班责任护士负责评估、识别外周血循环情况或再植指或皮瓣移植组织血循环障碍的高危人群，正确判断并记录。存在四肢血管损伤、四肢手术、局部血管吻合术、肢体活动能力、移动能力减退或丧失的患者均为肢体血循环障碍的高危人群，具体如下：

（1）四肢骨折、关节脱位予石膏、外固定架、夹板或支具等固定的患者。
（2）四肢手术患者，如膝关节置换术、四肢骨肿瘤切除术、骨折内固定术等患者。
（3）断指（肢）再植术后 24～72 h 患者。
（4）皮瓣移植术后 24～72 h 患者。
（5）骨盆骨折患者。
（6）深静脉血栓风险评分有风险患者。
（7）贫血、失血性休克等患者。

2. 肢体血循环正常与障碍表现

肢体血循环正常与障碍表现见表 3-1。

表 3-1 肢体血循环正常与障碍表现

类型	观察指标				
	颜色	皮温	肿胀程度（指腹张力）	毛细血管充盈反应	动脉搏动
正常血运	红润或同供区的	33～35 ℃，与健侧相差 1～2 ℃	无肿胀或 I 度肿胀	1～2 s	正常
动脉血循环障碍	苍白、灰白等	下降	张力低，组织干瘪	偏慢（大于 2 s）或消失	减弱或消失

续表 3-1

类型	观察指标				
	颜色	皮温	肿胀程度（指腹张力）	毛细血管充盈反应	动脉搏动
静脉血循环障碍	浅紫、紫红、暗红、暗紫等	正常或先升高后降低	Ⅱ度和Ⅲ度肿胀	早期加快（小于1 s）、后期消失	正常或减弱

3. 肢体血循环评估与观察

肢体血循环评估的内容包括局部或患肢组织皮肤颜色的观察、皮温的监测、肿胀程度的观察、毛细血管充盈的观察、动脉搏动的观察。高风险患者术前每 1～2 h 观察 1 次；术后 72 h 内应每 0.5～1.0 h 观察 1 次；出现病情变化时，严密观察，耐心细致地全面观察，综合判断。

（1）颜色的观察。局部或肢体皮肤色泽变化反映血循环的状态，是最易观察到的客观指标。

A. 方法。暴露观察部位，肉眼观察皮肤颜色，与健侧的对比；断指（肢）再植术后、皮瓣移植术后既要与供区肤色对比，又要与受区肤色对比。正常情况下皮肤颜色应红润，或与健侧/受区的皮肤颜色一致。

B. 判定结果。判定结果为红润、黑色、青紫色、暗红、苍白、花斑、粉红等。

C. 注意事项。在观察颜色时去除干扰因素：①避免光线过亮或过暗的影响。一般在自然光线下或是白炽灯下观察，如有使用烤灯的患者要移开烤灯。②避免消毒剂的影响。如果局部或患肢有消毒剂须用 0.9% 生理盐水将消毒剂清洁干净，以免影响对皮肤颜色的观察。

（2）皮温的监测。局部或肢体温度的变化是直接反映血循环好坏的一个重要指标。

A. 方法。使用双手手掌同时检查健侧和患侧的肢体的温度，由上至下，进行对比。对断指再植或皮瓣移植者可消毒手指后用指腹触摸；有条件者可使用皮温计测量，或使用心电监护仪的皮温检测探头测量再植指、皮瓣远端或患肢远端及健侧相同部位的皮温，使皮温值显示在心电监护显示屏上，持续监测皮温的波动，减少人工检测的误差。

B. 判定结果。正常的皮温为 33～35 ℃，与健侧/受区相比温差小于 2 ℃。一般术后 24 h，患肢温度多高于健侧 1～2 ℃，以后则与健肢相同或低 1～2 ℃。

C. 注意事项。对于断指再植、皮瓣移植患者或使用烤灯等照射的患者，如果测量的温度比健侧温度高 2 ℃ 以上，需要移开烤灯后再进行测量，温度不再波动时即为最终的温度。

（3）肿胀程度的观察。局部或肢体肿胀程度能够反映皮下组织渗血、渗液及血液回流情况。

A. 方法。观察再植指、移植皮瓣或肢体的肿胀程度，并与健侧进行对比。

B. 判定结果。肿胀程度分为无肿胀、Ⅰ度肿胀（皮纹变浅）、Ⅱ度肿胀（皮纹消失）、Ⅲ度肿胀（皮肤张力高，出现水泡）。

C. 注意事项。再植指或移植皮瓣如果出现动脉血液供应不足或栓塞，会出现组织张力下降、组织干瘪等症状。

（4）毛细血管充盈反应的观察。局部或肢体末梢毛细血管充盈反应能够反映毛细血管灌注情况。

A. 方法。用手指轻轻压一下指（趾）腹或指（趾）甲，或者用棉签轻轻按压移植组织或再植指体 3～5 s，使被压的皮肤或指（趾）甲呈苍白色，然后迅速移开，观察颜色由苍白转为红润的时间。

B. 判定结果。若时间为 1～2 s，则毛细血管充盈反应正常；若时间少于 1 s，则毛细血管充盈反应偏快；若时间超过 2 s，则毛细血管充盈反应偏慢。

C. 注意事项。当因自身皮肤较白等而不易观察到毛细血管充盈反应时，可用黄色光源小电筒照射并观察。对皮肤色素深不易测定者或移植组织、再植指体出现瘀斑等颜色导致毛细血管充盈反应不明显者，需要详细记录。

（5）动脉搏动的观察。肢体动脉搏动是判断肢体血循环的重要方法。

A. 方法。用并拢的示指、中指和环指的指腹进行触诊，上肢可触诊桡动脉和尺动脉搏动；下肢可触诊足背动脉及胫后动脉搏动。须与健侧肢体的动脉搏动相比较，观察是否有减弱。

B. 判定结果。判定结果包括正常和减弱。

C. 注意事项。检查时不要将检查者手指的动脉搏动误作为患肢动脉的搏动。当患者肢体动脉搏动微弱或不易扪及时，应施以不同程度的压力以浮取（轻按皮肤）、中取（稍微用压力）、沉取（压力较重些）。这样反复多次进行扪诊来确定动脉搏动的有无。动脉搏动细微时，用手指重压扪诊，反而使动脉搏动消失，得出不正确的检查结果。

4. 影响肢体血循环评估准确率的常见因素

肢体血循环评估不准确主要与临床护士认知因素（如对肢体血循环评估的意识不强、专业知识掌握不全面）和护理培训因素（如肢体血循环评估的培训不到位、培训效果欠佳）密切相关。

护士是患者肢体血循环评估的直接实施者和观察者。通过肢体血循环评估准确率的监测，分析肢体血循环评估不当的现状、原因及影响因素，为其预防、控制等管理活动提供科学依据，以进行历史性、阶段性的自身比较，并进行持续改进。这可减少肢体血循环评估不当的发生率，从而减少并发症的发生，保证患者安全，促进患者康复。例如，夜间和凌晨是血管危象的高发时段，如果护士对为什么夜间和凌晨是血管危象的高发时段不掌握，就会影响其护理行为，导致血循环评估的频率、时机不正确，未能及时发现血循环障碍。

三、指标的计算公式

式（3-1）中，分子为某一统计周期内所抽查的患者肢体血循环评估准确的例数。在抽查肢体血循环评估准确率指标时，护士不能正确识别肢体血循环高风险患者，或者评估内容、方法、频率、时机不全面、不准确等，会导致不能及时发现是否有血循环障碍及分析归纳原因，评估结果与实际不相符；评估后无记录，或者记录不连贯；等等。出现以上任何一项问题均判定为肢体血循环评估不准确。

式（3-1）中，分母为某一统计周期内抽查的肢体血循环评估患者的总例数。

式（3-1）用于计算某一统计周期内所抽查患者的肢体血循环评估的准确率，能较为客观地反映患者肢体血循环评估不准确的情况和肢体血循环观察及护理的管理质量，使用简单，可操作性强。通过抽查能及时发现肢体血循环评估不准确的情况，并进行改进，从而预防血循环障碍并发症的发生。

四、指标的监测

成立质量管理小组，制定监测的流程、方法与质量控制。经培训合格的质量管理小组成员负责监测、收集数据，根据监测的不同目的选择病种、手术患者或不同年资的护士所管患者进行现场监测，应用肢体血循环评估准确率的指标内涵判定肢体血循环评估是否准确和规范，定期进行数据统计分析并持续改进肢体血循环评估质量。

例如，监测的目的是了解皮瓣移植术后患者的肢体局部血循环评估准确率。质量管理小组成员通过抽查一定例数的皮瓣移植术后患者肢体局部血循环评估情况，反映这一统计周期内所抽查的皮瓣移植术后患者的肢体局部血循环评估合格比例。

又如，监测的目的是了解创伤骨科护士护理的创伤骨科患者的肢体血循环评估准确率。质量管理小组成员通过抽查一定例数的创伤骨科患者的肢体血循环评估情况，反映这一统计周期内创伤骨科护士护理创伤骨科患者的肢体血循环评估合格比例。调查设计需要注意的是，抽查的对象一方面包括创伤骨科所有的责任护士，另一方面包括抽查创伤骨科不同疾病或手术患者，这样才有代表性，不然数据会产生偏倚。

五、指标的改进案例

（一）案例一：四肢骨折患者肢体血循环评估准确率的改进案例

1. 背景

为了解创伤骨科四肢骨折患者的肢体血循环评估准确率，质量管理小组成员于某年4—6月抽查创伤骨科四肢骨折患者血循环的评估。

（1）纳入标准：①临床诊断为四肢骨折。②年龄大于14岁。

（2）排除标准：排除意识不清、表达不切题及不配合患者。

（3）共抽查了160例四肢骨折患者，包括胫腓骨骨折72例、股骨干骨折13例、股骨转子间骨折8例、尺桡骨骨折25例、肱骨干骨折30例、肱骨髁上骨折12例。其中，肢体血循环评估准确的患者142例，肢体血循环评估准确率为88.75%。实施肢体血循环评估的护士为不同层次的责任护士。

2. 分析

通过鱼骨图分析法进行分析，确认要因为规范化培训护士（以下简称规培护士）

评估肢体血循环评估的内容欠全面，评估方法不规范，频率、时机不掌握等存在问题。肢体血循环评估准确率低的护士均来自医院其他科室的规培护士，骨科专业知识与技能匮乏，对肢体血循环评估的相关知识与技能不能完全掌握和灵活应用。

3．持续质量改进措施

针对以上问题，我们实施以能力为导向的培训与考核。

（1）入科强化培训。培训负责人为病区负责培训的组长。培训内容包括肢体血循环的定义、内涵、四肢骨折的病因、临床表现、病理生理变化、肢体血循环评估的技能等。培训的方法采取基于案例的递进式培训，即入科第1天评价规培护士对相关知识与技能的掌握情况，然后进行理论授课，再理论结合实践进行临床带教。提供骨科专科书籍，方便规培护士学习。第2天开始由导师开展一对一临床带教，基于案例，包括四肢不同部位骨折、不同类型的骨折等案例，讲解和示范如何进行肢体血循环评估。第3天开始则由规培护士自己进行肢体血循环评估，由导师进行质控和指导，直到规培护士2周内完全掌握肢体血循环的评估相关知识与技能。

（2）持续监测与改进。2周后，由质量管理小组成员对规培护士所负责的患者进行评估，评估护士进行四肢骨折患者肢体血循环评估的内容、方法、频率、时机是否正确，是否与实际相符；是否能分析归纳，及时发现是否出现血循环障碍；检查评估后是否记录，并且有连贯性。

4．改进结果

同年10—12月质量管理小组成员再次对四肢骨折患者的肢体血循环评估准确率进行监测。患者的纳入标准与排除标准同改进前。共抽查四肢骨折患者154例，包括胫腓骨骨折75例、股骨干骨折13例、股骨转子间骨折8例、尺桡骨骨折26例、肱骨干骨折24例、肱骨髁上骨折8例。其中，肢体血循环评估准确的患者150例，准确率为97.40%，较前增长9.75%。

（二）案例二： 以某医院骨科患者肢体血循环评估准确率指标开展肢体血循环质量管理

1．背景

为了解骨科患者肢体血循环评估准确率现状，某医院骨科质量管理小组成员于某年7—9月对指标进行监测并持续质量改进。

（1）纳入标准：①四肢骨与关节病变、四肢软组织损伤、骨肿瘤、脊柱病变患者。②年龄大于14岁。

（2）排除标准：排除意识不清、表达不切题及不配合患者。共抽查800例骨科患者，包括四肢骨与关节病变322例、四肢软组织损伤92例、四肢骨肿瘤186例、脊柱病变200例。其中，肢体血循环评估准确例数721例，得出本季度肢体血循环评估准确率为90.13%。该院骨科病房开展了肢体血循环评估准确率的监测，确立肢体血循环评估准确率基线为95.00%。本季度肢体血循环评估准确率低于基线，须进行分析整改。

2．分析

通过使用鱼骨图分析法进行分析，确认要因为肢体血循环评估标准欠规范，护士未能及时给予患者肢体血循环的评估；新护士、轮训护士对肢体血循环评估的知识与技能欠全面掌握；肢体血循环评估培训欠全面，成效欠佳。

3. 持续质量改进措施

（1）结合肢体血循环评估相关的循证依据，细化肢体血循环评估的操作流程和评分标准，作为护士对患者肢体血循环评估的标准，在质量指标抽查时作为考核内容之一。

（2）拍摄《肢体血循环评估》视频，包括肢体的皮肤颜色、皮温、肿胀程度、毛细血管充盈反应、动脉搏动评估的方法、频率、时机；断指再植、皮瓣移植局部组织的颜色、皮温、肿胀程度、毛细血管充盈反应评估的方法、频率、时机。将视频作为入科培训的工具之一。

（3）基于临床案例开展肢体血循环评估培训，培训方法灵活应用，如床边查房、视频学习、角色扮演等。纳入新护士、轮训护士到岗培训的必修课程，并通过反思日记法持续改进肢体血循环评估质量。

（4）护士长或组长加强患者肢体血循环评估的指导、质控，对肢体血循环评估存在问题进行即时性督导，床边示范。

4. 改进结果

次年1—3月质量管理小组成员再次对骨科病房患者的肢体血循环评估准确率进行监测。患者的纳入标准与排除标准同改进前。共抽查780例骨科患者，包括四肢骨与关节病变320例、四肢软组织损伤86例、骨肿瘤182例、脊柱病变192例。其中，肢体血循环评估准确767例，准确率为98.33%，较前增长9.10%。

（戴巧艳　陈晓玲　黄天雯）

第二节　感觉评估准确率

指标名称：感觉评估准确率。

指标类型：过程指标。

指标意义：感觉功能障碍是骨科患者可能出现的并发症之一，因此，骨科患者感觉功能的准确评估和及时处理极为重要。科学的感觉功能监测方法，有助于临床护士及时发现患者感觉功能损害，提出有效的干预措施，以科学指导临床护理和康复治疗。监测内容包括正确识别高风险患者；评估感觉的内容、方法、频率、时机正确，与实际相符；能分析归纳，及时发现是否有感觉障碍（浅感觉，如触觉、痛觉、温度觉；深感觉，如位置觉、运动觉、震动觉等），评估后记录，并且有连贯性。同时，分析患者感觉功能障碍的影响因素，通过采取感觉功能评估的强化培训与操作考核，提高临床护士感觉评估准确率。

基本公式：

$$感觉评估准确率 = \frac{抽查感觉评估准确的例数}{抽查感觉评估的患者总例数} \times 100\% \qquad (3-2)$$

一、指标的定义

感觉是人脑对直接作用于感觉器官的客观事物个别属性的反映，包括浅感觉及深感觉。浅感觉包括触觉、痛觉、温度觉，深感觉包括位置觉、运动觉、振动觉等。

感觉评估是指用客观的量化的方法，有效和准确地评定患者感觉功能是否正常，评定障碍的种类、性质、部位、范围、严重程度和预后。

感觉评估准确包括对已有神经损伤或潜在神经损伤的高风险患者实施评估；评估脊髓、周围神经支配区域的感觉的内容、方法、频率、时机正确，与实际相符；能分析归纳，及时发现是否有感觉障碍（包括浅感觉和深感觉）；评估后记录，并且有连贯性。

感觉评估准确率是指统计周期内抽查住院患者感觉评估正确的例数与抽查感觉评估患者的总例数的比例。

二、指标的内涵

周围神经损伤是指周围运动、感觉和自主神经（植物神经）的结构和功能障碍，可因切割、牵拉、挤压等而损伤。周围神经损伤患者表现有不同程度的感觉功能障碍。另外，手术因素、体位不当、血肿压迫、患肢肿胀或未及时行功能锻炼，可能会导致骨科患者神经损伤，从而有不同程度的感觉功能障碍。

脊髓神经功能障碍是骨科患者可能出现的严重并发症之一。据统计，脊柱侧凸矫形术后神经系统并发症发生率为0.25%～3.20%，一期后路全脊椎切除术的神经系统并发症发生率达6.0%～30.7%，截骨矫形可能会造成脊髓机械性损伤或缺血性损伤。同时，脊髓损伤影响损伤区域的运动、感觉及自主神经信号传递，患者的神经功能状况会出现不同变化。因此，神经功能的准确评估和及时处理极为重要。

1. 识别高风险患者

（1）已有神经损伤的高风险患者。周围神经损伤多发于有骨折刺伤、肢体脱臼牵拉、骨折后外固定卡压或过紧、断肢再植、刀伤、软组织损伤神经粘连、脊椎根性神经压迫、骨骼退行性病变挤压神经、肢体供血障碍、重金属/化学中毒接触等病史的患者。发生损伤的神经有脊神经根、臂丛神经、正中神经、尺神经、桡神经、坐骨神经、股神经、腓总神经、胫神经、指神经等。

（2）潜在神经损伤的高风险患者。人工关节置换术、骨肿瘤切除术、颈/胸/腰椎内固定术、脊柱侧弯矫正术、四肢骨折内固定术等患者，由于手术损伤、出血、血肿压迫脊髓或神经、术中刺激使脊髓水肿等，术后均有神经损伤的高风险，在术后72 h内应密切关注患者的感觉功能情况。

2. 感觉检查关键点

感觉检查关键点见表3-2。

表3-2 感觉检查关键点

神经节段	检查部位
C2	枕骨转子
C3	锁骨上窝
C4	肩锁关节的顶部
C5	肘前窝的外侧
C6	拇指近节背侧皮肤
C7	中指近节背侧皮肤
C8	小指近节背侧皮肤
T1	肘前窝的内侧面
T2	腋窝的顶部
T3	第3肋间
T4	锁骨中线第4肋间（乳线）
T5	第5肋间（在T4—T6的中点）
T6	锁骨中线第6肋间（剑突水平）
T7	第7肋间（在T6—T8的中点）
T8	锁骨中线第8肋间（肋弓水平）
T9	第9肋间（在T8—T10的中点）
T10	锁骨中线第10肋间（脐水平）
T11	第11肋间（在T10—T12的中点）
T12	腹股沟韧带中部
L1	T12与L2之间上1/2处
L2	大腿前内侧
L3	膝上股骨内髁处
L4	内踝
L5	足背第3跖趾关节
S1	足跟外侧
S2	腘窝中点
S3	坐骨结节
S4—S5	肛门周围（作为1个平面）

3. 感觉评估的内容、方法、频率、时机

检查感觉功能时，患者必须意识清楚，认知良好。检查前让患者了解检查的目的与方法，以取得充分合作，并充分暴露检查区域。检查时要注意双侧对比。感觉功能检查主观性强，易产生误差，因此，检查时必须注意嘱患者闭目，以避免主观或暗示作用。在患者整个围手术期均应密切监测感觉功能，入院时评估，急性期每小时评估，术后24 h 内每小时进行评估，24 h 后每 2 h 评估 1 次，72 h 后每班评估 1 次。

感觉可分为 3 个等级：0 级为消失，1 级为障碍（包括减退和超敏反应），2 级为正常，NT 为无法检查。检查时，视患者病情检查身体两侧各 28 个皮节的关键点。如果患者无神经系统疾病的临床症状或其他体征，可以通过简要地评估远端指（趾）的正常感觉是否存在来进行感觉功能的检查，检查时仅仅选择触觉、痛觉和震动觉。否则，患者须依次进行下列的感觉功能检查。

（1）浅感觉检查。

A. 痛觉检查。用别针的针尖（或叩诊锤的尖端）均匀地轻刺患者皮肤，询问患者是否疼痛。为避免患者将触觉与痛觉混淆，应交替使用别针的针尖和针帽进行检查比较。注意两侧对称比较，同时记录痛感障碍类型（包括正常、超敏反应、减退或消失）与范围。

B. 触觉检查。用棉签的棉絮轻触患者的皮肤或黏膜，自上而下，左右对称，询问患者感知情况。

C. 温度觉检查。用盛有热水（40～50 ℃）或冷水（5～10 ℃）的玻璃试管交替接触患者皮肤，嘱患者辨别冷、热感。

（2）深感觉检查。

A. 运动觉检查。检查者轻捏患者的手或足趾两侧，上下运动，让患者说出肢体被动运动的方向（向上或向下）。

B. 位置觉检查。检查者触摸患者的任一手或足趾，要求患者说出准确位置。

C. 震动觉检查。用震动着的音叉（128 Hz）柄置于骨突起处（如内/外踝、手指、桡尺骨茎突、胫骨、膝盖等），询问有无震动感觉，判断两侧有无差别。

4. 影响感觉评估准确率的常见因素

感觉评估不准确与患者自身因素（如依从性差，不配合评估）相关，也与临床护士认知因素（如对感觉评估不重视，专业知识掌握不全面）、行为因素（如评估时机、方法及频次不对）及其他因素（如工作忙，缺乏统一的评估方法）密切相关。除患者因素外，护士的认知不足、工作忙碌、缺乏统一的评估方法等也会导致感觉评估不准确。

护士是患者感觉评估的直接实施者和观察者。护士通过感觉评估准确率的监测分析感觉评估不当的现状、原因及影响因素，为其预防、控制等管理活动提供科学依据，以进行历史性、阶段性的自身比较，并进行持续改进，可减少感觉评估不准确的发生率，从而减少并发症的发生，保证患者的舒适和功能，促进患者早日康复。

三、指标的计算公式

式(3-2)中,分子为某一统计周期内所抽查的患者感觉评估准确的例数。护士需要正确识别高风险患者;评估脊髓、周围神经支配区域的感觉的内容、方法、频率、时机,使其与实际相符;能分析归纳,及时发现有感觉障碍(浅感觉,如触觉、痛觉、温度觉;深感觉,如位置觉、运动觉、震动觉等)者;评估后记录,并且有连贯性。在抽查感觉评估准确率指标时,不能正确识别高风险患者,评估内容、方法、频率、时机不正确,不能及时发现感觉障碍等,出现上述任何一项问题均可被判定为感觉评估不正确。

式(3-2)中,分母为某一统计周期内抽查感觉评估的患者总例数。

式(3-2)用于计算某统计周期内所抽查患者的感觉评估准确率,能较为客观地反映护士进行感觉评估不正确的情况。其使用简单,可操作性强。通过抽查能及时发现感觉评估不正确的情况,并进行改进,从而预防并发症的发生。

四、指标的监测

成立质量管理小组,制定监测的流程、方法与质量控制。感觉评估准确率的监测流程:经培训合格的质量管理小组成员负责监测、收集数据,根据监测的不同目的选择病种、手术患者或选择不同年资的护士所管患者进行现场监测,应用感觉评估准确率的指标内涵判定感觉评估是否准确,定期进行数据统计分析,持续改进感觉评估质量。

例如,监测的目的是了解腰椎间盘突出症术后患者的感觉评估准确率。质量管理小组成员通过抽查一定例数的腰椎间盘突出症术后患者的感觉评估情况,得出这一统计周期内所抽查的患者的感觉评估准确比例。

又如,监测的目的是了解脊柱外科护士护理脊柱外科患者的感觉评估准确率。质量管理小组成员通过抽查一定例数的脊柱外科患者的感觉评估情况,得出这一统计周期内脊柱外科护士护理脊柱外科患者的感觉评估准确比例。调查设计需要注意的是,抽查的对象一方面包括脊柱外科所有的责任护士,另一方面包括脊柱外科不同手术患者,这样才有代表性,不然数据会产生偏倚。

五、指标的改进案例

(一)案例一: 脊髓损伤患者感觉评估准确率改进案例

1. 背景

为了解某三级医院脊柱外科脊髓损伤患者的感觉评估准确率,该院质量管理小组于某年1—6月抽查了脊柱外科脊髓损伤患者80例。

(1) 纳入标准:①诊断脊髓损伤的患者。②意识清醒,能有效沟通并配合检查的患者。③患者知情同意。

（2）排除标准：合并认知功能障碍、意识障碍、老年痴呆的患者。

（3）采用便利抽样的方法，选取某年1—6月符合纳入标准的脊髓损伤患者80名，由不同层次的责任护士为患者进行感觉评估。抽查内容：①护士是否正确识别高风险患者。②护士评估感觉的内容、频率、方法、时机是否正确，是否与实际相符。③护士是否及时发现患者有感觉障碍（浅感觉，如触觉、痛觉、温度觉；深感觉，如关节觉；复合感觉等）。④评估后是否记录，并且有连贯性。感觉评估准确的患者有52例，计算得出感觉评估准确率为65.00%。

2. 分析

交通事故、高处坠落、脊柱肿瘤等因素均可诱发脊柱脊髓损伤，该病是指人体脊柱正常结构受到影响，使脊髓存在受压或受损情况，导致脊髓神经支配器官发生不同程度的功能性障碍。通过鱼骨图分析法进行分析，确认以下要因：

（1）由于缺乏脊髓损伤专用的评估工具，临床护士对患者进行脊髓神经功能评估的重视程度不高，在护理评估时往往过于简单，评估次数低，误差率高。

（2）脊髓损伤神经学分类标准的评估内容繁多、记忆困难，护士对其内容掌握不熟，在护理评估时往往做完一组神经节段的评估后，还要花费时间考虑下一组神经节段的内容或者翻阅资料，易出现因漏评而需要再次评估的现象，导致评估时间延长，影响工作效率。

（3）目前，护士，尤其是低年资护士（从事护理工作年限不大于5年），在识别患者病情变化方面经验较少，对患者病情的判断往往凭临床经验或直觉，缺乏标准化及量化的客观标准，易造成误评或漏评。因此，需要建立一个临床观察方便、运算规则简便的评分系统，以提高感觉评估准确率。

3. 持续质量改进措施

（1）针对第1个要因及第2个要因，采用美国脊髓损伤协会2000年修订的脊髓损伤神经学分类标准，对患者进行神经功能评估。根据此标准，选择C2—S5各个神经节段作为评估项目，主要为：C2神经根支配枕骨转子，C3支配区域锁骨上窝，C4支配肩锁关节的顶部，C5支配肘前窝的外侧，C6支配拇指近节背侧皮肤，C7支配中指近节背侧皮肤，C8支配小指近节背侧皮肤，T1支配肘前窝的内侧面，T2支配腋窝的顶部，T4支配锁骨中线第4肋间（乳线），T6支配锁骨中线第6肋间（剑突水平），T8支配锁骨中线第8肋间（肋弓水平），T10支配锁骨中线第10肋间（脐水平），T12支配腹股沟韧带中部，L1神经根支配区域T12—L2的1/2处，L2支配大腿前内侧，L3支配膝上股骨内髁处，L4支配内踝，L5支配足背第3跖趾关节，S1支配足跟外侧，S2支配腘窝中点，S3支配坐骨结节，S4—S5支配肛门周围（作为1个平面）。就以上内容进行设计并制作脊髓神经功能评估图卡，辅以颜色完善图卡的外形，将颈、胸、腰、骶设计为不同颜色，促使护士快速、明确地知晓评估内容。每人随身携带并参照脊髓神经功能评估图卡及时对患者进行感觉功能评估（图3-1）。

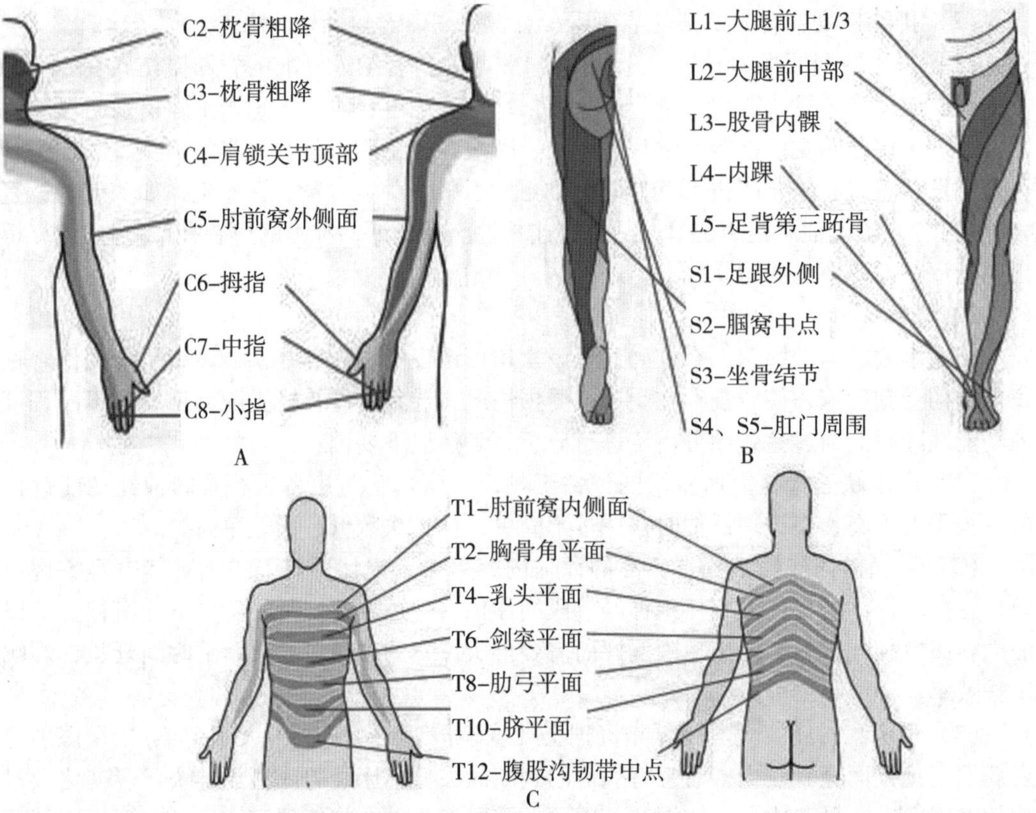

A. C2—C8；B. L1—S5；C. T1—T12。

图3-1 神经检查关键点

（2）针对第3个要因，制定脊柱外科感觉评估预警值及监护方案。新护士、轮训护士入科时进行培训；针对脊柱外科感觉评估预警值及监护方案，在带教过程中进行强化培训及考核。例如，当患者轻触觉少于8分，或本体感觉少于16分时，应报告医生。感觉评估监护方案、Fugl-meyer感觉功能评定及评分标准分别见表3-3至表3-5。

表3-3 感觉评估预警值及监护方案

感觉（预警值）	呼叫医生标准及护理干预方案	相关疾病、手术或护理问题
轻触觉小于8分，或本体感觉小于16分	报告医生	脊髓损伤，脊柱手术前后
分数前后对比减少大于2分	应立即通知医生	脊髓损伤，脊柱手术后

对于感觉评估，需要对结果进行前后对比，与前对比感觉麻木、异常或范围扩大，或者感觉消失为预警。

表3-4 Fugl-meyer 感觉功能评定

轻触觉		本体感觉	
内容	记分	内容	记分
上肢		肩	
手掌		肘	
大腿		腕	
足踝		拇指	
—		髋	
—		膝	
—		踝	
—		足趾	

表3-5 Fugl-meyer 感觉功能评定的评分标准

轻触觉		本体感觉	
内容	记分	内容	记分
感觉麻木	0	无感觉	0
感觉过度/异常	1	与健侧比,75%回答正确	1
感觉正常	2	全部回答正确,与健侧相比没有或只有少许差异	2
最高分	8	最高分	16

4. 改进结果

质量管理小组成员于同年10月至次年3月再次进行脊髓损伤患者的感觉评估准确率监测,患者的纳入与排除标准同改进前。抽查脊髓损伤患者72例,感觉评估准确63例,准确率为87.50%,较前增长了34.62%。

(二)案例二: 以某三级甲等医院脊柱外科感觉评估准确率指标开展感觉评估质量管理

1. 背景

为了解某三级甲等医院脊柱外科患者的感觉评估准确率,该院质量管理小组成员于某年1—3月抽查了脊柱外科患者360例。

(1) 纳入标准:①诊断颈椎病、腰椎退行性病变、脊柱肿瘤、脊柱侧弯等脊柱外科疾病且需要手术治疗的患者。②意识清醒，能有效沟通并配合检查。③患者知情同意。

（2）排除标准：排除合并认知功能障碍、意识障碍、老年痴呆的患者。

（3）采用便利抽样的方法，选取某年1—3月符合纳入标准的脊柱外科患者360例，由不同层次的责任护士对患者实施感觉评估。抽查内容：①护士是否正确识别高风险患者。②护士评估患肢感觉的内容、频率、方法、时机是否正确，是否与实际相符。③护士是否及时发现患者有感觉障碍（浅感觉，如触觉、痛觉、温度觉；深感觉，如关节觉、复合感觉等）。④评估后是否记录，并且有连贯性。

（4）结果。感觉评估准确的患者有302例，计算得出感觉评估准确率为83.89%。该院脊柱外科病房开展感觉评估准确率的监测，确立感觉评估准确率基线为95.00%，本季度感觉评估准确率低于基线，须进行分析整改。

2．分析

通过使用鱼骨图分析法进行分析，确认要因为没有相关评估指引和操作流程；护士靠个人经验评估，评估方法不统一；新护士、轮训护士未掌握感觉评估的具体方法，尤其对复杂情况的患者；护士对评估时机及频次未掌握，对术后24 h内患者未按要求实施每1～2 h评估1次。

3．持续质量改进措施

（1）制定脊神经功能评估技术操作流程及评分标准、骨科专科体格检查操作流程及评分标准，其中包括感觉评估的内容、方法等。规范感觉评估的内容与方法、要求与手法、评估时机及频率，统一实施培训与考评。

（2）拍摄"感觉功能评估"视频，包括评估工具的选择、感觉检查的关键点、感觉评估的内容、方法等，供护士学习。

（3）基于临床案例开展感觉评估培训。培训方法灵活多样，如应用业务查房、视频学习、角色扮演等。纳入新护士、轮训护士到岗培训的必修课程，并通过反思日记法持续改进感觉评估护理质量。

（4）护士长或护理组长加强感觉评估的检查、质控，对感觉评估存在问题进行即时性督导，床边示范。

4．改进结果

于同年7—9月再次进行脊柱外科患者的感觉评估准确率监测，患者的纳入与排除标准同改进前。抽查患者396例，感觉评估准确391例，准确率为98.74%，较前增长17.70%。

（邓丽君　彭莉　黄天雯）

第三节 运动（肌力）评估准确率

指标名称： 运动（肌力）评估准确率。
指标类型： 过程指标。
指标意义： 运动障碍、肌力异常是骨科患者可能出现的常见并发症之一。肌力评定是对神经、肌肉功能状态的一种检查方法，也是评定神经、肌肉损害程度和范围的一种重要手段。例如，老年膝关节炎患者肌力与骨密度存在相关性，而且肌力的评估与步态平衡安全、良肢位的摆放及转移和运动安全息息相关。科学的运动（肌力）功能监测，有助于临床护士及时发现患者运动障碍、肌力异常，提出有效的干预措施，以科学指导临床护理和康复治疗。监测内容包括正确识别高风险患者；评估四肢与关节的活动度及患肢肌力的内容、频率、方法、时机正确，使其与实际相符；能分析归纳，及时发现是否有运动障碍及肌力异常，评估后记录，并且有连贯性。同时，可分析患者运动障碍及肌力异常的影响因素，通过采取运动（肌力）评估的强化培训与操作考核，提高临床护士运动（肌力）评估准确率。
基本公式：

$$运动（肌力）评估准确率 = \frac{抽查运动（肌力）评估准确的例数}{抽查运动（肌力）评估的患者总例数} \times 100\% \quad (3-3)$$

一、指标的定义

运动通常指一个物体和其他物体之间相对位置的变化。

肌力是指肢体做随意运动时肌肉收缩的力量。

运动（肌力）评估是用客观的量化的方法，有效和准确的评定患者运动障碍、肌力异常的种类、性质、部位、范围、严重程度和预后的评估方法。

运动（肌力）评估准确包括对已有神经损伤或潜在神经损伤的高风险患者实施评估；评估四肢与关节的活动度及患肢肌力的内容、方法、频率、时机正确，与实际相符；能分析归纳，及时发现是否有运动障碍及肌力异常；评估后记录，并且有连贯性。

运动（肌力）评估准确率是指统计周期内抽查住院患者运动（肌力）评估准确的例数与抽查患者的总例数的比例。

二、指标的内涵

神经功能是反映运动系统疾病患者病情的最直接、客观的指标，是预见性护理干预及判断患者转归的前提。运动障碍、肌力异常常见于已有神经损伤或潜在神经损伤的高风险患者。临床上周围神经损伤很常见，是目前发病率很高的一种疾病，其中四肢开放性损伤伴有周围神经损伤的发生率高达5%，早期有效治疗不仅可以显著提高患者生活质量，还可以减轻心理、经济、家庭和社会负担。因此，神经功能的准确评估和及时处理极为重要。科学的运动（肌力）功能监测，有助于临床护士及时发现患者运动障碍、肌力异常，提出有效的干预措施，以科学指导临床护理和康复治疗。指标的具体内涵如下。

1. 识别高风险患者

（1）已有神经损伤的高风险患者。已有神经损伤的高风险患者主要包括周围神经损伤多发于有骨折刺伤、肢体脱臼牵拉、骨折后外固定卡压或过紧、断肢再植、刀伤、软组织损伤神经粘连、脊椎根性神经压迫、骨骼退行性变挤压神经、肢体供血障碍、重金属/化学中毒接触等病史的患者。

（2）潜在神经损伤的高风险患者。潜在神经损伤的高风险患者包括人工关节置换术、骨肿瘤切除术、颈/胸/腰椎内固定术、脊柱侧弯矫正术、四肢骨折内固定术等患者，由于手术损伤、出血、血肿压迫脊髓或神经、术中刺激使脊髓水肿等因素，术后均有神经损伤的高风险。

2. 脊柱及各关节的主动运动范围

脊柱及各关节的主动运动范围见表3-6。

表3-6 脊柱及各关节的主动运动范围

名称	活动度
颈椎	前屈35°～45°，后伸35°～45°，左右旋转60°～80°，左右侧屈各45°
腰椎	前屈75°，后伸30°，左右旋转30°，左右侧屈各35°
肩关节	外展可达90°，内收45°，前屈90°，后伸35°，旋转45°
肘关节	屈135°～150°，伸10°，旋前（手背向上转动）80°～90°，旋后（手背向下转动）80°～90°
腕关节	背伸30°～60°，掌屈50°～60°，内收25°～30°，外展30°～40°
髋关节	屈曲130°～140°，后伸15°～30°，内收20°～30°，外展30°～45°，旋转45°
膝关节	屈曲120°～150°，伸5°～10°，内旋10°，外旋20°
踝关节	背伸20°～30°，跖屈40°～50°

3. 肌力评估的内容、方法、频率、时机

行肌力检查时，患者必须意识清醒。检查前让患者了解检查的目的与方法，以取得充分合作。检查时嘱患者用力做肢体伸屈运动，护士分别从相反的方向测试患者对阻力的克服力量，注意两侧肢体的对比。在患者整个围手术期均应严密监测运动（肌力）情况，患者入院时须进行评估，在急性期每小时评估1次，术后24 h内每小时评估1次，术后24 h后每2 h评估1次，术后72 h后每班评估1次。

肌力分为6级。对颈椎病患者检查四肢肌力，对T1以下脊柱病变患者检查双下肢肌力。肌力的分级见表3-7。

表 3-7 肌力分级

级别	标准
0 级	肌力完全丧失
Ⅰ级	仅见肌肉轻微收缩,无肢体活动
Ⅱ级	肢体可水平移动,但不能抬离床面
Ⅲ级	肢体可抬离床面,但不能拮抗阻力
Ⅳ级	能做拮抗阻力运动,但肌力有不同程度的减弱
Ⅴ级	正常肌力

检查时,视患者病情检查身体两侧各自 10 个肌节中的关键肌。检查顺序为自上而下。运动检查的关键肌见表 3-8。

表 3-8 运动检查的关键肌

神经节段	受检肌、肌群
C5	屈肘肌(肱二头肌、肱肌)
C6	伸腕肌(桡侧伸腕长和短肌)
C7	伸肘肌(肱三头肌)
C8	中指屈指肌(指深屈肌)
T1	小指外展肌(小指外展肌)
L2	屈髋肌(髂腰肌)
L3	伸膝肌(股四头肌)
L4	踝背伸肌(胫前肌)
L5	足拇长伸趾肌(足拇长伸肌)
S1	踝跖屈肌(腓肠肌和比目鱼肌)

4. 影响运动(肌力)评估准确率的常见因素

运动(肌力)评估不准确与患者自身因素(如依从性差、不配合检查)相关,也与临床护士认知因素[如对运动(肌力)评估不重视、专业知识掌握不全面]、行为因素(如评估时机、方法及频次不对),以及其他因素(如工作忙、缺乏统一的评估方法等)密切相关。除患者因素外,护士认知不足、行为偏差及工作忙、缺乏统一的评估方法等因素均会导致运动(肌力)评估不准确。

护士是患者运动(肌力)评估的直接实施者和观察者。通过运动(肌力)评估准确率的监测,分析运动(肌力)评估不当的现状、原因及影响因素,为其预防、控制等管理活动提供科学依据，以进行历史性、阶段性的自身比较，并进行持续改进，可减少运动（肌力）评估不正确的发生率，从而减少并发症的发生，保证患者的舒适和功能，促进患者早日康复。

三、指标的计算公式

式（3-3）中，分子为某一统计周期内所抽查的患者运动（肌力）评估正确的例数。护士对已有神经损伤或潜在神经损伤的高风险患者实施评估，评估四肢与关节的活动度以及患肢肌力的内容、方法、频率、时机正确，使其与实际相符；能分析归纳，及时发现是否有运动障碍及肌力异常。在抽查运动（肌力）评估准确率指标时，若不能正确识别高风险患者，则评估四肢及关节的活动度不正确，评估患肢运动（肌力）内容、频率、方法、时机不正确，不能及时发现运动障碍、肌力异常，评估后记录，并且有连贯性等。出现上述任何一项问题均被判定为运动（肌力）评估不正确。

式（3-3）中，分母为某一统计周期内抽查的患者总例数。

式（3-3）用于计算某统计周期内所抽查患者的运动（肌力）评估准确率，能较为客观地反映护士进行运动（肌力）评估不正确的情况。其使用简单，可操作性强。通过抽查能及时发现运动（肌力）评估不正确的情况，并进行改进，从而预防并发症的发生。

四、指标的监测

成立质量管理小组，制定监测的流程、方法与质量控制。运动（肌力）评估准确率的监测流程：经培训合格的质量管理小组成员负责监测、收集数据，根据监测的不同目的选择病种、手术患者或选择不同年资的护士所管患者进行现场监测，应用运动（肌力）评估准确率的指标内涵判定运动（肌力）评估是否准确，定期进行数据统计分析并持续改进运动（肌力）评估质量。

例如，监测的目的是了解颈椎病术后患者的肌力评估准确率。质量管理小组成员通过抽查一定例数的颈椎病术后患者的肌力评估情况，得出这一统计周期内所抽查的患者的肌力评估准确比例。

又如，监测的目的是了解脊柱外科护士护理脊柱外科患者的肌力评估准确率。质量管理小组成员通过抽查一定例数的脊柱外科患者的肌力评估情况，得出这一统计周期内脊柱外科护士护理脊柱外科患者的肌力评估准确比例。调查设计需要注意的是，抽查的对象一方面包括脊柱外科所有的责任护士，另一方面包括抽查脊柱外科不同手术患者，这样才有代表性，不然数据会产生偏倚。

五、指标的改进案例

（一）案例一：以某院脊柱外科肌力快速评估流程构建及应用开展肌力评估质量管理

1. 背景

为了解某三级医院脊柱外科术后患者的肌力评估准确率（其中，是否及时发现肌力异常作为重点），质量管理小组成员抽查了某年7—12月脊柱外科术后患者985例。

（1）纳入标准：①诊断脊柱退行性病变、脊柱骨折、脊柱肿瘤、脊柱结核、脊柱畸形等脊柱疾病且行手术治疗的患者。②意识清楚，能有效沟通并配合检查。③患者知情同意。

（2）排除标准：排除合并认知功能障碍、意识障碍、老年痴呆的患者。

（3）由不同层级的责任护士为患者实施肌力评估检查，抽查内容：①护士是否正确识别高风险患者。②护士评估四肢与关节的活动度与患肢肌力的内容、频率、方法、时机是否正确，是否与实际相符。③护士是否及时发现患者有运动障碍及肌力异常。④评估后是否记录，并且有连贯性。

（4）结果。肌力异常的患者有9例，发生率为0.91%（9/985），其中6例患者被及时发现，处理后8例患者肌力恢复。

2. 分析

（1）通过鱼骨图分析法进行分析，确认要因为：现有的国际标准操作复杂、专业性强、评估内容繁多、记忆困难，导致评估时间延长，影响临床护理工作效率及其临床推广应用。

（2）以往常规的肌力评估多依赖护士的临床经验和记忆，缺乏规范的肌力评估技能专题培训，不能科学、全面地掌握评估内容。

3. 持续质量改进措施

（1）构建肌力快速评估流程。为快速、客观、准确判断肌力，该院在脊髓损伤神经学分类国际标准的基础上，根据脊髓对肌肉的节段性支配特点，构建肌力快速评估流程。评估项目包括上肢肌力（如上臂外展、屈肘对抗、友好握手）及下肢肌力（如足趾活动、用力对抗、主动屈伸、直腿抬高）评估。具体实施步骤为：①上臂外展。指导患者上臂向外向上举起，腕背伸用手指触摸枕骨。②屈肘对抗。嘱患者握拳，肘关节屈曲。护士勾住患者前臂，嘱患者用力对抗。③友好握手。护士双手交叉握住患者双手，嘱患者用力做握手动作。④足趾活动。检查踇趾背伸力量。⑤用力对抗。护士将双手掌置于患者双足底，嘱患者做对抗运动。⑥主动屈伸。嘱患者双下肢主动屈伸膝关节。⑦直腿抬高。嘱患者一侧下肢伸直并抬高，同法检查另一侧下肢。评估注意事项包括颈椎疾病患者术后需同时评估上肢和下肢肌力，脊柱及腰椎疾病患者应重点评估下肢肌力（脊柱后路矫形术节段高于T2水平以上时须评估上肢肌力），对下腰椎手术患者重点评估直腿抬高动作。

(2）应用肌力快速评估流程。脊柱手术患者术后回病房后，护士立即了解手术部位、方式及术中情况，意识状态及配合能力，术前肌力情况，根据患者手术部位于床边采用肌力快速评估流程评估肌力。若有一项出现异常，须采用脊髓损伤神经学分类标准进行全方位的评估，若出现异常立即汇报医生，寻找原因，对症处理。评估时机包括患者手术后回病房时及术后 24 h 内每小时 1 次；24 h 后病情平稳，每 2 h 为患者翻身时评估 1 次，72 h 后每班次评估 1 次。

4. 改进结果

我们将肌力快速评估流程应用于临床后，于次年 4—9 月再次对脊柱外科术后患者的肌力异常发现及时率进行监测，抽查脊柱外科术后患者 1 028 例。患者的纳入与排除标准同实施前。结果，肌力异常发生率为 0.78%（8/1 028），8 例均被及时发现，处理后肌力均恢复。肌力异常发现及时率较实施前显著提高。

（二）案例二：以某三级医院脊髓神经运动功能评估图卡的设计及在脊髓损伤患者中的应用开展肌力评估质量管理

1. 背景

脊髓损伤是脊柱骨折或骨折脱位的严重并发症，可因肌肉功能丧失导致患者终身残疾，影响其生活自主能力和社会功能。及时、准确地对患者的神经功能进行评估，对病情的判断、治疗方案的拟订、预后评估具有重要意义。

英国、美国等医疗水平较高的国家，在 20 世纪 90 年代就已普遍使用美国脊髓损伤协会制定的脊髓损伤神经学分类国际标准来评估脊髓损伤平面和损伤程度，通过评估患者的运动及感觉来确定患者的损伤分类，评估康复的程度等。脊髓损伤神经学分类国际标准根据鞍区功能是否保留，分为完全损伤和不完全损伤。损伤程度分为 5 个等级：A 级为完全损伤，鞍区无感觉或运动功能；B 级为不完全感觉损伤，神经损伤平面以下无运动但保留感觉功能；C 级为不完全运动损伤，神经损伤平面以下保留运动功能，但是超过一半关键肌的肌力小于 3 级；D 级为不完全运动损伤，神经损伤平面以下保留运动功能，且一半以上的关键肌肌力不小于 3 级；E 级为正常，患者所有节段感觉和运动功能均正常。国内鲜见有骨科护士对脊柱脊髓疾病患者脊髓神经功能评估方面的研究。

2. 分析

（1）由于缺乏脊髓损伤专用的评估工具，临床护士对患者的脊髓神经运动功能评估的重视程度不高，在护理评估时往往过于简单，评估次数低，误差率高。

（2）脊髓损伤神经学分类标准的评估内容繁多、记忆困难，护士对其内容掌握不熟，在护理评估时往往做完一组关键肌的评估后，还要花费时间考虑下一组关键肌的内容或者翻阅资料，易出现因漏评而需要再次评估的现象，导致评估时间延长，影响工作效率。

3. 持续质量改进措施

某院骨科采用美国脊髓损伤协会 2000 年修订的脊髓损伤神经学分类标准，对患者进行神经运动功能评估。根据此标准，选择 10 组关键肌作为评估项目，主要为：C5 神经根支配肱二头肌完成屈肘动作，C6 神经根支配伸腕肌完成腕背伸动作，C7 神经根支配肱三头肌完成伸肘动作，C8 神经根支配指深屈肌完成中指远端关节屈曲动作，T1 神经根支配小指外展肌完成小指外展动作，L2 神经根支配髂腰肌完成屈髋动作，L3 神经根支配股四头肌完成伸膝动作，L4 神经根支配胫前肌完成踝背伸动作，L5 神经根支配踇背伸肌完成踇背伸动作，S1 神经根支配腓肠肌完成踝跖屈动作。针对以上内容进行设计并制作脊髓神经运动功能评估图卡。

(1) 图卡制作过程。

A. 成立图卡制作小组，包括骨科护士长 1 名，骨科高年资主治医师 1 名，骨科物理治疗师 1 名，制图人员 1 名。1 名骨科病区护士长、1 名骨科高年资主治医师作为负责人，依据关键肌的部位，将 10 组关键肌分为上肢和下肢各 5 组。

B. 由 1 名骨科物理治疗师手工绘制上、下肢每组关键肌形象，并在图卡的下方以文字标明评估内容。记录方式为神经根名称、该神经根支配的关键肌名称及应完成的相应动作，以一字线表明其运动的轨迹。例如，C5 神经根支配肱二头肌完成屈肘动作，记为 C5—肱二头肌—屈肘。

C. 由 1 名制图人员应用 Adobe Photoshop 制图软件，辅以颜色对人体产生的知觉刺激完善图卡的外形。将图卡的背景设计为白色，各关键肌标注为红色，运动轨迹标注为绿色，因红色更容易激发积极情绪，绿色使人产生放松和愉悦感，从而增加个体的心理效应，促使护士快速、明确地知晓评估内容。

(2) 临床应用。组织培训脊髓神经运动功能理论及操作培训，组织考核。实验组人员随身携带并参照脊髓神经运动功能评估图卡，在患者入院后第 2 天对同一评估对象再次进行评估。评估的正确性以高年资主治医师评估结果为准。对照组人员在评估对象入院接诊时，凭记忆进行脊髓神经运动功能评估。

(3) 评价指标。

A. 错评率和漏评率。护士与主治医师评估结果不一致为错评。

$$错评率 = \frac{护士对患者脊髓神经运动功能评估的错评例数}{评估总例数} \times 100\% \quad (3-4)$$

B. 评估耗时。评估耗时，即给患者进行脊髓神经运动功能评估的平均用时。统一采用同一品牌的电子秒表计时。对同一患者进行评估时，由同一研究者负责计时。评估内容包括物品的准备、评估项目和目的介绍、使用评估工具进行评估和护理记录单的填写。

C. 知识掌握情况。知识掌握情况即通过培训以后，由护士长及培训负责人制定相关知识理论考核试卷，对其进行理论及操作手法考核。以后由护士长负责不定期利用晨间交接班时抽查理论及评估方法的掌握情况。

4. 改进结果

(1) 两组错评率和漏评率的比较。实验组错评率为 2.80%，漏评率为 3.00%；对照组错评率为 12.30%，漏评率为 19.20%。

(2) 两组评估耗时的比较。实验组评估耗时少于对照组的。

(3) 两组知识掌握情况的比较。通过培训，实验组平均理论成绩为（95.16 ± 1.71）分，对照组平均理论成绩为（94.32 ± 2.18）分；实验组操作考核平均成绩为

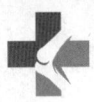

(93.58±2.69) 分，对照组操作考核平均成绩为 (95.63±1.27) 分。

脊髓损伤可导致严重的并发症，为保证护士对脊髓损伤患者的脊髓神经运动功能评估水平同质化，在应用脊髓神经运动功能评估图卡之前，该科组织了相关理论及操作培训。通过培训，不仅提高了护士的专科实践能力，保证了护理质量，还培养了护士主动观察和预测病情的能力。护士通过主动寻找线索、主动质疑、主动评判，确保了患者的安全。脊髓神经功能评估中的运动功能评估内容多，且纸质的评估标准无法随身携带，给护士增加评估难度和负担。该评估工具为临床护士提供了方便、快捷、可行的护理评估途径，省时节力，弥补了凭记忆评估易遗漏、不能全面掌握评估内容的不足，提高了护理工作效率和评估准确率。

（邓丽君　彭莉　黄天雯）

第四节　疼痛评估准确率

指标名称：疼痛评估准确率。

指标类型：过程指标。

指标意义：通过监测疼痛评估准确率，准确地判定患者疼痛特征，便于制订恰当的治疗和护理方案。针对评价治疗过程中及治疗前后疼痛强度和其他疼痛特征的变化情况，及时调整治疗和护理方案。整个疼痛评估的过程也是医护人员和患者交流及对其进行疼痛宣教的过程。疼痛评估是疼痛治疗的基础，是疼痛管理的首要环节，恰当准确的疼痛评估是保证疼痛管理质量的前提。通过进行规范化的疼痛评估实践与培训管理，提高护士疼痛评估准确率，有效控制患者疼痛，能够使患者早期舒适开展功能活动，促进快速康复，提高疼痛管理质量。

基本公式：

$$疼痛评估准确率 = \frac{抽查疼痛评估准确的例数}{抽查疼痛评估的患者的总例数} \times 100\% \quad (3-5)$$

一、指标的定义

1. 疼痛

国际疼痛研究学会（International Association for the Study of Pain，IASP）指出，疼痛是一种与组织损伤或潜在组织损伤相关的感觉、情感、认知和社会维度的痛苦体验。疼痛既是机体对周围环境的保护及防御性反应方式，又常是许多疾病的伴随症状。

2. 疼痛评估

疼痛评估是指在疼痛治疗前后及过程中，利用一定的方法测定患者的疼痛强度、类型、性质、部位等信息，为临床评判病情、制定治疗方案提供科学依据。疼痛评估的监测内容包括是否正确进行疼痛筛查；疼痛评估是否全面，是否包括时间、部位、程度、性质、持续时间、睡眠影响情况、处理措施、不良反应等内容；是否准确使用疼痛评估工具进行评估；是否评估患者不同状态的疼痛；是否评估干预措施后的疼痛程度；是否正确判断或及时发现有无疼痛异常；评估后是否记录，并且是否有连贯性。

3. 疼痛评估准确率

疼痛评估准确率是指统计周期内抽查住院患者疼痛评估准确的例数与抽查患者的总例数的比例。

二、指标的内涵

疼痛是临床骨科较为常见的护理问题之一。骨科疾病、创伤、手术及处于手术后恢复期的患者均可出现疼痛症状。疼痛如果不能得到及时有效的处理，将会从身体、心理等多个方面影响患者的健康和疾病康复，导致其功能受限、生活质量降低、情绪低落，甚至产生心理问题，增加并发症和医疗成本。疼痛评估是整个规范化镇痛治疗过程的第一步，也是最重要的一步。对患者进行客观、持续动态的疼痛评估是有效实施疼痛管理的基础环节。因此，针对患者疼痛情况，进行正确的评估，实施及时准确有效的镇痛治疗，从而使患者疼痛得到控制。以下是疼痛评估准确率的内涵。

1. 疼痛分类

（1）伤害感受性疼痛。伤害性刺激和炎症刺激导致外周伤害性感受器致敏，伤害性刺激信号经传入神经纤维、脊髓、脊髓丘脑束、丘脑传至大脑皮层，产生疼痛感觉。常见于四肢创伤，骨科术后患者（如创伤清创），骨折内固定，关节韧带重建，膝关节置换，髋关节置换，骨肿瘤及颈椎、胸椎、腰椎疾病等术后患者。

（2）神经病理性疼痛。神经病理性疼痛指由躯体感觉系统的损害或疾病导致的疼痛，常见于臂丛神经损伤，四肢神经损伤，肢（指）体离断，腕管综合征，肘管综合征，脊柱肿瘤压迫脊髓及颈椎、胸椎、腰椎疾病神经受压的患者。

（3）混合性疼痛。混合性疼痛指同一个体同时存在伤害感受性疼痛和神经病理性疼痛，常出现在臂丛神损伤术后、（断指、断肢）截肢术后，常见于臂丛神经损伤，四肢神经损伤，截肢，腕管综合征，肘管综合征，脊柱肿瘤压迫脊髓及颈椎、胸椎、腰椎疾病神经受压等患者。

2. 疼痛评估的时机、频率

（1）患者入院或转科 8 h 内对其进行疼痛筛查，每次查房和致痛性损伤时都应询问患者有无疼痛。

（2）手术后，由接手术的责任护士评估患者的麻醉是否失效。确定患者麻醉失效后（肢体已恢复感觉），根据麻醉方式进行筛查评估。例如，气管内麻醉患者每 2 h 筛查评估 1 次，共 4 次；对硬膜外麻醉、腰麻或臂丛神经阻滞麻醉患者每 2 h 筛查评估 1 次，共 3 次；对局部麻醉患者每 2 h 筛查评估 1 次，共 2 次。

（3）患者出现病情变化时或对其进行有创治疗时，根据当时患者报告疼痛的情况及时进行疼痛评估。

（4）无痛或轻度疼痛时，评估宜至少每天1次；出现中重度疼痛时，应即刻进行疼痛评估，持续关注直至疼痛缓解或降为轻度疼痛及以下。

（5）主诉疼痛的患者给予药物镇痛后（如静脉给药15 min后，口服给药1 h后，或药物达最大作用时）应进行复评。

（6）患者入睡时可不进行疼痛评估。

（7）按时进行评估时，评估静息性疼痛和活动性疼痛两种状态，并记录为静息性疼痛/活动性疼痛。若患者临时报告疼痛，则根据当时患者报告疼痛时的状态进行评估并记录。

3. 常用的疼痛评估工具

（1）视觉模拟评分量表（Visual Analogue Scale，VAS）。在白纸上画一条长10 cm的直线，两端分别标上"无痛"和"剧痛"，即构成VAS。患者根据所感受的疼痛程度，在直线上做一记号，从起点至记号处的距离就是量化了的疼痛程度。VAS具有较高的信效度，但不适用于理解力欠缺或智力有缺陷的患者。

（2）数字评分量表（Numeric Rating Scale，NRS）。NRS是在VAS基础上发展而来的，是VAS的一种数字直观的表达方法。NRS由一条直线和0～10这11个数字组成。0表示无痛，10表示剧痛，1～9表示疼痛程度的逐渐加重。由患者根据自身感受选择一个数字代表其疼痛程度。NRS较VAS更为直观，其使用方法更容易被患者理解。NRS具有较高信效度，可以用口述或向患者呈现工具的形式使用，使用便捷，临床应用较为广泛，但也不适用于理解力欠缺或智力有缺陷的患者。

（3）词语分级量表（Verbal Rating Scale，VRS）。VRS由形容疼痛的词语构成，常用的有4级（包括无痛、轻度痛、中度痛、剧痛）、5级（包括无痛、轻度痛、中度痛、重度痛、剧痛）和6级（包括无痛、轻度痛、中度痛、重度痛、剧痛、难以忍受的痛）。VRS容易被患者理解，但低等级VRS精确度不够，有时患者很难找出与其疼痛强度相对应的词语。

（4）脸谱疼痛评定量表（Faces Pain Rating Scale，FPRS）。FPRS由一系列表示痛苦表情的脸谱构成，由患者选择一张脸谱反映其感受的疼痛强度。

A. Wong Backer脸谱疼痛评定量表（Wong Backer Faces Pain Rating scale，Wong Backer FPRS）由圆脸谱构成，多适用于3岁以上的儿童；FPRS对患者的读、写或表达能力的要求不高，患者易于掌握。

B. 修订版脸谱疼痛评定量表（Revised Faces Pain Rating Scale，R-FPRS）由长脸谱构成，与Wong Backer FPRS相比，其所含脸谱更接近正常人的表情，适用于5～12岁的儿童及成人。两者均由6种面部表情及数字构成，信效度良好。宣教用语为：这些面部表情代表疼痛的程度，最左边的面部表情代表无痛（指向最左），最右边的面部表情代表剧痛（指向最右）。因此，越往左边的面部表情代表疼痛越轻，越往右边的面部表情代表疼痛越剧烈（从左到右，逐一指着脸谱），请指出哪个面部表情最能代表你的疼痛程度。

（5）FLACC量表。FLACC量表由面部表情（Facial Expression）、腿部动作（Legs）、活动（Activity）、哭（Crying）、安慰（Consolability）5项与疼痛行为相关的条目组成。每个条目内容的评分有0分、1分、2分共3个等级，总分为10分，得分越高表示疼痛越严重。总分1~3分为轻度疼痛，4~6分为中度疼痛，7~10分为重度疼痛。适用于0~7岁儿童。

应指导患者选用合适的疼痛自评工具，对于不能使用自评工具的患者，可选用成人疼痛行为评估量表；同一患者在住院过程中宜使用同一种评估工具。

4. 疼痛评估的内容

（1）疼痛部位。通过和患者交谈，获得有关疼痛发生部位的信息。可通过患者的口头表达，或在身体上指出具体的疼痛部位，也可让患者在人形图上画出疼痛区域，以准确定位疼痛部位。此外，在评估疼痛部位时，应关注疼痛是局限于某一区域，还是弥散的、全身性疼痛；是否有牵涉痛或放射痛；疼痛部位是固定不变的，还是常常变化的；是深部疼痛，还是浅表疼痛。

（2）疼痛强度。疼痛强度指疼痛的严重程度，受个体体质、耐受力、心理状况、社会、文化和教育背景等因素的影响。不同个体对疼痛强度的感受不同。将疼痛强度量化，更易于进行疼痛的动态评估及评价镇痛治疗效果。疼痛强度分类如下。

A. 按数字评分［数字分级评分法（Numerical Rating Scale，NRS）］。0分为无痛，1~3分为轻度疼痛（疼痛尚不影响睡眠），4~6分为中度疼痛（疼痛影响睡眠），7~10分为重度疼痛（不能入睡或睡眠中惊醒）。

B. 根据主诉疼痛的词语分级法（Verbal Rating Scale，VRS）。0级为无疼痛；Ⅰ级为轻度疼痛，有疼痛但可忍受，生活正常，睡眠无干扰；Ⅱ级为中度疼痛，指疼痛明显，不能忍受，要求服用镇静药物，睡眠受干扰；Ⅲ级为重度疼痛，指疼痛剧烈，不能忍受，需用镇痛药物，睡眠受严重干扰。

（3）疼痛性质。患者对疼痛性质的描述是确定疼痛病因的重要参考。如针刺样疼痛、电击样疼痛、麻木、夜间痉挛或灼烧样痛多提示神经病理性疼痛。波动感或撞击感多提示血管病变。运动时出现锐痛常提示肌肉和骨骼的病变。内脏痛常被描述为绞痛、痉挛性痛、揪样痛、钝痛等。风湿性疼痛常被描述为酸胀痛、冷痛、钝痛或刀割样疼痛。

（4）疼痛发生的时间特点。护士通过与患者交流，了解疼痛开始发生的时间、持续时长及疼痛发作的时间规律等特征，可为临床诊断提供有价值的线索。疼痛是持续、长期的，还是间断、短暂、瞬时的还是阵发的？是偶发、不规律性的，还是定时、具有周期性节律？是急剧发生还是缓慢发生？疼痛发生的时间特征是行紧急处理或常规诊治的重要参考因素。

（5）加重或减轻疼痛的因素。了解疼痛发生的诱因和缓解因素可为诊断疼痛提供线索。机械性因素（如行走、弯腰举物品和运动等）或精神性因素（如焦虑、抑郁等）均有可能加重疼痛。

（6）既往的镇痛治疗史。在获取患者既往镇痛治疗史时，要重点了解哪些药物可以有效缓解疼痛，有哪些不良反应，患者能否耐受，患者是遵医嘱用药还是自行用药。患者既往对阿片类药物、非甾体类药物或抗惊厥类药物的治疗反应能影响医生对疼痛病因的判断。此外，了解患者既往治疗史及效果，如患者既往对物理治疗、小关节注射、硬膜外激素注射和脊柱推拿等治疗的反应，对当前的诊断和治疗具有参考价值。

（7）疼痛发生时的伴随症状和情绪改变。疼痛发生时的伴随症状，如恶心呕吐、大汗淋漓、颜面潮红、疼痛部位皮肤温度的变化等，常提示疼痛的原因和性质，为诊断提供线索。剧烈的急性疼痛患者，可伴有不同程度的惊慌、害怕、焦虑、不愉快、愤怒或烦躁等情绪。慢性疼痛患者可伴有疲倦、厌恶、沮丧、恐惧、畏惧或悲观等情绪，且在慢性剧烈疼痛患者中尤为常见。

（8）疼痛对日常生活的影响。了解疼痛对患者生活、睡眠的干扰，对病情评估和治疗开展均有帮助。

5. 疼痛评估方法

（1）对能够交流的患者，疼痛评估主要依靠医护人员的询问、观察，以及患者的表达。

（2）疼痛评估应在患者处于较舒适的状态下进行，尽可能保持轻松愉快的气氛。

（3）使用通俗易懂的语言，规范、全面地询问患者。疼痛评分是上一次评分至此次评分之间最能代表疼痛平均程度的数值，反映患者在休息、活动、咳嗽、深呼吸等时的疼痛平均程度。疼痛规范化问询技巧："阿伯，您现在感受怎样，身体痛吗？哪里最痛？持续多长时间？这是测量您疼痛的评分尺子，请您将从上一次评估至现在的疼痛平均程度告诉我们，休息时是多少分，进行活动时是多少分。"

（4）鼓励患者在出现新的疼痛或疼痛发生变化时，主动向医护人员报告疼痛情况。

（5）在疼痛评估过程中，充分信任患者的主诉。疼痛评分是患者的主观感受，以患者主诉为依据，不要有护士的主观判断。患者在主诉疼痛时会有许多不同的含义，表现方式也多种多样，因此，必须确切了解患者所主诉的疼痛的真实含义。

6. 影响疼痛评估准确率的常见因素

（1）患者的因素。

A. 主观因素。不同的性格，不同的情绪或精神状态，过去对疼痛的经历或体验均属于主观因素。

B. 客观因素。不同的环境，不同的区域或社会文化和受教育背景，不同的性别或年龄，是不同的客观因素。

C. 患者对不同评估的工具用法产生混淆。

D. 患者对疼痛分级不能正确表达。

E. 患者配合度差，不能及时与护士沟通。

（2）护士的因素。

A. 疼痛评估工具的选择不合适，同一名患者使用评估工具不统一。

B. 不相信患者对疼痛的主诉；常低估患者的疼痛，疼痛评估结果与患者主诉不一致。

C. 不同护士对镇痛理念和观点存在差异。

D. 对疼痛评估知识掌握有限，导致不会评估或评估不准确。

三、指标的计算公式

式（3-5）中，分子为某一统计周期内所抽查的患者疼痛评估准确的例数，包括是否正确进行疼痛筛查；疼痛评估是否全面，是否包括时间、部位、程度、性质、持续时间、睡眠影响情况、处理措施、不良反应等内容；是否准确使用疼痛评估工具进行评估；是否评估患者不同状态的疼痛；是否评估干预措施后的疼痛程度；是否正确判断或及时发现有无疼痛异常；评估后是否记录，并且有连贯性。在抽查疼痛评估准确率指标时，如果疼痛评估内容不全面，评估工具选择不正确，疼痛评估的时机、频率、方法均不正确，干预措施后复评时间不正确，或止痛药物不良反应的评估不正确等，均可判定为疼痛评估不准确。

式（3-5）中，分母为某一统计周期内抽查疼痛评估的患者总例数。

式（3-5）适用于计算某统计周期内所抽查患者的疼痛评估准确率，能较为客观地反映患者疼痛评估不准确的情况和疼痛评估的管理质量。其使用简单，可操作性强。通过抽查能及时发现疼痛评估不准确的情况，并进行改进，从而及时干预疼痛。

四、指标的监测

成立质量管理小组，制定监测的流程、方法与质量控制。疼痛评估准确率的监测流程：经培训合格的质量管理小组成员负责监测、收集数据，根据监测围手术期的患者或选择不同年资的护士所管患者进行现场监测，应用疼痛评估准确率的指标内涵判定疼痛评估是否准确，定期进行数据统计分析并持续改进疼痛评估质量。

例如，监测的目的是了解围手术期患者的疼痛评估准确率。质量管理小组成员通过抽查一定例数的围手术期患者的疼痛评估情况，得出这一统计周期内所抽查的患者的疼痛评估准确比例。

又如，监测的目的是了解显微外科护士护理显微外科围手术期患者的疼痛评估准确率。质量管理小组成员通过抽查一定例数的显微外科患者的疼痛评估情况，得出这一统计周期内显微外科护士护理显微外科患者的疼痛评估准确比例。调查设计需要注意的是，抽查的对象一方面包括显微外科所有的责任护士，另一方面包括抽查显微外科围手术期的患者，这样才有代表性，不然数据会产生偏倚。

五、指标的改进案例

（一）案例一： 基于护士个体的疼痛评估准确率指标监测

1. 背景

基于护士个体的疼痛评估准确率指标监测指对某责任护士所管患者的疼痛评估准确率进行抽样调查，判定该责任护士在不同时间对所管患者的疼痛评估是否准确。护理组长抽查当天责任护士疼痛评估准确率指标情况如下。

责任护士：柯某某，女，24岁，本科，初级责任护士。

患者：段某某，男，35岁，高中文化。神志清醒，能正常沟通交流。

诊断：左肱骨远端骨折（骨不连）。

现病史：患者于某年2月22日在全身麻醉下"行左肱骨远端骨不连填骨内固定+

左髂骨取骨+外固定架调整术"。某年 2 月 25 日患者为术后第 3 天。护理组长监测该责任护士进行疼痛评估准确率的过程及疼痛评估准确率的结果如下。

责任护士问:"某某,您好,我是负责您的责任护士×护士。请问您的伤口有无疼痛或其他不适?"

患者答:"伤口有点疼痛。"

责任护士问:"您能告诉我,您伤口疼痛有几分吗?"

患者答:"2 分疼痛。"

责任护士问:"是持续性疼痛还是间歇性疼痛?"

患者答:"有时候疼痛,有时不疼。"

责任护士问:"您术后有没有使用止痛药物?"

患者答:"有的。"

2. 分析

该责任护士进行疼痛评估的存在问题:① 疼痛评估欠规范,患者为术后第 3 天,未按常规实施疼痛评估,未评估患者 24 h 内、活动时和静息状态下的疼痛评分。② 疼痛评估欠全面,未询问患者疼痛性质、时间、伴随症状、有无影响因素等。③患者长期使用止痛药物,未评估患者有无发生药物的不良反应。

3. 持续质量改进措施

(1) 加强培训,学习正确的疼痛评估方法。

(2) 结合疼痛评估流程,制定疼痛评估的规范用语指引。疼痛规范化问询技巧:"某某,您好,您现在感觉怎样?身体痛吗?哪里最痛?持续了多长时间?这是测量您疼痛的评分尺子。从上一次评估到现在,请将您疼痛的平均程度告诉我们,疼痛是多少分?您休息时有疼痛吗?几分?进行活动时……"

(3) 评价该护士是否掌握疼痛评估的内容、方法及频率,严格、全面、规范评估,避免遗漏。

(4) 评价该护士是否掌握止痛药物的作用及副作用。患者使用止痛药物期间,评估患者用药的效果及有无药物副作用。

4. 改进结果

同年 3 月 15 日,再次对该护士进行疼痛评估准确率的查检,疼痛评估准确率 100.00%,达到目的。

(二) 案例二: 创伤骨科围手术期患者疼痛评估准确率改进案例

1. 背景

为了解创伤骨科围手术期患者疼痛评估准确率,质量管理小组成员于某年 3—5 月抽查创伤骨科围手术期患者 80 例。

(1) 纳入标准:①年龄不小于 18 岁。②创伤骨科行手术治疗的患者。③意识清楚,依从性良好,能配合收集临床资料。

(2) 排除标准:合并其他严重躯体疾病者,如重要脏器功能衰竭者。

（3）采用便利抽样的方法，选取不同层级的责任护士为患者进行疼痛评估。抽查方法：①护士疼痛评估内容、方法和结果的准确性。②护士进行疼痛评估时是否包括评估日期、时间、部位、疼痛评分、持续时间、睡眠影响情况、处理措施、不良反应等内容。③护士能否准确使用疼痛评估工具进行评估。④疼痛评估结果是否准确。⑤评估后是否记录，并且有连贯性。

（4）结果。疼痛评估准确的患者65例，疼痛评估准确率为81.25%。

2. 分析

通过鱼骨图分析法进行分析，确认要因如下：

（1）护士因素：①新入科人员包括新护士、轮科护士、进修生、学生，对无痛病房的管理不够了解，疼痛评估知识与技能掌握不足，导致不会评估或评估不准确。②评估工具选择不合适。③缺乏疼痛评估工具应用的知识。④缺乏疼痛评估流程。

（2）患者因素：①陈旧观念影响。②对疼痛不能正确表达。

3. 持续质量改进措施

（1）加强入科人员培训。新护士、轮科护士、进修生、学生到岗时，由疼痛专科护士调查其疼痛知识与态度，组织疼痛相关知识与技能培训，包括无痛病房的规范化管理、疼痛评估等。

（2）实施一对一导师指导。在带教过程中强化疼痛评估流程及方法的指导，进行考核，提高其疼痛评估能力。考核成绩达90分以上才被认定为合格，确保人人过关。

（3）细化相关流程、指引与评分标准。①制定急性疼痛评估护理单、儿童疼痛评估护理单、疼痛评估指引、疼痛评估护理单解说模板。②细化疼痛评估流程，包括急性疼痛评估、儿童疼痛评估、老年人疼痛评估、老年痴呆患者疼痛评估、神经病理性疼痛评估、活动性疼痛评估、镇静程度评估的操作流程与评分标准。

（4）创新疼痛评估尺，规范疼痛评估工具的应用。原来使用的"简易疼痛评估尺"是将多种疼痛评估工具合并在一起的"尺子"，疼痛评估时容易混淆，改进后将每种疼痛评估工具单独成一把"尺"。责任护士适时选择合适的疼痛评估工具进行评估。

（5）加强即时性的督导培训。护士长或疼痛专科护士进行指标监测后，即时性给予反馈并培训。对疼痛评估准确率低的护士进行强化培训后及时追踪效果。

（6）加强患者教育。

A. 入院专项评估与教育。患者入院时，责任护士了解患者对疼痛、止痛药的认识、疼痛体验经历及需求，向患者讲解镇痛的新观念；教会患者表达疼痛的方法，指导患者出现疼痛时及时正确报告疼痛。

B. 多模式教育。制作疼痛宣教二维码、视频、疼痛关爱手册，开展多模式教育，提高患者对疼痛的认知，主动报告疼痛。

4. 改进结果

通过改进后，于同年8—10月再次进行创伤骨科围手术期患者的疼痛评估准确率监测，抽查患者80例，纳入与排除标准同改进前。疼痛评估准确74例，疼痛评估准确率为92.50%，较前增长13.85%。

（谭运娟　戴巧艳　黄天雯）

第五节 深静脉血栓风险评估准确率

指标名称：深静脉血栓风险评估准确率。

指标类型：过程指标。

指标意义：通过监测深静脉血栓风险评估准确率，了解静脉血栓护理质量，采取及时有效的预防措施，避免由于评估不准确而不能筛查出卧床期中、高危患者，导致深静脉血栓（deep venous thrombosis）的发生。监测内容包括正确识别高风险患者；选择合适的量表进行风险评估，确定评估的内容、方法、时机正确，风险级别判断正确；及时发现是否有深静脉血栓；评估后记录，并且有连贯性。同时，可分析患者深静脉血栓风险评估不准确的影响因素，通过采取针对性措施进行培训与管理，提高深静脉血栓风险评估准确率。

基本公式：

$$深静脉血栓风险评估准确率 = \frac{抽查卧床不少于24\ h患者深静脉血栓风险评估准确的例数}{抽查卧床不少于24\ h患者深静脉血栓风险评估总例数} \times 100\% \quad (3-6)$$

一、指标的定义

深静脉又被称为伴行静脉，是引导血液回流心脏的管道，位于深筋膜深面。静脉血栓栓塞症（venous thromboembolism，VTE）是指血液在静脉内不正常地凝结，使血管完全或不完全阻塞，属于静脉回流障碍性疾病，VTE是一种致死性疾病，可发生于全身各组织和静脉器官中。

深静脉血栓是指血液在深静脉内不正常凝结引起的静脉回流障碍，深静脉血栓可发生于全身各部位的深静脉，以下肢深静脉最常见，如髂静脉、股静脉、腘静脉、胫静脉、腓静脉等。本书中特指下肢深静脉血栓形成。

肺血栓栓塞症（pulmonary thromboembolism）是指来自静脉系统或右心的血栓栓子阻塞肺动脉或其分支，导致肺循环和呼吸功能障碍的疾病。

深静脉血栓风险评估是指识别高风险患者；选择合适的量表进行风险评估，评估的内容、方法、时机正确，风险级别判断正确；及时发现是否有深静脉血栓；评估后记录，并且有连贯性。

深静脉血栓风险评估准确率是指统计周期内抽查卧床不少于24 h患者深静脉血栓风险评估准确的例数与统计周期内卧床不少于24 h患者深静脉血栓风险评估的总例数的百分比。

二、指标的内涵

骨科患者相对特殊,患者的躯体功能、活动能力常常受到限制,需要长时间卧床休养,因此发生深静脉血栓的概率更高。如何正确评估是护理工作中的重要环节,护士掌握相关知识对患者进行正确评估是第一步,这是预防、治疗及护理措施实施的重要基础。护士在提供规范的预防、治疗措施中具有重要作用,可直接影响患者的临床结局。护士在临床工作中要熟悉掌握血栓发生的机制及临床表现,正确使用深静脉血栓风险评估量表。深静脉血栓风险评估准确率的内涵如下。

1. **识别高风险患者**

骨科患者中容易发生深静脉血栓的高风险患者包括长期卧床患者、三级及以上手术患者、恶性肿瘤患者、中心静脉置管患者、有创诊疗操作患者、年龄不小于75岁患者、肢体有石膏或固定架患者、大手术持续2～3h的患者、下肢水肿患者、肥胖患者、下肢静脉曲张患者等。

2. **深静脉血栓形成的原因**

(1) 静脉壁损伤。血管受损是静脉壁损伤发生的重要原因。下列因素可导致血管受损:① 物理因素,如高血压、放射线、外伤等。② 化学因素,如一氧化碳中毒、血糖增高、血乳酸增高、儿茶酚胺增高等。③ 生物因素,如病毒、细菌、内毒素、凝血酶、肿瘤坏死因子等。④ 免疫因素,如免疫复合物、补体激活的产物、白介素等。

(2) 静脉血液淤滞。静脉血流缓慢会造成血液淤积,为血栓形成创造条件。导致血流淤滞状态的常见因素有长期卧床、外伤或骨折、大手术、合并妊娠、长途乘车或乘飞机、久坐不动及下蹲位等。

(3) 血液高凝状态。血液高凝状态会使血小板凝聚能力增强,导致静脉血栓形成。某些外伤、手术后、服用某些药物、感染等都是导致血液高凝状态的危险因素。

3. **常用的静脉血栓风险评估量表与使用**

(1) Autar深静脉血栓风险因素评估见表3-9。体重指数的计算公式如下:

$$体重指数 = \frac{体重}{身高^2} \quad (3-7)$$

式(3-7)中,体重指数(body mass index,BMI)的单位为kg/m^2。

表3-9 Autar深静脉血栓风险因素评估

风险因素	指标	分值	风险因素	指标	分值
年龄/岁	10～30	0	BMI/$(kg \cdot m^{-2})$	低体重,BMI小于18.5	0
	31～40	1		平均体重,BMI为18.5～22.9	1
	41～50	2		超重,BMI为23.0～24.9	2
	51～60	3		肥胖,BMI为25.0～29.9	3
	61～70	4		过度肥胖,BMI不小于30	4
	70以上	5		—	—

续表3-9

风险因素	指标	分值	风险因素	指标	分值
活动	自由活动	0	创伤风险（术前评分项目）	头部受伤	1
	自行使用助行工具	1		胸部受伤	1
	需要他人协助	2		脊柱受伤	2
	使用轮椅	3		骨盆受伤	3
	绝对卧床	4		下肢受伤	4
特殊风险	口服避孕药	分值	高危疾病	溃疡性结肠炎	1
	20～34岁	1		红细胞增多症	2
	35岁以上	2		静脉曲张	3
	激素治疗	2		慢性心脏病	3
	怀孕/产褥期	3		急性心肌梗死	4
	血栓形成	4		恶性肿瘤	5
	—	—		脑血管疾病	6
	—	—		静脉栓塞病史	7
外科手术（只选择一个合适的手术）	小手术，手术时间少于30 min	1		分值范围	危险等级
	择期大手术	2		≤10	低风险
	急诊大手术	3		11～14	中风险
	胸部手术	3		≥15	高风险
	腹部手术	3	评估指引	评估时机	
	泌尿系统手术	3		穿着分级弹力袜，穿着抗血栓袜，给予下肢静脉泵，抬高下肢20°，每2 h翻身1次，主动屈伸下肢，等等	
	神经系统手术	3			
	妇科手术	3			
	骨科（腰部以下）手术	4			

表3-9包括患者的年龄、BMI、活动、创伤风险、特殊风险、高危疾病及外科手术等7个项目。每条目分值1～7分，得分小于6分者为无肺血栓栓塞症风险；得分在6分以上且不大于10分者为低风险，其发生肺血栓栓塞症的风险小于10%；得分10～14分者为中风险，发生肺血栓栓塞症的风险为11%～40%；得分不少于15分为高风险，发生VTE的风险大于41%。表3-9的开发是基于骨科患者，更多地体现骨科患者的特点，如卧床、活动能力等。

表3-9的评估时机为：①风险人群入院24 h内、手术后患者即时完成评估。②对得分不少于15分者根据活动内容的改变及时评估（至少每3天1次）。③对得分小于14分者每周评估1次。

（2）Caprini血栓风险因素评估见表3-10。

表 3-10　Caprini 血栓风险因素评估

类别	危险因素	得分
A1	年龄为 40～59 岁	1
	计划小手术	1
	近期大手术	1
	肥胖（BMI 大于 30 kg/m²）	1
	卧床的内科患者	1
	有炎症性肠病史	1
A1	下肢水肿	1
	静脉曲张	1
	严重的肺部疾病，含肺炎（1 个月内）	1
	肺功能异常（慢性阻塞性肺病症）	1
	急性心肌梗死（1 个月内）	1
	充血性心力衰竭（1 个月内）	1
	败血症（1 个月内）	1
	输血（1 个月内）	1
	下肢石膏或肢具固定	1
	中心静脉置管	1
	其他高危因素	1
A2（仅针对女性患者）	口服避孕药或激素替代治疗	1
	妊娠期或产后（1 个月）	1
	原因不明的死胎史，	1
	复发性自然流产（不少于 3 次）	1
	由于毒血症或发育受限原因早产	1
B	年龄 60～74 岁	2
	大手术（手术时间少于 <60 min）	2
	腹腔镜手术（>60 min）	2
	关节镜手术（>60 min）	2
	既往有恶性肿瘤	2
	肥胖（BMI 大于 40 kg/m²）	2
C	年龄不低于 75 岁	3
	大手术持续 2～3 h	3
	肥胖（BMI 大于 50 kg/m²）	3
	浅静脉、深静脉血栓或肺栓塞病史	3
	血栓家族史	3

续表 3-10

类别	危险因素	得分
C	现患恶性肿瘤或化疗	3
	肝素引起的血小板减少	3
	未列出的先天或后天血栓形成	3
	抗心磷脂抗体阳性	3
	凝血酶原 20210A 阳性	3
	莱顿第五因子（factvr Ⅴ leiden）阳性	3
	狼疮抗凝物阳性	3
	血清同型半胱氨酸酶升高	3
D	脑卒中（1个月内）	5
	急性脊髓损伤（瘫痪）（1个月内）	5
	选择性下肢关节置换术	5
	髋关节、骨盆或下肢骨折	5
	多发性创伤（1个月内）	5
	大手术（超过 3 h）	5

表 3-10 是根据《中国骨科大手术静脉血栓栓塞症预防指南（2016）》，基于临床经验和循证医学证据设计的有效、简单可行且经济实用的静脉血栓栓塞风险预测工具，包含一般情况、BMI、静脉血栓栓塞病史等 39 个危险因素，并按静脉血栓栓塞危险因素水平，对每个危险因素进行赋值，根据评分情况将患者分为低危、中危、高危和极高危 4 个等级。评分 0～1 分为低危，评分 2 分为中危，评分 3～4 分为高危，评分不低于 4 分为极高危。

（3）Wells 评估量表见表 3-11。

表 3-11 Wells 评估量表

病史及临床表现	评分
活动性癌症	1
下肢瘫痪或近期下肢石膏固定	1
近期卧床超过 3 天或近 4 周内接受过大手术	1
沿深静脉走行的局部压痛	1
全下肢肿胀	1
与健侧相比，小腿周径增大超过 3 cm	1
深静脉血栓病史	1
凹陷性水肿	1
浅静脉侧支循环（非静脉曲张）	1
可做出非深静脉血栓的其他诊断	-2
总分	

表 3 – 11 是目前全球应用最广泛的血栓评估工具，被证明具有较高的效度。表 3 – 11 纳入 10 个危险因素，分值为 – 2 ~ 1 分。我国《深静脉血栓形成的诊断和治疗指南（第 3 版）》将其列为血栓主要危险分层评估工具。表 3 – 11 不足之处是根据门诊患者制定，对创伤患者特有的危险因素涵盖不全，因此，对院内创伤患者并不适用。总分为各项之和，临床可能性评价：不大于 0 分为低度；0 分以上且 2 分及以下为中度；2 分以上为高度；若双侧下肢均有症状，以症状严重的一侧为准。

（4）静脉血栓形成危险度评分量表（the risk assessment profile for thromboembolism, RAPT）见表 3 – 12。

表 3 – 12 RAPT 评估量表

项目	内容	得分	项目	内容	得分
病史	肥胖	2	创伤程度	胸部 AIS 大于 2	2
	恶性肿瘤	2		腹部 AIS 大于 2	2
	凝血异常	2		头部 AIS 大于 2	2
	VTE 病史	3		脊柱骨折	3
	医源性损伤			GCS 小于 8 分且持续 4 h 以上	3
	中心静脉导管超过 24 h	2		下肢复杂骨折	4
	24 h 内输血多于 4 U	2		骨盆骨折	4
	手术时间大于 2 h	2		脊柱损伤（如截瘫、四肢瘫等）	4
修复结扎	修复或结扎大血管	3	年龄	40 岁及以上且 60 岁以下	2
				60 岁及以上且 75 岁以下	3
				75 岁及以上	4

表 3 – 12 主要用于评估创伤患者的深静脉血栓风险度。中华医学会骨科学分会创伤骨科学组推荐使用。①简明损伤定级（Abbreviated Injury Scale），单发伤编码定级的方法：将人体划分为头、面、颈、胸、腹和盆腔、颈椎、胸椎、腰椎、上肢、下肢、体表等 11 个部位，损伤程度轻度、中度、较重、重度、危重、极重（不可治）的评分分别为 1 分、2 分、3 分、4 分、5 分、6 分。②GCS 格拉斯昏迷评分用于评定患者（如头部外伤）的神经功能状态，包括睁眼、语音及运动反应，三者相加表示意识障碍程度，最高分为 15 分，表示意识清醒；8 分以下为昏迷，最低分为 3 分。分数越低表明意识障碍越严重，脑死亡或预后极差。③结果判断：5 分及以下为低风险，深静脉血栓发生率为 3.6%；5 分以上且 14 分及以下为中等风险，深静脉血栓发生率为 16.1%；14 分以上为高风险，深静脉血栓发生率为 40.7%。

4. 深静脉血栓风险评估的方法、时机及注意事项

医护人员应对每位骨科住院患者进行动态的静脉血栓栓塞症风险评估。在患者入院时、手术前、有创诊疗操作前、手术后和出院前，均应进行静脉血栓栓塞症风险评估。对于三级及以上手术、恶性肿瘤、中心静脉置管、有创诊疗操作患者及静脉血栓栓塞症高风险患者，动态风险评估尤为重要。高危和极高危患者的风险评估表应由患者、监护人、授权代理人签字。新入院或新转入患者，若存在卧床、手术后、进行中心静脉置管、石膏或支具固定、突发脑梗死或心肌梗死等任一种情况，须 24 h 内进行深静脉血栓风险评估；若病情变化，须再次评估。评估时根据患者具体情况选择正确的评估量表。对于高风险人群，在其入院24 h内完成评估，手术后患者则应即时完成。根据每种评估量表的使用说明进行动态评估。

三、指标的计算公式

式（3-6）中，分子为某一统计周期内所抽查卧床不少于24 h的患者深静脉血栓风险正确评估的例数，包括识别高风险患者；选择合适的量表进行风险评估；评估的内容、方法、时机、风险级别判断应正确；及时发现是否有深静脉血栓；评估后记录，并且有连贯性。评估时不能正确计算患者体重指数及活动的方式，存在漏项或条目勾选不正确，对风险级别判断错误等，在抽查时出现以上任何一项问题均被判定为深静脉血栓风险评估不准确。

式（3-6）中，分母为某一统计周期内抽查的卧床时间不少于24 h患者的深静脉血栓风险评估总例数。

式（3-6）中，用于计算某统计周期内所抽查的卧床时间不少于24 h的患者的深静脉血栓风险评估准确率，能较客观地反映深静脉血栓风险评估不准确的情况和深静脉血栓的管理质量。其使用简单，可操作性强。通过抽查能对深静脉血栓风险评估不准确的情况进行分析，总结、归纳护理经验，找出护理措施不足之处，完善并改进相关措施，以提升预防深静脉血栓的能力，提高评估的准确率，从而减少深静脉血栓的发生及减少并发症。

四、指标的监测

成立质量管理小组，制定监测的流程、方法与质量控制。深静脉血栓风险评估准确率的监测流程由经培训合格的质量管理小组成员负责监测、收集数据。根据监测的不同目的选择不同的病种、手术患者或不同年资的护士所管的患者进行现场监测，应用深静脉血栓风险评估准确率的指标内涵判定深静脉血栓评估是否正确，定期进行数据统计分析并持续质量改进。

五、指标的改进案例

（一）案例一：以某三级医院某科深静脉血栓风险评估准确率指标开展质量管理

1. 背景

为了解骨科卧床时间不少于24 h患者深静脉血栓风险评估准确率，某医院深静脉血栓质量管理小组成员于某年7—9月抽查了骨科病房卧床时间不少于24 h患者160例。

(1) 纳入标准：①年龄不小于 18 岁者。②参照骨科学确诊为骨科疾病者。③卧床不少于 24 h 的患者。④患者能正常进行沟通。⑤B 超结果显示未发生深静脉血栓的患者。

(2) 排除标准：排除语言、认知功能障碍者。

(3) 采用便利抽样的方法，选取某年 7—9 月符合纳入标准的骨科卧床时间不少于 24 h 患者 160 例，由不同层级的责任护士使用表 3 - 9 为患者实施评估。抽查内容：①护士是否正确识别高风险患者。②护士评估深静脉血栓风险的方法、时机是否正确。③深静脉血栓风险是否与实际相符。④评估后是否记录，并且有连贯性。

(4) 结果。深静脉血栓风险评估准确 140 例，深静脉血栓评估准确率为 87.50%。该院骨科病房开展深静脉血栓评估准确率的监测，确立深静脉血栓评估准确率基线为 95.00%，此结果低于基线，须进行分析整改。

2．分析

通过鱼骨图分析法进行分析，确认的要因为：①护士，尤其是新护士、轮训护士对深静脉血栓风险评估的知识与技能欠掌握。②护士对表 3 - 9 的内容欠掌握。

3．持续质量改进措施

(1) 成立深静脉血栓质量管理小组，由专项小组成员负责深静脉血栓风险评估的培训与全过程质量管理。

(2) 组织强化培训。培训内容包括深静脉血栓的相关知识、深静脉血栓风险评估的内涵与方法。培训的形式包括理论授课、操作示范、案例学习等。

(3) 制定、修订深静脉血栓风险评估的指引、流程。对深静脉血栓风险评估表中的内容进行解读；当评估结果不一致时，及时组织查证与探讨。

(4) 加强查检与督导。专项小组成员针对查检不准确的护士进行一对一指导，及时追踪效果。

4．改进结果

通过改进后，于次年 1—3 月再次进行骨科卧床不少于 24 h 患者深静脉血栓风险评估准确率监测，抽查患者 200 例，纳入与排除标准同改进前。深静脉血栓风险评估准确 199 例，深静脉血栓风险评估准确率为 99.50%，较前增长 13.71%。

（二）案例二： 肱骨骨折并发上肢深静脉血栓形成的个案

1．背景

患者，女，47 岁，公司职员，于某年 11 月 6 日 22:00 急诊入院。患者自诉于 11 月 6 日 18:00 下楼梯时踩空，撞伤右肩部，致使右肩部肿痛剧烈，右肩关节活动受限，X 线检查结果显示：右肱骨近端粉碎性骨折。急诊科以"右肱骨近端粉碎性骨折"收入院。入院后 Autar 血栓风险评分为 5 分，为极低风险。于 11 月 8 日在"全身麻醉＋臂丛阻滞麻醉"下行"右肱骨近端粉碎性骨折切开复位内固定＋取髂骨植骨术"。患者术后当天可离床活动，右臂部固定，术后未进行上肢深静脉血栓风险评估。术后第 2 天患肢可小范围屈伸活动。术后第 3 天，患者右前臂中下 1/3 和手部肿胀，给予抬高患肢，重新包扎伤口敷料。术后第4天局部疼痛明显，肘关节以下肢体肿胀，皮肤温度增高，呈紫红色，D-二聚体检测结果呈阳性，超声提示腋静脉、肱静脉血栓形成，考虑为右上肢深静脉血栓。遵医嘱给予低分子肝素5 000 U，皮下注射，2次/天。观察肢体肿胀情况、周径、皮肤颜色、温度，每天数次。嘱患者患肢制动、抬高，禁止热敷和按摩。在此期间，患者未出现剧烈胸痛、呼吸困难、咳嗽、咯血、发绀等肺栓塞症状。10天后，患者右上肢的肿胀消退，皮肤温度、颜色与对侧相同，遵医嘱予出院。

2. 分析

患者入院后由具备资质的医生及责任护士实施深静脉血栓风险评估，Autar血栓风险评分为5分，为极低风险。术前完善下肢超声、血浆D-二聚体筛查，均未见异常。患者术后当日即可正常下床行走，但未进行术后上肢深静脉血栓风险评估，术后第2天可进行右上肢的轻微活动。术后第3天患侧前臂肿胀，排除输液外渗和伤口包扎过紧等因素，给予患肢抬高。术后第4天确诊为右上肢腋静脉、肱静脉血栓形成，给予对症治疗后症状消失。患者存在右肱骨粉碎性骨折，术中留置颈静脉导管等危险因素，为上肢DVT形成的高危人群。由于上肢深静脉血栓缺乏典型症状，而且患肢肿胀易与肱骨骨折导致的创伤后肿胀混淆，护士缺乏针对上肢深静脉血栓风险评估，对高危人群的筛查和风险管理知识不够掌握，未能对危险因素做到早发现、早评估、早预防。

3. 持续质量改进措施

（1）制定上肢创伤患者的深静脉血栓风险评估指引。使用Autar深静脉血栓风险因素评估量表评估该患者的结果为极低风险，说明此量表对上肢创伤患者特有的危险因素涵盖不全，如医源性损伤留置中心静脉导管超过24 h、患肢固定等，建议使用针对创伤患者的RAPT评估量表进行评估。

（2）提高综合判断能力。相关文献研究发现，上肢创伤性骨折患者深静脉血栓发生率为0.65%~0.75%。一旦并发深静脉血栓，极易引起血栓脱落，进而导致高危的肺栓塞发生，对患者的生命产生严重威胁。肱骨粉碎性骨折造成患者上肢骨解剖结构严重受损，受损骨质进入血液循环，引起纤溶系统及凝血系统激活，同时与骨折部分血管分布密集，骨折部分压迫血管相关。选择合适的量表进行风险评估是必要的。临床中，还需要结合临床症状、实验室检查、影像学分析、治疗护理措施等进行综合判断。此患者术前等待手术时间较长，卧床时间长；术前后治疗预防深静脉血栓的措施有限，是深静脉血栓形成的可能原因。因此，通过加强多学科团队合作，发挥护理组长、专科护士的专业指导作用，提高护士的综合评估与判断能力，是提高深静脉血栓风险评估准确率的有效措施。

4. 改进结果

通过改进，上肢创伤患者的深静脉血栓风险评估准确率提高，后续2年内监测无上肢创伤患者发生深静脉血栓形成。

（陈肃霜　周惠兰　黄天雯　高远）

第六节 伤口出血观察及时率

指标名称：伤口出血观察及时率。
指标类型：过程指标。
指标意义：通过及时观察是否有伤口出血，及时发现患者伤口出血情况，避免患者伤口大出血引起失血性休克，避免血肿压迫神经引起神经功能障碍，避免血肿压迫气道引起呼吸困难等并发症。监测内容包括动态观察伤口出血部位、出血量、血液颜色及性质、伴随症状；护士能否及时判断、发现伤口出血异常，及时报告医生，进行相应的处理。伤口出血观察按患者病情动态监测，通过伤口出血的护理观察培训与管理，提高伤口出血观察及时率。
基本公式：

$$伤口出血观察及时率 = \frac{抽查伤口出血观察及时的例数}{抽查患者的总例数} \times 100\% \quad (3-8)$$

一、指标的定义

伤口是指皮肤组织的完整性受到破坏，并常伴有机体物质的缺失。

出血是指血液自心、血管腔流出。流出的血液溢入体腔或组织内者，被称为内出血。血液流出体外者，被称为外出血。按血液溢出的机制可将出血分为破裂性出血和漏出性出血。骨科患者的破裂性出血一般发生于动脉，其成因既可为动脉壁本身的病变，也可为动脉旁病变侵蚀动脉壁。静脉破裂性出血较常见于创伤。毛细血管的破裂性出血发生于局部软组织的损伤。漏出性出血是由于毛细血管后静脉、毛细血管及毛细血管前动脉的血管壁通透性增高，血液通过扩大的内皮细胞间隙和受损的血管基底膜而漏出。体腔积血是指血液积聚于体腔内。血肿是指血液积聚于组织内。皮肤、黏膜的少量出血形成瘀点、瘀血、瘀斑等临床表现。

伤口出血观察包括伤口出血部位、出血量及伴随症状、血液颜色及速度。结合患者伤口、病情和临床表现判断出血部位。出血量是指肉眼所见出血量或引流量，通过血红蛋白、血细胞比容、休克指数可预计出血量。观察患者神志、面色、尿量、生命体征等情况，了解伴随症状。根据血液颜色及速度，判断出血是动脉还是静脉性出血。

伤口出血观察及时率是指统计周期内抽查住院患者伤口出血观察及时的例数与抽查患者的总例数的比例。

二、指标的内涵

出血是一种临床常见症候群，也是临床上导致死亡的常见原因。全球每年因创伤致死多达580万人，约占死亡总数的10%。创伤后出血仍然是主要死亡原因。破裂性出血的出血迅速。患者若在短时间丧失循环血量20%～25%，即可发生失血性休克。漏出性出血的过程一般比较缓慢，出血量较少，但漏出性出血广泛时，也可导致出血性休克。

出血对机体的影响取决于出血部位、出血量、出血速度。及时发现伤口出血的异常，积极采取护理干预措施，可以明显改善患者的预后。脊柱手术后出血和血肿形成是脊柱术后严重的并发症。手术切口内异常的出血增多，伤口引流不畅，可以导致血肿的形成，压迫脊髓神经。若观察、处理不及时，可导致无法恢复的神经功能障碍。文献报道，两例颈椎前路减压植骨内固定术患者在术后24 h内发生伤口再出血致伤口局部异常肿胀，引流液为鲜红色。患者出现急性呼吸困难，护士及时通知医师后，其中一例患者通过急诊手术进行止血及血肿清除术；另一例患者术后发生严重呼吸困难，床边立即行气管切开术。此2例患者均康复出院。

术后伤口放置引流管的目的是排除局部或体腔内的积液、积脓、积血等，起到预防和治疗感染的作用，以保证缝合部位愈合良好，减少并发症发生。妥善固定各条引流管是确保引流通畅及避免受压、扭曲、脱落的有效措施。引流量过少，需要检查管道有无堵塞、受压、扭曲等，同时需要警惕伤口内血肿的发生；引流量过多，可能由患者切口止血不彻底、凝血功能异常等引起。出现引流量异常时，需要及时通知医生，必要时行急诊手术进行清创探查。

1. 出血部位的观察

结合患者伤口、病情和临床表现判断出血部位，观察有无伤口渗血或皮下血肿，检查皮肤黏膜有无出血点、瘀血（皮下出血直径小于2 mm）、紫癜（皮下出血直径3～5 mm）、瘀斑（皮下出血直径大于5 mm）。

2. 出血量的观察

（1）显性失血。直接观察出血量或引流量，100 mL的血液流到地上约为30 cm²。

（2）隐性出血。临床中发现患者的血红蛋白含量存在着与术中出血、术后引流的出血不符的现象。软组织间的渗血及各种溶血反应造成的血红蛋白丢失被称为隐性出血。隐性出血需要通过总出血量减去显性出血量间接计算。

$$\text{机体总血红细胞丢失量} = \text{术前血容量}(\text{preoperative blood volume}, \text{PBV}, V_{PB}) \times$$
$$(\text{术前红细胞比容} - \text{术后红细胞比容}) \tag{3-9}$$

PBV可以通过Nadler的公式进行计算：

$$V_{PB} = k_1 \times \text{身高}^3 + k_2 \times \text{体重} + k_3 \tag{3-10}$$

式（3-10）中，男性患者 $k_1 = 0.3669$，$k_2 = 0.0322$，$k_3 = 0.6041$；女性患者 $k_1 = 0.3561$，$k_2 = 0.0331$，$k_3 = 0.1833$。

$$\text{隐性出血量} = \frac{\text{总红细胞丢失量}}{\text{平均红细胞比容}} \tag{3-11}$$

$$\text{围手术期隐性出血量} = \text{总出血量} - \text{显性出血量} \tag{3-12}$$

根据骨折部位估计出血量。通常肱骨干骨折的出血量为100～800 mL，尺桡骨骨折的出血量为50～400 mL，骨盆骨折的出血量为500～5 000 mL，股骨干骨折的出血量为300～2 000 mL，胫腓骨骨折100～1 000 mL。

（3）血常规。血红蛋白每下降 10 g/L，出血量约为 400 mL；血细胞比容在出血前后差值大于 6，提示出血量超过 500 mL。

（4）休克指数。休克指数能反映机体有效血容量变化。

$$休克指数 = \frac{脉率}{收缩压} \qquad (3-13)$$

式（3-13）中，休克指数正常值为 0.58。当休克指数为 1 时，失血量为 800～1 200 mL；当休克指数大于 1 且不大于 2 时，失血量为 1 200～2 000 mL；当休克指数大于 2 时，预计失血量大于 2 000 mL。

表 3-13 中的术后引流情况须及时告知医生。

表 3-13 术后引流情况

引流量	骨科疾病或手术名称
24 h 引出血性液大于 300 mL 或少于 30 mL，或每小时引流大于 100 mL	四肢肿瘤切除术、截肢术、关节镜手术
24 h 引出血性液大于 500 mL 或小于 50 mL、每小时引流大于 100 mL	胸椎肿瘤、骨盆肿瘤、骶骨肿瘤手术，膝、髋关节置换术
24 h 引出血性液不少于 300 mL 或小于 50 mL、每小时引流大于 100 mL	脊柱手术，肱骨干骨折、股骨干骨折、胫腓骨骨折手术，臀肌挛缩松解术

3. 出血伴随症状观察

当出血量小于 400 mL 时，患者多无全身症状；当出血量为 400～800 mL 时，可出现头晕、心慌、冷汗、乏力、口渴等症状；当出血量为 800～1 600 mL，患者可出现表情淡漠、面色苍白、四肢发凉、脉搏增快、收缩压下降、少尿等；当出血量大于 1 600 mL 时，患者可出现意识模糊，甚至昏迷，脉搏细速或摸不清，收缩压在 70 mmHg 以下或测不出，少尿或无尿。

4. 伤口出血颜色与速度的观察

开放式动脉出血血液颜色呈鲜红色，多为喷射性或搏动性出血。闭合性血管损伤时常出现出血部位肿胀，皮下淤血，偶尔形成张力性或搏动性大血肿。引流液颜色一般为暗红色血性液。若引流液突然变为鲜红色，须警惕动脉出血。若伤口敷料处渗血增多，颜色鲜红，须警惕范围持续性扩展。若引流管持续引出鲜红色液不少于 100 mL/h，且持续 3 h 以上，则提示有活动性出血，须及时通知医生处理。

5. 伤口出血观察的时机

对有伤口但病情稳定的患者须至少每班观察伤口出血情况。对大手术及危重患者须至少 30 min 或每小时观察 1 次。以下情况须持续观察伤口出血情况：①持续存在显性出血。例如，伤口有可见的出血；引流液由深红变为鲜红，且量持续增多。②经快速输液、输血，周围循环衰竭表现未见改善，患者持续存在心慌、出汗、烦躁、肢体发凉和尿少等。③检验指标。红细胞计数、血红蛋白水平持续下降，网织红细胞计数持续增高。④影像检查结果提示出血量增多，数字减影血管造影结果显示碘对比剂外溢。

伤口出血有效控制的表现为：①未见明显显性出血。②意识障碍程度变浅或恢复清醒；双侧瞳孔等大等圆，对光反射存在或灵敏，散大的瞳孔缩小或恢复正常。③气道通畅，呼吸频率、节律无明显异常，SpO_2 大于 90%。④脉搏规则、有力，频率维持在 55～100 次/分；收缩压维持在 100～120 mmHg，脉压差大于 20 mmHg；体温维持在 35～38℃，无低体温或高热。⑤面色、皮肤、黏膜、口唇、甲床颜色变为红润，或发绀程度减轻；肢端回暖，皮肤干燥无汗。⑥尿量大于 40 mL/h，尿比重下降或维持在正常范围，无明显脱水征象。⑦中心静脉压维持在 5～12 cmH_2O，毛细血管充盈时间少于 2 s。⑧检验指标方面，血红蛋白水平维持在 70～90 g/L，血小板计数大于 50×10^9/L。⑨影像学指标方面，行术后 CT 或超声，未再发现持续出血征象，行血管 DSA 造影未发现碘对比剂外溢。

6. 对伤口出血的处理

发现伤口出血异常后，应及时通知医生处理，查找病因，迅速止血。补充血容量纠正休克的同时，必要时及时手术探查。对于创伤性出血，积极处理原发伤，加压包扎，行体腔或四肢切开探查术、血管结扎术等。对于术后出血，动态观察引流量，必要时可按时夹闭引流管、伤口换药、应用止血药、加压包扎，甚至再次手术探查止血。

7. 伤口出血观察及时率的影响因素

伤口出血观察及时率的影响因素有临床护士认知、行为及人力等因素。例如，未及时动态观察，未发现伤口出血的异常，未及时通知医生。护士是患者发生伤口出血的直接观察者。通过伤口观察及时率的监测，分析伤口出血观察欠及时的现状、原因及影响因素，为其预防、控制等管理活动提供科学依据，以进行历史性、阶段性的自身比较，并进行持续改进，可减少伤口出血观察欠及时的发生率，从而减少并发症的发生，保证患者的安全，促进患者康复。

三、指标的计算公式

式（3-8）中，分子为某一统计周期内所抽查的伤口出血观察及时的例数。观察及时包括护士按患者病情动态观察伤口出血部位、出血量、出血颜色及性质、伴随症状。护士及时判断、发现伤口出血异常，并及时报告医生，进行相应处理；评估后应记录，并且有连贯性。在抽查伤口出血观察及时指标时，如果护士未动态观察、观察不全面、与实际不符、未能及时发现异常并及时报告医生等，出现任何一项问题均判定为抽查伤口出血观察欠及时。分母为某一统计周期内抽查的患者总例数。

式（3-8）用于计算某统计周期内所抽查患者的伤口出血观察及时率，能较为客观地反映伤口出血观察及时的情况和病情观察的管理质量，使用简单，可操作性强。通过抽查能及时发现伤口出血观察欠及时的情况，并进行改进，从而预防并发症的发生。

四、指标的监测

成立质量管理小组，制定监测的流程、方法与质量控制。伤口出血观察及时率的监测流程是经培训合格的质量管理小组成员负责监测、收集数据，根据监测的不同目的选择病种、手术患者或选择不同年资的护士所管患者进行现场监测，应用伤口出血观察及时率的指标内涵判断伤口出血观察是否及时，定期进行数据统计分析并持续改进病情观察护理质量。

例如，监测的目的是了解颈椎前路术后患者的伤口出血观察及时率，质量管理小组成员通过抽查一定例数的颈椎前路术后患者的伤口出血观察及时情况，反映这一统计周期内所抽查的患者的伤口观察及时率。

又如，监测的目的是了解脊柱外科护士观察脊柱外科患者的伤口出血及时率，质量管理小组成员通过抽查一定例数的脊柱外科患者的伤口出血观察情况，反映这一统计周期内脊柱外科护士观察脊柱外科患者的伤口出血及时的比例。调查设计需要注意的是，抽查的对象一方面包括脊柱外科所有的责任护士，另一方面包括抽查脊柱外科不同手术患者，这样才有代表性，不然数据会产生偏倚。

五、指标的改进案例

（一）案例一： 提高骨科护士对伤口出血病例的护理能力

1. 背景

为了提高护士对伤口出血病例的护理能力，质量管理小组于某年6月组织护士进行客观结构化临床考试（Objective Structured Clinical Examination，OSCE），分别在关节外科、显微创伤外科、骨肿瘤科，选取临床常见案例，考核护士是否能根据患者病情动态监测，及时观察伤口出血情况，并做出及时的处理。

（1）纳入标准：纳入工作年限不少于1年，具有专科护理工作经验，具有执业证并已独立上岗的护士。

（2）排除标准：排除产假、病假等休假时间超过1个月的护士。

（3）采取常规培训与考核方法实施考核的护士有30人，平均得分为90.30分（满分100分），伤口出血观察及时率为91.25%。

2. 分析

对于创伤、大手术、肿瘤破溃大出血等骨科急危重症患者，其发病急、病情危重、复杂多变，突发意外事件多，需要护士运用专业知识和技术快速评估、判断患者病情并对患者实施准确、有效的护理措施。护士的专业能力的高低与患者救治的质量和有效性有着密切的联系。基于能力的评价是专业能力发展的关键。客观结构化临床考试则是医学界广泛使用的，可以客观、准确、全面评价护士能力的方法。通过合理设计OSCE并将其应用于护士临床能力评价中，不仅能全面、客观、灵活地评价护士能力，还能使临床护理管理者、教育者认识到当前护士在培训过程中存在的不足，有助于推动临床护士能力培养方式的变革，提升护士临床能力。

3. 持续质量改进措施

（1）采取OSCE方式进行培训与考核。首先成立培训考核小组，该小组由科区护士长、专科护士、总带教组成。然后设计OSCE培训病例及考核病例，考题采用临床真实的案例进行设计，主要针对伤口出血患者的快速判断与处理、病情观察、执行医嘱、人文关怀、操作技术、转运等内容，这有助于提高护士对伤口出血患者处理的综合能力。站点包括护理评估、护理计划、医护沟通、护理操作技能及护患沟通技巧（表3-14）。最后设计评分表。

表 3-14 骨科患者伤口出血的客观结构化临床考试

站点	考核内容	考点
护理评估	病史采集，体格检查，考察护士快速获取患者信息与沟通能力	针对性收集病史、专科体查、人文关怀、判断病情；处置过程中动态观察病情变化
护理计划	考察护士是否根据现有信息做出判断与处理	呼叫医生、休克体位、吸氧、心电监护、建立静脉通道、病情观察、实验室、影像学结果判断、转运患者等
医护沟通	考察护士处理医嘱的技能，与医生沟通技巧	口头医嘱的执行，发现错误医嘱，建议医生建立深静脉通道、留置尿管、记出入量等
护理操作技能	考察护士护理技术的正确性、规范性	体位护理、静脉采血、静脉输液、输液泵的使用、液体管理及排序等
护患沟通技巧	考察护士处理患者及家属干扰、回答问题的技巧，健康教育内容的正确性	人文关怀，饮食宣教、术前准备、伤口出血自我观察等健康教育

A. 关节外科案例。

场景一：

题干内容：刘某，68岁，左下肢膝关节置换术后第3天，皮下注射低分子肝素钙0.6 mL，每天2次。现发现患者腹部出现大片皮下瘀斑，面色苍白，胸闷气促，口唇发绀，四肢发凉，呼吸急促。

操作要求：请考生根据患者情况进行焦点评估及必要的护理处置。

场景二：

题干内容：患者突然呕吐、血压下降。此时，家属情绪激动，干扰考生操作。医生到达并开立口头医嘱。

操作要求：请考生执行医嘱并行相应处理。

场景三：

题干内容：实验室检查结果出来，医生根据结果开立医嘱。

操作要求：请考生判读实验室检查结果和根据医嘱进行输液排序。

场景四：

题干内容：患者病情稳定，拟转运患者到手术室治疗。

操作要求：请考生进行针对性健康宣教；行术前准备、转运前准备及运送。

B. 显微创伤外科案例。

场景一：

题干内容：廖某，女，26岁，"因驾摩托车与小车相撞致右小腿疼痛、畸形并流血"急诊入院。患者神志淡漠，面色苍白，腹稍胀，腹肌紧张。

操作要求：请考生根据患者情况进行焦点评估及必要的护理处置。

场景二：

题干内容：患者突然出现面色苍白，口唇发绀，烦躁，胡言乱语。家属情绪激动并干扰考生操作。

操作要求：请考生进行紧急处置。

场景三：

题干内容：患者血压下降。医生到达并开立口头医嘱。

操作要求：请考生执行口头医嘱。考核考生有无密切关注血压变化，有无发现错误医嘱，有无建议医生建立深静脉通道，等等。

场景四：

题干内容：患者病情稳定，转运至重症监护室。

操作要求：请考生进行针对性健康教育，实施转运操作。

C. 骨肿瘤科案例。

场景一：

题干内容：张某，男，55岁，因右小腿肿痛，肿瘤破溃出血急诊入院。患者突然烦躁，呼吸急促，全身冷汗，口唇、面色苍白。

操作要求：请考生根据患者情况进行焦点评估及必要的护理处置。

场景二：

题干内容：医生到达并开立口头医嘱。

操作要求：请考生执行口头医嘱，进行有效沟通。

场景三：

题干内容：实验室检查结果出来，医生根据结果开立医嘱。

操作要求：请考生判读实验室检查结果，根据医嘱进行输液排序。考核考生有无发现错误医嘱。

场景四：

题干内容：患者病情稳定，拟转运患者到手术室治疗。

操作要求：请考生行术前准备、转运前准备及运送。

（2）培训后进行演练，最后组织考核。培训标准化患者与考官。标准化患者须熟悉案例，深入了解该案例患者角色，模仿患者表情、动作及情绪。体格检查时，需要标准化患者表达一些体征。考官按评分标准评分，不予主观评价，考核过程中不与考生沟通。同时，考官按伤口出血观察及时率的内涵进行判断考生是否达标。

4. 改进结果

OSCE培训考核护士30人，平均得分为96.30分（满分为100分），伤口出血观察及时率为97.46%。该考核提高了护士对伤口出血患者的快速判断与处理、病情观察、执行医嘱、人文关怀、操作技术、转运等综合能力。这说明客观结构化临床考试有助于全面、客观评价护士的综合能力。

（二）案例二：脊柱外科术后患者伤口出血观察及时率改进案例

1. 背景

为了解脊柱外科术后患者伤口出血观察及时率，质量管理小组成员于某年10—12月抽查脊柱外科手术后患者150例。

（1）纳入标准：①脊柱术后留置脊柱椎旁引流的患者。②患者能正常沟通。

（2）排除标准：合并认知功能障碍、意识障碍的患者。

采用便利抽样的方法，选取符合纳入标准的脊柱术后患者150例，选取不同层级的责任护士为患者进行护理。

(3) 结果。伤口出血观察及时的患者有139例，伤口出血观察及时率为92.67%。

2. 分析

对伤口出血观察不及时的病例及护士方面因素进行分析，主要原因如下：

(1) 术后伤口出血受多种因素影响，脊柱外科手术有别于其他专科手术，且不同疾病的手术方式不同，缺乏标准化及量化的客观标准，易造成误诊或漏诊。

(2) 低年资护士的临床思维欠缺，识别患者病情变化方面经验较少，对患者病情的判断往往凭临床经验或直觉，难于早期识别患者潜在的危险。

3. 持续质量改进措施

(1) 制定脊柱外科引流量预警值及监护方案。例如，对于脊柱椎旁引流的患者，出现以下几种情况，应立即通知医生：①每小时引流量大于100 mL。②术后24 h内引出血性液体不少于300 mL。③引流液淡红色或较为清淡，术后3天引流量仍大于100 mL/d；患者同时伴有头晕、头痛、恶心、呕吐不适。④无液体引出，并出现（或加重）肢体疼痛、麻木。除上述情况外，患者伴有喷射性呕吐、体温发热等，应紧急通知医生。

对于腰大池引流的患者，出现以下情况，应立即通知医生：①24 h内行流液超过500 mL。②每小时引流液超过20 mL，24 h引流液超过500 mL。③出现异常颜色，如红色、黄色、乳白色、微绿色、褐色或黑色。④出现异常透明度，如微混、浑浊、毛玻璃状、凝块。⑤患者伴有头晕，头痛，恶心呕吐。

(2) 基于临床案例进行培训。①质量管理小组成员将伤口出血观察不达标的案例进行点评、分析。②质量管理小组成员收集临床案例，对新护士及在轮科护士入科时进行强化培训。③各层次护士在临床护理中收集案例，进行分析、总结与反思，提高临床思维能力。

4. 改进结果

次年4—6月，选取符合纳入与排除标准的脊柱术后患者150例，其中，伤口出血观察及时的患者有148例，伤口出血观察及时率为98.67%，较前增长6.47%。

（周惠兰　邓丽君　黄天雯　高远）

第七节　压力性损伤风险评估准确率

指标名称：压力性损伤风险评估准确率。

指标类型：过程指标。

指标意义：通过监测压力性损伤风险评估准确率，可区分出住院患者发生压力性损伤的危险程度，从而采取分层级干预措施，减少预防压力性损伤的盲目性和被动性，提高预防的有效性，同时可以了解护士是否全面掌握了压力性损伤风险评估方法。监测内容包括正确识别高风险患者；评估压力性损伤风险的内容、方法、频率、时机正确，与实际相符；皮肤观察的频率、内容、注意事项正确，并能分析归纳，及时发现是否有压力性损伤风险及判断风险的严重程度。同时，可分析压力性损伤风险评估不准确的影响因素，通过采取针对性的压力性损伤风险评估相关知识的培训与管理，提高压力性损伤风险评估准确率。

基本公式：

$$压力性损伤风险评估准确率 = \frac{抽查压力性损伤风险评估准确的例数}{抽查压力性损伤风险评估的患者的总例数} \times 100\%$$

(3-14)

一、指标的定义

压力性损伤是指身体局部组织长期受压，血液循环障碍，组织营养缺乏，而引起的组织破损和坏死。

医疗器械相关性压力性损伤，是指因使用诊断或治疗的医疗器械而导致的压力性损伤，损伤部位形状通常与医疗器械形状一致。这一类损伤可使用压力性损伤的分期系统进行分期。

黏膜压力性损伤，指由于使用医疗器械导致相应部位黏膜出现的压力性损伤，如鼻腔插管引起的鼻黏膜压力性损伤。由于这一类组织的解剖特殊性，无法进行分期。

压力性损伤风险因素指引起压力性损伤的相关危险因素，包括内源性因素和外源性因素。

压力性损伤风险评估指护士应用压力性损伤风险评估量表及通过观察皮肤，对有压力性损伤风险的患者进行专业的评估过程。

压力性损伤风险评估准确率，指统计周期内抽查住院患者压力性损伤风险评估准确的例数与抽查压力性损伤风险评估患者的总例数的比例。评估准确率，指护士应用压力性损伤风险评估量表对患者压力性损伤风险评估实际结果与压力性损伤专业组老师应用相同量表进行评估的结果相比较的符合程度，两者越接近则准确率越高。

二、指标的内涵

压力性损伤是临床长期卧床患者常见的并发症。压力性损伤不仅会增加患者痛苦，使病情加重，生活质量降低，同时也会增加护理的工作量和难度。压力性损伤风险评估是压力性损伤预防的第一步，也是重要的一步。国内外学者一致认为，对患者进行全面科学的压力性损伤风险评估是降低压力性损伤发生率的关键。骨科患者由于病情，活动受限，需要长期卧床休息及使用固定、矫形的器具，同时因其手术体位特殊、手术时间较长、术中摩擦力多，容易成为压力性损伤的易发人群。国家卫生健康委员会《三级综合医院评审标准》（2020年版）有关压力性损伤风险评估评审要点中规定：有压力性损伤风险评估与报告制度、工作流程，高危患者入院时压力性损伤的风险评估率不低于90%者可评为C等级，即合格；A等级则要求高危患者入院时压力性损伤的风险评估率为100%，即优秀。由此看出，对存在压力性损伤风险的患者进行准确的评估是护士在护理工作中最基本的要求，也是护士必须掌握的技能。如因护士对压力性损伤风险评估欠准确，未采取恰当的预防措施，而出现院内压力性损伤，不仅会增加患者的痛苦、住院时间、医疗费用和病死率，给患者、家庭和社会带来沉重的负担，也会增加护理工作量。因此，准确进行压力性损伤风险评估是预防压力性损伤的关键。以下是有关压力性损伤风险评估准确率的内涵。

（一）压力性损伤的分期

国际 NPUAP、EPUAP 压力性损伤分类体系将压力性损伤分为 Ⅰ—Ⅳ 期、不可分期、可疑深部组织损伤期。该分期得到广泛应用。

1. Ⅰ期（指压不变白的红斑）

Ⅰ期压力性损伤表现为局部皮肤完好，出现压之不变白的红斑，常位于骨隆突处。深肤色区域可能见不到指压变白现象，但其颜色可能与周围皮肤不同。与邻近组织相比，这一区域可能会出现疼痛，发硬，柔软，发凉或发热。对于肤色较深的患者，可能难以被识别Ⅰ期迹象。该期患者可以被提示为"风险"人群（有发病风险征兆）。

2. Ⅱ期（部分皮层缺失）

Ⅱ期压力性损伤表现为浅表的开放性溃疡，创面呈粉红色，无腐肉；也可表现为完整的或开放/破损的浆液性水疱。对于皮肤撕裂，医用胶布所致损伤，会阴部皮炎，浸渍糜烂或表皮脱落者，不应使用Ⅱ期来描述。瘀伤表明疑似有深部组织损伤。

3. Ⅲ期（全皮层缺失）

Ⅲ期表现为可见皮下脂肪，但骨、肌腱、肌肉并未外露。可有腐肉，但并未掩盖组织缺失的深度。可出现窦道和潜行。Ⅲ期的深度依解剖学位置而不同。鼻梁、耳朵、枕骨部和踝骨部没有皮下组织，这些部位发生Ⅲ期可呈浅表状。相反地，脂肪多的区域可以发展成非常深的Ⅲ期。骨骼和肌腱不可见或无法直接触及。

4. Ⅳ期（全层组织缺失）

Ⅳ期表现为全层组织缺失，并带有骨骼、肌腱或肌肉的暴露。在创面基底某些区域可有腐肉和焦痂覆盖。通常会有窦道和潜行。Ⅳ期的深度依解剖学位置而不同。鼻梁、耳朵、枕骨部和踝骨部没有皮下组织，这些部位发生的压力性损伤可为浅表型。Ⅳ期可扩展至肌肉和/或支撑结构（如筋膜、肌腱或关节囊），有可能引发骨髓炎。暴露的骨骼/肌腱肉眼可见或可直接触及。

5. 不可分期（深度未知）

不可分期表现为全层组织缺失，创面基底部覆盖有腐肉（呈黄色、棕褐色、灰色、绿色或者棕色）和/或焦痂（呈棕褐色、棕色或黑色）。除非去除足够多的腐肉和/或焦痂来暴露伤口基底部，否则无法判断实际深度，也无法分类/期。足跟处的稳定型焦痂（干燥、紧密附着、完整而无红斑或波动感）可起到"机体天然（生物性）屏障"的作用，不应去除。

6. 可疑深部组织损伤期

在皮肤完整且褪色的局部区域出现紫色或紫黑色，或形成充血的水疱，是压力和/或剪切力所致皮下软组织受损导致。此部位与邻近组织相比，先出现痛感、发硬、糜烂、松软、发热或发凉。在深肤色的个体身上，很难辨识深层组织损伤。进一步发展可能会在深色创面上出现扁薄（细小）的水疱。该创面可进一步演变，可覆有一薄层焦痂。即便使用最佳的治疗方法，也会迅速出现深层组织的暴露。

（二）正确识别高风险患者

骨科患者因创伤或治疗方案需要长期卧床，且因疼痛或肢体感觉活动障碍、患肢制动等因素，增加了摩擦力和剪切力，是压力性损伤高风险人群。骨科压力性损伤高风险因素包括高龄、营养不良、贫血、瘫痪、痴呆、病情危重、意识障碍、大小便失禁、活动受限、强迫体位、坐轮椅等，也包括局部皮肤循环不良、脱水、水肿、出汗等。患者局部皮肤长时间接触呼吸装置、石膏、牵引、颈托等。常见于脊髓或神经损伤致感知觉障碍无法自觉改变体位患者，高龄下肢骨折患者，骨盆骨折、颈椎骨折及全身多发创伤患者，脊柱侧弯、骶骨肿瘤、骨盆肿瘤大手术后的患者，使用矫形器（如骨牵引、皮牵引、石膏、支具等）患者。

（三）压力性损伤风险评估工具与使用

压力性损伤风险评估量表可以协助筛选易于发生压力性损伤的患者，常见的评估量表有（Braden 压力性损伤风险评估量表，表 3-15）、Norton Scale（诺顿评估表，表 3-17）、Waterlow Scale（Waterlow 评估表，表 3-18）。Braden 压力性损伤风险评估量表具有良好的预测效果，是目前世界上较广泛应用于预测压力性损伤的量表，具有简便、易行、经济、无侵袭性、可操作性强的特点。

1. Braden 压力性损伤风险评估量表

Braden 压力性损伤风险评估量表见表 3-15。

表 3-15 Braden 压力性损伤风险评估量表

项目	1 分	2 分	3 分	4 分
感知能力	完全受限	大部分受限	轻微受限	未受限
潮湿程度	持续潮湿	经常潮湿	偶尔潮湿	几乎不潮湿
活动力	卧床不起	局限于轮椅活动	偶尔行走	经常行走
移动力	完全不能	严重受限	轻度受限	未受限
营养	非常差	可能不足	适当	良好
摩擦力和剪切力	有问题	有潜在问题	无明显问题	—

总得分为 6～23 分。15～18 分：轻度风险；13～14 分：中度风险；10～12 分：高度风险；6～9 分：极度风险。

2. Braden 压力性损伤风险评估量表

Braden 压力性损伤风险评估量表见表 3-16。

表3-16 Braden压力性损伤风险评估量表评分说明

项目	1分	2分	3分	4分
感知能力：机体对压力所引起的不适感的反应能力	完全受限：因意识减退或使用镇静剂对疼痛刺激无反应（没有呻吟、退缩或握手动作），或几乎全身体表无法感觉疼痛	大部分受限：仅对疼痛刺激有反应，除了呻吟或躁动，不能表达不适的感觉或有知觉障碍，超过一半体表感觉疼痛或不适的能力受限	轻微受限：对口头指令有反应，但常常不能表达不适或翻身的需要；或有知觉障碍，身体有一两个肢体感受疼痛或不适的能力受限	未受限：对口头指令有反应，感觉知觉系统完整，不会影响患者表达疼痛或不适
潮湿程度：皮肤暴露于潮湿环境的程度	持续潮湿：由于汗液、尿液等，皮肤总呈潮湿状。每当患者更换体位或翻身时均有观察到潮湿	经常潮湿：皮肤经常但不总是潮湿，床单至少每班更换1次	偶尔潮湿：皮肤偶尔潮湿，床单需要每日额外更换1次	几乎不潮湿：皮肤经常保持干燥，只需常规更换床单
活动力：身体活动的程度	卧床不起：卧床不起，受限于床上	局限于轮椅活动：行走严重受限或无法站立，不能承受自身的重量，必须在协助下才能坐入椅子或轮椅内	偶尔行走：白天偶尔可步行短距离，有时需要协助，移动至床上和椅子上时须花费大量时间	经常行走：每日至少在房间外活动2次，日间每2h在房间至少活动1次
移动力：变换和控制体位的能力	完全不能：在没有协助下，身体或四肢不能做任何甚至微小的位置改变	严重受限：偶然做微小的身体或肢体位置的改变，但不能经常或独立作明显的移动	轻度受限：能经常独立地做微小的四肢或身体移动	未受限：不需要协助即可进行大范围的、频繁的体位改变
营养：平常食物摄取模式	非常差：从未吃完1份饭，很少能进食超过1/3份饭；每日进食2次或少量蛋白质（肉类或乳制品）。喝水很少，未进液态的辅食或禁食，和（或）只能喝水，或静脉补液5天以上	可能不足：很少吃完1份饭，通常只吃1/2份食物，每日的蛋白质摄入仅有3次供应的肉或乳制品，偶尔能进食辅食；或摄入的流质或鼻饲饮食低于最佳需要量	适当：大部分时间能进食1/2份以上的食物，每日可吃完4次供应的蛋白质（肉、乳制品）。偶尔有一餐不吃，如果提供辅食通常会吃；或以鼻饲或全胃肠外营养而维持营养需求	良好：能进食几乎整份饭菜，从来不拒绝食物，通常吃完4次或更多次提供的肉和乳制品。偶尔在正餐之间加餐，不需要辅食

续表 3-16

项目	1分	2分	3分	4分
摩擦力和剪切力	有问题：需要中等到最大的协助来移动身体，坐在床上或椅子上经常会有下滑的现象，需要大力协助将患者拉起，身体僵直、挛缩或焦躁不安常导致摩擦力的产生	有潜在问题：自由地移动或需很少的帮助。在移动时，皮肤可能与床单、座椅、约束带、其他器械摩擦；相对来说，大部分时间能在床上或椅子上保持良好的体位，偶尔会滑下来	无明显问题：可独立在床上或椅子上移动，移动时有足够的肌力可将身体抬高，坐在床上或椅子上随时可以维持良好的体位	—

3. Braden 压力性损伤风险评估量表评估时机与频率

对压力性损伤高危患者入院 2 h 内进行初次评估；当评估值达危险临界值（18 分）时，根据不同的危险程度决定评估频率，对高度危险或已经发生压力性损伤患者至少每 72 h 评估 1 次；对入院后轻、中度风险患者第 1 个月内每周评估 1 次，1 个月后每月评估 1 次；若患者病情发生变化（包括接受手术）时随时评估。

4. 诺顿评估表

诺顿评估表见表 3-17。

表 3-17 诺顿评估表

身体状况	精神状况	活动能力	移动能力	失禁情况
1：非常差；2：差；3：一般；4：好	1：清醒；2：淡漠；3：模糊；4：昏迷	1：卧床；2：坐轮椅；3：协助行走；4：活动自如	1：完全受限；2：非常受限；3：轻微受限；4：行动自如	1：大小便失禁；2：经常失禁；3：偶尔失禁；4：无失禁

5. Waterlow 评估表

Waterlow 评估表见表 3-18。

表 3-18 Waterlow 评估表

危险因素	得分
体型	0：正常；1：超重；2：肥胖；3：消瘦
皮肤类型	0：健康；1：菲薄；1：干燥；1：水肿；1：潮湿；2：颜色异常；3：裂开/红斑
性别和年龄	1：男；2：女。1：14~49 岁；2：50~64 岁；3：65~74 岁；4：75~80 岁；5：81 岁及以上

续表 3-18

危险因素		得分
其他危险因素	组织营养不良	1：吸烟；2：贫血；5：外周血管病；5：心衰；8：恶病质
	控便能力	0：完全控制；1：偶有失禁；2：大、小便失禁；3：大小便失禁
	活动情况	0：完全；1：烦躁不安；2：冷漠；3：限制；4：迟钝；5：固定
	食欲	0：正常；1：差；2：鼻饲；2：流质；3：禁食；3：厌食
	神经功能障碍	4~6：糖尿病或截瘫，运动或感觉功能缺陷，心脑血管疾病
	手术	5：骨科/脊柱；5：手术时间大于 2 h；8：手术时间大于 6 h
	药物表现	4：细胞毒性，长期或大量胆固醇摄入，过多使用抗生素

（四）皮肤观察

1. 观察内容

在压力性损伤形成初期，与周围皮肤相比，除颜色变化外，温度、硬度、局部疼痛等组织一致性的改变是早期识别的重要指标，应全面记录：颜色、温度变化、水肿、硬结、局部疼痛。

2. 观察频率

（1）对于常规入院患者，应尽量在入院 2 h 内完成皮肤情况评估；对于危重症患者，建议先行抢救等治疗操作，待病情稳定后尽快完成皮肤评估。

（2）对于有发生压力性损伤风险的患者（经表 3-15 评估后评分不低于 18 分的患者），应至少每班检查患者皮肤，做好床边交接班，并记录皮肤情况。

（3）每次协助患者更换体位或更换敷料时观察皮肤情况。

（4）患者病情变化时，随时观察皮肤情况。

（5）在患者手术后、转科后、出院前应观察皮肤情况。

（6）若患者使用医疗器械，建议至少每天观察 2 次与医疗器械接触部位及周围皮肤情况；若患者出现局部或全身水肿，建议至少每天观察 3 次与医疗器械接触部位的皮肤。

3. 注意事项

可使用指压法或透明板法评估红斑皮肤是否变白。

（1）指压法。将一根手指压在红斑区域 3 s，移开手指，评估红斑处皮肤是否变白。

（2）透明板法。使用一个透明板，向红斑区域均施加压力，施压期间观察透明板下的皮肤是否变白。

4. 观察部位

全面观察患者整体皮肤情况，但由于骨隆突处皮肤是压力性损伤的好发部位，应特别关注不同体位下的骨隆突处皮肤。

（1）平卧位时，观察枕骨隆突部、肩胛部、脊椎隆突处、肘部、骶尾部、足跟部等骨隆突部皮肤。

(2) 俯卧位时，观察额部、耳郭、面颊、鼻、下颌部、肘部、胸部（女性乳房）、肩峰部、髂嵴部、男性生殖器、膝部、脚趾等骨隆突部皮肤。

(3) 侧卧位时，观察耳郭、肩峰部、肘部、股骨大转子处、膝关节内外侧、内外踝处等骨隆突部皮肤。

(4) 半坐卧位时，观察枕骨隆突部、肩胛部、肘部、骶尾部、坐骨结节部、足跟部等骨隆突部皮肤。

(5) 使用医疗器械时，应关注与医疗器械接触部位及周围皮肤和黏膜状况。

（五）影响压力性损伤风险评估准确率的常见因素

压力性损伤风险评估欠准确主要与临床护士认知因素（对压力性损伤风险防范意识不强、专业知识掌握不全面）、行为因素（对患者的动态评估不及时、不够细致评估有漏项）及其他因素（压力性损伤风险评估培训不到位、培训效果欠佳）密切相关。护士是患者皮肤评估的直接实施者和观察者，可通过压力性损伤风险评估准确率的监测，分析压力性损伤风险评估不当的现状、原因及影响因素，为其预防、控制等管理活动提供科学依据，以进行历史性、阶段性的自身比较，并进行持续改进，以减少压力性损伤风险评估不准确的发生率，从而避免院内压力性损伤的发生，保证患者的安全，促进患者早日康复。

三、指标的计算公式

式（3-13）中，分子为某一统计周期内所抽查的患者压力性损伤风险评估准确的例数。在抽查压力性损伤风险评估准确率指标时，评估量表中任何一项评估不符合病情，当前患者皮肤情况和实际不相符，发生压力性损伤患者分期不准确，评估的时机及频次不正确，或压力性损伤风险评估表内有其他漏项，以上情况均被判定为压力性损伤风险评估不准确。分母为某一统计周期内抽查压力性损伤风险评估的患者的总例数。

式（3-13）用于计算某统计周期内所抽查患者的压力性损伤风险评估准确率，能较为客观地反映患者压力性损伤风险评估不准确的情况和压力性损伤风险评估的管理质量，使用简单，可操作性强。通过抽查能及时发现压力性损伤风险评估不准确的情况，并进行改进，从而预防院内压力性损伤的发生。

四、指标的监测

成立质量管理小组，制定监测的流程、方法与质量控制。压力性损伤风险评估准确率的监测流程是经培训合格的质量管理小组成员负责监测、收集数据，根据监测的不同目的选择病种、手术患者或选择不同年资的护士所管患者进行现场监测。应用压力性损伤风险评估准确率的指标内涵可判定压力性损伤风险评估是否合格，定期进行数据统计分析并持续改进压力性损伤护理质量。

例如，监测的目的是了解老年下肢骨折患者的压力性损伤风险评估准确率时，质量管理小组成员通过抽查一定例数的老年下肢骨折患者的压力性损伤风险评估情况，可了解这一统计周期内所抽查的患者的压力性损伤风险评估合格比例。

又如，监测的目的是了解创伤骨科护士护理创伤骨科患者的压力性损伤风险评估合格率时，质量管理小组成员通过抽查一定例数的创伤骨科患者的压力性损伤风险评估情况，可了解这一统计周期内创伤骨科护士护理创伤骨科患者的压力性损伤风险评估合格比例。调查设计需要注意的是，抽查对象一方面包括创伤骨科所有的责任护士，另一方面包括抽查创伤骨科不同患者，这样才有代表性，不然数据会产生偏倚。

五、指标的改进案例

（一）案例一： 创伤骨科护士对医疗器械相关性压力性损伤风险评估准确率改进案例

1. 背景

为了解创伤骨科护士对使用医疗器械相关性压力性损伤风险评估准确率，质量管理小组成员于某年 4—6 月抽查了创伤骨科使用医疗器械的患者 98 例，包括使用石膏或支具固定患者 54 例、骨牵引或皮牵引患者 8 例、超过 24 h 使用鼻导管吸氧患者 18 例、超过 24 h 使用血氧检测仪患者 12 例、停留胃管患者 6 例。

（1）纳入标准：①患者年龄不小于 18 周岁。②使用医疗器械时间不少于 24 h。③患者未出现压力性损伤情况。④患者的意识清楚，能够配合采集临床资料。

（2）排除标准。排除依从性较差的患者。

通过监测使用医疗器械患者的压力性损伤风险评估是否正确，评估压力性损伤风险方法、时机是否正确且与实际相符，皮肤观察的内容、频次是否正确等进行判定压力性损伤风险评估是否准确。由经培训合格的质量管理小组成员负责监测不同层次的责任护士、收集数据；使用的评估量表为表 3-15。

2. 结果

压力性损伤风险评估准确的患者有 82 例，准确率为 83.67%。

3. 分析

通过鱼骨图分析法进行分析，确认要因为：对使用医疗器械的患者的皮肤存在压力和剪切力评估不准确；皮肤观察的内容和频次欠正确。医疗器械相关性压力性损伤主要是在医疗器械治疗过程中医疗器械造成的压力、剪切力对患者皮肤组织和皮下组织造成损伤而产生的压力性损伤。医疗器械相关性压力性损伤的危险因素不仅有患者的年龄较大、局部水肿、周围循环障碍、营养失调、感觉障碍等自身因素，还有其医源性危险因素，包括管道固定不合理、制动时间过长及压力性损伤风险评估不足。

4. 持续质量改进措施

（1）加强医疗器械相关性压力性损伤知识的学习，包括学习医疗器械相关性压力性损伤的定义、发生率、容易引起压力性损伤的医疗器械主要包括哪些、好发部位与常见分期、引起医疗器械相关性压力性损伤的影响因素等，从而引起护士对发生此类压力性损伤的关注及重视。

（2）制定使用医疗器械患者压力性损伤风险评估的指引，对表3-15中摩擦力和剪切力进行进一步解读。指引内容包括不同医疗器械可能引起压力性损伤的部位。例如，行皮牵引时观察膝部、内外踝及足跟皮肤情况；行下肢骨牵引时观察足跟皮肤情况；行石膏/支具固定时应特别注意骨隆突部位的皮肤情况；使用血氧检测仪时观察手指皮肤情况；停留胃管时观察鼻黏膜皮肤有无破损；使用鼻导管吸氧时观察鼻黏膜及耳郭皮肤情况。

（3）基于临床案例进行强化培训。质量管理小组成员在进行指标监测的过程中，发现问题后进行即时性督导，床边教学。同时，让培训对象扮演质量管理小组成员对指标进行查检，查检的结果与质量管理小组成员的查检结果进行对比，发现不一致的评分进行探讨。

5. 改进结果

通过实施以上的措施，于同年7—9月再次抽查了符合纳入与排除标准的创伤骨科使用医疗器械患者98例，压力性损伤风险评估准确96例，准确率为97.96%，较前增长了17.08%。

（二）案例二：以提高创伤骨科压力性损伤风险评估准确率指标开展质量管理

1. 背景

某年10—12月，抽查创伤骨科病房患者的压力性损伤风险评估准确率。

（1）纳入标准：①年龄不小于18周岁。②绝对卧床时间不小于24 h。③Braden压力性损伤风险评分不大于18分。

（2）排除标准：①无压力性损伤风险患者。②烦躁不安者。采用便利抽样的方法，选取符合纳入与排除标准的患者进行监测，抽查不同年资护士进行压力性损伤风险评估是否准确。

（3）结果。护士共完成压力性损伤风险评估96例次，准确的有88例次，准确率为91.67%，该病区开展压力性损伤风险评估准确率的监测，确立基线为95.00%，本季度压力性损伤风险评估准确率低于基线，须进行分析整改。

2. 分析

评估错误的项目主要是感知能力、营养项目、对已经发生压力性损伤及高风险患者评估频次欠准确。通过使用鱼骨图分析法进行分析，确认要因为护士对评估量表中的内容理解不一，评估欠客观；护士对压力性损伤风险评估时机及频次不准确。

3. 持续质量改进措施

（1）组织压力性损伤知识培训和考核。强化培训，尤其是对新护士、规培化培训护士、查检发现不达标的护士。由压力性损伤专业组老师对不同层级护士进行压力性损伤风险评估管理、压力性损伤预防及治疗知识培训，对容易混淆或评估错误的项目进行详细讲解。每次培训完毕，由护士长组织考核，以增强护士学习的主动性，提高护士压力性损伤风险评估的能力。

（2）制定压力性损伤风险评估流程。采用询问、观察和检查的方法进行评估，即一问、二视、三查、四论、五断的方法。

一问：询问患者或家属其发病的时间和治疗；询问日常饮食结构、每日饮食量、每日两便排泄情况。

二视：观察患者对疼痛刺激的反应；观察二便控制情况；观察意识瞳孔变化；观察患者半卧床或坐轮椅时有无下滑的现象。

三查：检查患者的皮肤温度觉、痛觉及其弹性、潮湿度及其肢体活动能力。

四论：讨论分析患者的主要问题及评估表计分值。

五断：判断患者压力性损伤发生的危险性。

（3）制作适合骨科各亚专科的压力性损伤风险评估手册。将压力性损伤风险评估量表、解读内容、评估时机及频次、亚专科特殊患者的评估说明装订成册，放于文书书写文件中，供大家学习查阅。

（4）提高信息化水平。通过信息化的手段，对不同风险级别患者的复评进行提醒，对评估内容与信息系统记录不一致的内容进行提醒等，减少遗漏。

4．改进结果

次年1—3月，抽查创伤骨科病房的压力性损伤风险评估准确率。不同年资的护士共完成压力性损伤风险评估105例次，101例次准确，准确率达到96.19%，较前增长了4.93%。

（黄小芬　黄天雯　孔丹）

第八节 跌倒风险评估准确率

指标名称：跌倒风险评估准确率。
指标类型：过程指标。
指标意义：通过监测跌倒风险评估准确率，及时发现患者跌倒风险等级，及时发现跌倒的风险因素和采取针对性的预防措施，如使用辅助用器、确定是否需要照护，以及照护程度、健康教育指导等，保证患者的安全。监测内容包括正确识别不同跌倒风险等级患者；准确评估跌倒风险因素及风险等级，评估的频率、方法、时机正确，与实际相符；能及时告知患者及照顾者。同时，通过分析影响跌倒风险评估准确的因素，采取针对性的培训与管理，提高跌倒风险评估准确率。

基本公式：

$$跌倒风险评估准确率 = \frac{抽查跌倒风险评估正确的例数}{抽查跌倒风险评估患者的总例数} \times 100\% \quad (3-15)$$

一、指标的定义

跌倒是指住院患者在医疗机构任何场所，未预见性地倒于地面或倒于比初始位置更低的地方，可伴有或不伴有外伤。

跌倒风险评估是指准确选择跌倒风险评估量表，及时、准确对住院患者进行评估，正确识别不同跌倒风险等级患者。

跌倒风险等级根据跌倒风险评估量表评估总分判定，包括跌倒低风险、跌倒中风险、跌倒高风险。

跌倒风险评估准确率是指统计周期内抽查住院患者跌倒风险评估正确的例数与抽查住院患者跌倒风险评估患者的总例数的比例。

二、指标的内涵

跌倒是我国65岁以上老年人意外伤害的首要原因，也是导致老年人致残的第三大原因。骨科住院患者主要为脊柱疾病、关节疾病、车祸、外伤等患者，不同部位疾病的患者，其跌倒风险因素有共性也有特异性。髋关节手术患者多为老年人且入院前有跌倒史，而术后患者下地活动是个复杂而动态的过程，受多种因素影响。院内发生跌倒不仅对患者造成二次伤害，也可能引发医疗纠纷。因此，准确进行跌倒风险评估并告知跌倒风险及相应的预防跌倒措施是护士应尽的义务。跌倒风险评估准确率的内涵如下。

(一)识别高风险患者

及时、准确识别跌倒风险患者是预防跌倒的首要环节。住院患者常见的跌倒风险因素有头晕、眩晕、视力障碍;肌力、平衡及步态异常;体位性低血压;大便或小便失禁,紧急和频繁地排泄;使用增加跌倒风险的药物(如镇痛药、抗惊厥药、降压利尿剂、催眠药、泻药、镇静剂和精神类药物);有跌倒史;携带导管;认知功能受损;等等。骨科住院患者跌倒风险因素常见于但不限于表 3-19 中的内容。

表 3-19 骨科住院患者跌倒风险常见因素

序号	跌倒风险常见因素	跌倒风险因素与常见患者
1	体位性低血压	常见于术后首次下床患者
2	有跌倒史	常见于脊柱压缩性骨折、髋部骨折、股骨骨折患者
3	步态不稳、平衡异常	常见于下肢关节或肌肉疼痛;髋、膝关节术后下床活动患肢未能完全负重期的患者;截肢、下肢肌力或肌张力异常的患者
4	肌力异常	常见于脊髓损伤、下肢周围神经损伤患者
5	24 h 内使用镇静、镇痛药	常见于术后 24 h 内或因疼痛而使用镇痛药期间的患者;6 h 内使用安眠药患者
6	认知功能受损	常见于老年痴呆、帕金森病、阿尔兹海默症等老年患者;不承认存在跌倒风险患者或存在跌倒风险而不愿意接受帮助的患者
7	其他	夜尿不少于 2 次或存在视力障碍等患者

(二)跌倒风险评估的内容

1. 既往史

(1)跌倒史。了解患者有无跌倒史,有无害怕跌倒的心理,跌倒发生的时间、地点和环境情况,跌倒发生时的症状、有无损害及其他结果。

(2)疾病史。关注患者的所有疾病史,尤其关注有否帕金森病、卒中、心脏病、痴呆、严重的骨关节病和视力障碍等疾病。

(3)药物服用情况。对老年患者的用药情况进行评估,尤其关注与跌倒相关的药物服用情况。

2. 体格检查

(1)评估日常生活能力。

(2)评估步态、平衡能力和下肢肌肉力量。

(3)评估视觉、听觉和认知功能。

(4)评估血压,有无直立性低血压。

3. 环境评估

进行环境危险因素评估。

4. 其他

调查老年人是否独居，及其与社会的交往和联系程度。

（三）跌倒风险评估工具与选择

国内外常见的跌倒风险评估工具包括 Morse 跌倒评估量表（Morse Fall Scale，MFS）、Berg 平衡量表、起立 – 行走计时测试、修订版跌倒功效量表、托马斯跌倒风险评估工具、Hendrich 跌倒风险评估量表、约翰·霍普金斯跌倒风险评定量表（John Hopkins Fall Risk Assessment Tool，JHFRAT）、简明国际跌倒效能感量表、《老年人跌倒干预技术指南》的老年人跌倒风险评估量表、住院患者跌倒风险评估量表等。住院患者的跌倒风险评估量表国内已较常见，且已广泛应用于临床护理中。但是缺乏具有专科特色的跌倒评估量表——临床中各专科的特点迥异，使用统一量表筛查跌倒高危人群存在一定缺陷，骨科专科跌倒评估量表有待研发。

2014 年，王文兰等对 Morse 跌倒评估量表进行修订，修订后的 MFS 具有良好的信效度，适用于我国住院患者跌倒风险评估，并且能够划分不同风险程度，使临床护理工作中跌倒的预防有据可依（表 3 – 20）。

表 3 – 20　Morse 跌倒评估量表

评估内容	评分
跌倒史	□0 = 无　□25 = 有　近 1 年共（　）次 最近一次：1 年前□　1 年至半年前□　半年至 3 个月前□　□3 个月内□
超过 1 个医学诊断	□0 = 无　□15 = 有
行走辅助	□0 = 卧床休息，有他人照顾活动或不需要使用 □15 = 使用拐杖、手杖、助行器 □30 = 扶靠家具行走
静脉输液治疗	□0 = 无　□20 = 有
步态	□0 = 正常，卧床休息不能活动 □10 = 双下肢乏力 □20 = 残疾或功能障碍
认知状态	□0 = 正常，能量力而行　□15 = 认知障碍
总分	

0～24 分，零危险；25～45 分，低度危险；45 分以上，高度危险。

2015 年，章梅云等对约翰·霍普金斯跌倒风险评估量表进行汉化，形成中文版 JHFRAT。中文版 JHFRAT 信效度良好，适用于评估我国住院患者的跌倒风险（表 3 – 21）。

表3-21 约翰·霍普金斯跌倒风险评估量表（第一部分）

风险类别	临床表现
低风险	患者昏迷或完全瘫痪
高风险	住院前6个月内有1次及以上跌倒史
	住院期间有跌倒史

若患者情况不符合表3-21的任何条目，则接着修订表3-22的评定。

表3-22 约翰·霍普金斯跌倒风险评估量表（第二部分）

	风险因素	分值		风险因素	分值
患者年龄	60~69岁	1	大小便排泄	失禁	2
	70~79岁	2		紧急和频繁的排泄	2
	80岁及以上	3		紧急和频繁的失禁	4
患者携带管道	1根	1	认知能力	定向力障碍	1
	2根	2		烦躁	2
	3根及3根以上	3		认知限制或障碍	4
活动能力	患者移动/转运或行走时需要行走辅助和监管	2	高危药物	1个高危药物	3
	步态不稳	2		2个及以上	5
	视觉/听觉障碍影响活动	2		24 h内有镇静史	7
跌倒史	最近6个月有1次不明原因跌倒经历	5		—	—

高危用药如镇痛药（患者自控镇痛和阿片类药）、抗惊厥药、降压利尿剂、催眠药、泻药、镇静剂和精神类药数量。表3-22中，总分得分范围为0~35分，分为3个等级，6分以下为低风险，6~13分为中风险，13分以上为高风险。

（四）跌倒风险评估的频率、时机

跌倒风险评估时机指在患者入院时、转科时、住院期间出现病情变化、使用增加跌倒风险的药物、跌倒后、跌倒高风险患者出院前进行跌倒风险评估。评估频率根据跌倒风险级别而定。对跌倒高风险患者进行3天复评，跌倒中风险与低风险患者进行每周复评。

（五）影响跌倒风险评估准确率的常见因素

跌倒风险评估不准确主要与临床护士认知因素（如对跌倒风险评估的意识不强、专业知识掌握不全面）和护理培训因素（如跌倒风险评估表的应用培训不到位、培训效果欠佳）密切相关。

护士是患者跌倒风险评估的直接实施者和观察者。通过跌倒风险评估准确率的监测，分析跌倒风险评估不当的现状、原因及影响因素，为其预防、控制等管理活动提供科学依据，以进行历史性、阶段性的自身比较，并进行持续改进，减少跌倒风险评估不准确的发生率，从而提高跌倒高风险患者的识别，减少跌倒发生，保证患者安全。例如，夜间和凌晨是跌倒的高发时段，术后患者首次离床活动容易发生体位性低血压。如果护士不掌握夜间和凌晨是跌倒的高发时段，不了解术后首次离床活动容易发生体位性低血压，就会影响护理行为，导致跌倒风险评估后防跌倒措施没有针对性。

三、指标的计算公式

式（3-15）中，分子为某一统计周期内所抽查的患者跌倒风险评估正确的例数。在抽查跌倒风险评估准确率指标时，如果护士不能正确识别跌倒风险患者，或评估内容、方法、频率、时机不全面、不准确等，会导致评估结果与实际不相符，护士不能及时发现是否有跌倒风险及分析原因。若护士评估后无记录，或者未按要求复评，出现任何一项问题的例数均被判定为跌倒风险环评估不准确。分母为某一统计周期内抽查的跌倒风险评估患者的总例数。

式（3-15）用于计算某统计周期内所抽查患者的跌倒风险评估的准确率，能较为客观地反映患者跌倒风险评估准确的情况，使用简单，可操作性强。通过抽查能及时发现跌倒风险评估不准确的情况，并进行改进，从而预防跌倒及跌倒后带来的并发症。

四、指标的监测

成立质量管理小组，制定监测的流程、方法与质量控制。跌倒风险评估准确率的监测流程经培训合格的质量管理小组成员负责监测、收集数据，根据监测的不同目的选择病种、手术患者或选择不同年资的护士所管患者进行现场监测；为最大限度地减少评估的差异性，指标采集员均来自经过专业培训的跌倒专科小组成员，培训指标采集与管理的方法，安排有多年指标管理经验的专家对其统一进行培训。

监测的目的是了解跌倒风险评估准确率时，质量管理小组成员通过抽查一定例数的跌倒风险评估情况，以计算这一统计周期内所抽查的跌倒风险评估合格比例。

监测的目的是了解骨科护士护理跌倒风险患者的评估准确率时，质量管理小组成员通过抽查一定例数的骨科患者的跌倒风险评估情况，以计算这一统计周期骨科护士护理跌倒风险患者的评估准确的比例。调查设计需要注意的是，抽查的对象一方面包括骨科所有的责任护士，另一方面包括抽查骨科不同手术患者。这样的调查设计才有代表性，不然数据会产生偏倚。

五、指标的改进案例

（一）案例一： 跌倒风险评估准确率的改进案例

1. 背景

根据影响跌倒风险评估准确率的常见因素，对规范化培训护士进行跌倒风险评估相关知识考核。考核内容包括跌倒的定义、跌倒风险评估的内容、跌倒风险评估量表的应用、跌倒风险评估的频率、时机及评估案例分析，总分 100 分。共考核 2 年规范化培训护士 12 名，平均成绩 86.62 分。该结果影响跌倒风险评估的准确率。

2. 分析

通过鱼骨图分析法进行分析，确认要因为规培护士对患者跌倒的危害认识不足，相关理论知识欠全面掌握；理论未能结合实践，对专科疾病与手术患者的跌倒风险评估欠全面、准确。

3. 持续质量改进措施

采取三阶段递进式培训，以保证持续质量改进。

（1）入科第 1 天。由病区负责培训的组长选取 2 例患者给规培护士示范如何进行跌倒风险评估；同时采用 PPT 形式对跌倒相关知识、跌倒风险评估进行讲解，并将跌倒风险评估指引电子版提供给规培护士学习。

（2）入科第 2 天。由各专科导师进行跌倒风险评估的临床带教。关节外科选取髋、膝关节置换术前及术后患者各 1 例，脊柱外科选取颈椎病、腰椎间盘突出症术前及术后患者各 1 例，骨肿瘤科选取下肢骨肿瘤术前及术后患者各 1 例，化疗患者 1 例；显微创伤外科选取臂丛神经损伤、下肢创伤术前及术后患者各 1 例，分别在导师的带教下由培训对象进行评估，导师对其评估过程和结果进行点评与纠正。

（3）入科第 3 天。由培训对象自己进行跌倒风险的评估，由导师进行质控和指导，直到规培护士 2 周内完全掌握跌倒风险的评估相关知识与技能。

4. 改进结果

培训后，对 12 名规培护士再次进行跌倒风险评估相关知识考核，平均成绩 98.67 分，较前提高，保证了跌倒风险评估准确的质量。

（二）案例二： 以某医院骨科跌倒风险评估准确率指标开展质量管理

1. 背景

某年 7—9 月，抽查某医院骨科病房进行跌倒风险评估的患者 700 例。

（1）纳入标准：①年龄不少于 14 岁。②可离床活动患者。③患者知情同意。

（2）排除标准：排除昏迷、意识不清患者。

（3）采用便利抽样的方法，选取符合纳入标准的跌倒风险评估患者 700 例，责任护士使用约翰·霍普金斯跌倒风险评估量表对患者实施评估。

（4）结果。跌倒风险评估准确有 635 例，得出本季度跌倒风险评估准确率为 90.71%。该院骨科病房开展跌倒风险评估准确率的监测，确立跌倒风险评估准确率基线为 95.00%。本季度跌倒风险评估准确率低于基线，须进行分析整改。

2．分析

通过使用鱼骨图分析法进行分析，确认要因，并运用 80/20 原则找出改善重点：①跌倒风险评估标准欠规范占 27.65%，导致护士未能及时准确给予患者实施跌倒风险评估。②新护士、轮训护士对骨科患者跌倒风险评估的知识与技能欠全面掌握者占 36.38%。③跌倒风险评估欠到位占 16.50%。这 3 项累计比例为 80.53%。

3．持续质量改进措施

（1）基于循证依据，细化评估指引。对约翰·霍普金斯跌倒风险评估量表中的第一部分 2 个项目及第二部分的 6 个项目分别进行细化并修订出相应的评估指引，作为护士对患者跌倒风险评估的标准，在质量指标抽查时作为考核内容之一。例如，约翰·霍普金斯跌倒风险评估量表第二部分认知能力中的"认知限制或障碍"包括以下情况：①认知障碍，如老年痴呆。②对自身的身体状况和能力认识不足，如存在有跌倒风险而不承认或不愿意接受帮助。

（2）基于临床案例开展跌倒风险评估培训。灵活应用培训方法，如应用业务查房、案例分析等。纳入新护士、轮训护士到岗培训的必修课程，并通过反思日记法持续改进跌倒风险评估质量。常见案例有骨科各类手术后首次下床患者、术后 24 h 内或因疼痛而使用镇痛药期间的患者、6 h 内使用安眠药患者等。

（3）加强指导、质控。护士长或组长加强患者跌倒风险评估的指导、质控，对跌倒风险评估存在问题进行即时性督导，床边示范如何进行跌倒风险评估。

4．改进结果

通过实施以上的措施，再次进行专科质量抽查，骨科病房的跌倒风险评估准确率达到 97.89%，较前增长了 7.92%。

（方丽璇　黄天雯　孔丹　高远）

第九节　大小便/肛门括约肌评估准确率

指标名称：大小便/肛门括约肌评估准确率。

指标类型：过程指标。

指标意义：通过监测大小便/肛门括约肌评估准确率，及时发现患者大小便/肛门括约肌的异常情况，及时发现患者疾病进展情况，预防失禁性皮炎等并发症和为患者制定康复锻炼措施提供依据。监测内容包括识别高风险患者，准确评估大便、小便、肛门括约肌情况，识别排便、排尿异常状况。同时，可分析患者大小便/肛门括约肌评估不准确的影响因素，通过采取针对性的护理培训与管理，提高大小便/肛门括约肌评估准确率。

基本公式：

$$大小便／肛门括约肌评估准确率 = \frac{抽查大小便／肛门括约肌评估准确的例数}{抽查患者的总例数} \times 100\%$$

(3-16)

一、指标的定义

大便是指人或动物的大肠排泄物。食物未被吸收而产生的残渣部分，由消化道通过大肠，从肛门以固体、半流体或流体形式排出体外。

小便是指人或动物为了新陈代谢的需要，经由泌尿系统及尿路排出体外的液体排泄物。

肛门括约肌按其来源和功能，分为肛门内括约肌和肛门外括约肌。肛门内括约肌，它是不随意的平滑肌部分；肛门外括约肌是骨骼肌，为随意肌。

大小便/肛门括约肌评估准确率是指统计周期内抽查住院患者大小便/肛门括约肌评估准确的例数与抽查患者的总例数的比例。

二、指标的内涵

排泄是人体将各种新陈代谢后的产物排出体外的生理过程，不仅是我们最基本的生理需要之一，对我们维持机体功能的完好也有很重要的作用。人体排泄的途径有皮肤、呼吸道、消化道及泌尿道。消化道和泌尿道是主要的排泄途径。食物经过胃肠道吸收后形成大便。肛门括约肌的功能主要是起闭肛门和协助排便作用。泌尿系统产生的尿液可将人体代谢的最终产物、过剩盐类、有毒物质和药物排出体外，同时调节水、电解质及酸碱平衡，维持人体内环境的相对稳定。

排便、排尿、肛门括约肌的功能受损常见于脊髓神经功能损伤、盆腔手术、泌尿系统、消化系统疾病、危重症、昏迷等患者。排尿是一个反射过程，但受高位中枢的随意控制。如果排尿反射弧的任何一个部位受损，或骶段脊髓排尿中枢与高位中枢失去联系，都将导致排尿异常。排便反射是一个复杂的综合动作，它包括不随意的低级反射和随意的高级反射活动。当粪便充满直肠刺激肠壁感受器，发出冲动传入腰骶部脊髓内的低级排便中枢，同时上传至大脑皮层而产生便意。如环境许可，大脑皮层即发出冲动使排便中枢兴奋增强，产生排便反射，使乙状结肠和直肠收缩，肛门括约肌舒张，同时胸腹压力配合，促进粪便排出体外。排便反射弧，如腰骶段脊髓或阴部神经受损，肛管直肠环断裂等，就会导致排便反射障碍，产生大便失禁。

例如，脊髓损伤的患者，肠道失去中枢神经支配造成感觉运动障碍，使结肠活动和肛门直肠功能发生紊乱，导致结肠通过时间延长，肛门括约肌失去自主控制，表现为便秘、大便失禁等，严重影响其生活质量和康复治疗的进程。患者的排便异常，如便秘，对于年龄较大且患有心脑血管疾病患者，有时是一个致命的危险因素，可诱发脑血管破裂、急性心肌梗死等而猝死。

因此，大小便/肛门括约肌的评估，是骨科护士病情观察中至关重要的一项。评估是护理程序的首要环节，是系统地、连续地收集评估对象资料的过程，是确定护理诊断、制定护理计划和措施的依据。护士通过大小便/肛门括约肌的评估，及时发现患者的排尿功能、排便功能的异常，判断术前、术后患者膀胱及直肠功能状态，为帮助或指导患者维持正常的排泄功能、针对性的护理及康复措施提供依据，满足其需要，使患者获得最佳的健康和舒适状态，改善患者生存质量。

（一）识别高风险患者

1. 排便异常高危患者

排便异常高危患者包括神经系统损伤或病变、肠道疾病患者；腹部、肛门手术患者；长期卧床、缺少运动患者；使用抗生素、止痛、镇静等药物患者；情绪紧张、焦虑患者；纤维素、液体摄入不足患者。

2. 排尿异常高危患者

排尿异常高危患者包括神经系统损伤或病变、泌尿系统疾病或检查、内分泌代谢障碍患者；大手术、外伤、多脏器功能衰竭患者；环境或卧床不适应患者；使用止痛、镇静、利尿剂等药物患者；老年、孕妇、婴儿；情绪紧张、焦虑；液体量摄入多或不足患者。

3. 肛门括约肌异常高危患者

肛门括约肌异常高危患者包括脊髓损伤、直肠肛门手术、肌萎缩性脊髓侧索硬化症、脑卒中、脑外伤、脑肿瘤等患者。

（二）排便与排尿正常与异常的表现及肛门括约肌异常的表现

1. 排便正常与异常的表现

（1）排便次数。一般成人每天排便1~3次，婴幼儿每天排便3~5次。每天排便超过3次（成人）或每周少于3次，视为排便异常，如腹泻、便秘。

（2）排便量。每天排便量与膳食的种类、数量摄入的液体量、大便次数及消化器官的功能相关。正常成人每天排便量为100~300 g。

（3）粪便的性状见表3-23。

表3-23 粪便的性状

性状	正常的表现	异常的表现
形状与软硬度	成形软便不粘连	便秘时粪便坚硬，呈栗子样；消化不良或急性肠炎时为稀便或水样便；肠道部分梗阻或直肠狭窄，粪便常呈扁条形或带状

续表 3-23

性状	正常的表现	异常的表现
颜色	黄褐色或棕黄色。婴儿的粪便呈黄色或金黄色。因摄入食物或药物种类的不同，粪便颜色会发生变化，如食用大量绿叶蔬菜，粪便可呈暗绿色；摄入动物血或铁制剂，粪便可呈无光样黑色	柏油样便提示上消化道出血；白陶土色便提示胆道梗阻；暗红色血便提示下消化道血；果酱样便见于肠套叠、阿米巴痢疾；粪便表面粘有鲜红色血液见于痔疮或肛裂
内容物	食物残渣、脱落的大量肠上皮细胞、细菌以及机体代谢后的废物，如胆色素衍生物和钙、镁、汞等盐类	当消化道有感染或出血时粪便中可混有血液/脓液或肉眼可见的黏液。肠道寄生虫感染患者的粪便中可检出蛔虫、蛲虫、绦虫节片等
气味	气味因膳食种类而异，强度由腐败菌的活动性及动物蛋白质的量而定。肉食者味重，素食者味轻	严重腹泻患者因未消化的蛋白质与腐败菌作用，粪便呈碱性反应，气味极恶臭；下消化道溃疡、恶性肿瘤患者粪便呈腐败；上消化道出血的柏油样粪便呈腥臭味；消化不良、乳儿因糖类未充分消化或吸收脂肪酸产生气体，粪便呈酸性反应，气味为酸败臭

（4）布里斯托大便分类法。第一型和第二型表示有便秘；第三型和第四型是理想的便形，尤其第四型是最容易排便的形状；第五至第七型则代表可能有腹泻（图3-2）。

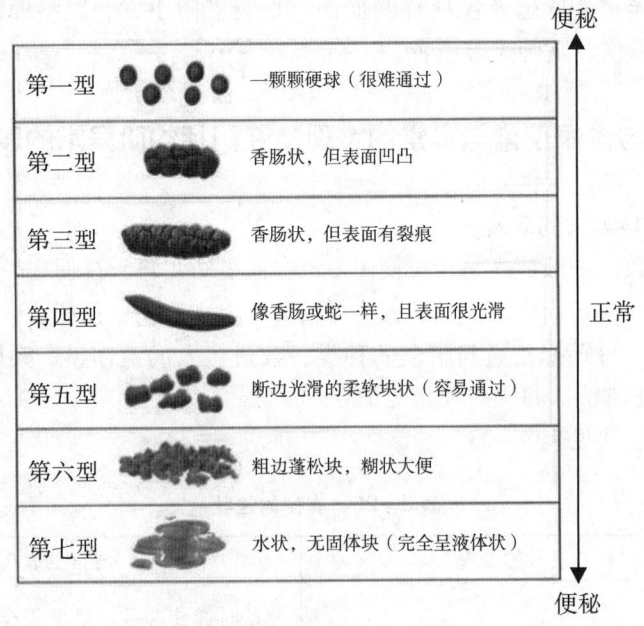

图 3-2 布里斯托大便分类法

（5）其他排便异常的临床表现见表3-24。

表3-24 排便异常情况

排便异常	临床表现
便秘	指正常的排便形态改变，排便次数减少，排出过干过硬的粪便，且排便不畅、困难或常有排便不尽感，表现为腹胀、腹痛、食欲不佳、消化不良、乏力、舌苔变厚、头痛等。另外，便秘者粪便干硬，触诊腹部较硬实且紧张，有时可触及包块，肛诊可触及粪块
粪便嵌塞	指粪便持久滞留堆积在直肠内，坚硬不能排出。患者表现为有排便冲动，腹部胀痛，直肠肛门疼痛，肛门处有少量液化的粪便渗出，但不能排出粪便
腹泻	指正常排便形态改变，频繁排出松散、稀薄的粪便甚至水样便。患者有腹痛、肠痉挛、疲乏、恶心呕吐、肠鸣、有急于排便的需要和难以控制的感觉。粪便松散或呈液体样
排便失禁	指肛门括约肌不受意识的控制而不自主地排便
肠胀气	指胃肠道内有过量气体积聚，不能排出。患者表现为腹部膨隆、叩诊呈鼓音、腹胀、痉挛性疼痛、呃逆、肛门过多。当肠胀气压迫膈肌和胸腔时，可出现气急和呼吸困难

2. 排尿正常与异常的表现

（1）排尿次数。一般成人白天排尿3～5次，夜间0～1次。

（2）尿量。尿量是反映肾脏功能的重要指标之一。正常情况下每次尿量200～400 mL，24 h 的尿量 1 000～2 000 mL，平均在 1 500 mL 左右，尿量和排尿次数受多因素影响。

（3）尿液的性状见表3-25。

表3-25 尿液性状

性状	正常的表现	异常的表现
颜色	正常新鲜尿液呈淡黄色或深黄色，这是尿胆原和尿色素所致。当尿液浓缩时可见量少色深。尿的颜色还受某些食物、药物的影响，如进食大量胡萝卜或服用维生素 B_2，尿的颜色呈深黄色	（1）血尿。新鲜尿离心后，尿沉渣每高倍镜视野红细胞不少于3个，这表示尿液中红细胞异常增多，被称为血尿。血尿颜色的深浅与尿液中所含红细胞量的多少相关，血尿轻者尿色正常，仅显微镜下红细胞增多，这被称为镜下血尿；出血量多者尿色常呈洗肉水色、浓茶色或红色，这被称为肉眼血尿。血尿常见于急性肾小球肾炎、输尿管、泌尿系统肿瘤、结核。（2）血红蛋白尿。尿液中含有血红蛋白主要是各种情况导致大量红细胞在血管内被破坏，血红蛋白经肾脏排出形成血红蛋白尿，一般尿液呈浓茶色或酱油色。常见于血型不合所致的溶血、恶性疟疾和阵发性睡眠性血红蛋白尿

续表 3-25

性状	正常的表现	异常的表现
		（3）胆红素尿。尿含有胆红素。见于阻塞性黄疸和肝性黄疸。 （4）乳糜尿。尿液中含有淋巴液，排出的尿液呈乳白色，常见于丝虫病
透明度	正常新鲜尿液清澈透明，放置后可出现微量絮状沉淀物，系黏蛋白、核蛋白、盐类及上皮细胞凝结而成。新鲜尿液发生混浊主要是尿液含有大量尿盐，尿液冷却后可出现混浊，但加热、加酸或加碱后，尿盐溶解，尿液即可澄清	当泌尿系统感染时，尿液中含有大量的细胞、红细胞、上皮细胞、细菌或炎性渗出物，排出的新鲜尿液即呈白色絮状浑浊，此种尿液加热、加酸或加碱后，其浑浊度不变。蛋白尿不影响尿液的透明度，但振荡时可产生较多且不易消失的泡沫
酸碱度	正常人尿液呈弱酸性，pH 为 4.5～7.5，平均为 6。饮食的种类可影响尿液的酸碱性。进食大量蔬菜时，尿液可呈碱性；进食大量肉类时，尿液可呈酸性	酸中毒患者的尿呈强酸性；严重呕吐患者的尿液可呈强碱性
比重	在正常情况下，成人的尿比重波动于 1.015～1.025，一般尿比重与尿量成反比	尿比重经常固定于 1.010 左右，这提示肾功能严重障碍
气味	正常尿液气味来自尿内的挥发性酸。尿液久置后，因尿素分解产生氨，故有氨臭味	当泌尿道有感染时新鲜尿液也有氨臭味。糖尿病酮症酸中毒时，因尿液中含有丙酮，故有烂苹果气味

（4）其他排尿异常的临床表现见表 3-26。

表 3-26 排尿异常情况

排尿异常	临床表现
多尿	24 h 尿量超过 2 500 mL
少尿	24 h 尿量少于 400 mL 或每小时尿量少于 17 mL
无尿/尿闭	24 h 尿量少于 100 mL 或 12 h 内无尿液产生
膀胱刺激征	膀胱刺激征的主要表现为尿频、尿急、尿痛
尿潴留	尿液大量存留在膀胱内而不能自主排出。当尿潴留时，膀胱容积可增至 3 000～4 000 mL，膀胱高度膨胀，可至脐部
尿失禁	指排尿失去意识控制或不受意识控制，排尿不自主流出。可分为：①持续性尿失禁。②充溢性尿失禁。③急迫性尿失禁。④压力性尿失禁
①持续性尿失禁	尿液持续从膀胱或尿道瘘中流出，膀胱处于空虚状态

续表 3-26

排尿异常	临床表现
②充溢性尿失禁	膀胱过度充盈而造成尿不断溢出
③急迫性尿失禁	患者反复的低容量不自主排尿，常伴有尿频和尿急
④压力性尿失禁	当腹压增加时（如咳嗽、打喷嚏、上楼梯或跑步时）即有尿液自尿道流出

3. 肛门括约肌正常与异常的表现

肛管被肛门括约肌复合体围绕，肛门括约肌复合体由互相重叠的两层肌肉构成。其外层为肛门外括约肌，它是骨骼肌，为随意肌。内层为肛门内括约肌，它是不随意的平滑肌部分。

（1）肛门内括约肌。肛门内括约肌的生理功能主要起闭合肛门和协助排便作用。它平常呈收缩状态，关闭肛门，防止直肠内的粪便、液体、气体流出，维持直肠一定的张力。当直肠内充满粪便时它自动张开，协助排便。

（2）肛门外括约肌。肛门外括约肌有括约肛门的功能，使肛管紧闭。在产生便意感时，可以通过收缩括约肌来控制排便。

（3）肛门反射。肛门反射属于人体神经反射中浅反射的一种，检查者用棉花签轻划或用大头针轻刺患者肛门周围会阴部皮肤，正常时，肛门外括约肌会收缩，若上述反应迟缓或不发生反应，即为肛门反射减弱或消失。多见于双侧锥体束或马尾神经损害患者。

（4）其他肛门括约肌异常表现。肛门括约肌静息张力增加，直肠肛门协调性运动受损，常常导致患者便秘和腹胀，多见于 L2 节段以上脊髓损伤的患者。当病变发生在 L2—L4 节段时，排便抑制受损，肛门内外括约肌均舒张，导致患者大便失禁。肛门括约肌静息张力降低，患者可出现排便困难，多见于圆锥或马尾神经病变、多发神经病、盆腔手术等。

（三）大小便的评估

1. 大便的评估

（1）评估对象。对住院患者每天评估大便情况，并记录在体温单上。重点评估胃肠道疾病或手术、卒中、脊髓损伤的患者及有便秘、腹泻或失禁的患者。

（2）评估时机。对住院患者每天常规评估 1 次。有排便活动、大便性状、排便通路或神经反射异常的患者，需连续评估病情，并在治疗前后评估患者对治疗护理的反应和成效。

（3）评估内容如下：

A. 评估大便次数、颜色、量、性状、气味等。

B. 评估排便活动异常情况，注意观察肠鸣音，判断患者有无排便活动异常，如便秘、腹泻或失禁。

C. 评估患者排便通路结构和功能的完整性。注意直肠、结肠、肛门括约肌、肛管直肠环部位疾病及其神经和反射情况。注意有无内痔、外痔、肛裂等情况。有无肠造瘘或造口。

D. 评估排便自制力及影响因素。

E. 评估大便失禁类型。

F. 必要时，检查患者会阴部皮肤黏膜状况。

G. 评估影响排便的因素，患者的自理和日常活动能力，消化吸收和营养状况等。

(4) 评估方法。通过询问和观察、视、听、叩、触的方法，收集患者大便情况。

A. 询问和观察大便次数、颜色、量、性质、气味等。

B. 听诊，听肠鸣音，听诊时注意频率、强度、音调，正常肠鸣音为 4～5 次/分。肠鸣音活跃，超过 10 次/分。音调不特别高亢，多见于腹泻患者。肠鸣音减弱，多见于便秘患者。

C. 叩诊，腹部鼓音范围明显增大，多见于胃肠胀气患者。

D. 触诊，左下腹触及类圆形后粗索条状包块，多见于便秘患者。

2. 小便的评估

(1) 评估对象。住院患者入院时常规询问排尿情况，并记录在首次护理记录单上，脊髓损伤、泌尿道疾病或使用利尿剂等患者要定期评估排尿和尿液情况，记录在护录单上。实施体液管理或危重患者需要观察出入量，记录在护理记录单上。

(2) 评估时机。根据患者病情和临床治疗护理的需要决定。

(3) 评估内容如下：

A. 评估尿液的性状、颜色、透明度、酸碱度、比重、气味等。

B. 评估排尿活动。评估尿量、排尿次数、既往排尿问题等。正常成人日间排尿 4～6 次，夜间 0～1 次，每次尿量 200～400 mL，24 h 尿量 1 000～2 000 mL。

C. 评估小便检验结果。

D. 评估影响排尿的因素，如患者的意识认知功能、心理状态，个人排便或饮食习惯是否改变，尿及排尿的改变或异常是否与饮食及液体摄入、治疗检查、疾病、用药活动和自理能力等因素相关。

(4) 评估方法。通过询问和观察、视、叩、触的方法，收集患者小便情况。

A. 询问和观察患者排尿次数、颜色、量、性质、气味等情况。

B. 视诊，下腹部膨隆可见于尿潴留。

C. 膀胱叩诊，于耻骨联合上方叩诊膀胱区，以判断膀胱充盈的程度。当膀胱空虚时，因小肠位于耻骨上方遮盖膀胱，故叩诊呈鼓音，叩不出膀胱的轮廓。当膀胱内有尿液充盈时，耻骨上方叩诊呈圆形浊音区。

D. 膀胱触诊，患者仰卧，双下肢屈曲，检查者以右手自脐开始向耻骨联合方向触摸。正常膀胱空虚时隐于盆腔内，不易触及。当膀胱因过多尿液积聚，充盈胀大，超出耻骨联合上缘时，方可在下腹部触及。增大的膀胱呈扁圆形或圆形，触之囊性感，不能用手推动，按压时患者感到憋胀，有尿意。极度充盈时，触之质硬，但光滑。膀胱胀大常见于尿路梗阻、脊髓病，也可见于昏迷、腰椎或骶椎麻醉后、手术后局部疼痛患者。

(5) 评估频率与时机。对住院患者入院及每日常规评估1次，对排尿异常患者增加评估次数，连续评估病情，或根据患者病情和临床治疗护理的需要决定，并在治疗前后评估患者对治疗护理的反应和成效。

3. 肛门括约肌的评估

(1) 评估对象。重点评估盆腔肿瘤、骶骨肿瘤、脊髓损伤、胃肠道疾病或手术、卒中等患者，评估有便秘、腹泻或失禁的患者。

(2) 评估时机。对盆腔肿瘤、骶骨肿瘤、脊髓损伤、胃肠道疾病或手术、卒中等患者及有便秘、腹泻或失禁的患者每天常规评估1次，并连续评估病情，并在治疗前后评估患者对治疗护理的反应和成效。

(3) 评估内容如下：

A. 评估患者肛门及其周围皮肤、收缩情况。

B. 评估肛门括约肌异常情况，有无"漏粪"现象。

C. 评估患者肛门括约肌功能的完整性。注意肛门部位疾病及其神经和反射情况。

D. 必要时，检查患者肛门皮肤黏膜状况。

(4) 评估方法。通过询问和观察、视、触的方法，判断肛门括约肌情况。

A. 视诊。患者取肘膝位、侧卧位。分开患者臀部，观察肛门及其周围皮肤的颜色与皱褶，有无皮肤损伤、黏液、溃疡、外痔、肛裂等。

B. 触诊。患者取肘膝位、左侧卧或仰卧位。护士用戴手套示指涂润滑剂插入肛门，嘱患者收缩肛门，检查肛门括约肌的收缩力量。

C. 球海绵体反射，是指当用针刺阴茎头的背部时或轻捏龟头施以少许压力时（女性刺激阴蒂），留置尿管者可牵拉尿管，表现为球海绵体肌和肛门外括约肌的收缩。

D. 肛门反射，是指用棉花签轻划或用大头针轻刺患者肛门周围会阴部皮肤，正常时，肛门外括约肌会收缩；若上述反应迟缓或不发生反应，即为肛门反射减弱或消失。

（四）影响大小便/肛门括约肌评估准确率的常见因素

大小便/肛门括约肌评估不正确主要与护士认知因素（如对大小便/肛门括约肌评估意识不强、专业知识掌握不全面、对排便异常的患者是否懂得进一步寻找与分析异常的原因与影响因素）、行为因素（如每天询问患者大便情况时，有无从次数、颜色、量、性状、气味等全面了解患者的排便情况）等密切相关。

护士是患者病情观察的直接实施者，通过大小便/肛门括约肌评估准确率的监测，分析评估不正确的现状、原因及影响因素，为其预防、干预、控制等管理活动提供科学依据，以进行历史性、阶段性的自身比较，并进行持续改进，可减少大小便/肛门括约肌评估不准确的发生率，从而及时发现患者病情变化，或采取预防措施，降低患者失禁性皮炎等并发症的发生，保证患者的安全和舒适，促进患者康复。

三、指标的计算公式

式（3-16）中，分子为某一统计周期内所抽查的患者大小便/肛门括约肌评估准确的例数。监测内容包括排便、排尿反射情况，大小便和肛门括约肌的评估，排便、排尿活动异常的识别。要求评估的内容、方法、时机正确，判断正确，与实际相符；评估后记录，并且有连贯性。出现任何一项问题均判定为大小便/肛门括约肌评估不准确。分母为某一统计周期内抽查的患者总例数。

式（3-16）用于计算某统计周期内所抽查患者的大小便/肛门括约肌评估准确率，能较为客观地反映患者大小便/肛门括约肌评估护理的管理质量，使用简单，可操作性强。通过抽查能及时发现大小便/肛门括约肌评估不准确的情况，并进行改进，从而及时观察病情、预防并发症的发生。

四、指标的监测

成立质量管理小组，制定监测的流程、方法与质量控制。经培训合格的质量管理小组成员负责监测、收集数据，根据监测的不同目的选择病种、手术患者或选择不同年资的护士所管患者进行现场监测，应用大小便/肛门括约肌评估准确率的指标内涵判定护理评估是否准确，定期进行数据统计分析并持续改进患者大小便护理质量，此为大小便/肛门括约肌评估准确率的监测流程。

例如，监测的目的是了解骶骨肿瘤患者的大小便/肛门括约肌评估准确率时，质量管理小组成员通过抽查一定例数的骶骨肿瘤患者的大小便/肛门括约肌评估情况，计算这一统计周期内所抽查的骶骨肿瘤患者的大小便/肛门括约肌评估准确比例。

又如，监测的目的是了解脊髓损伤患者的大小便/肛门括约肌评估准确率时，质量管理小组成员通过抽查一定例数的脊髓损伤患者的大小便/肛门括约肌评估情况，计算这一统计周期内脊髓损伤患者的大小便/肛门括约肌评估准确比例。

五、指标的改进案例

（一）案例一：脊髓损伤患者大小便/肛门括约肌评估准确率改进案例

1. 背景

为了解某三级医院脊髓损伤患者大小便/肛门括约肌评估准确率，质量管理小组成员于某年1—3月调查了骨科脊髓损伤术前、术后患者。

（1）纳入标准：①诊断为脊髓损伤。②患者能正常沟通。

（2）排除标准：排除有认知功能障碍、意识障碍的患者。

（3）采用便利抽样的方法，选取符合纳入标准的脊髓损伤术前、术后患者30例。大小便/肛门括约肌评估准确有25例，因此，大小便/肛门括约肌评估准确率为 83.33%。

2. 分析

通过使用鱼骨图分析法进行分析，确认要因：①护士对脊髓损伤后神经源性肠道功能障碍及神经源性膀胱功能障碍的相关知识与技能掌握不足，导致对脊髓损伤患者大小便/肛门括约肌的评估时机、评估内容、评估方法不准确。例如，只询问患者大便次数，未能及时发现患者大便异常情况，没有从大便次数、大便量、大便性质、肛门括约肌等方面进行评估。②缺乏相关的指引与流程。

3. 持续质量改进措施

（1）组织全员全过程的脊髓损伤相关知识与技能培训。

A. 进行神经源性肠道功能障碍的分类及病理生理学机制培训。肠道功能的状况取决于脊髓损伤的节段和程度等综合情况。不同节段的脊髓损伤，神经源性肠道功能障碍的类型不同。骶副交感神经中枢对肠道动力起着重要的调节作用，肛门括约肌主要由骶髓发出的阴部神经支配。若脊髓损伤失去大脑皮层高级中枢的控制，脊髓低级中枢（S_2—S_4 节段）的存在与否及脊髓反射通路是否完整，成为影响脊髓损伤患者肠道功能的主要因素。

临床上根据骶髓排便反射是否存在，将脊髓损伤后神经源性肠道功能障碍分为上运动神经元性损伤和下运动神经元损伤：脊髓圆锥水平以上损伤，可导致上运动神经元性损伤，引起肠易激综合征及肛门外括约肌痉挛，造成粪便滞留，但此时骶髓排便反射存在；脊髓圆锥水平以下损伤，可导致下运动神经元性损伤，引起肠易激综合征及大便干结，肛门外括约肌失张力，提肛肌缺乏控制，此时骶髓排便反射消失，常引起大便失禁。

B. 强调大小便/肛门括约肌评估的重要性。及早发现患者的存在问题，避免引起肠梗阻、失禁性皮炎等并发症。及早进行康复训练，可提高患者的生活质量。

C. 示范大小便/肛门括约肌评估。由专科护士基于临床案例进行操作示范。从识别高危患者，把握评估时机，掌握评估内容，并通过询问和观察、视、听、叩、触等评估方法进行示范，示范后讲解如何判断。

（2）建立脊髓损伤患者大小便/肛门括约肌评估流程及应用国际脊髓损伤肠功能基础数据库进行管理。

评估流程从识别高危患者到评估时机、评估内容、评估方法、结果判断以流程的形式体现。评估流程的学习与考评纳入每一名新护士、轮科护士的培训考核。

国际脊髓损伤肠功能基础数据库为评估神经源性肠道功能障碍提供一种标准化方法，这有利于提高评估水平（表 3 - 27）。

表3-27 国际脊髓损伤肠功能基础数据库

1. 数据采集日期： 年 月 日 □不详	
2. 与脊髓损伤无关的胃肠道或肛门括约肌功能障碍 □无 □有，详细说明 □不详	
3. 胃肠道外科手术 □无 □有 □阑尾切除术（手术日期： ） □胆囊切除术（手术日期： ）□结肠造口术（手术日期： ） □回肠造口术（手术日期： ） □阑尾造口术（顺行灌肠）（手术日期： ） □其他（详细说明： ，手术日期： ） □不详	
4. 排便方法和肠道管理方式（在过去4周内）	主要　次要
正常排便	□　□
使劲/屏气用力排便	□　□
手指肛门－直肠刺激	□　□
栓剂	□　□
手指排便	□　□
小剂量灌肠剂（不超过150 mL）	□　□
灌肠剂（大于150 mL）	□　□
结肠造口	□　□
骶神经前根刺激	□　□
其他方法，说明	□　□
□不详	
5. 平均排便时间（在过去4周内） □0～30 min（0分） □31～60 min（3分） □超过1 h（7分） □不详	
6. 排便频率（在过去4周内） □每天（0分） □每周2～6次（1分） □每周不超过1次（6分） □不详	
7. 排便期间的不安、头痛或出汗（在过去4周内） □无（0分） □有（2分） □不详	
8. 直肠刺激或手指排便（在过去4周内） □每天（6分）□每周不少于1次（6分） □每周少于1次（0分） □从不（0分） □不详	
9. 大便失禁频率（在过去4周内） □每天（13分） □每周1～6次（7分） □每月1～4次（6分） □每月少于1次（0分） □从不（0分） □不详	
10. 大便失禁（过去4周内） □无（0分） □有（2分） □不详	
11. 需要使用尿布、护垫或肛门塞（在过去4周内） □无 □有 □不详	

续表 3-27

12. 口服缓泻剂（在过去 4 周内） 　□无（0 分）　　□有，滴剂或液体剂（2 分）□容积性/渗透性　□刺激性　□有，片剂、胶囊或颗粒剂（2 分） 　□容积性/渗透性　□刺激性　□促动力剂/氯化物刺激剂　□其他，详细说明　□不详 13. 大便失禁的药物（在过去 4 周内） 　□无（0 分）　　□有（4 分）　　□不详 14. 肛周问题（在过去 4 周内） 　□无（0 分）　　□有（3 分）　　□痔疮　　□肛周溃疡　　□肛裂　□其他，详细说明　　□不详 15. 腹痛或不适（在过去 4 周内） 　□每天　　□每周 1～6 次　　□每周不超过 1 次　　□从不　　□不详　　□不适用 16. 肠道功能障碍总分（仅适用于成人） 　0～6 分：极轻度；7～9 分：轻度；10～13 分：中度；14 分及以上：重度

4. 改进结果

通过实施以上的措施，再次进行质量抽查。同年 7—9 月，质量管理小组成员检查了脊髓损伤患者 30 例，大小便/肛门括约肌评估准确的有 29 例，大小便/肛门括约肌评估准确率达到 96.67%，较前增长了 16.01%。

（二）案例二：骶骨肿瘤患者大小便/肛门括约肌评估准确率改进案例

1. 背景

为了解骶骨肿瘤术后患者的大小便/肛门括约肌评估准确率，质量管理小组成员于某年 1—3 月抽查了骶骨肿瘤术后患者。

(1) 纳入标准：①骶骨肿瘤术后患者。②患者能正常沟通。

(2) 排除标准：排除有认知功能障碍、意识障碍的患者。

(3) 采用便利抽样的方法，选取符合纳入标准的骶骨肿瘤术后患者 40 例。大小便/肛门括约肌评估准确有 30 例，大小便/肛门括约肌评估准确率为 75%。

2. 分析

通过鱼骨图分析法进行分析，确认要因：新护士、轮训护士对出现排便、排尿障碍的骶骨肿瘤患者的评估不够全面。由于骶骨肿瘤术后通常伴有一定的骶神经功能损伤，不同骶神经水平的损伤会对患者的膀胱与直肠功能造成不同程度的损伤。护士相关知识缺乏导致对便秘和大便失禁和肛门括约肌评估欠正确。

3. 持续质量改进措施

(1) 应用骶神经功能评分系统进行培训。骶骨肿瘤患者骶神经功能评分（表 3-28）系统包括下肢运动及感觉（M）、排便功能（D）和排尿功能（U）3 个分类，共 9 个项目，每个项目计分 0～3 分，最高分为 27 分，分数越低，功能越差，该评分系统保证了对下肢、膀胱和直肠功能的详细描述。对所有护士进行评分表的应用培训，及早发现骶骨肿瘤骶神经功能及大小便功能情况。

表 3-28 骶骨肿瘤患者骶神经功能评分

项目	评分			
	3分	2分	1分	0分
疼痛	无	轻度疼痛,不需要药物控制 中度疼痛	中度疼痛,口服镇痛药物可满意控制	重度疼痛,镇痛药物控制不理想
会阴区感觉	正常	会阴区知觉存在,有轻度麻木,无感觉过敏	会阴区知觉存在,有麻木感伴感觉过敏,不影响日常生活及睡眠	会阴区感觉消失或严重麻木及感觉
行走功能	正常	轻度的行走费力或步态改变,不需要拐杖等支持物	需要借助拐杖等支持物,不需借助轮椅或推床	需借助轮椅或推床移动
排尿费力	正常	轻度的排尿费力等,不需要用手按压腹部等辅助措施排尿	小便困难,需要用手增加腹压、不规律间断导尿等辅助措施排尿	完全失禁(规律间断导尿、持续留置尿管或膀胱造瘘)
尿失禁	正常	偶尔漏尿,不需要常规使用尿布等保护措施	经常漏尿,需常规使用尿布	完全失禁(持续留置尿管或膀胱造瘘)
排尿感觉	正常	轻度尿意(排尿感觉)减退,没有无知觉排尿发生	重度感觉减退,有无觉排尿现象	完全丧失尿意及排尿感觉
排便费力	正常	轻度排便费力或排便习惯改变,不需借助导泻剂或灌肠等辅助措施	需借助口服缓泻剂或常规灌肠维持排便规律,不需借助手将粪便排出	需要借助手将粪便排出(完全失禁)或已接受结肠造瘘术
便失禁	正常	偶有失禁,不需常规使用尿布等保护措施	经常失禁,需常规使用尿布等保护措施	完全丧失括约肌能力(完全失禁)或结肠造瘘
排便感觉	正常	轻度便意(排便感觉)减退,没有无知觉排便现象	排便感觉重度减退,有无知觉排便现象	完全丧失便意及排便感觉

(2)组织业务查房及操作示范。当收治骶骨肿瘤患者时,纳入专病管理,由专科护士为主导实施全过程管理。专科护士组织业务查房及操作示范,强化相关知识与技能学习。

(3)基于指标实施个性化监测与改进。质量管理小组成员对骶骨肿瘤术后患者实施全过程指标监测,保证不漏每次的评估时机、每项评估内容及掌握评估方法,适时进行床边指导,达到全员掌握的目的。

4. 改进结果

同年7—9月,质量管理小组成员查检了骶骨肿瘤患者的大小便/肛门括约肌评估准确率,纳入与排除标准同改进前,共20例。结果:大小便/肛门括约肌评估准确的患者19例,大小便/肛门括约肌评估准确率达到95%,较前增长了26.67%。

(周惠兰　方丽璇　黄天雯)

第十节　吞咽功能筛查准确率

指标名称: 吞咽功能筛查准确率。

指标类型: 过程指标。

指标意义: 通过监测吞咽功能筛查准确率,及时发现患者的吞咽功能状态,确定患者有无误吸的危险因素,进行护理干预,预防误吸的发生,明确是否需要改变提供营养的方式,为患者进一步检查和治疗提供依据。监测内容包括正确识别高风险患者,筛查工具的选择、频率、方法、时机正确,与实际相符;分析归纳,及时发现是否吞咽功能障碍;评估后及时、准确记录。同时,可分析患者吞咽功能筛查不准确的影响因素,通过吞咽功能筛查和护理的培训与管理,提高吞咽功能筛查准确率。

基本公式:

$$吞咽功能筛查准确率 = \frac{抽查吞咽功能筛查准确的例数}{抽查吞咽功能筛查患者的总例数} \times 100\% \quad (3-17)$$

一、指标的定义

吞咽(swallowing)是指人体从外界经口摄入食物并经食管传输到达胃的过程,是人类最复杂的行为之一。

吞咽功能障碍是食物从口腔运送到胃的过程中出现障碍的一种表现。

吞咽功能筛查是指借助各种筛查工具,了解患者是否存在吞咽障碍及障碍程度的一种护理评估技术。

吞咽功能筛查准确率是指统计周期内抽查住院患者吞咽功能筛查准确的例数与抽查吞咽功能筛查患者的总例数的比例。

二、指标的内涵

吞咽障碍的识别首先是对患者进行筛查。患者入院后24 h内,由护士完成吞咽障碍的筛查工作。这是一种快速、有效且安全的检查方法,能够识别出存在吞咽障碍风险的患者,为患者进一步检查和治疗提供依据,保证患者安全。如不能及时发现患者吞咽功能异常，可能带来误吸、吸入性肺炎、脱水、营养不良等不良后果。因此，准确进行吞咽功能筛查是保证治疗效果、避免相关并发症的重要护理措施。骨科老年患者、颈椎前路术后患者若未及时发现吞咽功能障碍，可能会导致误吸、吸入性肺炎等不良后果。

1. 识别高风险患者

及时、准确识别吞咽障碍风险患者是预防吞咽障碍并发症的首要环节。住院患者吞咽障碍风险患者常见于65岁以上老年人、帕金森病、阿尔兹海默病、头颈部肿瘤、颈部手术、颈椎骨质增生、心脏疾病患者等。

2. 吞咽障碍的临床表现

（1）咳嗽或呛咳。患者进食或喝水时或者进食/喝水后发生咳嗽或呛咳。

（2）梗阻感。患者常将这种感觉描述为吞咽后食物停滞或"黏着"在咽喉处。

（3）患者吃饭或喝水时间变长。

（4）吞咽液体费力。

（5）流涎，食物从口中洒落；食物含在口中，嚼来嚼去不下咽；口腔内颊沟有食物残留。

（6）不能吐出口内或咽内的分泌物。

（7）进食时或进食后立刻出现呼吸异常、声音变化等。

3. 吞咽功能筛查工具与选择

吞咽筛查工具包括吞咽试验类筛查工具和饮水试验类筛查工具。吞咽试验类筛查工具包括以下9种：视频透视吞咽功能检查（video fluoroscopic swallow study，VFSS）、纤维鼻咽镜吞咽功能检查（fibreoptic endo-scopic evaluation of swallowing，FEES）、进食评估工具－10（Eating Assessment Tool-10，EAT-10）中文版量表、颏下高频超声波（submental ultrasonography，SUS）、Gugging吞咽功能评估量表（Gugging Swallo-wing Screen，GUSS）、功能性口服摄入量表（Functional Oral Intake Scale，FOIS）、改良曼恩吞咽能力评价表（Modified Mann Assessment of Swallowing Ability，MMASA）、中国脑卒中患者神经功能缺损程度评分标准（China Stroke Scale，CSS）中的吞咽困难亚量表、蓝颜色试验。

饮水试验类筛查工具包括以下3种：标准吞咽功能评价量表（Standardized Swallo-wing assessment，SSA）、洼田饮水试验、反复唾液吞咽试验（repetitive saliva-swallowing test，RSST）。

临床常见的吞咽障碍筛查工具各有利弊。信效度、灵敏度都较好的进食评估问卷调查工具。表3－29（EAT-10）适合已有饮水和进食经历的患者。洼田饮水试验适用于清醒且配合度良好、无静止性误吸的患者。骨科患者大部分为清醒可配合且有饮水和进食经历的患者，因此，推荐选用表3－29和洼田饮水试验（表3－30）作为吞咽功能障碍筛查工具。当筛查结果阳性时请相应专科会诊并进一步筛查与诊治。

表3－29　进食评估问卷调查工具－10（EAT-10）

项目	没有	轻度	中度	重度	严重
我的吞咽问题已经使我的体重减轻	0	1	2	3	4
我的吞咽问题影响到我在外就餐	0	1	2	3	4

续表 3-29

项 目	没有	轻度	中度	重度	严重
吞咽液体费力	0	1	2	3	4
吞咽固体食物费力	0	1	2	3	4
吞咽药片（丸）费力	0	1	2	3	4
吞咽时有疼痛	0	1	2	3	4
我的吞咽问题影响我享用食物时的快感	0	1	2	3	4
我吞咽时有食物卡在喉咙里的感觉	0	1	2	3	4
我吃东西时会咳嗽	0	1	2	3	4
我吞咽时感到紧张	0	1	2	3	4

表 3-29 仅适用于已有饮水和进食经历的患者，由 10 个问题组成，每个问题为 5 个等级：没有（0 分）、轻度（1 分）、中度（2 分）、重度（3 分）、严重（4 分）。EAT-10 总分不少于 3 分为异常。

表 3-30 的试验方法是先让患者单次分别喝下 1 mL、3 mL、5 mL 水。如无问题，再让患者像平常一样喝下 30 mL 水，通过观察和记录饮水时间、有无呛咳、饮水状态等来判断患者是否有吞咽障碍及其程度。

表 3-30　洼田饮水试验

分级	具体内容
Ⅰ级	可一次喝完，无呛咳
Ⅱ级	分两次以上喝完，无呛咳
Ⅲ级	能一次喝完，但有呛咳
Ⅳ级	分两次以上喝完，且有呛咳
Ⅴ级	常常呛住，难以全部喝完

表 3-30 的诊断标准为：正常，Ⅰ级，在 5 s 内喝完。可疑，Ⅰ级，但超过 5 s 以上喝完，以及Ⅱ级。异常，分级在Ⅲ、Ⅳ、Ⅴ。用茶匙饮用，每次喝 1 茶匙，连续 2 次均呛咳属异常。

4. 评估的频率、时机

吞咽功能筛查时机指在患者入院时、转科时、颈前路术后、病情变化时、高龄患者麻醉术后进行吞咽功能筛查。筛查的频率根据患者吞咽功能筛查结果而定，吞咽筛查结果异常的患者每周复评，吞咽筛查结果无异常的患者，住院时间小于 1 个月的患者可无须再次复评。

5. 影响吞咽功能筛查准确率的常见因素

吞咽功能筛查不准确主要与临床护士认知因素（对吞咽功能筛查的意识不强、专业知识掌握不全面）和护理培训因素（如吞咽功能筛查的培训不到位、培训效果欠佳）密切相关。

护士是吞咽功能筛查的直接实施者和观察者。护士通过吞咽功能筛查准确率的监测，分析吞咽功能筛查不当的现状、原因及影响因素，为其预防、控制等管理活动提供科学依据，以进行历史性、阶段性的自身比较，并进行持续改进，可减少吞咽功能筛查不当的发生率，从而减少并发症的发生，保证患者安全，促进患者康复。例如，护士若不知道痴呆患者通常都伴随有吞咽障碍，则将会影响护士的护理行为——对这类患者的吞咽情况不够重视、导致漏评估或评估不及时，未能及时发现吞咽障碍。

三、指标的计算公式

式（3-17）中，分子为某一统计周期内所抽查的患者吞咽功能筛查准确的例数。在抽查吞咽功能筛查准确率指标时，如果护士不能正确识别吞咽功能障碍高风险患者；或是评估内容、方法、频率、时机不全面、不准确等；评估结果与实际不相符，不能及时发现是否有吞咽功能障碍及分析归纳原因；评估后无记录，或者记录不准确，出现任何一项问题均判定为吞咽功能筛查不准确的例数。分母为某一统计周期内抽查的吞咽功能筛查患者的总例数。

式（3-17）用于计算某统计周期内所抽查患者的吞咽功能筛查的准确率，能较为客观地反映患者吞咽功能筛查不准确的情况和吞咽功能情况观察及护理的管理质量，使用简单，可操作性强。通过抽查能及时发现吞咽功能筛查不准确的情况，并进行改进，从而预防吞咽功能障碍所带来的并发症。

四、指标的监测

成立质量管理小组，制定监测的流程、方法与质量控制。吞咽功能筛查准确率的监测流程是经培训合格的质量管理小组成员负责监测、收集数据，根据监测的不同目的选择病种、手术患者或选择不同年资的护士所管患者进行现场监测，应用吞咽功能筛查准确率的指标内涵判定吞咽功能筛查是否准确和规范，定期进行数据统计分析并持续改进吞咽功能筛查质量。

指标采集的方法包括现场查看评估的内容、方法、评估频率、评估时机、评估结果。同一名患者评估频率、评估时机和评估结果中任何一项不准确，均判定为吞咽功能筛查不准确。

例如，监测的目的是了解骨科颈前路术后患者的吞咽功能筛查准确率时，质量管理小组成员通过抽查一定例数的颈前路术后患者吞咽功能筛查情况，计算这一统计周期内所抽查的颈前路术后患者吞咽功能筛查合格比例。

又如，监测的目的是了解骨科护士护理骨科老年患者的吞咽功能筛查准确率时，质量管理小组成员通过抽查一定例数的骨科老年患者的吞咽功能筛查情况，计算这一统计周期内骨科护士护理骨科老年患者的吞咽功能筛查合格比例。调查设计需要注意的是，抽查的对象一方面包括骨科所有的责任护士，另一方面包括抽查骨科不同疾病的老年患者，这样才有代表性，不然数据会产生偏倚。

五、指标的改进案例

(一) 案例一: 颈椎前路手术后患者吞咽功能筛查准确率的改进案例

1. 背景

为了解颈前路手术后患者吞咽功能筛查准确率情况,安全进食质量管理小组成员于某年4—6月抽查了脊柱外科行颈前路手术后患者。

(1) 纳入标准: ①年龄18岁以上。②接受颈椎前路全身麻醉手术。

(2) 排除标准: ①病情严重者如术后24 h 内病情变化转入ICU,并存在颅脑外伤、腹部损伤、心血管疾病、严重消化道疾病等。②术前已存在吞咽困难症状或有其他可能引起吞咽困难的疾病,如脑卒中、脑外伤等。

(3) 指标采集方法包括现场查看评估的内容、方法、评估频率、评估时机、评估结果与记录。

共抽查82例,其中吞咽功能筛查准确的患者有75例,吞咽功能筛查准确率为91.46%。

2. 分析

通过鱼骨图分析法进行分析,确认要因: ①护士对颈椎前路手术后吞咽困难的发生、危险因素认识不足,难以及时发现高风险患者。②吞咽功能筛查缺乏动态性,时机不正确。

3. 持续质量改进措施

针对以上问题,采取了以下措施。

(1) 提供吞咽障碍评估与治疗专科书籍,方便及时学习。全体护士学习"颈椎前路手术后吞咽困难的危险因素""颈椎前路手术后吞咽困难的发生机制"等知识。

吞咽困难的发生机制至今尚未完全明确,被普遍认为是多因素共同作用的过程。结果研究提出,喉上/喉返神经损伤、术中食管过度牵拉、术后椎前软组织肿胀等因素可导致术后吞咽困难。研究结果提示,年龄大于65岁是术后发生吞咽困难的独立危险因素;手术时间延长是术后即刻发生吞咽困难的最重要危险因素,手术时间不少于3 h 为术后早中期发生吞咽困难的危险因素。

(2) 制定颈椎前路手术后吞咽功能筛查的指引,明确常规筛查的时机。吞咽困难是颈椎前路术后最常见的并发症,文献报道其术后2周发生率为71%,术后1周发生率为83%。因此,动态评估,及时发现吞咽困难很重要。明确手术日、术后第1天、第3天、第5天进行吞咽功能筛查。

(3) 应用特异性评估工具。Bazaz 吞咽功能评分系统由美国克利夫兰大学医院的Bazaz 等于2002年研制,旨在评估术后患者是否存在吞咽困难及吞咽困难程度,是目前临床应用最广泛的基准工具。评估吞咽困难出现频率及食物黏度水平,将患者症状分为4个等级:"没有吞咽困难"表示患者吞咽时不曾出现不适;"轻度吞咽困难"表示吞咽液体食物时正常,吞咽固体食物罕有不适;"中度吞咽困难"表示吞咽液体食物没有或罕有不适，吞咽部分固体食物（如面包、牛排）时偶有不适；"重度吞咽困难"表示吞咽液体食物没有或罕有不适，吞咽大部分固体食物时频繁不适。强调患者的主观感受。

4. 改进结果

同年10—12月抽查了脊柱外科行颈前路手术后患者70例，纳入与排除标准同改进前，指标采集方法同改进前，其中吞咽功能筛查准确的患者有70例，吞咽功能筛查准确率为100%。

（二）案例二：以某医院骨科吞咽功能筛查准确率指标开展吞咽功能障碍质量管理

1. 背景

抽查某医院骨科病房某年第三季度吞咽功能筛查准确率情况，包括骨科65岁及以上患者300例（颈椎前路术后患者除外）。

（1）患者的纳入标准：①年龄不小于65岁。②神志清、可配合的患者。③患者知情同意。

（2）排除标准：①昏迷、神志不清，无法配合的患者。②留置胃管患者。③不能经口进食患者。

（3）指标采集方法。指标采集方法包括现场查看评估的内容、方法、评估频率、评估时机、评估结果及记录。

（4）结果。吞咽功能筛查准确有270例，因此，得出本季度吞咽功能筛查准确率为90%。该院骨科病房开展了吞咽功能筛查准确率的监测，确立吞咽功能筛查准确率基线为95%，本季度吞咽功能筛查准确率低于基线，需进行分析整改。

2. 分析

通过使用鱼骨图分析法进行分析，确认要因，并运用80/20原则找出改善重点。改善重点包括：①缺乏吞咽功能障碍的专项管理占31.86%。②新到岗、轮训护士对吞咽功能筛查方法不掌握占28.45%。③吞咽功能筛查培训不全面占19.25%。这3项累计比例为79.56%。

3. 持续质量改进措施

（1）结合相关的循证依据，对吞咽功能筛查与护理措施进行整合，制定吞咽功能筛查与集束化护理单。将表3-29和表3-30作为评估的部分，将吞咽困难护理干预方案作为措施的部分，二者结合建立专项护理单，护士筛查后根据筛查结果进行个性化护理。若表3-29总分不小于3分，则进行表3-30试验。洼田饮水试验Ⅲ—Ⅴ级，转介吞咽治疗师进行吞咽康复训练等。

（2）制定表3-30试验操作流程和评分标准，在质量指标抽查时作为考核内容之一。

（3）基于临床案例开展吞咽功能筛查培训，培训方法灵活应用，如应用床边查房、案例分析等。纳入新护士、轮训护士到岗培训的必修课程，并通过反思日记法持续改进吞咽功能筛查质量。

(4) 护士长或组长加强对吞咽功能筛查的指导、质控,对吞咽功能筛查存在问题进行即时性督导,床边示范。

4. 改进结果

通过实施以上的措施,于同年第三季度再次进行专科质量抽查,患者的纳入与排除标准同前。共抽查 265 例患者,其中吞咽功能筛查准确的患者有 256 例,吞咽功能筛查准确率达到 96.60%,较前提高。

(方丽璇 黄天雯 高远)

第十一节 营养风险评估准确率

指标名称: 营养风险评估准确率。

指标类型: 过程指标。

指标意义: 机体在应激状态下处于高代谢、高消耗状态,胃肠道功能减弱,易导致机体营养不良的发生,将影响伤口愈合及机体恢复。营养风险的增加是影响临床治疗效果及患者预后的一个独立危险因素。尤其是骨科患者常伴有营养不良及营养风险现象,这与患者的预后、机体各项功能的早日恢复息息相关,而且将增加手术风险和并发症的发生率。营养风险监测内容包括正确识别高风险患者;评估营养风险的内容、方法、频率、时机正确,与实际相符;并能分析归纳,及时发现是否有营养风险或营养不良。通过营养风险评估准确率指标的监测,了解营养风险管理成效,进行针对性的原因分析和改进,及时、有效地对患者进行营养风险干预,指导合理营养,对于提高患者抵抗力,减少并发症,减低医疗负担具有重要作用。

基本公式:

$$营养风险评估准确率 = \frac{抽查营养风险评估准确例数}{抽查营养风险评估的总例数} \times 100\% \quad (3-18)$$

一、指标的定义

营养风险是指与营养因素有关的出现不良临床结局的风险。

营养不良(malnutrition)是一种不同程度的急性、亚急性或慢性的营养过剩或营养不足状态,已经引起身体构成改变和功能下降,可伴有或不伴有炎症活动。

营养风险是指现有或潜在因素导致出现营养不良结果的风险。

BMI 是国际上常用的衡量人体肥胖程度和是否健康的重要标准,BMI = 体重/身高的平方(国际单位:kg/m^2),中国人 BMI 正常值范围为 $18.5 \sim 23.9 \ kg/m^2$。

2002 欧洲营养风险筛查工具(Nutrition Risk Screening 2002,NRS 2002)是 2002 年欧洲肠外肠内营养学会(European Society for Parenteral and Enteral Nutrition,ESPEN)大

会上推出的用于成年住院患者的营养风险筛查工具。这是基于128个临床随机对照试验的荟萃分析研究形成的一种筛查工具。

营养风险评估准确率是指统计周期内抽查营养风险评估准确例数与营养风险评估的总例数的比例。

二、指标的内涵

营养风险评估是发现住院患者是否存在营养不足和是否进行营养干预的重要依据。骨科住院患者大多是手术治疗，手术患者的内分泌系统和体内代谢会产生一系列的变化，机体内三大营养物质的消耗较正常人增加，使机体营养状况水平较前下降及免疫功能有一定程度的损伤。同时，部分骨科疾病较严重，需要长期卧床，营养的摄取、肠胃的消化功能、吸收功能都下降，此外，手术带来的伤口的愈合等都需要消耗很多能量，并且疾病所带来的疼痛容易导致患者饮食量的减少，也是营养不良发生率较高的原因，尤其是老年骨折患者，更是营养风险发生的高危人群。

营养风险评估可以在入院初期快速、简便地发现患者是否存在营养风险，营养风险筛查结果对后续的营养评估和营养支持治疗具有指导意义，是规范营养管理的第一步。建立规范的住院患者营养管理流程，将营养风险筛查工具纳入住院患者营养管理体系，可促进医生、患者及其家属对营养治疗的重视程度。同时，综合营养风险筛查及营养评估的结果后，可以对患者因地制宜地采取营养支持治疗手段，规范肠内和肠外营养的使用，提高营养支持治疗的精准性及有效性。

1. 识别高风险患者

高风险患者常见于长期营养不良患者、消瘦患者、老年骨折患者、高龄老年骨科患者（年龄不小于80岁）、骨科大手术患者、长期卧床患者、低蛋白血症患者、胃肠功能异常患者、骨科疾病合并多种基础疾病（如肾功能不全、心脑血管疾病、糖尿病等）患者、贫血患者、骨肿瘤患者等。

2. 营养风险评估内容

营养风险评估内容包括BMI、患者在过去3个月是否有体重下降、患者在过去1周内是否有摄食减少、患者是否有严重的疾病、患者疾病严重程度、营养状态受损评分、年龄评分。

3. 常见的营养风险评估量表与使用

在临床上可以选用很多高技术含量的营养评估的工具，具体包括营养风险筛查量表（Nutrition Risk Screening 2002，NRS 2002）、微营养评价法（Mini Nutritional Assessment，MNA）、微营养评定量表（Short-Form Mini Nutritional Assessment，MNA-SF）、营养不良通用筛查工具（Malnutrition Universal Screening Tool，MUST）、主观全面评价（Subjective Global Assessment，SGA）等。

NRS 2002综合考虑了住院患者的疾病状态、营养状况及年龄等各方面的问题，因此，在住院患者的应用相对其他评估方法更为普遍，并且能够预测营养不良的风险，与患者的临床结局相关，具有循证医学基础，根据疾病程度及动态评估结果判断营养变化,其操作简单、内容较少、评估速度快,一般与患者简单交流后可做出评估(表3-31)。

表3-31 营养风险筛查量表(NRS 2002)

项目名称	内容	分值	日期
相关数值	身高（　　）m,体重（　　）kg	—	
	BMI	—	
疾病严重程度	营养需要量正常（非疾病状态）	0	
	糖尿病/一般恶性肿瘤/肝硬化/髋骨折/慢性阻塞性肺病/血液透析	1	
	腹部大手术/脑卒中/重度肺炎/血液恶性肿瘤	2	
	颅脑损伤/骨髓抑制/严重ICU治疗	3	
营养状态受损程度	正常营养状态	0	
	3个月内体重下降小于5%或1周内食物摄入量降低25%～50%,一般情况差	1	
	2个月内体重下降小于5%或1周内食物摄入量降低51%～75%	2	
	1个月内体重下降小于5%/或1周食物摄入量降低76%～100%*	3	
	BMI小于18.5	3	
年龄评分	年龄≥70岁者	1	
总评分			

* 三项问题任一个符合就按其分值,几项都有按照高分值为准。

4. 营养风险评估的时机

患者入院时属于高风险患者。入院6 h内对患者进行首次评估,如果总评分小于3分,表明患者无营养不良或有营养风险。如果住院时间长,1周后再次筛查。如果总评分不小于3分(或有胸腔积液、腹腔积液、水肿且血清蛋白水平小于35 g/L者),表明患者有营养不良或有营养风险,每周需要营养支持,且每周复评营养风险评估。

5. 营养风险评估的注意事项

(1) 表3-31适用于18岁以上住院患者(包括肿瘤患者),住院超过24 h,不推荐用于未成年人。

(2) 评估总分不小于3分,患者处于营养风险,开始制订与实施营养治疗计划。

(3) 对有营养风险的患者进一步评估其营养状况。营养状况评估有主观评估和客观评估。

营养评估指标包括:①人体测量(身高、体重、维度、皮脂厚度)。②临床检查(全身、皮肤、唇、舌)。③膳食调查,方法包括称重法、记账法、询问法及食物频率法。④实验室检查,包括可测定蛋白质、脂肪、维生素及微量元素的营养状况和免疫功能。营养状况评估质量不纳入营养风险评估准确率监测范围。

三、指标的计算公式

式(3-18)中,分子为某一统计周期内抽查营养风险评估准确例数,同一患者多次评估每次都需要计1例。分母为某一统计周期内抽查营养风险评估总例数,同一患者多次评估每次都需要计为1例。

四、指标的监测

成立营养管理小组,制定监测的流程、方法与质量控制。营养风险评估准确率的监测流程是经培训合格的质量管理小组成员负责监测、收集数据。

骨科住院患者可采用简便、实用的表3-31进行营养风险筛查,医护人员及营养师应根据营养风险筛查结果共同制定合理的营养支持方案,改善机体免疫和营养状况,促进机体创伤愈合。营养风险评估准确率作为护理高度相关的常用指标进行监测。通过数据监测,可以了解住院患者营养不良相关情况,同时可以分析影响营养不良的相关因素,为制定个性化营养管理方案提供理论依据。

五、指标的改进案例

(一)案例一: 关节外科高龄老年患者营养风险评估准确率改进案例

1. 背景

为了解关节外科老年患者营养风险评估准确率,质量管理小组于某年4—6月调查了关节外科高龄老年患者42例。

(1)纳入标准:①年龄≥65岁。②患者能正常沟通。③入院前日常生活自理能力正常。

(2)排除标准:①同时合并有其他部位骨折的患者。②合并认知功能障碍、意识障碍、老年痴呆的患者。③合并心、肝、肾功能不全者。④患有消化道肿瘤及严重口腔疾病的患者。⑤合并代谢性功能障碍的患者,如糖尿病等。

(3)采用方便抽样的方法,选取符合纳入标准的关节外科高龄老年患者42例,其中,需要进行营养风险评估的总例数12例,营养不良风险评估准确例数10例。营养风险评估准确率为83.33%。

2. 分析

通过鱼骨图分析法从知、信、行进行分析,确认要因:护士未完全掌握使用表3-31、未及时分辨出需要评估的患者,护患沟通障碍。患者入院时,接诊护士没有及时判断出患者可能有营养风险,未使用工具进行筛查1例,使用工具时护患沟通障碍1例,导致评估错误。

3. 持续质量改进措施

针对以上问题，病区及时进行持续质量改进，提高营养风险评估准确率。

（1）专项培训。① 开展营养护理工作坊，邀请营养专科护士讲授"营养风险及营养风险筛查工具临床应用专家共识"，进行营养风险评估工作访，确保人人过关。② 组长组织基于案例的营养风险评估床边业务查房，及时发现问题并为患者提供及时、个性化营养管理。

（2）护士长及护理组长加强患者营养风险评估准确性的检查、质控，对存在问题进行及时性督导，必要时进行现场示范。

（3）对于沟通障碍患者，请家属或其他可以沟通的护士协助完成筛查，确保评估内容准确。

（4）关节外科高龄老年骨折患者，入院时是卧床状态，无法测量身高、体重，计算 BMI 为：如果患者/家属可提供可靠信息，向他们问询；如果无法得到，则选择其他方法。例如，测量卧床患者的上臂围和小腿围来计算 BMI：

$$BMI = 14.42 - 14.63 \times 身高^2(单位:m^2) + 0.61 \times 上臂围 + 0.46 \times 小腿围$$

(3-19)

4. 改进结果

某年 10—12 月，再次进行关节外科高龄老年患者营养风险评估准确率监测，纳入标准、排除标准和调查方法如前，结果显示营养风险评估患者有 8 例，评估准确患者 8 例，营养风险评估准确率为 100%，较前增长了 20.00%。

（二）案例二：某医院长期住院老年患者营养风险评估准确率改进案例

1. 背景

选取老年科在某年 1—3 月期间收治的住院患者 160 例。

（1）纳入标准：①年龄≥65 岁。②患者能正常沟通。

（2）排除标准：①精神障碍、认知异常及无法自主沟通者。②无法站立，伴水肿、胸腹腔积液者。

（3）调查方法。①入组患者均统一测量身高、体重质量，精确至 0.5 cm、0.5 kg。②计算 BMI。③采取 NRS 2002 法评估患者疾病程度（1～3 分）、年龄（0～1 分）及营养受损（1～3 分）情况，总评分 7 分。④营养风险，表 3-31 评分不小于 3 分。⑤肝肾功能无明显异常，可采用血清蛋白计算；血清蛋白水平低于 30 g/L，则计为营养风险或不良。营养不良，表 3-31 评分不小于 3 分，BMI 低于 18.5。

（4）结果。本组 160 例患者，有营养风险 28 例，占 17.50%；其中，营养风险评估例数 130 例，评估准确例数 102 例，营养风险评估准确率为 78.46%。

2. 分析

营养不良是长期住院老年患者常见症状。老年患者身体机能下降，脏器功能减退，伴各种疾病，极易诱发营养风险及营养不良。而 NRS 评分不小于 3 分者的 BMI 小于

18.5发生率45.16%,高于NRS评分小于3分者的,差异有统计学意义。结果说明,BMI越低,营养风险发生率越高;但处于超重及肥胖者,也会出现营养风险。其原因可能为本案例选取的为长期住院老年患者。老年患者多伴消化系统疾病,影响营养状况。护士在评估中部分高风险病例未纳入评估,部分病例评估条目错误,导致数例有营养风险的患者未评估。

3. 持续质量改进措施

对长期住院的老年患者,在营养支持前,须先评估患者有无营养风险及营养状况,严格注意饮食状况,为营养支持提供参考依据。

(1) 提高护士对老年患者营养风险评估的能力。培训护士掌握相关检验指标解读,BMI可作为评价营养不良的重要指标,能够反映患者营养状况,但难以动态性反映患者病情变化,预见性一般。血清蛋白可反映营养状况,但血清蛋白半衰期长,而患者起病急,短期内变化大,血清蛋白无法及时判断,故临床适宜联合指标共同判断。

(2) 建立营养风险评估的分级管理。鉴于长期住院老年患者营养不良发生率高,责任护士对所有患者使用表3-31进行营养风险筛查,护理组长或专科护士进行营养风险评估准确率的监测,及时发现漏评估、评估不准确的现象。

4. 改进结果

应用该指标进行质量管理,同年7—9月再次进行营养风险评估准确率监测,纳入患者156例,营养风险评估准确率100%,较前增长了27.45%。

(李娜 黄天雯 彭莉 高远)

第十二节 体位护理合格率

指标名称: 体位护理合格率。

指标类型: 过程指标。

指标意义: 通过监测体位护理合格率,使患者保持正确的姿势和合理的体位,避免体位不当引起的并发症,保证患者的舒适和功能。监测内容包括有无根据患者情况选择合适的体位枕,体位摆放是否符合病情需要,利于康复(功能位/治疗位);在体位转移的过程中是否采用正确、安全的方法。同时,可分析患者体位护理不当的影响因素,通过采取针对性的体位护理培训与管理,提高体位护理合格率。

基本公式:

$$体位护理合格率 = \frac{抽查体位护理合格的例数}{抽查患者的总例数} \times 100\% \qquad (3-20)$$

一、指标的定义

体位在临床上是指患者在病床上的身体姿势或检查时所保持的身体姿势。

体位护理是根据患者的病情、临床治疗以及康复需求而采取的恰当、科学的身体姿势与位置。骨科患者的术后体位主要有被动体位、主动体位和被迫体位。

体位护理合格包括体位舒适安全和体位转移安全。体位舒适安全指根据患者情况选择合适的体位枕,体位枕高度符合病情需要,体位摆放符合病情需要,利于康复(功能位/治疗位);卧床患者采用保护性措施,如上床栏;无体位不当引起的疼痛加重、神经损伤、肢体肿胀、关节脱位等并发症。体位转移安全是指体位转移过程方法正确、安全,包括翻身、大小便、卧位→站位、站位→坐位、行走等过程,无体位转移不当引起的关节脱位、内固定松脱、颈髓损伤等并发症。

体位护理合格率是指统计周期内抽查住院患者体位护理合格的例数与抽查患者的总例数的比例。

二、指标的内涵

骨科患者的躯体功能、活动能力常常受到限制,需要长时间卧床休养,常常需要采用特殊体位。研究结果显示,骨科患者术后恰当的体位是预防压力性损伤、下肢深静脉血栓、畸形愈合、骨折移位、呼吸道梗阻等并发症的关键。另有研究结果表明,全膝关节置换术后屈髋30°、屈膝30°比屈髋30°、屈膝60°更有利于减轻患肢肿胀,可增加患肢主动活动度。体位合格是保证治疗效果、避免因不良体位导致并发症的护理措施之一。肢体石膏固定患者若体位摆放不符合病情要求,肢体未处于功能位/治疗位,会不利于康复,也有可能会发生石膏固定并发症包括压力性损伤、肢端血运障碍等。牵引患者体位不合格会导致无效牵引、骨牵引移位等并发症,髋关节置换患者若体位护理不合格会导致假体脱位。颈椎损伤或颈椎手术患者若翻身方法不当则有可能导致神经功能受损甚至呼吸道梗阻。以下是常见各关节功能位、骨科患者体位安置及翻身方法、患者体位转移方法、影响体位护理合格率的常见因素。

(一)各关节功能位

当肢体处于某个位置上能够很快地做出不同动作的体位,这个体位称为功能位。肢体各个关节都有各自的功能位。当关节功能不能完全恢复时,必须保证其最有效的、最起码的活动范围,即以各个关节的功能为中心而扩大的活动范围。各关节功能位见表3-32。

表 3-32 各关节功能位

骨关节名称	功能位
肩关节	外展 45°～55°，外旋 15°，前屈 30°，肘关节屈 90°，肘与前胸平齐，前臂稍旋前
肘关节	单侧固定时屈 90°。如双侧固定时，一侧屈 110°，一侧屈 70°
腕关节	腕背曲 20°～30°，手半握拳，拇指对掌位
手指关节	掌指关节屈 60°，指间关节屈 30°～45°
髋关节	一侧者屈 15°～20°，外展 10°～15°，旋转中立位；两侧者，一侧全伸，另一侧稍屈
膝关节	屈膝 10°～15°，固定范围：大腿根至足趾
踝关节	中立位，踝关节屈曲 90°，无内外翻

（二）常见骨科患者体位安置及翻身方法

常见骨科患者体位安置及翻身方法见表 3-33。

表 3-33 常见骨科患者体位安置及翻身方法

骨科患者类型	正确的体位安置及翻身方法
脊柱损伤或脊柱手术患者	颅骨牵引、颈椎损伤或颈椎手术的患者头部垫薄枕，颈肩两侧放 2 个沙袋固定或应用颈椎枕，平卧或左右侧卧位休息。翻身时，一人用头锁或头肩锁或双肩锁固定头部，由固定头部者喊口号，三人共同轴线翻身。截瘫患者双足底用硬枕抵住或穿防垂足支具防足下垂。详见"一"字形翻身（轴线翻身）操作流程及评分标准
骨盆骨折患者	卧气垫床，平卧或健侧卧位，采用轴线翻身法，不稳定骨折患者翻身时可用几层中单平整包裹骨盆，或使用腹围固定骨盆
人工髋关节置换术后、人工股骨头置换术后、人工髋关节翻修术后患者、骨盆肿瘤行半骨盆置换患者	两腿间放厚枕头或梯形枕，患肢保持 15°～30° 外展中立位。翻身时一手托患者肩、背部，一手托腰、臀部（注意避免髋内收），固定患肢，协助与躯体一起翻身。详见人工髋关节置换（翻修）术后体位护理操作流程及评分标准
人工肩关节置换术患者	平卧或健侧卧位，保持患侧肩关节中立位，半卧或站立位时，患侧肩关节用三角巾悬吊，上臂下垂，屈肘 90°。翻身时，至少 2 人，采用平托法，一人托患者肩部及患肢，一人协助翻身
上肢手术患者	患肢抬高，高于心脏水平 10～15 cm，屈肘 90° 保持功能位
下肢手术患者	患肢抬高，高于心脏水平 10～15 cm，保持中立位
截肢手术患者	卧位时，残肢残端处于内收伸展位，不能用枕头抬高或外展；坐位时，残端避免长时间下垂

续表 3-33

骨科患者类型	正确的体位安置及翻身方法
骶骨肿瘤手术患者	俯卧或侧卧位，避免伤口受压。翻身时在胸部、小腿处垫软枕，使脊柱成"S"形，四肢放在舒适的位置上
周围神经损伤患者：上肢神经损伤术后	患肢固定于功能位，用软枕垫高，高于心脏 10～15 cm
周围神经损伤患者：臂丛神经损伤术后	臂丛神经损伤患者行健侧 C_7 转位修复术术后：患肢肩关节前屈内收、屈肘贴胸位，应用头-肩-胸-上肢石膏外固定 6 周，使修复神经断端处于松弛状态。调整体位时，要保证头、颈、胸、上肢相对固定
周围神经损伤患者：股神经损伤术后	股神经损伤术后患者用髋人字石膏或支具屈髋固定 4 周，坐骨神经和胫腓神经损伤患者用石膏或支具防止髋关节屈曲和膝关节伸直。腓总神经损伤者固定踝关节于功能位，防止足下垂
先天性髋关节脱位术后患者	先天性髋关节脱位患者用人字形石膏固定 6 周，平卧位与健侧卧位交替，用软枕支撑翘起的患肢，术后抱、卧及行走需保持外展蛙式位，严禁患侧卧位，不盘腿，10 周前不负重

（三）常见骨科患者体位转移方法

1. 石膏固定术患者体位转移方法

（1）石膏未干前搬动患者时，中途不可随意变更体位，用手掌托石膏，勿用手指挤压。四肢的石膏固定，抬高患者，上肢用枕垫或悬吊法，下肢用枕垫垫起，使患处高于心脏 15 cm。

（2）有石膏背心及人字形石膏固定患者。避免胸腹部受压，平卧或健侧卧位，用软枕支撑翘起的患肢，体位转移时，采用两人平托法，一人双手分别放于肩部及腰部，一人双手放于臀部及托住患肢，保持外展蛙式位。

（3）头-颈-胸石膏固定患者。患肢摆放于功能位，调整体位时保证头、颈、胸、上肢相对固定，转移时专人协助患者托住石膏。

2. 牵引术患者体位转移方法

（1）翻身前确保位置固定及保持骨折线在解剖位置，对于不稳定性的骨折脱位，应保持牵引力，不可取消牵引重量，翻身时应注意观察伤病局部的变化，防止骨折移位或关节脱位等。

（2）颅骨牵引患者床上平移。四人同站在患者一侧，一人用头肩锁或双肩锁固定头部，一人双手分别放置于患者肩部及腰部，另一人双手分别放置于患者臀部及大腿，最后一人平托大腿与小腿，由固定头部者喊口号，四人共同将患者平移至目标位置，并将牵引调整至人体中轴位。

3. 人工髋关节置换术患者术后体位转移方法

（1）卧位→站位。将患者身体先移向患肢一侧的床边，保持患肢在外展的位置，使患侧腿先伸出，协助坐起，待患者无头晕再离床，站在助行架内中心位置，左右扶手置于患者身体两侧，站立。

（2）站位→坐位。检查座椅的高度与安全性，护士（家属）将座椅放置于患者身后正后方一步距离处。患者双手握紧扶手，双臂伸直，移动健肢向后，使健肢靠近椅子边缘，患肢逐渐向前滑动伸直。协助患者缓慢将重心逐渐向下向后移动，使健肢弯曲，身体坐稳。以上方法反之则为起身站立方法。

4. 脊柱损伤患者搬运时体位转移方法

（1）由地上转移至担架搬运。患者仰卧，患者两臂交叉放于胸前，双下肢放平。轴线侧身，三人或四人同站在患者一侧，对有颈椎损伤患者，专人固定头部。由固定头颈部者喊口号（1、2、3），三人或四人同时翻动患者，将脊柱板放置在患者背后（对有颈椎损伤者，同时将颈托后片放置在颈后）。将患者轴位放置于脊柱板仰卧，轴线平移至脊柱板合适位置，用固定带固定患者躯干、四肢。颈椎损伤患者平卧后放置颈托前片或颈部固定架固定好头颈部。

（2）由病床搬运至车床（应用过床板）。患者仰卧，两臂交叉放于胸前，双下肢放平。颈椎损伤/手术后患者应佩戴颈托，一人站立头位固定头颈部。平车推至床旁，使平车与病床处于同一平面，固定平车。操作者分别站于床（操作者A）与平车（操作者B）的两侧，操作者A两手抓住患者对侧靠近肩部和臀部的床单，协助患者翻身。操作者B将过床板平放在患者身下1/4或1/3处（床单下）。操作者A放平患者，然后抓紧靠近患者肩部和臀部的床单，操作者B抓紧靠近患者肩部和臀部的床单，用力慢慢将患者拉向平车。操作者A同时顺势推送患者至平车。当患者完全过床到平车时，操作者B扶住患者对侧肩部和臀部将患者向近侧翻身，操作者A将过床板取出。

5. 脊柱手术后患者体位转移方法

患者遵医嘱佩戴合适的支具患者取平卧位，屈膝，调整位置（如右侧起床，人位置调整稍靠右）。左腿屈曲，脚平放床面，右腿伸直。上身和左脚同时用力转向右侧。患者以肘关节及手掌为支撑点支撑上身（必要时操作者协助或指导家属协助）。患者侧起身。（侧起身同时）患者双腿垂床边。脚踏床边椅，询问患者有无不适，如腰部疼痛、头晕等。如无不适，让患者床旁静坐5～10 min后离床站立，站立5 min无不适可行走。躺下时与坐起方法顺序相反。

6. 骶骨肿瘤、骨盆肿瘤术后患者体位转移方法

骶骨肿瘤术后患者卧床时取俯卧位，避免伤口受压。翻身时可左右侧卧，胸部、小腿部垫软枕，使脊柱成"S"形，四肢取舒适的位置，背后垫翻身枕支撑。骶骨肿瘤行内固定患者下床活动前须佩戴腰围，上下床活动方法同脊柱手术患者。骨盆肿瘤行半骨盆置换患者，术后上下床、行走方法同髋关节置换手术后患者。

7. 使用轮椅的患者体位转移方法

（1）床上→轮椅。将轮椅放在患者健侧，与床尾呈45°。协助患者床旁坐起，锁上轮椅的制动器。转运者面向患者，双腿分开，双手抱住患者腰部，患者健侧肢体协助支

撑，转移至轮椅。翻转脚踏板，调整合适位置。

（2）轮椅→床上。患者健侧靠近床边，与床头呈45°。转运者面向患者，双腿分开，双手抱住患者腰部，患者健侧肢体协助支撑，转移至轮椅。协助患者床旁坐起。协助患者侧身躺下，调整合适体位。

（四）影响体位护理合格率的常见因素

体位护理不合格与患者自身因素（依从性差，不配合翻身）相关，也与临床护士认知因素（对体位护理意识不强、专业知识掌握不全面）、行为因素（专业护理不到位、健康宣教未落实、未及时翻身、对患者体位转移的指导欠规范），以及其他因素（如护理人力不足、缺乏合适的体位枕等设备资源）密切相关。除患者因素外，护士认知、行为及人力、设备资源等因素均是护理服务范畴内的活动。

护士是患者体位护理的直接实施者和观察者，护士通过体位护理合格率的监测，分析体位护理不当的现状、原因及影响因素，为其预防、控制等管理活动提供科学依据，以进行历史性、阶段性的自身比较，并进行持续改进，可减少体位护理不当的发生率，从而减少并发症的发生，保证患者的舒适和功能，促进患者康复。

三、指标的计算公式

式（3-19）中，分子为某一统计周期内所抽查的患者体位护理合格的例数。包括以下6项标准：

（1）针对不同患者病情，选择合适的体位枕，高度符合病情需要。

（2）体位安置符合病情需要，予功能位或治疗位，提高舒适度及减轻疼痛。

（3）体位转移过程方法正确、安全，频次符合病情需要，包括翻身、大小便、卧位、站位、坐位、行走等过程，无发生坠床、跌倒、皮肤损伤、神经再损伤、髋关节假体脱位等并发症。

（4）转运时肢体有石膏/夹板外固定/牵引、留置引流管患者应妥善保护肢体或维护管道。

（5）根据患者病情需要，适时采取保护性措施，例如给予约束带、床档、减压工具等。

（6）患者掌握体位摆放与转移的目的、方法及注意事项。

在抽查体位护理合格率指标时，体位摆放不符合病情需要，处于非功能位或治疗位，体位枕高度不符合病情需要，体位转移过程中不符合操作规程等，出现任何一项问题均判定为体位护理不合格的例数。

式（3-20）中，分母为某一统计周期内抽查的患者总例数。

式（3-20）用于计算某统计周期内所抽查患者的体位护理合格率，能较为客观地反映患者体位护理不合格的情况和体位护理的管理质量，使用简单，可操作性强。通过抽查能及时发现体位护理不当的情况，并进行改进，从而预防并发症的发生。

四、指标的监测

成立质量管理小组,制定监测的流程、方法与质量控制。经培训合格的质量管理小组成员负责监测、收集数据,根据监测的不同目的选择病种、手术患者或选择不同年资的护士所管患者进行现场监测,应用体位护理合格率的指标内涵判定体位护理是否合格,定期进行数据统计分析并持续改进体位护理质量此为,体位护理合格率的监测流程。

例如,监测的目的是了解胫腓骨骨折术后患者的体位护理合格率时,质量管理小组成员通过抽查一定例数的胫腓骨骨折术后患者的体位护理情况,计算这一统计周期内所抽查的患者的体位护理合格比例。

又如,监测的目的是了解脊柱外科护士护理脊柱外科患者的体位护理合格率时,质量管理小组成员通过抽查一定例数的脊柱外科患者的体位护理情况,计算这一统计周期内脊柱外科护士护理脊柱外科患者的体位护理合格比例。调查设计需要注意的是,抽查的对象一方面包括脊柱外科所有的责任护士,另一方面包括抽查脊柱外科不同手术患者,这样才有代表性,不然数据会产生偏倚。

五、指标的改进案例

(一)案例一: 颈椎手术患者体位护理合格率改进案例

1. 背景

为了解脊柱外科颈椎疾病手术患者的体位护理合格率,质量管理小组于某年1—3月调查了脊柱外科颈椎疾病手术患者78例。

(1)纳入标准:①诊断颈椎骨折、颈椎退行性病变、颈椎肿瘤、颈椎结核、颈椎畸形疾病等颈椎疾病并且需要手术治疗的患者。②年龄大于18岁。③意识清楚,能有效沟通。④患者知情同意。

(2)排除标准:①意识障碍患者。②非颈椎疾病术后患者。

(3)采用便利抽样的方法,选取某年1—3月符合纳入标准的脊柱外科颈椎疾病手术患者78例进行监测,体位护理合格的患者56例,体位护理合格率为71.79%。

2. 分析

通过鱼骨图分析法进行分析,确认要因为无合适的颈椎枕。由于颈椎疾病患者术后无论采取平卧位或侧卧位,颈椎均须保持中立,为达到固定体位要求,通常需要2~3个枕头,且枕头的位置须根据具体情况频繁更换,不仅增加护士的工作强度和工作时间,也给患者造成不适感。使用"软枕+沙袋"固定颈椎时,护士给患者翻身时经常要调整沙袋位置,侧卧位时难以保持头部固定位置;护士放置沙袋位置存在个体差异;普通软枕不符合人体(颈椎)生理力学,大小、厚度及硬度不均匀,支撑力差、易变形。

3. 持续质量改进措施

针对以上问题，设计与应用折叠型颈椎枕。

（1）折叠型颈椎枕的设计。根据人体力学原理将枕头形状设计为"前高后低""两侧高、中间低"以适应患者平卧位、侧卧位时不同高度要求。采用棉布、多孔透气纤维材料。枕套由棉布制作，由连接的三部分组成，三部分侧面各有枕芯开口。枕芯由棉布内填充多孔透气纤维制成。患者平卧时高度达到7~8 cm，符合颈椎生理弯曲。侧卧时，侧卧位置的枕头折叠起来使用，总高度9~10 cm。

（2）临床应用折叠型颈椎枕。平卧时头颈部位于颈椎枕中间位置，高度符合颈椎生理弯曲，轴线翻身时（左或右）侧卧至颈椎枕边侧，枕头高度与肩宽相近。

4. 改进结果

将折叠型颈椎枕应用于临床后，于同年10—12月再次进行颈椎疾病手术后患者的体位护理合格率的监测，抽查颈椎疾病手术后患者39例，体位护理合格39例，合格率为100%，患者舒适度较前明显提高，也节省了护士翻身花费时间。

（二）案例二：以某三级医院骨科体位护理合格率指标开展体位质量管理

1. 背景

为了解某三级医院骨科患者体位护理合格率，该院质量管理小组于某年7—9月调查了骨科病房患者1 460例。

（1）纳入标准：①诊断四肢骨折、髋关节炎、膝关节炎、四肢肿瘤、脊柱骨折、颈椎病、腰椎间盘突出症、腰椎滑脱症、腰椎管狭窄症、脊柱侧弯、脊柱肿瘤等骨科疾病的患者。②患者意识清楚，能有效沟通。③患者知情同意。

（2）排除标准：①意识障碍患者。②非骨科疾病患者。

采用便利抽样的方法，选取某年7月—9月符合纳入标准的骨科病房患者1 460例，体位护理合格的患者1 289例，体位护理合格率88.29%。该院骨科病房开展了体位护理合格率的监测，确立体位护理合格率基线为95.00%，本季度体位护理合格率低于基线，须进行分析整改。

2. 分析

通过使用鱼骨图分析法进行分析，确认要因为：①体位护理指引欠清晰，影响护士进行体位护理。②新到岗、轮训护士对体位转移的知识与技能欠掌握。③患者的体位依从性欠缺。

3. 持续质量改进措施

（1）结合相关的循证依据，细化体位护理操作指引，包括"全髋关节置换术后患者翻身及体位安置""颅骨牵引患者体位安置及翻身""上肢、下肢术后患者体位安置""骨盆骨折患者翻身及体位安置"等。这些作为护士对患者体位安置、转移的标准。

（2）拍摄"骨科患者体位安置及转移"视频，包括使用颈托、腰围、支架背心等支具；上下床活动的方法；使用助行架、拐杖、轮椅方法等，用于护士培训及患者健康教育。

（3）基于临床案例开展体位护理培训。培训方法灵活应用，如应用床边查房、视频学习、角色扮演等。纳入新护士、轮训护士到岗培训的必修课程，并通过反思日记法持续改进体位护理质量。

（4）针对患者的体位依从性低的问题进行改进。①有效开展疼痛管理，避免疼痛影响患者的体位依从性。②提高体位护理的健康教育知晓率，让患者掌握体位摆放与转移的目的、方法及注意事项。

（5）护士长或组长加强患者体位舒适安全及转移安全的检查、质控，对体位护理存在问题进行即时性督导，必要时床边示范。

4．改进结果

次年4—6月再次进行骨科患者体位护理合格率的监测，抽查骨科患者1 520例，体位护理合格1 450例，合格率为95.39%，较前增长了8.04%。

（彭莉　黄天雯　孔丹　高远）

第十三节　康复行为训练准确率

指标名称：康复行为训练准确率。

指标类型：过程指标。

指标意义：通过监测患者康复行为训练准确率，使患者掌握正确的康复训练方法、时机及正确使用合适的辅助器具、器材，提高患者术后康复进程，以达到快速康复的目的，并避免因康复行为训练不当而出现康复过程中的并发症。监测内容包括针对患者的运动能力、损伤性质、年龄、心肺功能等。与医师共同制订功能锻炼方案，确定功能锻炼的方法、量、频率、时间，做到个体化；根据病情适时进行功能锻炼，循序渐进，活动范围由小到大，次数由少到多，时间由短到长，强度由弱到强；行为训练的内容、方法、时机正确；辅助器材选择合适、规格合适；辅助器材、康复理疗仪器、被动运动仪器使用的方法、时机正确；患者掌握功能锻炼内容、方法及注意事项，坚持每天按强度完成功能锻炼等。同时，可分析患者的康复行为训练准确率的影响因素，通过采取针对性的康复行为训练培训与管理，提高患者对病情认知程度、康复训练依从性及准确度，促进患者早期康复。

基本公式：

$$康复行为训练准确率 = \frac{抽查康复行为训练准确的例数}{抽查患者的总例数} \times 100\% \qquad (3-21)$$

一、指标的定义

1981年，世界卫生组织医疗康复专家委员会给"康复"的标准定义为：康复是综合、协调地应用各种措施，减少病、伤、残者的身体、心理及社会功能障碍，发挥其身体、解剖的最高潜能，使病伤残者能重返社会，提高生活质量。康复是一个促使残疾者身体的、感官的、智能的、精神和或社会生活的功能达到和保持在力所能及的最佳水平的过程，从而使其能借助于一些措施和手段改变其生活而增强自立能力。康复包括重建和/或恢复功能，提供补偿功能缺失或受限的各种手段，是促进病、伤、残者恢复健康状态的一种技术方法。

骨科患者在治疗过程主要包括复位、固定及功能锻炼，因此，骨科康复护理也紧紧围绕这3个方面展开。针对患者制订个性化的康复训练计划，按照循序渐进原则指导患者进行康复训练。

康复行为训练准确率包括：①针对每个患者的运动能力、损伤性质、年龄、心肺功能等，与医师共同制定功能锻炼方案，确定功能锻炼的方法、量、频率、时间，做到个体化。②根据病情适时进行功能锻炼，循序渐进，活动范围由小到大，次数由少到多，时间由短到长，强度由弱到强。③康复行为训练贯穿术前、术后6 h内、术后卧床期及离床活动期、出院前、出院后阶段。④辅助器材选择合适、规格合适。⑤辅助器材、康复理疗仪器、被动运动仪器使用的方法、时机正确。⑥患者掌握功能锻炼内容、方法及注意事项，坚持每天按强度完成功能锻炼。

康复行为训练准确率是指统计周期内抽查骨科患者康复行为训练准确的例数与抽查患者的总例数的比例。

二、指标的内涵

骨科患者通过进行适当的康复训练及正确应用合适的辅助器材，可缩短康复时间，提升治疗效果，有利于远期预后，这对促进肢体功能恢复尤其重要。例如，佩戴颈托的患者，颈托规格选择合适、佩戴松紧适宜、使用时机正确、起床卧床方法正确，可避免或减少发生呼吸道梗阻、内固定植入物松脱等并发症。被动运动仪器使用正确，可以预防关节僵硬、肌肉萎缩，如使用不正确会导致疼痛、肌肉劳损、关节脱位等并发症。因此，对骨科患者加强康复护理、提高患者康复行为训练准确率，能够减轻患者疼痛，提高治疗效果，减少相关并发症和不适症状，改善关节早期功能和活动范围，以及达到最大限度地功能改善和帮助患者重返社会的目的。以下是康复行为训练准确率的内涵。

（一）康复行为训练的原则、频率

根据病情选择合适的训练方法并适时进行锻炼。锻炼原则：循序渐进，活动范围由小到大，次数由少到多，时间由短到长，强度由弱到强。康复行为训练贯穿术前、术后

6 h 内、术后卧床期及离床活动期、出院前、出院后阶段。训练时间一般每天 3～4 次，每次 5～20 min，训练以自己能耐受为宜。

（二）康复行为训练方法

1. 增强肌力与耐力的训练

运用各种康复训练方法，逐步增强肌力和肌耐力，使原先肌力减弱的肌肉力量增加和使肌肉能维持长时间的收缩，为以后的平衡、协调、步态等功能训练做准备。增强肌力与耐力的训练方法有被动运动、辅助主动运动、主动运动、抗阻力运动等。

（1）被动运动。被动运动是指一种完全依靠外力帮助来完成的运动。外力可以是机械的，也可以是由他人或本人健康肢体的协助。被动运动只能改善关节活动范围，没有任何增强肌力的作业，适用于肌力 0 级的患者。

（2）辅助主动运动。辅助主动运动是指在肌肉去除肢体自身重量的条件下，能主动收缩使关节运动，适用于肌力 Ⅱ 级的患者。

（3）主动运动。主动运动在动作完成过程中，没有助力参与，也没有阻力，通常在肌力 Ⅱ 级时把肢体放在抗重力的位置上进行，肌力 Ⅲ 或以上时，可以让患者肢体放在抗重力位置上进行。

（4）抗阻力运动。抗阻力运动是克服外阻力的一种主动运动，常用于肌力达到或超过 Ⅲ 级的患者，根据肌肉收缩类型进行等张抗阻运动和等速抗阻运动。

2. 关节活动度的训练

关节活动度训练的目的是使挛缩与粘连的纤维组织延长，维持或增加关节活动范围，以利于患者完成功能性活动。训练方式包括被动关节活动度训练、主动-辅助关节活动度训练、主动关节活动度训练、连续被动运动。

（1）被动关节活动度训练。被动关节活动度训练指患者完成不用力，全靠外力完成的关节活动度训练方式，适用于主动运动受限制的患者，肌力 Ⅲ 级以下、长期卧床的患者。通过训练降低制动导致的关节和周围软组织挛缩。

（2）主动-辅助关节活动度训练。主动-辅助关节活动度训练是指以患者主动收缩肌肉为基础，在外力辅助下完成关节活动的训练方式。适用于肌力较弱不能达到全关节活动范围的患者。通过训练逐步增大关节活动度，增强肌力。

（3）主动关节活动度训练。主动关节活动度训练是通过患者主动用力收缩完成关节活动的关节活动训练方式。适用于肌力大于 Ⅲ 级的患者，可完成关节活动的卧床患者。通过训练可改善与恢复关节功能。

（4）连续被动运动。连续被动运动是指利用专用器械，在预先设定关节活动范围、速度及时间等参数前提下，使关节进行持续较长时间缓慢被动运动的一种训练方法，适用于四肢关节内外骨折后、关节外科手术后、关节伤病患者，如使用连续被动运动仪（continuous passive morion，CPM）。

3. 肺康复

肺康复是根据患者的病情评估，从而进行的一系列有计划的干预措施，包括运动治疗、教育行为改变、心理及生理状况改善等。肺康复主要的训练是呼吸功能训练，有缩唇呼吸训练法、腹式呼吸训练法、呼吸肌训练、有效咳嗽训练等。通过训练可保证呼吸道通畅，提高呼吸肌功能，促进排痰和痰液引流，改善肺和支气管组织血液代谢，加强气体交换效率。

（1）缩唇呼吸训练法。口唇缩成"吹口哨"状。吸气时让气体从鼻孔进入，屏气片刻再缩唇呼气；呼气时缩拢口唇呈吹哨样，使气体通过缩窄的口形缓缓将肺内气体轻轻吹出，每次呼吸持续4～6 s，吸气和呼气时间比为1∶2。每天练习3～4次，每次5 min。

（2）腹式呼吸训练法。先用闭口用鼻子深吸气，此时腹部隆起，使膈肌尽量下移，吸气至不能再吸时稍屏息2～3 s（熟练后可适当逐渐延长至5～10 s）；然后缩唇缓慢呼气，腹部尽量回收，缓缓吹气达4～6 s。同时双手逐渐向腹部加压，促进横膈肌上移；也可将两手置于肋弓，在呼气时加压以缩小胸廓，促进气体排出。注意呼吸要深而缓，频率为每分钟8～10次，吸气和呼气时间比为1∶3～1∶2，每次持续3～5 min，每天3～5次。

（3）呼吸肌训练。呼吸肌训练分为吸气阻力训练和呼气阻力训练。吸气阻力训练方法有应用呼吸训练器进行吸气训练。呼气肌训练有吹蜡烛、吹气球等。将点燃的蜡烛或气球放在口前15～20 cm处，吸气后用力吹动蜡烛（或气球），每次训练3～5 min，每天3～5次。

（4）有效咳嗽训练。通过掌握有效咳嗽的正确方法，有助于气道远端分泌物、痰液排出，从而有利于改善肺通气，维持呼吸道通畅。此训练适用于神志清醒、能够配合、痰多黏稠、不易咳出和手术患者。方法为：取舒适体位，先缓慢深吸气，短暂闭气，关闭声门，增加胸膜腔内压；迅速打开声门，用力收腹将气体排出，同时引起咳嗽。一次吸气，可连续咳嗽3声。重复以上动作，连续做2～3次，休息或正常呼吸几分钟后再重新开始，必要时结合拍背。

4. 肠道康复训练

肠道康复训练是针对神经系统损伤或疾病导致神经系统功能异常而引起直肠排便机制发生障碍的恢复性康复治疗措施，适用于神经源性直肠所致的大便失禁及便秘，神志清楚及能配合的患者。通过训练指导患者选择适合自身排便的时间、体位和方式，各种康复训练和不随意使用缓泻药及灌肠等方法，形成规律的大便习惯。主要内容有合理安排便秘/失禁患者饮食，便秘患者康复训练，包括定时排便、促进直结肠反射的建立［手指直肠刺激（digital rectal stimulation，DRS）］、排便体位、腹部按摩、增强腹肌运动、盆底肌训练、灌肠等。

（1）定时排便。养成每天定时排便的习惯，逐步建立排便反射，例如每日早餐后30 min内进行排便活动。

（2）手指直肠刺激。手指直肠刺激可缓解神经肌肉痉挛，诱发直肠肛门反射，促进结肠尤其是降结肠的蠕动。具体操作为：示指或中指戴手套，涂润滑油后缓缓插入直肠，在不损伤直肠黏膜的前提下，沿直肠壁做环形运动并缓慢牵伸肛管，诱导排便反射。每次刺激时间持续1 min，间隔2 min后可再进行。

（3）排便体位。排便体位可采用使肛门直肠角度增大的体位（即蹲位或坐位），若不能取蹲位或坐位，则以左侧卧位较好。脊髓损伤的患者也可使用辅助装置协助排便。

（4）腹部按摩。指导患者或排便时，操作者用单手或双手的示指、中指和环指自右沿结肠解剖位置向左环形按摩。从盲肠开始，依结肠蠕动方向，经升结肠、横结肠、降结肠、乙状结肠做环形按摩，或在乙状结肠部由近心端向远心端做环形按摩，每次 5～10 min，每天 2 次。

（5）增强腹肌运动。患者坐于坐厕或取斜坡位，嘱咐患者深吸气，往下腹部用力，做排便动作。

（6）盆底肌训练。患者平卧，双下肢并拢，双膝屈曲稍分开，轻抬臀部，缩肛、提肛 10～20 次，每天练习 4～6 次。

（7）灌肠。小剂量药物灌肠 15 min 后会出现肠蠕动，适用于 T_6 以上的脊髓损伤患者。

5. 膀胱康复训练

膀胱康复训练是针对神经系统损伤或疾病导致神经功能异常而引起膀胱的储存和排空机制发生障碍的恢复性康复治疗措施。治疗效果取决于对患者的处理策略是否正确。患者参与程度和持之以恒是成功的关键。训练方法主要包括排尿习惯训练、排尿意识训练、反射性排尿训练、代偿性排尿训练（包括 Valsalva 屏气法和 Crede 手法）、盆底肌训练。

（1）排尿习惯训练。根据患者排尿模式和日常习惯，确立排尿间隔时间（排尿间隔时间不少于 2 h），在预定时间协助并提示患者排尿，可采取适当的诱导排尿（如听流水声、温热毛巾外敷膀胱区、用温水冲洗会阴并按摩膀胱膨隆处、用开塞露塞肛等方法）。

（2）排尿意识训练（意念排尿）。意念排尿适用于留置尿管的患者。放尿前 5 min，患者全身放松，并想象自己在一个安静环境中，利用意想感觉排尿。

（3）反射性排尿训练。导尿前 30 min，用手腕的力量，指腹轻轻叩击耻骨上区/大腿上 1/3 内侧，每分钟 50～100 次，每次叩击 2～3 min，或牵拉阴毛、挤压阴蒂/阴茎或用手刺激肛门诱发膀胱反射性收缩，产生排尿。

（4）代偿性排尿训练。代偿性排尿训练包括 Valsalva 屏气法和 Crede 手法。Valsalva 屏气法是患者取坐位，身体前倾，屏气呼吸，增加腹压，向下用力做排尿动作帮助尿液排出。Crede 手法是用拳头于脐下 3 cm 深按压，并向耻骨方向滚动，动作缓慢柔和，同时嘱咐患者增加腹压帮助尿排出。

（5）盆底肌训练。患者在不收缩下肢、腹部及臀部肌肉的情况下自主收缩盆底肌肉（会阴及肛门括约肌），每次收缩维持 5～10 s，重复做 10～20 次，每天 3 组。

（三）骨科常见疾病的康复行为训练

骨科康复可分为急性期（术后 1～2 周）、亚急性期（术后 3～8 周）、中后期（术后 9～12 周）3 个阶段，其中，前 2 个阶段为康复早期。骨科常见疾病的康复行为训练，根据患者的病情、手术方式及评估患者的接收与配合情况等制定，力求每个患者能得到个体化的康复训练（表3-34）。

表3-34 骨科常见疾病康复行为训练

疾病/手术方式	术前/术后康复行为训练
脊髓型颈椎病/颈椎前路内固定手术	（1）术前阶段。使用颈托固定、保持颈部中立位（必要时）。依次进行四肢功能训练、增强肌力与耐力训练、关节活动度训练、手握力训练、进行轴线翻身训练、肺康复训练、有效咳嗽训练。 （2）术后第一阶段（术后第1周）。①肺康复训练，有效咳嗽训练。②四肢功能训练：增强肌力与耐力训练，关节活动度训练；握力训练。③离床活动训练。④颈托固定。⑤手部精细动作协调性练习，日常生活活动练习。 （3）术后第二阶段（术后第2—第6周）。①继续肌力耐力训练，日常生活活动训练。②颈部抗阻训练。③颈椎操练习（6周后遵循医嘱进行）
脊柱侧凸/特发性脊柱侧凸脊柱融合手术	（1）术前阶段。进行肺康复训练、下肢肌力训练、耐力训练。 （2）术后第一阶段（术后第1周）。①肺康复训练。②四肢功能训练，包括增强肌力与耐力训练，关节活动度训练。③离床方法练习，借助助行器或他人搀扶床边站立或行走，逐渐过渡到独立行走练习。 （3）术后第二阶段（术后第2—第6周）进行正确坐姿和立姿练习、行走步态训练、继续加强四肢肌力耐力训练、日常生活活动练习。 （4）术后第三阶段（术后第6—第12周）。进行加强姿势维持练习、继续和提高耐力练习
腰椎间盘突出症	（1）保守治疗，包括：①卧床休息，避免椎间盘压力增加的姿势。②理疗。③腰椎稳定性训练：先从不负重开始，逐渐向负重体位过渡。 （2）术后早期，包括：①休息，保持身体活动的正确姿势。②增强肌力与耐力训练，如踝泵锻炼、股四头肌与臀肌等长收缩训练。③腰背肌锻炼，如低桥式运动、五点式运动等。④掌握正确的坐姿及移动身体的方法。⑤离床活动时为佩戴为腰围。 （3）术后中期，包括：①继续第一阶段训练，避免引起腰椎旋转、扭曲、弯腰动作。②掌握正确的蹲坐、行走姿势，避免脊柱负重。③腰背肌锻炼，如低桥式运动，五点式运动等维持腰椎中立位训练
上肢骨折/骨折切口复位内固定手术	（1）术后第一阶段，保护期（术后第0—第6周）。①石膏/支具固定。②水肿/疼痛：抬高患肢，休息，冷冻疗法，主动握拳。③未受累关节主动活动训练，肌腱滑动练习。④受累关节轻柔活动。 （2）术后第二阶段，稳定期（术后第6—第8周）。①根据骨性愈合程度并遵循医嘱移除石膏或支具固定。②骨折受累关节的主动活动，渐进性练习。③轻度功能性活动，如精细动作协调性练习、日常生活活动练习。 （3）术后第三阶段，骨折愈合期（术后第8—第12周）。①继续进行骨折受累关节被动活动以及肌力训练。②逐渐过渡至关节渐进性抗阻训练，例如应用弹性带训练等。③工作适应性训练。④恢复性运动

续表 3-34

疾病/手术方式	术前/术后康复行为训练
髋部疾病/髋关节置换手术	(1) 术后第一阶段（术后第1—第2周）。①增强肌力与耐力训练，如踝泵锻炼、股四头肌与臀肌等长收缩。②关节活动度训练，如仰卧位髋关节屈曲至45°，坐位伸膝及屈髋（小于90°）练习，站立位髋关节后伸、外展及膝关节屈曲练习。③辅助装置协助下渐进性走动，从助行器到手杖。④冷冻疗法。 (2) 术后第二阶段（术后第2—第8周）。①日常生活活动训练。②肌力训练、平衡训练。③步态训练，如上下楼梯训练等
骨性膝关节炎/膝关节置换手术	(1) 术后第一阶段/急性治疗期（术后第1—第7天）。①增强肌力与耐力训练，如踝泵锻炼、股四头肌与臀肌等长收缩。②关节活动度训练，如仰卧位屈膝伸膝、坐位屈膝伸膝训练、应用CPM机屈膝关节活动（60°开始并逐步增加）。③应用辅助器材（助行架）负重步态训练。④冷冻疗法。 (2) 术后第二阶段（术后第2—第8周）。仰卧位/俯卧位被动伸膝练习、主动伸膝练习（应用CPM机）、股四头肌训练、平衡训练，如单腿静态站立、双腿动态活动、冷冻疗法、步态训练、日常生活活动训练。 (3) 术后第三阶段（术后第9—第16周）。①继续加强股四头肌、腘绳肌训练。②平衡训练，如单腿/双腿动态活动。③步态训练，如上下楼梯训练
膝关节损伤/关节镜技术手术	(1) 术前阶段。进行冷冻疗法、支具穿戴、步态训练（支具锁定0°）、股四头肌收缩练习等。 (2) 术后第一阶段（术后6周内）。①小腿垫枕被动伸膝。②股四头肌训练。③支具锁定0°仰卧位/俯卧位腿抬高，逐渐进行抗阻练习。④辅助下（CPM机）伸膝/屈膝练习（ROM为0°～70°）。⑤冷冻疗法。⑥步态训练，用支具锁定0°扶拐足尖着地负重行走（术后2～6周渐进性负重至75%）。 (3) 术后第二阶段（术后第6周—第12周）。①步态训练，如弃拐行走（无疼痛时）、上阶梯练习。②自行车练习。③主动伸膝渐进性抗阻练习。 (4) 术后第三阶段（术后第12周—第20周）。①脚踏/静蹲练习，下肢渐进行抗阻和灵活性训练。②步态训练，如下阶梯练习。③主动伸膝渐进性抗阻练习

（四）骨科患者康复训练常见辅助器材使用方法与时机

骨科患者康复训练常见辅助器材使用方法与时机见表 3-35。

表 3-35 常见骨科康复训练辅助器材使用方法与时机

辅助器材	使用时机/使用对象	正确使用的方法要点
CPM 机	上肢、下肢骨折、关节松解术后、关节重建或膝关节置换术后等患者	检查机器性能，确定机器性能良好
		遵医嘱（患者病情需要）调节角度、速度、时间
		控制疼痛，尽量在无疼痛情况下进行
		观察训练的效果

续表 3-35

辅助器材	使用时机/使用对象	正确使用的方法要点
助行架	骶、髋关节及下肢疾病术前、后患者，体能减弱需要支持者	检查助行架性能，调节合适的高度
		根据病情掌握正确的行走方法
		行走过程注意防跌倒
拐杖	下肢、髋关节及骶骨疾病术前后患者	调节拐杖至适合高度
		根据患者病情指导适合的使用方法，如负重方式、行走步法（三点步、四点步）、上下楼梯方法等
		上下楼梯时注意安全，防跌倒
手托/三角巾	上肢外伤、手术后，固定患者限制活动	肢体置于功能位置固定
		注意预防皮肤过敏或皮肤损伤
颈托	颈髓损伤、颈椎病、颈椎骨折/脱位等疾病保守治疗及其手术后需要佩戴颈托者	根据颈部周径与高度选择合适的颈托
		佩戴正确，松紧合适，预防皮肤出现超敏反应
		指导患者掌握佩戴方法及起、卧床方法
腰围	急性腰部软组织损伤、腰椎疾病手术后患者，需要搬动或移动时、坐起时、站立及行走时需佩戴腰围者	腰围选择合适
		佩戴正确，松紧合适
		指导患者掌握佩戴方法及起、卧床方法
		卧床时不需要佩戴
支架背心	胸腰椎骨折、脊柱畸形患者保守治疗，胸腰椎疾病及其手术后，脊柱畸形矫形手术后患者	支架背心须根据患者体型量身订制
		佩戴正确，松紧合适
		注意防过敏、防皮肤损伤
		指导患者掌握佩戴方法及起床、卧床方法
轮椅	因疾病或身体机能下降不能行走的患者	检查轮椅性能，手刹有效
		掌握轮椅转运中的方法及注意事项
		轮椅转运过程注意防跌倒
石膏	四肢骨折、关节脱位患者，四肢关节挫伤、扭伤患者，四肢周围血管、神经、肌腱断裂或损伤手术修复后患者等	石膏固定后注意观察肢端血液循环情况
		石膏固定松紧合适，注意观察皮肤情况
		指导患者掌握石膏固定后自我观察事项

三、指标的计算公式

式（3-21）中，分子为某一统计周期内所抽查的患者康复行为训练准确的例数。需要做到：①针对每名患者的运动能力、损伤性质、年龄、心肺功能等，与医师共同制订功能锻炼方案,确定功能锻炼的方法、量、频率、时间,做到个体化。②根据病情适时进行功能锻炼,循序渐进,活动范围由小到大,次数由少到多,时间由短到长,强度由弱到强。③康复行为训练贯穿术前、术后 6 h 内、术后卧床期及离床活动期、出院前、出院后阶段。④辅助器材选择合适、规格合适。⑤辅助器材、康复理疗仪器、被动运动仪器使用的方法、时机正确。⑥患者掌握功能锻炼内容、方法及注意事项,坚持每天按强度完成功能锻炼。在抽查康复行为训练准确率指标时,患者不知晓康复训练的内容方法、患者知晓内容但依从性差、患者未应用辅助器材或应用方法不正确等,出现上述任何一项问题均判定为康复行为训练不准确。分母为某一统计周期内抽查的患者总例数。

式(3-21)用于计算某统计周期内所抽查患者的康复行为训练准确率,能较为客观地反映患者康复行为训练不准确的情况和康复行为训练的管理质量,使用简单,可操作性强。通过抽查能及时发现康复行为训练不正确,并进行改进,从而预防并发症的发生。

四、指标的监测

成立质量管理小组,制定监测的流程、方法与质量控制。经培训合格的质量管理小组成员负责监测、收集数据,根据监测的不同目的选择病种、手术患者或选择不同年资的护士所管患者进行现场监测,应用康复行为训练准确率的指标内涵判定康复行为训练是否合格,定期进行数据统计分析并持续改进康复行为训练的护理质量。

例如,监测的目的是了解腰椎间盘突出症术后患者的康复训练准确率。质量管理小组成员通过抽查一定例数的腰椎间盘突出症术后患者的康复训练情况,包括是否正确佩戴腰围情况,计算这一统计周期内所抽查的患者的康复训练准确率比例。

又如,监测的目的是了解脊柱外科患者的康复行为训练准确率。质量管理小组成员通过抽查一定例数的脊柱外科患者的康复行为训练情况,计算这一统计周期内脊柱外科患者的康复行为训练准确率比例。调查设计需要注意的是,抽查的对象一方面包括脊柱外科所有的责任护士,另一方面包括抽查脊柱外科不同手术患者,这样才有代表性,不然数据会产生偏倚。

五、指标的改进案例

(一)案例一: 某三甲医院脊柱疾病手术患者康复行为训练准确率改进案例

1. 背景

为了解脊柱外科手术患者的康复行为训练准确率,质量管理小组于某年 1—3 月调查了脊柱外科手术患者 137 例。

(1)纳入标准:①诊断颈椎病、腰椎退行性病变、脊柱肿瘤、脊柱侧弯等脊柱外科疾病且需要手术治疗的患者。②年龄大于 18 岁。③意识清楚,能有效沟通。④患者知情同意。

（2）排除标准：①合并严重内科疾病患者。②并发严重并发症患者。③合并精神障碍性疾病患者。④康复依从性较差的患者。

（3）采用便利抽样的方法，选取某年 1—3 月符合纳入标准的脊柱外科手术患者 137 例，其中康复行为训练准确的患者 112 例，康复行为训练准确率为 81.75%。

2．分析

通过鱼骨图分析法从人、物、法、环等方面进行分析，确认要因为：患者对康复训练的内容、方法、时机未掌握，未掌握原因包括患者因素和护士因素。患者因素为患者的接受程度、理解程度以及记忆能力差异；护士因素为指导康复训练未同质化；指导次数少、时间不足，以及未及时反馈患者接收程度；指导方法单一，以口头教育指导为主。

3．持续质量改进措施

（1）同质化培训。培训内容包括康复训练项目的内容、方法、注意事项、频率及患者的最佳训练时机。纳入"三基"考核，人人过关。

（2）制作康复行为训练相关的文字册子。内容图文并茂，通俗易懂，如踝泵锻炼方法、腰围佩戴方法、助行架的应用等，改变单一的口头康复训练指导方法。

（3）拍摄与康复行为训练相关的视频。内容包括踝泵锻炼方法、股四头肌锻炼方法、腰背肌锻炼方法、腰围佩戴方法等。音像制品作为一种文化传播介质，音像并茂，视听并重，对信息传递是直接的、动态的和综合的，较之其他传媒方式的单一接受（视或听）信息方式，更为生动和具有感染力。通过视频的观看，让患者更加容易地掌握康复训练方法。

（4）制作个体化的康复训练指导清单。根据患者的年龄、文化程度、对知识接收理解能力等，制定不同的训练指导方法和次数。例如，患者不懂文字或语言沟通有障碍，给予视频观看，以视频模仿方法传授，并要求护士评价患者对康复训练内容掌握情况。

4．改进结果

同年 10—12 月再次进行脊柱外科手术患者的康复行为训练准确率监测，共 99 例。其中康复行为训练准确 97 例，准确率为 97.98%，患者康复行为训练准确率增长 19.85%。这提示将个体化训练与视频健康教育应用于骨科手术患者围手术期护理，提高了患者的健康教育知晓率与自我护理能力，实现专科护理服务标准化、规范化，有助于提高骨科专科护理质量。

（二）案例二： 全髋关节置换术后患者康复行为训练有效率改进案例

1．背景

全髋关节置换术适用于股骨颈骨折、骨性关节炎、类风湿性关节炎等引起的严重髋关节破坏、疼痛、活动障碍，并经保守治疗无法缓解或改善症状者。手术对肌肉、肌腱、韧带等本体感受器的损伤，对髋关节协同动作模式维持平衡的影响，均提示全髋关节置换术后开展平衡训练十分必要。某三级医院骨伤科选取某年1—8月首次行全髋关节置换术患者。

（1）纳入标准：①年龄50～75岁，首次接受单侧人工全髋关节置换术。②术前有行走能力，除手术部位无其他损伤。③意识清楚，有良好的沟通能力。④出院后，至少有1名家属共同参与康复监督。

（2）排除标准：①合并严重的其他疾病，如帕金森病、偏瘫、小儿麻痹、前庭神经紊乱等影响平衡感疾病。②严重类风湿性关节炎累及其他关节。③出院后参加社区或其他场所康复训练项目。纳入患者75例，其中试验组44例，对照组31例。试验组在常规锻炼的基础上给予渐进式平衡训练方案，对照组采用常规锻炼方案。

2．分析

临床上，全髋关节置换术后常规开展康复方案中无细化的渐进式平衡训练方案或平衡训练方案欠科学、严谨、规范；另外，由于护士人力影响，无开展全程、全方位的康复管理。

3．持续质量改进措施

（1）基于循证制订渐进式平衡训练方案。通过成立课题小组，通过循证检索、院内修订、预试验等环节，可制订全髋关节置换术后渐进式平衡训练方案。包括坐立练习、足尖/足跟站立、健侧单腿站立、外展/屈曲/拉伸术侧髋关节、直线行走、侧向行走、足跟/足尖走、绕椅8字走8个项目，在站立、行走状态下完成，共25 min。

训练内容分为3级，1级为坐立练习、足尖/足跟站立10 s、5 m直线行走、5 m健侧向行走；2级为健侧单腿站立10 s、绕椅8字走2圈；3级为单腿站立位外展/屈曲/拉伸术侧髋关节、5 m足跟/足尖走。

训练强度分为3级，A级为睁眼、站立、行走训练，完成1项认知训练任务；B级为闭眼站立位训练，睁眼行走训练并跨越3处障碍物（由书籍或矮凳构成，高度为10～20 cm）；C级为闭眼站立位训练，睁眼行走训练并跨越障碍物，完成1项认知训练任务。

（2）实施渐进式平衡训练方案。遵循渐进性康复原则，实施为期8周的平衡训练，划分4个阶段。

初学期：术后3～7天，以逐渐掌握1～2级训练内容、完成A级训练强度为目标。

巩固期：术后第2周，以熟练掌握1～3级训练内容，初步适应B级训练强度为目标。

进阶期：术后3～6周，以完成B级训练强度为目标，于2周拆线时，指导患者与家属掌握训练方法。于4周回院复查时，检查康复效果，调整训练强度。如行走距离可增至10 m，8字走调整为4圈。

全面期：术后7～8周，完成C级训练强度，并将所有单侧、单项运动均改为双侧、双向。住院期间，由4名专科护士负责每天1次的平衡训练指导工作。居家康复期间，2名研究生监督视频打卡情况，于术后2周、4周、6周各时间点提醒患者调整训练方法。

4．改进结果

试验组在对照组基础上开展渐进式平衡训练，以不同时间点Berg平衡量表评分比较、不同时间点起立行走 6 m 计时测试比较、跌倒效能量表评分比较,差异均有统计学意义($P < 0.001$)。结果提示,渐进式平衡训练方案可加速全髋关节置换术后患者康复早期平衡能力、行走能力的恢复,提高患者跌倒效能,改善患者害怕跌倒的心理。此案例提示对康复行为训练准确率的监测应以时俱进,随着研究与临床实践的深入,康复行为训练准确率的判定标准需随之改变,应用更多有循证实践依据的措施改善临床质量。

(黎小霞 肖萍 黄天雯 高远)

第十四节 疼痛干预有效率

指标名称:疼痛干预有效率。

指标类型:过程指标。

指标意义:通过监测疼痛干预有效率来评价疼痛治疗护理的有效性,分析影响疼痛干预效果的因素,制定并实施改进措施,为骨科患者提供标准化、规范化的疼痛护理服务提供依据,同时也提高患者的疼痛控制质量,增强护士疼痛管理的效果,有效减轻骨科患者疼痛,减少疼痛发作频率,降低相关并发症发生,提高患者的生活质量。监测内容包括有无根据患者疼痛评估结果进行个体化镇痛和多模式镇痛,给予非药物干预或药物干预;疼痛评分是否不超过 3 分;24 h 疼痛频率是否不高于 3 次。24 h 内需要止痛解救药物是否不超过 3 次。同时满足以上条件即可判断疼痛干预有效。

基本公式:

$$疼痛干预有效率 = \frac{抽查疼痛干预有效的例数}{抽查患者的总例数} \times 100\% \quad (3-22)$$

一、指标的定义

疼痛干预指根据患者疼痛评估结果进行个体化镇痛和多模式镇痛,包括药物治疗和非药物治疗。

预防性镇痛是指在整个围手术期(包括术前、术中和术后)采用多模式镇痛方法,阻断伤害性刺激信号的传递,增强术后镇痛疗效,减少术后镇痛药物使用,防止中枢和外周神经敏化,降低远期慢性疼痛的发生。

患者自控镇痛(patient controlled analgesia, PCA)是指借助电子镇痛泵,医护人员根据患者疼痛程度和身体情况,预先设置镇痛药物的剂量,再交由患者"自我管理"的一种疼痛处理技术。

多模式镇痛是指联合应用作用于疼痛传导通路中不同靶点及不同作用机制的镇痛药物或镇痛方法,以获得相加或协同的镇痛效果,减少药物剂量,降低相关不良反应,达到最大效应风险比。

疼痛干预有效指根据患者的疼痛评估结果，给予非药物干预或药物干预；患者疼痛评分不大于 3 分，24 h 疼痛频率不大于 3 次，24 h 内需要止痛解救药物不超过 3 次。以上条件同时满足判断疼痛干预有效。

疼痛干预有效率是指统计周期内抽查住院患者疼痛干预有效的例数与抽查患者的总例数的比例。

二、指标的内涵

疼痛不是单纯的生理现象，而是受生理、心理、社会环境和文化素质等多种因素影响的独特主观感受，是临床最常见症状之一。疼痛已成为继呼吸、血压、脉搏、体温四大生命体征之后的第五大具有临床意义的生命体征。于骨科患者而言，不论是术前还是术后，往往都会有剧烈的疼痛感，而疼痛可以导致患者产生焦虑、烦躁、恐惧、失眠、血压升高、心率、呼吸增快、免疫功能下降等一系列的生理、病理和心理改变，甚至引起深静脉血栓、早期功能锻炼受阻、压力性损伤等并发症，影响手术效果。因此，疼痛护理已成为骨科护士的一项重要日常护理工作。及时有效的疼痛护理干预可以减轻患者的痛苦，缩短病程，提高医疗和护理质量。以下是疼痛干预有效率的内涵。

（一）根据患者疼痛评估结果，进行个体化镇痛和多模式镇痛

（1）疼痛评分不大于 3 分，采用非药物疼痛治疗方法。

（2）疼痛评分 4～6 分，护士在采用非药物疼痛治疗方法的同时，应告知值班医师，遵医嘱使用镇痛药并观察患者用药后疼痛的缓解情况。静脉或肌内注射后 30 min 评估 1 次，口服药后 1 h 评估 1 次，直至患者疼痛评分不大于 3 分。

（3）疼痛评分不小于 7 分，遵医嘱临时使用镇痛药，并及时报告主管医生是否修改长期镇痛方案。

（二）疼痛的非药物治疗

随着疼痛控制方法的不断发展和完善，非药物干预措施在镇痛治疗中发挥着越来越重要的作用。

1. 如何选择和使用非药物治疗方法

非药物镇痛贯穿于骨科患者围手术期疼痛管理全程，对于疼痛评分不小于 3 分的患者，可指导患者根据自己的喜好或应对方式选择适合的非药物治疗措施；对于疼痛评分不小于 4 分的患者，辅以非药物镇痛可显著改善镇痛效果，提升疼痛管理质量。例如，对于骨折的患者，由于骨折部位红肿，冷敷治疗对于消肿止痛显得十分重要，术后早期在切口周围应用冰袋冷敷法可改善疼痛症状。一些与心理学相关的镇痛措施，如术前使用音乐疗法，可使患者放松心情，对减少围手术期镇痛药物的使用也有积极作用。除上述非药物镇痛方式外，脉冲式电疗、超声、中医推拿、针灸等也是围手术期镇痛可供选

择的方法。

2. 非药物镇痛的方法

（1）保持室内环境安静舒适，温湿度适宜，满足患者对舒适的需求，采取舒适的卧位休息，做好各项清洁卫生，使患者感到舒适，以减轻疼痛。

（2）减少或消除引起患者疼痛的原因，避免引起疼痛的诱因，如下肢骨折的患者可行患肢牵引，抬高患肢，保持肢体功能位，可以促进静脉回流，减轻肿胀，从而缓解疼痛。

（3）物理治疗，即应用各种人工的物理因子作用于机体，引起机体的一系列生物学效应，如热敷、冷敷、按摩、理疗等。

（4）分散注意力，可通过选择听音乐、看报、看书、玩游戏、聊天、看电视等方法来减少患者对疼痛的感受程度。

（5）心理护理，对患者进行心理疏导，安慰患者，解释引起疼痛的可能原因。向患者做好沟通解释，同时指导患者学会非药物镇痛治疗的措施及正确评估其有效性的方法。

（6）实施非药物干预护理技术。

A. 意象法。意象法是运用个体的想象力提升感官想象，以降低疼痛强度或改变疼痛性质，或者想象一个愉快、更容易接受或无痛的画面来代替疼痛，从而达到缓解疼痛的目的。

B. 渐进性肌肉放松训练法。具体步骤包括深呼吸训练、前臂肌肉放松、双臂放松、双脚肌肉放松、小腿肌肉放松、大腿肌肉放松、头颈部肌肉放松、躯干部肌肉放松、双肩肌肉放松、腰部肌肉放松、臀部肌肉放松。

C. 认知行为疗法。认知行为疗法是通过帮助患者识别自己的歪曲信念和负性自动思维，并用他们自己或他人的实际行为来挑战这些歪曲信念和负性自动思维，以改善情绪并减少抑郁症状、减轻疼痛。

D. 穴位止痛技术。主要通过局部刺激经络腧穴来疏通经络，畅行经气，达到通则不痛的目的，常见的止痛穴位有足三里、三阴交、太冲、丘墟。按摩手法由轻到重，按点柔法按压，局部感觉以酸、麻、胀为宜。

（三）疼痛的药物治疗

1. 止痛药物的分三类

（1）非阿片类药物，适用于轻至中度疼痛。

A. 非甾体抗炎药（nonsteroidal anti-inflammatory drug，NSAID），主要用于轻度疼痛，也常作为合并用药用于中至重度疼痛，增强阿片类药物作用，减少阿片类用量，从而减低阿片类药物的不良反应。分为传统非选择性 NSAID 和选择性 cox-2 抑制剂。①非选择性 NSAID，同时抑制 cox-1 和 cox-2，代表药物如洛索洛芬钠、双氯芬酸、美洛昔康、氟比洛芬酯等。特点是易造成胃肠道损伤，增加出血的风险。②选择性 cox-2 抑制剂，选择性抑制 cox-2，对 cox-1 无抑制作用。代表药物为塞来昔布、帕瑞昔布。特点是胃肠道安全较好，不增加出血的风险。

B. 对乙酰氨基酚，为最常用的非抗炎解热镇痛药。抑制中枢神经系统合成前列腺素，产生解热镇痛作用，是缓解外周性疼痛的药物。日剂量不超过 4 000 mg 时副作用低，过量可引起肝损害。主要用于轻度、中度疼痛。

（2）阿片类药物，用于缓解中、重度疼痛，分为弱阿片类药物和强阿片类药物。弱阿片类药物有可待因、曲马多等，强阿片类药物有吗啡、美司康定等。使用时应及时监测患者疼痛程度，以调整阿片类药物的剂量，避免药物依赖。

（3）镇痛辅助用药。

A. 三环抗抑郁药物，如阿米替林、丙咪嗪、多塞平、氯丙咪嗪、甲替林等。

B. 抗癫痫药物，如苯妥英钠、苯巴比妥、安定、丙戊酸钠、加巴喷丁、拉莫三嗪、氨己烯酸等。

C. 肌肉松弛剂，如盐酸乙哌立松片（宜宇）、氯唑沙宗、库泰。

D. 外周神经痛药物，如普瑞巴林胶囊、甲钴胺片、甲钴胺注射液、神经妥乐平。

2. **用药基本原则**

（1）"按阶梯"给药。按阶梯给药就是根据疼痛程度由轻到重，由一级到三级阶梯，选择不同强度的止痛药。第一阶梯，轻度疼痛给予非阿片类药物或加辅助性药物。第二阶梯，中度疼痛选择弱阿片类或加非甾体抗炎药和辅助性止痛药。第三阶梯，重度疼痛选择阿片类药物或加非甾体抗炎药和辅助性止痛药。

（2）"按时"给药。根据药物的作用时间，有规律地按间隔给予，而不是等患者疼痛时才给，按时给药时患者血药浓度维持较平衡的状态，使疼痛持续缓解。

（3）口服给药。口服给药方法简单，创伤性小。

（4）个体化给药。用药剂量根据患者的需要由小到大。

（5）注意具体细节。观察疼痛缓解程度和身体的反应，及时采取措施，目的是使患者得到最佳的镇痛效果，而副作用、不良反应最小。

3. **PCA 的护理要点**

临床上使用的 PCA 泵主要分两大类，一类为电子泵，另一类为机械泵。电子 PCA 泵是装有电子计算机的容量型输液泵；机械 PCA 泵是利用机械弹性原理将储药囊内的药液以设定的稳定速度，恒定地输入患者的体内。根据 PCA 给药途径的不同，将其分为硬膜外 PCA、静脉 PCA、外周神经阻滞 PCA 和皮下 PCA 等。以下是应用 PCA 泵患者的护理措施：

（1）评估患者。了解患者的基本情况，评估是否有 PCA 禁忌证。PCA 禁忌证包括精神异常、无法控制按钮者或不愿意接受应用 PCA 者及既往有吸毒或不良的镇痛药用药史者等。

（2）解释及宣教。对患者及其家属做好正确使用 PCA 泵的相关宣教，以防使用不当而造成的疼痛或药物过量。告知患者勿将 PCA 泵按钮放置于枕下或背部，以免受压而异常给药，自控键应由患者选定何时按压，家属和护士不应随意按压，并且应在感到疼痛时就按键给药，不要等到剧烈疼痛再给药，以获得满意的镇痛效果。硬膜外 PCA 由于导管留置在腰背部，当患者翻身活动或更衣时注意防止导管脱出或扭曲，影响药物的输入。

(3) 做好观察与记录。使用期间护士要检查输注部位有无红、肿、皮肤超敏反应、出血、渗液、针头脱落等情况。要确保 PCA 泵给药装置的正常运行,如果出现报警,应查明其原因,并及时处理问题和故障。另外,密切观察药量及镇痛效果,若患者出现镇痛效果差或镇痛不全,则应通知麻醉医师调整 PCA 泵止痛药的剂量。因为 PCA 泵使用的止痛药多为吗啡或芬太尼,这类药物可引起低血压、呼吸抑制、窒息及心动过缓,所以监测呼吸、循环系统是使用 PCA 泵护理的重点。

(四) 制定骨科患者疼痛的集束化护理措施

为了加强疼痛管理工作的连贯性、完整性和持续性,将有循证依据的一系列护理措施整合起来,制定表 3-36。护士可在不同阶段根据患者的自身及其疼痛情况,及时地对患者进行预见性、计划性的护理指导,帮助患者选择合适的镇痛方案,并做好记录,这有利于优化护理服务流程,增强护士工作的条理性,提高疼痛管理质量。

表 3-36 骨科术后患者疼痛的集束化护理措施

编号	骨科术后患者疼痛的集束化护理措施	日期/时间
1	保持环境安静,温湿度适宜	
2	卧床休息,予舒适卧位,抬高患肢	
3	患肢牵引或制动	
4	物理治疗:A = 热敷;B = 冷敷;C = 按摩;D = 理疗	
5	心理疏导:安慰患者、解释引起疼痛的可能原因	
6	分散注意力:A = 听音乐;B = 看报;C = 看书;D = 玩游戏;E = 聊天;F = 看电视等(可同时记录)	
7	遵医嘱按时使用止痛药物:A = 静脉用药;B = 镇痛泵;C = 口服用药;D = 肌内注射用药;E = 止痛贴剂;F = 无(可同时记录)	
	遵临时医嘱使用止痛药物:A = 静脉用药;B = 口服用药;C = 肌内注射用药;D = 止痛贴剂;E = 无(可同时记录)	
	镇痛方式:A = 超前镇痛;B = 按时镇痛;C = 随机镇痛	
	镇痛用药护理:A = 阿片类药;B = 非阿片类药;C = 镇痛辅助药;D = 无(可同时记录)	
8	其他措施	

(五) 骨科常见特殊人群的疼痛护理特点

1. 小儿骨科患者疼痛护理特点

小儿骨科患者(不超过 6 岁)由于年纪较小,无法准确地描述疼痛感,这加大了护士疼痛管理的难度,而术后出现的疼痛感会很大程度影响到患儿的预后效果。表 3-37

指引护士对患儿实施疼痛护理管理,以减轻患儿疼痛感,获得患儿及其家长的信任,提高患儿的治疗依从性,最终促进患儿早日恢复健康。

表3-37 儿童术后疼痛的集束化护理措施

编号	儿童术后疼痛的集束化护理措施	日期/时间
1	保持环境安静,温湿度适宜	
2	家属陪护,卧床休息,予舒适卧位,抬高患肢	
3	患肢牵引或制动	
4	物理治疗:A=热敷;B=冷敷;C=按摩;D=理疗	
5	心理疏导与行为认知干预:指导家属安慰患者,解释并树立榜样,适时激励	
6	分散注意力:A=听音乐;B=看书;C=撕纸;D=玩游戏、玩具;E=聊天;F=看电视;G=吮吸无孔奶嘴;H=喂食糖水;I=其他,如:_____	
7	遵嘱按时镇痛:A=静脉用药;B=镇痛泵;C=口服用药;D=肌内注射用药;E=止痛贴剂;F=直肠给药;G=舌下给药;H=无(可同时记录)	
	遵嘱临时镇痛:A=静脉用药;B=口服用药;C=肌内注射用药;D=止痛贴剂;E=栓剂;F=无(可同时记录)	
	镇痛用药护理:A=阿片类药;B=非阿片类药;C=镇痛辅助药;D=无	
8	其他措施	

2. 老年骨科患者疼痛护理特点

老年患者的器官功能下降,生理储备降低,年龄相关的药代动力学和药效学改变,视力、听力及并存的神经精神疾病,致使疼痛的客观评估困难,多重用药、多重疾病使老年患者的疼痛管理成为难题。进行老年患者疼痛管理,要了解增龄相关的痛觉感知改变,根据增龄相关的心、肺、肝、肾、胃肠生理及病理生理改变特点,既往用药史及与围手术期镇痛药物的相互作用等因素,基于加速康复外科(enhanced recovery after surgery,ERAS)原则选择合适的个体化多模式弱阿片镇痛方案。建议老年患者优先考虑使用非阿片和区域神经阻滞镇痛技术,尽量减少或不使用阿片类镇痛药物,积极采用弱阿片、多模式、预防性、个体化镇痛方案,以实现最大的镇痛效果、最小的不良反应、最佳的躯体和最高的心理功能、最好的生活质量和最高的患者满意度。

3. 骨科相关神经病理性疼痛患者的护理特点

神经病理性疼痛是指由躯体感觉系统的损害或疾病导致的疼痛,主要分为周围性和中枢性神经病理性疼痛两种类型,不同类型的疼痛具有相似或共同的发病机制。

神经病理性疼痛的临床表现复杂多样,具有自己独特的性质和特点,包括自觉症状和诱发症状。主要表现为病程长,多数超过3个月。通常疼痛部位与其受损区域一致。多数原有致痛的病因已消除或得到控制但仍存留疼痛,严重影响工作和生活,常常伴有情感障碍。其疼痛的特点如下:

（1）自发痛。在没有任何外伤、损伤性刺激情况下，局部或区域可出现疼痛，此为自发痛。

（2）疼痛部位可因轻微碰触，如接触衣服或床单，或温度的微小变化而诱发疼痛，为非伤害性刺激引的疼痛。

（3）痛觉过敏。对正常致痛刺激的痛反应增强，为痛觉过敏。

（4）疼痛性质。疼痛性质以牵扯样痛、电击样痛、针刺样痛、撕裂样痛、烧灼样痛、重压性痛、膨胀样痛及麻木样痛较多见。

（5）感觉异常。可有感觉异常、感觉迟钝、瘙痒感或其他一些不适的感觉。

出现轻微疼痛，在疼痛可忍受或不影响睡眠的情况下，可采取非药物治疗方法，如音乐疗法、放松疗法、抬高患肢、冷疗法、运动疗法、意象法、渐进式肌肉放松法、穴位按压止痛法、热疗、经皮电刺激、推拿按摩、神经阻滞、射频治疗等。出现中度、重度疼痛，在采用非药物疼痛治疗方法的同时，可遵医嘱使用镇痛药。

（六）影响疼痛干预有效率的常见因素

疼痛干预有效率受患者自身因素（病情、对疼痛的敏感程度、心理因素、对疼痛的认识）影响，也受临床护士认知因素（专业知识掌握不全面、对疼痛的治疗态度松懈）、行为因素（对疼痛的处理不得当、健康宣教未落实），以及其他因素（如护理人力不足、体位摆放不当等）影响。除患者因素外，护士的认知、行为及人力、设备资源等因素均是护理服务范畴内的活动。

护士是患者疼痛干预的直接实施者和观察者。护士通过对疼痛干预有效率的监测，分析疼痛干预效果欠佳的现状、原因及影响因素，为其预防、控制等管理活动提供科学依据，以进行历史性、阶段性的自身比较，并进行持续改进，提高疼痛干预有效率，提高患者的疼痛控制质量与疼痛管理效果，从而减少并发症的发生，保证患者的舒适和功能，促进患者康复。

三、指标的计算公式

式（3-22）中，分子为某一统计周期内所抽查的患者疼痛干预有效的例数。在抽查疼痛干预有效率指标时，可通过查阅病历资料中有无根据患者疼痛评估结果，进行个体化镇痛和多模式镇痛，给予非药物干预或药物干预，以及病历资料中的临时用药情况，并访谈患者和家属来评价疼痛干预的有效性。疼痛评分大于3分，24 h疼痛频率超过3次，24 h内需要止痛解救药物超过3次，出现以上任何一项问题均判定为疼痛干预无效。分母为某一统计周期内抽查的患者总例数。

式（3-22）用于计算某统计周期内所抽查患者的疼痛干预有效率，能较为客观地反映患者疼痛干预的效果情况和疼痛的管理质量，使用简单，可操作性强。通过抽查能及时发现疼痛干预的情况，并进行改进，从而预防并发症的发生。

四、指标的监测

成立疼痛护理质量管理小组,制定监测的流程、方法与质量控制。经培训合格的疼痛护理质量管理小组成员负责监测、收集数据,根据监测的不同目的选择病种、手术患者或选择不同年资的护士所管患者进行现场监测,应用疼痛干预有效率的指标内涵判定疼痛干预是否合格,定期进行数据统计分析并持续改进疼痛护理质量。

例如,监测的目的是了解脊柱侧弯术后患者的疼痛干预有效率时,疼痛护理质量管理小组成员通过抽查一定例数的脊柱侧弯术后患者的疼痛干预效果情况,计算这一统计周期内所抽查的患者的疼痛干预有效比例。

又如,监测的目的是了解创伤骨科患者的疼痛干预有效率时,疼痛护理质量管理小组成员通过抽查一定例数的创伤骨科患者的疼痛干预及效果情况,计算这一统计周期内创伤骨科患者的疼痛干预有效比例。调查设计需要注意的是,抽查的对象一方面包括创伤骨科所有的责任护士,另一方面包括抽查创伤骨科不同手术患者,这样才有代表性,不然数据会产生偏倚。

五、指标的改进案例

(一)案例一: 颈椎手术患者疼痛干预有效率改进案例

1. 背景

为了解脊柱外科颈椎疾病手术患者的疼痛干预有效率,质量管理小组于某年4—6月调查了脊柱外科行颈椎手术治疗的患者83例。

(1)纳入标准:①颈椎骨折、颈椎退行性病变、颈椎肿瘤、颈椎结核、颈椎畸形疾病等颈椎疾病并且需要手术治疗的患者。②年龄18～80岁。③学历为小学文化及以上。④意识清楚,能有效沟通。⑤患者知情同意。

(2)排除标准:①合并严重的内科疾病。②出现严重并发症患者。③认知功能障碍者。

(3)采用简单抽样的方法,选取某年4—6月符合纳入标准的脊柱外科颈椎疾病手术患者83例,疼痛干预有效的患者76例,疼痛干预有效率为91.57%。

2. 分析

通过鱼骨图分析法进行分析,确认要因为:①患者对疼痛的认识不够,疼痛管理参与度不高。②部分患者未完全掌握非药物治疗的方法。③患者存在错误理念。部分患者认为疼痛是疾病及手术的一种自然过程,只有重度疼痛才需要处理,运用止痛药会成瘾,且副作用很大,因此,患者能忍就忍着,不会主动诉说疼痛,药物治疗的依从性低。

3. 持续质量改进措施

针对以上问题采取以下措施：

（1）制作疼痛关爱手册。由骨科科区护士长、护理组长及疼痛专科护士等共同组成疼痛护理小组，通过查阅大量文献及使用头脑风暴法，制作疼痛关爱手册（手册内容主要包括介绍无痛病房、认识疼痛、如何准确描述疼痛及有效应对疼痛等），帮助患者了解疼痛并积极参与疼痛管理。

（2）拍摄疼痛管理视频。为了满足不同文化程度及年龄阶段患者的健康教育需求，由普通话标准的护士担任配音，形象气质佳且业务能力强的护士担任演员，共同组成视频小组，将患者所需了解的疼痛相关知识（如正确认识疼痛、评估疼痛及有效应对疼痛、镇痛药物作用及副作用的观察等）拍摄成视频。视频拍摄完毕后用软件进行编辑，配上文字、音乐、解说、动画供患者观看。视频健康教育内容图文并茂、直观生动且全面具体，具有直观、易懂、易记、便于掌握及普及的特点，能为患者提供一个全程、连续、动态的护理指导。患者喜闻乐见、容易掌握。

（3）开展多模式健康教育。患者入院当天，护士给患者发放疼痛关爱手册，让患者观看疼痛管理视频，告知患者若疼痛得不到有效治疗，可能会影响患者躯体和社会功能，延长住院时间，增加医疗费用，影响其正常生活。让患者改变错误的疼痛认知，认识到疼痛干预的重要性，并能主动向医护人员反映其疼痛情况，同时掌握疼痛评分、疼痛应对的方法。

（4）制定疼痛护理技术流程与指引，包括渐进性肌肉放松训练护理技术、意象法、认知行为治疗护理技术、穴位止痛技术流程与指引，通过采取业务查房、工作坊、健康教育小讲课等形式，教会患者运用疼痛护理技术。

（5）实施医护一体化的骨科患者围手术期疼痛管理。

A. 病区成立疼痛管理小组，实施以护士主导的包括护士、麻醉师、临床医师在内的多学科、多模式的医护一体化镇痛管理模式。

B. 疼痛管理小组成员统一分工、各司其职。麻醉医师主要在患者术前进行访视及术中选择性给予镇痛药物，临床医师主要负责患者术中及术后的镇痛用药，整个疼痛管理过程中的各个环节由护士进行联络和交流，改进流程、优化各成员之间的协作关系，将患者的疼痛管理做到无缝对接。另外，每天晨交班后，开展医护联合查房及联合病例讨论。根据患者自身情况进行评估，并根据评估结果，融合疼痛与药物相关知识的疼痛管理理念，由医护共同对患者进行个体化疼痛管理，鼓励患者主动参与疼痛管理。医护一体化镇痛管理模式遵循"以患者为中心"的人文关怀服务理念，其疾病管理模式是以不同专科医护人员为行动主体，能有效提高医疗、护理质量以及患者的满意度。而医护一体化的多模式健康教育，对于患者及家属来说，更有说服力及可信度。

4. 改进结果

通过实施以上措施，于次年4—6月再次进行颈椎疾病手术后患者的疼痛干预有效率的监测，抽查颈椎疾病手术后患者86例，疼痛干预有效的有85例，有效率为98.84%，较前增长了7.94%。

（二）案例二： 以某三级医院骨科疼痛干预有效率指标开展质量管理

1. 背景

为了解某三级医院骨科手术患者疼痛干预的有效率，质量管理小组成员于某年7—9月调查了骨科手术患者520例。

（1）纳入标准：①四肢骨折、髋关节炎、膝关节炎、四肢肿瘤、脊柱骨折、脊柱退行性病变、脊柱结核、脊柱肿瘤、脊柱畸形等骨科疾病并且需要手术治疗的患者。②年龄18～80岁。③小学文化及以上。④意识清楚，能有效沟通。⑤患者知情同意。

（2）排除标准：①合并严重的基础疾病。②出现严重并发症患者。③患有精神障碍性疾病。

（3）采用便利抽样的方法，选取某年7—9月符合纳入标准的骨科手术患者520例，疼痛干预有效有465例，本季度疼痛干预有效率为89.42%。该院骨科病房开展了疼痛干预有效率的监测，确立疼痛干预有效率基线为95.00%。本季度疼痛干预有效率低于基线，须进行分析整改。

2. 分析

通过使用鱼骨图分析法进行分析，确认要因为：新到岗护士及轮训护士较多，对疼痛干预的知识与技能掌握欠全面，对患者疼痛管理宣教不到位；此外，新护士、轮训护士缺乏疼痛管理临床思维，在对患者进行疼痛评估后不能根据患者的疼痛程度选择合适的干预方法。

3. 持续质量改进措施

（1）对骨科低年资护士进行疼痛知识培训，将疼痛培训纳入新护士、轮训护士岗前培训的必修课程。

A. 基于护士个体的疼痛知识与态度开展培训。当新护士或轮训护士到岗时，由疼痛小组专科护士采用护士的疼痛知识和态度问卷对其进行调查，根据调查结果及培训对象需求，病区护士长与临床培训老师共同制订培训的内容和方案。培训内容包括：①理论知识培训。邀请疼痛治疗、护理专家进行集中授课，内容包括疼痛的病理生理、疼痛评估与干预、药物作用与不良反应、人文关怀及疼痛控制理论、围手术期镇痛新观念、患者和家属的教育与咨询等相关知识，每次时间2学时，共10次。②临床实践能力培训。基于临床案例开展情景模拟演练、角色扮演、护理业务查房、病例讨论、实践指导等多种培训方式，旨在提高低年资护士对患者的疼痛评估与干预能力。例如，情景模拟演练、角色扮演前选择疼痛案例，设置不同的情景，如评估、处置、疼痛干预无效等环节，让培训对象根据不同的情景进行角色扮演，设身处地地了解患者的疼痛感受与应对方式。以疼痛为专题的护理业务查房或病例讨论每月至少1次，由临床培训老师组织，采取以问题为中心的查房与讨论形式，使低年资护士掌握患者的一般资料、主要诊断、主要病情（包括疼痛病史、目前疼痛强度、部位、性质、时间变化、伴随症状、加重/缓解的因素等）、治疗措施、目前主要与疼痛相关的护理问题及采取的护理措施，培养疼痛管理临床思维。每位护士共参加30～40学时的学习。

B. 进行疼痛护理工作专项审核。培训后,采用护士疼痛护理工作考核表(表3-38)对新护士或轮训护士进行测评。审核表内容包括疼痛评估、疼痛干预与效果、疼痛健康教育、疼痛人文素质,满分为100分。得分越高,表示护士的疼痛护理工作越好。得分达90分及以上为合格,低于90分者须再次培训后审核。

表3-38 护士疼痛护理工作考核

项目	条目	所占分值	得分
疼痛评估 (30分)	正确评估患者对疼痛、止痛药的认识及需求	3	
	疼痛评估全面、规范,包括部位、时间、性质、程度、影响因素、伴随症状等	9	
	正确使用疼痛评估量表	3	
	评估用语规范	3	
	评估疼痛分值后能正确判断程度	3	
	疼痛评估记录单记录及时、准确	3	
	患者了解疼痛评估的意义,能客观说出疼痛分值	3	
	疼痛评估的频率正确	3	
疼痛干预与效果 (35分)	针对患者病情及疼痛结果实施个体化的干预措施	10	
	患者掌握非药物的干预方法	5	
	患者掌握药物干预方法	5	
	疼痛评估记录单记录及时、准确	3	
	疼痛护理记录及时、客观、准确	2	
	对患者实施的疼痛干预有效,适时评价与修订	5	
	患者对疼痛控制的满意度高,包括疼痛照顾、止痛效果、疼痛教育等满意度	5	
疼痛健康教育 (20分)	能向患者讲解镇痛管理的目的及好处	3	
	能向患者讲解镇痛的新理念	2	
	能指导患者缓解疼痛的方法	5	
	能向患者介绍止痛药物的作用、副作用	5	
	语言表达能力强,用语通俗易懂、规范	5	
疼痛人文素质 (15分)	能正确回答疼痛评估工具,并了解各工具使用时机	3	
	骨科患者疼痛处理目标正确	2	
	接受无痛病房业务培训有记录,至少2次以上	3	
	熟悉患者病情,实施人文关怀	5	
	态度认真,仪表符合要求	2	

(2)确定疼痛评分预警值及监护方案。新护士及轮训护士入科时就疼痛的预警值

及监护方案进行培训。例如,当疼痛评分不少于4分时,应立即通知医生。具体护理干预方案如下:

A. 疼痛评分为0～3分时,护士指导患者选择适合的非药物治疗措施及疼痛护理技术等。

B. 疼痛评分为4～6分时,采取措施包括:①护士在采用非药物疼痛治疗方法的同时,告知值班医师,遵医嘱使用镇痛药。②观察患者用药后疼痛的缓解情况。

C. 疼痛评分不低于7分时,采取措施包括:①护士立即报告值班医师,遵医嘱临时使用镇痛药。②观察用药后的效果及不良反应。③及时报告主管医生是否修改长期镇痛方案。

(3) 加强疼痛护理质量管理。规范现场管理中疼痛护理质量管理的内容与流程,按标准检查并指导护士,以提高护士的专业知识及观察问题的能力和判断能力,培养责任护士的疼痛管理临床思维,护士长或组长加强护士对疼痛干预效果的检查、质控,对疼痛干预存在问题进行即时性督导,床边示范,护士个人通过反思日记法持续改进疼痛干预护理质量。

4. 改进结果

采用便利抽样的方法,选取同年10—12月符合纳入标准的骨科手术患者512例,疼痛干预有效为501例,疼痛干预有效率达到97.85%,较前增长了9.43%。

(彭小琼　谭运娟　黄天雯)

第十五节　功能锻炼依从性

指标名称:功能锻炼依从性。

指标类型:过程指标。

指标意义:通过监测患者功能锻炼依从性,可以提高患者功能锻炼依从性,从而预防肌肉萎缩、关节僵硬,改善肌力及关节活动度,预防深静脉血栓等并发症的发生,保障功能康复效果及疾病预后。监测内容包括患者是否掌握功能锻炼的内容、方法、次数、时间、能否主动锻炼;患者每天锻炼的时间、方法、目标量、完成量和完成时间。按监测结果将功能锻炼依从性分为完全依从、部分依从、不依从3个等级。完全依从,指患者掌握功能锻炼内容、坚持每天主动按时、按量完成规定动作,而且方法正确;部分依从,指患者掌握功能锻炼内容,不能坚持每天完成锻炼计划的时间不能超过50%,需要家属或医护人员督促、劝说才能完成规定的动作;不依从,指患者不掌握功能锻炼内容,或绝大部分时间(超过50%)不能完成功能锻炼计划。功能锻炼依从性一般用功能锻炼依从率表示。

基本公式:

$$功能锻炼依从率 = \frac{完全依从例数 + 部分依从例数}{抽查患者的总例数} \times 100\% \qquad (3-23)$$

一、指标的定义

功能锻炼即主动或被动身体锻炼，目的是减轻疾病症状，是一种使患者恢复日常生活能力、参与社会活动的锻炼方式。

依从性是指患者的行为（如服药、饮食及改变其他生活方式、运动等）与临床医嘱的符合程度。

功能锻炼依从性分为完全依从、部分依从、不依从 3 个等级。完全依从，指患者掌握功能锻炼内容、坚持每天主动按时、按量完成规定动作，而且方法正确；部分依从，指患者掌握功能锻炼内容，不能坚持每天完成锻炼计划的时间不超过 50%，需要家属或医护人员督促、劝说才能完成规定的动作；不依从，指患者不掌握功能锻炼内容，或绝大部分（超过 50%）时间不能完成功能锻炼计划。功能锻炼依从性一般用功能锻炼依从率表示。

功能锻炼依从率是指统计周期内抽查住院患者功能锻炼完全依从和部分依从的患者的总例数与抽查患者的总例数的比例。

二、指标的内涵

骨科患者由于疾病、卧床、肢体制动或者其他情况，肢体或身体活动减少；手术患者由于肌肉量减少、神经肌肉功能受损、制动、疼痛引起废用等，造成肌肉功能并发症（如肌肉功能下降、肌肉萎缩、关节僵硬、深静脉血栓等）的发生，因此，功能锻炼是骨科疾病患者治疗和康复的重要环节。功能锻炼目的是减轻疾病症状，是一种使患者恢复日常生活能力、参与社会活动的锻炼方式。研究结果表明，骨科患者的功能锻炼依从性差，不依从行为可导致疾病加重、身体功能下降、生活质量下降和医疗资源浪费等后果，直接影响其术后的康复效果。在临床工作中，评估患者功能锻炼的依从性有助于医护人员判断治疗效果不明显的原因，从而制定有针对性的干预措施。

（一）骨科患者常见的功能锻炼方法

1. 上肢功能锻炼

（1）增加局部血液循环，消除肿胀。

（2）改善双上肢运动及功能。

（3）预防上肢肌肉萎缩和关节僵硬。

A. 手指和拇指运动，包括手抓空运动、对指训练、分次合指训练。

（A）手抓空运动。用力握拳 5 s，放松，五指用力分开 5 s。连续练习 10 次。

（B）对指训练。拇指分别与小指远节、中节、近节相对，最后与掌横纹相对。连续练习 10 次。

（C）分次合指训练。五指分开，依次用力合上一根手指。从拇指开始，从小指结束。

（D）禁忌证。手部肌腱/血管/神经吻合术后、手部予石膏或外固定架固定限制活动者、上肢须制动者。

B. 腕关节运动，包括腕屈曲和伸直、腕桡侧偏和尺侧偏运动、腕旋转。

（A）腕屈曲和伸直。用力握拳，向前屈曲腕关节，至最大限度，保持5 s。用力握拳，向后背伸腕关节，至最大限度，保持5 s。

（B）腕桡侧偏和尺侧偏运动。用力握拳，向尺侧（小拇指）活动腕关节，至最大限度，保持5 s。用力握拳，向桡侧（拇指侧）活动腕关节，至最大限度，保持5 s。

（C）腕旋转。用力握拳，顺时针旋转腕关节，至最大限度，保持5 s，逆时针旋转腕关节，至最大限度，保持5 s。

（D）禁忌证。腕部肌腱/血管/神经吻合术后、手部予石膏或外固定架固定限制活动者、上肢须制动者。

C. 肘关节运动，包括前臂旋前、旋后、肘屈曲和伸直运动。

（A）前臂旋前、旋后运动。将前臂旋向身体内侧至最大限度，保持5 s，再向身体外侧旋转至最大限度，保持5 s。

（B）肘屈曲和伸直运动。屈曲腕关节至最大程度，保持5 s，再伸直肘关节，保持5 s，连续练习10组。

（C）禁忌证。肘部肌腱/血管/神经吻合术后、手部予石膏或外固定架固定限制活动者、上肢须制动者。

D. 肩关节活动，包括肩胛骨上抬和下降、肩内收和外展、肩内旋和外旋、肩前屈和后伸。

（A）肩胛骨上抬和下降运动。

（B）肩内收和外展运动。手臂伸直向身体外侧抬至最大程度，保持5 s。再向身体内侧至最大程度，保持5 s。连续练习10次。

（C）肩内旋和外旋运动。用力顺时针旋转肩关节，保持5 s，逆时针旋转肩关节，保持5 s，连续练习10组。

（D）肩关节前屈和后伸运动。手臂伸直向身体前方慢慢上抬，至最大限度，保持5 s。再向身体后方伸至最大程度，保持5 s。连续练习10次。

（E）禁忌证。腕部肌腱/血管/神经吻合固定期内、医嘱肩部限制性活动者、上肢须制动者。

2. 下肢功能锻炼

（1）增加局部血液循环，消除肿胀。

（2）预防下肢肌肉萎缩和关节僵硬。

（3）预防下肢静脉血栓并发症。

A. 踝泵运动。踝泵运动包括踝关节跖屈、背伸运动和踝关节旋转。患者仰卧位，坚持足背伸15～20 s后放松，然后坚持足跖屈15～20 s后放松，旋转踝关节，放松。每小时做20次。

B. 压腿伸膝。伸直下肢，足跟下垫一软垫，用力下压膝盖，坚持15～20 s后放松，每次做 20 次，每天做 2～3 次。

C. 直腿抬高。足跟离开床面，坚持 15～20 s 后放下，两腿交替进行，每次做 20 次，每天做 2～3 次。

D. 屈髋屈膝运动。双手抱住大腿上提，或主动抬高大腿使之成屈髋屈膝状态，坚持 15～20 s 后放下，两腿交替进行，每次做 20 次，每天做 2～3 次。

E. 空中自行车练习。双腿屈膝、抬起，在空中模拟骑自行车动作，动作要缓慢有利。每次做 20 次，每天做 2～3 次。

3. 腰背肌功能锻炼

训练腰背部肌群和臀部肌群，增强腰背部肌群和臀部肌群的肌力和耐力。

A. 五点式。患者去枕仰卧，枕部、双肘、双足为支撑点，双腿屈曲，双足平踏在床面上，用力伸髋抬臀，使臀部抬离床面并保持。抬离床面的时间由 5 s 延长至 30 s，然后放松，臀部回位，仰卧于床上 5 s。

B. 三点式。患者去枕仰卧，双腿屈曲，双臂放于胸前，以双足、头枕为支撑点，用力将臀部抬高，如拱桥状，抬离床面的时间由 5 s 延长至 30 s，然后放松，臀部回位，仰卧于床上 5 s。

C. 飞燕式。患者俯卧床上，去枕，双手背后，用力抬胸抬头，使头胸离开床面，同时膝关节伸直，两大腿用力向后伸离开床面，维持 3～5 s。

（二）影响功能锻炼依从性的常见因素

相关研究与临床实践表明，影响骨科患者功能锻炼依从性的主要因素如下：

（1）疼痛。骨科患者由于疾病、骨折、周围神经损伤、手术创伤等会有不同程度的疼痛。疼痛会显著影响患者的情绪，一些患者会因疼痛而出现恐惧、焦虑、烦躁等情况，这些不良情绪会导致内源性抑痛物质减少，致痛物质增加，增加患者对疼痛的敏感性和疼痛的主观感受，形成恶性循环。疼痛也会影响患者的食欲和睡眠。活动会加重患者的疼痛，疼痛剧烈，一些患者更加不愿翻身、进行功能锻炼和下床运动，这不仅增加了术后并发症发生率，也延迟了功能锻炼的时间，影响了功能的恢复。

（2）不了解功能锻炼的重要性，缺乏功能锻炼相关的医学知识。医护人员没有进行针对性的健康教育，患者不知道功能锻炼的目的及不进行功能锻炼的不良后果，或因惧怕影响疾病加重、伤口出血、软组织和神经再次损伤、加重肿胀等不敢活动。

（3）未掌握正确的功能锻炼的方法。一方面可能与患者及家属的文化层次、性格、年龄有关，另一方面可能由于护士健康教育方法上存在缺陷，加上功能锻炼的专业性和特殊性，特别是年老的患者理解能力和接受能力下降，直接影响了教育的效果。

（4）医护人员缺乏功能锻炼相关知识，对患者指导少，施教方法技巧不足。医护人员指导形式单一、指导缺乏系统性、医护指导不一致影响患者的功能锻炼依从性。

（5）自身疾病原因致身体虚弱、体力不够。一些病情较重，身体虚弱的老年患者，常伴有各种慢性病和并发症，患者家属更关心其基本的生理需要和保持病情的稳定，对功能锻炼等康复内容无暇顾及。部分患者则因外伤、手术刺激，感觉体力不够而不能锻炼。

（6）家庭支持因素缺陷和缺乏督导。部分患者家属不能帮助和督促患者，导致患者功能锻炼依从性较差，加上护士因为工作繁忙，只注重对健康教育知识的宣教和指导，不能及时督促，缺乏对过程的监控。

护士是患者功能锻炼的教育者、指导者和监督者，护士通过对患者功能锻炼依从性的监测，分析患者功能锻炼的现状、影响患者功能锻炼的原因及因素，为提高患者的功能锻炼依从性提供科学依据，以进行历史性、阶段性的自身比较，并进行持续改进，可减少功能锻炼依从性低的发生率，从而减少并发症的发生，保证患者的功能，促进患者康复。

三、指标的计算公式

式（3-23）中，分子为某一统计周期内所抽查的功能锻炼完全依从和部分依从患者的总例数。分母为某一统计周期内抽查的患者总例数。

式（3-23）用于计算某统计周期内所抽查患者的功能锻炼依从率，能较为客观地反映患者功能锻炼的情况和护士对患者健康教育的效果，使用简单，可操作性强。通过抽查能及时发现功能锻炼不依从的情况，并进行改进，从而预防并发症的发生，保证治疗和康复效果。

四、指标的监测

成立质量管理小组，制定监测的流程、方法与质量控制。功能锻炼依从性的监测流程是经培训合格的质量管理小组成员负责监测、收集数据，根据监测的不同目的选择病种、手术患者或选择不同年资的护士所管患者进行现场监测，应用功能锻炼依从性的指标内涵判定患者功能锻炼是否依从，定期进行数据统计分析并持续改进护理质量。

例如，监测的目的是了解腰椎术后患者的功能锻炼依从性。质量管理小组成员通过抽查一定例数的腰椎术后患者的功能锻炼依从性，反映这一统计周期内所抽查的患者的腰椎术后患者的功能锻炼依从性。

又如，监测的目的是了解脊柱外科患者的功能锻炼依从性。质量管理小组成员通过抽查一定例数的脊柱外科患者的功能锻炼依从性情况，反映这一统计周期内脊柱外科患者的功能锻炼依从性。调查设计需要注意的是，抽查的对象一方面包括脊柱外科所有的责任护士，另一方面包括抽查脊柱外科不同疾病、手术患者，这样才有代表性，不然数据会产生偏倚。

五、指标的改进案例

（一）案例一：多元化管理提高胫骨平台骨折手术患者功能锻炼依从性改进案例

1. 背景

为了提高胫骨平台骨折手术患者功能锻炼依从性，某三甲医院选取某年 1—6 月行胫骨平台骨折内固定手术治疗的患者为研究对象。

（1）纳入标准：①年龄不小于 16 周岁。② Ⅰ—Ⅳ 型胫骨平台闭合性新鲜骨折，不伴其他部位的骨折或损伤。③受伤后 2 周内在全麻下行胫骨平台骨折切开复位内固定术。④意识清楚，交流沟通无障碍，知情同意，自愿参加本研究。

（2）排除标准：①合并伤肢血管神经损伤影响恢复。②病案及影像学资料不完整。③患有严重心脑血管疾病、呼吸系统疾病、肝肾或血液系统疾病，全身情况差及患有精神病。④软组织损伤严重，行二次手术。⑤手术内固定效果不确定。

按住院病区分组，创伤外科一病区符合纳入标准的 41 例为观察组，创伤外科二病区符合纳入标准的 41 例为对照组。对照组实施常规护理，观察组在对照组实施一般护理措施基础上，采取多元化管理。

成立功能锻炼管理小组，由护士长 1 人、骨干护士 3 人及医生 2 人组成。护士长负责统一协调各项工作，带领护士进行护理方案的制订及培训实施，包括标准化工作流程制定，健康指导手册编写及视频录制，清单的制定、实施及评价。医生负责共同制定功能锻炼方案，参与指导手册的编写，以及对患者复诊查体及膝关节功能评价信息收集。

2. 分析

分析归纳影响功能锻炼的可控因素。功能锻炼管理小组首先针对功能锻炼依从性进行评估诊断，结合文献、小组讨论、患者（家属）访谈等方式，综合心理认知和外部环境因素，对影响因素进行分析归纳：①功能锻炼知识信念不足。患者及家属对疾病治疗、康复、并发症等知识了解不够；对功能锻炼重要性认识不足；疼痛刺激、担忧伤口愈合、疾病创伤应激、焦虑等原因阻碍功能锻炼主动性。②功能锻炼技能不熟，信息渠道不畅。患者及家属对功能锻炼方法、时机、强度等不熟悉或不知晓；相关信息获取途径不畅；患者缺乏家属的有效辅助。③护患沟通、反馈欠缺。缺乏针对健康教育质量效果的监督评价机制；缺乏家属系统性参与患者功能锻炼的鼓励和监督机制；缺乏护士、患者、家属之间的互动、反馈、沟通机制。针对以上问题，功能锻炼管理小组制定多元化护理干预措施并应用。

3. 持续质量改进措施

（1）强化培训。①完善胫骨平台骨折健康指导资料，如制定胫骨平台骨折健康指导手册，录制功能锻炼配套视频，讲解动作要领。②制定骨折患者功能锻炼宣教护理流程，保证宣教同质化和系统化。③责任护士通过口头宣教、现场演示及健康指导手册、宣教视频的辅助，对患者及家属进行宣教指导，采用回授法，评估其掌握程度。④召开功能锻炼专题患者教育会。讲授内容包括疾病相关知识、功能锻炼及注意事项、并发症预防等，分享成功案例，进行功能锻炼不良造成的负性结局案例警示，分享功能锻炼过程中的成绩与问题等。

(2) 营造良好的功能锻炼氛围，建立评价反馈机制。①由管理小组成员创建科室微信公众号，开辟胫骨平台骨折功能锻炼专栏，定期发布疾病科普文章、功能锻炼视频，分享成功案例、特殊成果等。②患者出院前，邀请其加入胫骨平台骨折患者微信交流群，功能锻炼管理小组成员任群主，组织群内功能锻炼信息反馈，讨论康复过程中的疑难问题，给予解惑答疑。③建立并实施功能锻炼护理管理清单，加强护理工作质量监控及效果评价；出院前发放患者版功能锻炼执行清单，指导患者及家属的功能锻炼及清单使用。

(3) 功能锻炼清单的制定及应用。①护理版功能锻炼清单。由管理小组成员采用德尔菲法制定胫骨平台骨折功能锻炼护理管理清单（下称清单），包括8个一级目录及22个二级目录，分别是疾病知识指导（包括手术治疗方式、疾病并发症、功能锻炼意义、功能锻炼方法）、疼痛管理（包括疼痛评估、药物镇痛、非药物镇痛）、并发症防治（包括血栓预防、骨筋膜室综合征护理、皮肤软组织损伤预防）、心理支持（包括创伤应激心理指导、功能锻炼认知强化）、功能锻炼操作指导（按照时间分段，分别包括肌肉锻炼、关节锻炼、平衡训练）、家属培训（包括疾病知识培训、功能锻炼辅助督导技能培训）、出院指导（包括复诊指导、微信平台使用、家庭支持培训）、延伸护理（包括出院随访）。清单表格上设有执行效果评价、执行人签字、评价人签字等。责任护士根据清单内容对患者进行护理和指导，每项完成后做好标记，避免遗漏；检查患者的功能锻炼情况，如动作要领、频次、活动角度等情况，及时发现薄弱环节，进行分析，若是责任护士宣教不到位，强化护士培训，及时完善健康宣教；若为患者的原因，加强针对性指导。②患者版功能锻炼清单。由责任护士在患者出院前，根据该患者情况，参照护理版设计针对该患者的功能锻炼清单，内容包括具体功能锻炼的动作要领、频次、活动角度、负重量及时间，效果评价；强度按时间纵轴逐渐增加。并按清单指导和考核患者及家属，直至完全掌握；家属按功能锻炼清单辅助、督导患者并进行示范，经责任护士确认方可。以确保患者完成掌握，家属熟练运用。

(4) 出院随访。要求患者术后1个月、3个月门诊复查，由管理小组中的医生进行检查评价康复情况，门诊复查信息管理小组共享。对存在问题的患者由管理小组的护士通过微信或电话进行强化指导，每2周1次；术后1个月复查膝关节功能恢复满意者，每个月微信或电话随访1次。

4. 改进结果

两组患者功能锻炼依从性比较，对照组41人中功能锻炼完全依从的25人，部分依从的10人，不依从的6人，功能锻炼依从性为85.37%；观察组41人中功能锻炼完全依从的35人，部分依从的4人，不依从的2人，功能锻炼依从性为95.12%。多元化管理提高了患者功能锻炼依从性。

（二）案例二： 以某三级医院脊柱外科患者功能锻炼依从率指标开展患者功能锻炼质量管理

1. 背景

为了解某三级医院脊柱外科患者功能锻炼的依从率，该院质量管理小组成员于某年4—6月抽查了脊柱外科术后患者360例。

（1）纳入标准：①诊断脊柱骨折、脊柱退行性病变、脊柱畸形、脊柱结核并且行手术治疗的患者。②小学文化以上，意识清楚，能有效沟通。③患者知情同意。

（2）排除标准：①脊髓损伤患者、疑有或已确诊骨关节、软组织及椎管内肿瘤患者。②合并其他骨关节疾病影响功能锻炼者。③严重的心、肺、脑疾病患者。④认知功能障碍、意识障碍、老年痴呆的患者。

（3）采用便利抽样的方法，选取某三级医院脊柱外科病房某年4—6月脊柱手术后患者360例，监测其功能锻炼依从性。完全依从的患者有198例，部分依从的有134例，功能锻炼依从率为92.22%。该院脊柱外科病房开展了功能锻炼依从率的监测，确立功能锻炼依从率基线为95.00%，本季度功能锻炼依从率低于基线，须进行分析整改。

2. 分析

在实施指标监测的过程中，同时进行影响因素查检，发现影响功能锻炼依从性的主要原因，见表3-39。

表3-39 脊柱外科患者功能锻炼依从性的影响因素

排序	手术后患者功能锻炼依从性影响因素	功能锻炼依从性影响因素发生频数	所占比例/%	累计比例/%
1	医护人员指导不足（医护人员指导形式单一，指导缺乏系统性，欠全面，医护指导不一致）	306	25.9	25.9
2	家庭支持缺陷和缺乏督导（患者忘记了、缺乏兴趣、懒惰等）	256	21.7	47.6
3	疼痛	190	16.1	63.7
4	身体虚弱、体力不够；行走时没有护士、陪护人员或家属搀扶	162	13.7	77.4
5	患者对功能锻炼重要性认识性不足	102	8.6	86.0
6	患者未掌握正确的功能锻炼的方法	96	8.1	94.1
7	医护人员缺乏功能锻炼相关知识，对患者指导少，施教方法技巧不足	46	3.9	98.0
8	环境嘈杂	15	1.3	99.3

续表 3-39

排序	手术后患者功能锻炼依从性影响因素	功能锻炼依从性影响因素发生频数	所占比例/%	累计比例/%
9	心理因素	4	0.4	99.7
10	其他	3	0.3	100.0
11	合计	1 180	100.0	100.0

3. 持续质量改进措施

（1）表 3-39 中，针对要因 1 和要因 6，实施视频健康教育与常规健康教育相结合的模式。健康教育视频由科室制作，包括上肢功能锻炼 10 个动作（肩外展、肩内收、肩前屈、肩后伸、肘伸直、肘屈曲、屈腕、伸腕、对指、握拳）、下肢功能锻炼 5 个动作（包括踝泵运动、股四头肌等长收缩、直腿抬高、屈膝屈髋运动）、腰背肌功能锻炼 3 个动作（包括五点式、三点式、飞燕式）、骨科常用支具、辅助工具应用（包括颈托、腰围等）、行走训练等视频。健康教育视频在病房内电视播出。每天医护联合查房后，共同制订患者个性化功能锻炼每日计划，根据患者住院过程健康教育需求，选择相应的观看内容，分阶段进行观看，也可多次重复播放和观看。术前 1~2 天观看术后功能锻炼相关视频 2 次；术后病情允许抬高床头观看术后功能锻炼相关视频 2 次；术后离床活动前观看功能锻炼及骨科常用支具、辅助工具应用相关视频 1 次。视频教育后，责任护士对患者功能锻炼掌握情况进行现场评价，评价患者是否掌握功能锻炼的内容、方法及频率，是否掌握佩戴支具的方法、注意事项，并根据评价结果针对性地对患者未掌握的功能锻炼知识给予补充式的语言指导、发放健康教育相关知识小册子。另外，责任护士现场解答疑难问题。

（2）表 3-39 中，针对要因 2，设计并应用"患者自我运动记录手册"。自行设计"患者自我运动记录手册"（包括上肢功能锻炼 10 个动作、下肢功能锻炼 5 个动作、腰背肌功能锻炼 3 个动作共 18 个锻炼动作的图谱，说明锻炼方法、时间、次数及注意事项，每个锻炼动作旁配有"患者自我运动记录表"）。术前将手册发放给患者，护士指导患者或家属记录方法。术后，每天医护联合查房后，共同制订患者个性化功能锻炼每日计划，选择适合患者个体的功能锻炼动作、时间、量。要求患者每天 3 次按计划锻炼后记录"√"，各种原因未进行功能锻炼的记录"×"，忘记了锻炼的记录"○"。护士查房时定时查看记录表，及时督促患者进行功能锻炼，为各种原因未锻炼者寻找相应的解决办法。

（3）表 3-39 中，针对要因 3，实施全程疼痛管理。首先，规范护士对患者的疼痛评估，包括评估静息性疼痛与活动性疼痛 2 种状态。其次，实施及时、有效的按时镇痛措施。静息状态下，疼痛评估不少于 4 分时，须报告医生，按医嘱给予临时镇痛处理后评估 1 次（行静脉注射或肌内注射后 30 min，口服药后 1 h），然后每 4 h 对患者进行 1 次评估，直至静息状态下疼痛少于 4 分，并记录。活动状态下，如果疼痛评分为 4~7 分，指导患者休息、舒适体位、分散注意力等非药物干预方法后 30 min 再评估并记录;如果静息状态下疼痛分值不大于3分,无须再评估;如果静态状态下疼痛评分不少于4分患者,除采取非药物干预外,还应报告医生,按医嘱给予临时镇痛处理后评估1次,然后每4 h对患者进行1次评估,直至静息状态下疼痛评分少于4分,并记录。

(4) 表3-39中,针对要因4,使用脊柱外科专用助行器辅助行走。患者使用普通助行器过程中容易出现脊柱前倾,不符合脊柱生理力学要求,不适用于脊柱手术后患者。改进后,患者离床后活动采用本科室医疗专家设计的脊柱外科专用助行器辅助行走。此脊柱外科专用助行器的高度可调节,可满足不同身高患者需求,符合脊柱生理力学;支撑力强,支撑效果好,对体力差的患者也能起到安全保护,提高术后患者下床活动的安全感及离床行走依从性。

(5) 表3-39中,针对要因5,护士长或组长加强患者功能锻炼依从性的检查、质控,对功能锻炼依从性存在问题进行即时性督导。

(6) 表3-39中,针对要因7,组织医生、护士进行康复功能锻炼知识理论学习、工作坊学习,并对学习效果进行考核。

4. 改进结果

通过实施以上的措施,再次进行功能锻炼依从率抽查,于次年4—6月抽查了脊柱外科术后患者315例,完全依从的患者有289例,部分依从的有17例,功能锻炼依从性率达到97.14%,较前增长了5.34%。

(肖萍 黎小霞 彭莉 黄天雯)

第十六节 专科治疗护理合格率

指标名称: 专科治疗护理合格率。

指标类型: 过程指标。

指标意义: 通过监测专科治疗护理合格率,可了解护士对专科治疗护理的掌握情况、不正确的项目及影响因素,通过采取针对性的指导及培训,使护士能规范的执行专科治疗及护理,避免因操作不当或观察不到位引起的相关并发症,不仅提高了各级护士的临床护理质量,也能为患者安全与满意提供保障。监测内容包括石膏固定在位,无受压症状;牵引或外固定患者保持牵引或外固定有效,预防感染措施到位;伤口冲洗规范、持续;术后高风险患者床边备吸氧装置、吸痰装置、气管切开包;可见光治疗护理正确;放血疗法治疗患者护理正确;负压封闭引流负压范围正确,吸引有效;使用物理治疗(如弹力袜、间歇充气加压装置和静脉足底泵等)正确。

基本公式:

$$ 专科治疗护理合格率 = \frac{抽查专科治疗护理合格的例数}{抽查专科治疗护理的总例数} \times 100\% \quad (3-24) $$

一、指标的定义

专科护理是指临床各专科特有的基础护理知识和技术。

专科治疗是指由专科医生或护士用专业的技术手段对患者进行的确定性治疗。

骨科专科治疗是指骨科医生对发生骨折或骨骼相关损伤患者进行的专业性治疗，如石膏固定、外固定架固定、负压封闭引流术等。骨科专科治疗护理包括石膏固定护理、牵引及外固定护理、伤口冲洗护理、呼吸道梗阻高风险患者的护理、烤灯治疗、放血疗法、负压封闭引流、使用物理治疗预防下肢深静脉血栓等。

专科治疗护理合格率是指统计周期内抽查患者专科治疗护理合格的例数与抽查患者专科治疗护理总例数的比例。

二、指标的内涵

骨科专科治疗护理是骨科护士必须掌握的技能，其具有专业性强、操作复杂的特点，正确、规范实施专科治疗护理是保证治疗效果、促进患者康复、预防各种相关并发症的关键所在。不合格的治疗护理可能会引起相关的并发症。例如，石膏固定引起的骨筋膜室综合征、皮肤溃疡、神经损伤等并发症，牵引并发症有无效牵引、骨牵引移位、钉道感染等。以下是监测骨科专科治疗护理合格率的要点及影响因素。

（一）监测骨科专科治疗护理合格率的要点

1. 石膏固定的专科治疗护理

监测石膏固定的专科治疗护理是否合格的要点如下：

（1）是否根据病情进行评估及观察。石膏固定是否在位，松紧度是否适宜；检查有无受压症状，特别注意石膏边缘及骨突部位皮肤，询问患者感受；患肢血液循环评估，包括肿胀、皮肤温度、感觉与活动、动脉搏动等情况。

（2）是否正确实施护理措施。石膏未干前，用手掌平托石膏，勿用手指挤压，避免在石膏上压出手指的凹陷；四肢的石膏固定，抬高患肢，使患肢处高于心脏 10～15 cm；指导患者功能锻炼，经常活动未固定的关节，固定的肢体行肌肉等长收缩活动，以循序渐进为原则，活动范围由小到大，次数由少到多，锻炼以不感到疲劳及引起疼痛为宜。

（3）患者及家属是否掌握石膏固定的相关知识及注意事项。

（4）有无预防且及时发现石膏固定相关并发症，如骨筋膜室综合征、坠积性肺炎、关节僵硬、肌肉萎缩、石膏综合征等。

2. 牵引、外固定架的专科治疗护理

牵引术是利用牵引力和反牵引力作用于骨折部位，达到复位或维持复位固定的治疗方法，包括皮牵引、骨牵引、兜带牵引。外固定架是利用不锈钢固定针对骨骼的把持

力，将体外连接杆的机械复位和坚强固定的力量传导至骨骼，根据骨折和关节复位的需要进行移位和固定。监测牵引、外固定架专科治疗护理合格的要点如下：

（1）是否根据病情进行评估及观察。患肢血液循环评估是否全面，包括肿胀、皮肤温度、感觉与活动、脉搏搏动等情况；有无观察骨牵引或外固定架螺钉的松紧度，穿刺口周围皮肤情况及渗血、渗液情况。

（2）是否正确实施护理措施。是否保持有效牵引，包括牵引锤重量选择是否合适、有无持续牵引、牵引锤有无着地、扩张板与床栏是否接触、牵引绳上有无压着物品、牵引方向与患肢长轴是否平行、有无保持反牵引力等；预防骨牵引感染的措施是否到位，针道予小换药或中换药，勿湿水，保持清洁；有无指导患者进行功能锻炼，锻炼的项目、频次、持续时间是否合适。

（3）患者及家属是否掌握牵引、外固定架专科治疗护理的相关知识及注意事项。

（4）有无预防且及时发现相关并发症，如牵引引起的压力性损伤、血管或神经损伤、关节僵硬、肌肉萎缩等；外固定架引起的血管或神经损伤、肌肉或肌腱损伤、关节僵硬、肌肉萎缩、筋膜间隔区综合征等。

3. 伤口冲洗的专科治疗护理

监测伤口冲洗的专科治疗护理是否合格的要点如下：

（1）是否根据病情进行评估及观察。有无评估伤口周围情况，如有无肿胀、渗血、渗液、漏液；有无观察末梢血循环情况；有无评估疼痛；有无观察引流管是否通畅、引流液的颜色、性质，并记录冲洗液出入量情况。

（2）是否正确实施护理措施。实施冲洗操作是否严格执行无菌操作技术；伤口冲洗液的高度及速度是否正确；管道标识是否正确，管道固定是否妥善，管道是否通畅；有无及时巡视并记录冲洗情况等。

（3）患者及家属是否掌握伤口冲洗相关知识与注意事项。

（3）有无出现治疗护理相关的并发症，如出血、漏液等。

4. 预防呼吸道梗阻的专科护理

预防呼吸道梗阻的专科治疗护理是否合格的要点如下：

（1）是否根据病情进行评估及观察。对呼吸道梗阻高风险患者有无观察呼吸频率、节律、呼吸形态，监测血氧饱和度，评估痰液分度，评估有无强力咳嗽或咳嗽无力、呼吸困难、面色发绀或苍白、胸闷、憋气、伤口压迫感或突发痛苦面容、无法言语等表现；对颈部手术患者有无观察伤口渗血、渗液情况，观察引流液的颜色、性质和量，观察皮下有无血肿、颈部有无增粗，必要时测量颈围。

（2）是否正确实施护理措施。正确识别高风险人群；病情允许情况下，给予摇高床头30°；对高风险患者床边备吸氧、吸痰装置，气管切开包等急救物品；对颈椎损伤或颈椎手术患者给予头颈部固定、限制活动，轴线翻身、体位移动方法正确；对颈椎手术患者保持引流管固定、通畅；指导患者深慢呼吸、有效咳嗽、咳痰，必要时辅助排痰；对首次进食的患者进行吞咽功能评估；正确喂食，指导卧床进食注意事项。

（3）患者及家属是否掌握预防呼吸道梗阻相关知识与注意事项。

（4）有无出现呼吸道梗阻。

5. 烤灯治疗的专科护理

烤灯治疗专科护理评估要点如下：

（1）是否根据病情进行评估及观察。①有无观察照射部位皮肤情况，如出现皮温高、皮肤潮红、疼痛、皮肤破溃、水疱、渗血等异常情况。②有无观察患者的全身反应，如大汗淋漓、心慌、头晕、眼花等不适。③有无定时询问患者对热的感受。

（2）是否正确实施护理措施。①是否遵医嘱进行持续烤灯治疗。②烤灯灯泡的功率是否小于 60 W，一般选择 25～40 W 的灯泡。③烤灯与伤口之间的距离是否为 30～50 cm。④有无悬挂"防烫伤"警示标识。⑤有无每 30～60 min 巡视并记录。

（3）患者及家属是否掌握烤灯治疗相关知识与注意事项。

（4）有无预防且及时发现烤灯治疗的相关并发症，如烫伤。

6. 放血疗法的专科护理

监测放血疗法的专科治疗护理是否合格的要点如下：

（1）是否根据病情进行评估及观察。①有无对患者进行全面的评估，包括意识、治疗的目的、出凝血常规、再植指的血循环情况、患者对治疗的认识及配合程度等。②放血过程中有无观察滴血速度，疼痛程度。③放血前和放血后有无观察再植指的颜色、温度、毛细血管充盈时间、肿胀程度。

（2）是否正确实施护理措施。①放血疗法的时机是否正确。②针头选择是否正确。③操作方法是否正确。④是否严格执行无菌操作。⑤护理记录是否客观、准确、完整、及时。

（3）患者及家属是否掌握放血疗法的相关知识与注意事项。

（4）有无出现放血治疗护理的相关并发症，如出血。

7. 负压封闭引流的专科护理

监测负压封闭引流的专科治疗护理是否合格的要点如下：

（1）是否根据病情进行评估及观察：①有无对患者进行全面的评估，包括意识状态、生命体征。②有无观察伤口位置、大小范围、渗血渗液情况；引流部位周围皮肤情况；局部血液循环情况。③评估中心负压引流装置的性能；留置引流管的数量、位置、各引流管口连接是否紧密；生物半透明膜的完整性；Vacuseal 泡沫敷料情况，Vacuseal 泡沫敷料内管的管形是否存在；半透性薄膜粘贴是否紧密。④观察负压封闭引流的效果及引出物的颜色、性质、量。

（2）是否正确实施护理措施。①负压封闭引流压力调节是否正确，成人为 -0.06～-0.04 MPa，小儿为 -0.04～-0.02 MPa。②引流是否通畅，负压吸引是否有效，有无漏气。③负压瓶内胆是否按时更换，更换的方法是否正确。④各引流管口连接是否正确，有无进行充气处理。

（3）患者及家属是否掌握负压封闭引流专科治疗护理相关知识与注意事项。

（4）有无出现负压封闭引流专科治疗护理相关的并发症，如感染、伤口出血、漏气等。

8. 使用物理治疗预防下肢深静脉血栓的护理

物理治疗预防下肢深静脉血栓，包括弹力袜、间歇充气加压装置和静脉足底泵等。

以弹力袜为例进行讲解，使用弹力袜治疗护理是否合格的要点如下：

（1）是否根据病情进行评估及观察。①有无对患者进行全面的评估，包括病情、年龄、卧床时间、心肺功能。②评估双下肢末梢血循环情况、感觉、活动情况。③评估双下肢有无开放性伤口、皮肤情况。④评估弹力袜是否完好。⑤使用过程中有无观察与记录下肢血循环、皮肤的温度、颜色及足背动脉搏动情况，皮肤有无红肿、痛、皮疹等异常情况。

（2）是否正确实施护理措施。①穿袜的时机是否正确，如长期卧床者，最好选择每天早晨。②建议日夜均穿着，每天至少18 h。③更换袜子时，间隔的时间不超过30 min。④操作过程正确。⑤是否检查患者的弹力袜是否穿着平整，有无下滑或穿戴方式不正确的现象。

（3）患者及家属是否掌握使用弹力袜治疗相关知识与注意事项，包括弹力袜的保养。

（4）有无出现使用弹力袜治疗护理相关的并发症，如压力性损伤、血循环障碍、皮肤过敏等。

（二）影响专科治疗护理合格率的常见因素

专科治疗护理合格率低受多种因素影响，其中，护理方面的因素包括以下三方面：首先，与临床护士认识有关，如对骨科专科治疗护理的意识不强，专业知识与技能掌握不全面；其次，与行为因素相关，如健康教育未落实，对患者及家属的指导欠全面；最后，与护理培训因素有关，如骨科专科治疗护理的培训不到位、培训效果欠佳。

护士是骨科专科治疗护理的直接实施者和观察者，通过对专科治疗护理合格率的监测，分析护士对专科治疗护理的掌握情况、不正确的项目及影响因素，为其预防、控制等管理活动提供科学依据，以进行历史性、阶段性的自身比较，并进行持续改进，可减少专科治疗护理不当的发生率，从而减少并发症的发生，保证患者的安全，促进患者康复。

三、指标的计算公式

式（3-24）中，分子为某一统计周期内所抽查的患者专科治疗护理合格的例数，包括石膏固定护理、牵引及外固定护理、伤口冲洗护理、呼吸道梗阻高风险患者的护理、烤灯治疗、放血疗法、负压封闭引流、使用物理治疗预防下肢深静脉血栓等治疗操作。在抽查专科治疗护理合格率指标时，每项操作为1个例数，而非以患者为例数。例如，一位患者既有石膏固定治疗，又有烤灯治疗，还有放血疗法，例数计为3，而非1。又如，监测一位行牵引术的患者的治疗护理合格率，发现牵引锤着地，或牵引重量不正确，或护士评估肢端血循环欠全面，或预防感染措施不到位等，出现任何一项问题均判定为牵引专科治疗护理不合格。分母为某一统计周期内抽查的患者专科治疗护理的总例数。

式（3-24）用于计算某统计周期内所抽查患者的专科治疗护理合格率，能较为客观地反映护士执行专科治疗护理的情况，使用简单，可操作性强。通过抽查能及时发现

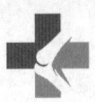

护士对专科治疗护理的掌握情况,不正确的项目及影响因素,并进行改进,从而预防并发症的发生。

四、指标的监测

成立质量管理小组,制定监测的流程、方法与质量控制。经培训合格的质量管理小组成员负责监测、收集数据,根据骨科专科治疗护理相关项目进行现场监测,应用各专科治疗护理合格率的指标内涵判定专科治疗护理是否合格,定期进行数据统计分析并持续改进专科治疗护理质量。

例如,监测的目的是了解显微外科患者的烤灯治疗护理合格率时,质量管理小组成员通过抽查一定例数的烤灯治疗患者的护理质量,可计算这一统计周期内所抽查的患者的烤灯治疗合格比例。

例如,监测的目的是了解创伤骨科负压封闭引流合格率时,质量管理小组成员通过抽查一定例数的创伤骨科患者的负压封闭引流护理质量,计算这一统计周期内创伤骨科患者负压封闭引流护理合格比例。调查设计需要注意的是,抽查的对象包括创伤骨科所有的责任护士,这样才有代表性,不然数据会产生偏倚。

五、指标的改进案例

(一)案例一: 石膏固定治疗护理合格率的改进案例

1. 背景

为了解骨科患者石膏固定治疗护理合格率,质量管理小组成员于某年7—9月抽查了石膏固定患者116例。

(1)纳入标准:纳入石膏固定治疗的患者。

(2)排除标准:①精神障碍,不能正常沟通者、无法良好配合者。②合并严重心、肺、肾、肝等重要脏器或功能障碍者。

(3)采用便利抽样的方法,选取某年7—9月符合纳入标准的骨科石膏固定患者116例。由经培训合格的质量管理小组成员负责监测、收集数据,根据骨科石膏固定专科治疗护理标准对责任护士进行现场监测。石膏固定治疗护理合格的患者110例,合格率为94.83%;不合格6例,包括石膏移位4例,压力性损伤2例(其中,足跟Ⅰ期压力性损伤1例,臂丛神经损伤术后患者上肢鹰嘴处Ⅰ期压力性损伤1例)。

2. 分析

通过鱼骨图分析法分析石膏移位、压力性损伤的影响因素,确认要因为:患者实施功能锻炼、患肢活动及患肢逐渐消肿过程造成石膏移位,而医护人员未及时进行调整;石膏不平整,未选择预防性敷料。

3. 持续质量改进措施

针对以上问题,参考"骨科患者器械相关压力性损伤预防专家共识",采取改进措施。

（1）加强风险评估，合理选择和使用石膏。评估不同部位石膏发现压力性损伤的风险；监测石膏固定的松紧度，松紧度以伸入1个手指为宜。如过松或过紧，应及时进行调整。对于特殊部位的石膏，如骨隆突明显的肘部、足内外踝、肩峰部等，采取外贴形态符合贴敷部位特点的预防性敷料。对于术中即带石膏回病房的患者，术前准备好泡沫敷料或棉垫，术中医生放置好敷料或棉垫后再进行石膏固定。经常询问患者感受，每天至少2次检查皮肤情况。对于臂丛神经损伤术后行头颈胸患肢石膏固定患者，应特别注意耳郭、胸前区及感觉障碍肢体的皮肤情况，并预防性使用符合贴敷部位的敷料保护。

（2）改进石膏，动态调整石膏位置。设计与使用符合肢体功能的带凹槽的特殊石膏，防止石膏对皮肤的压迫。在石膏边缘的皮肤上画上标记，以便及时判断是否出现石膏移位。根据患者的疾病与病情、体位舒适度、活动与移动能力等情况，定时更换或调整石膏位置，避免同一部位长期受压。在患者病情允许的情况下，尽早移除使用的医疗器械。

4．改进结果

次年1—3月，质量管理小组成员对骨科患者石膏固定治疗护理合格率进行监测，纳入标准与排除标准同改进前。共抽查石膏固定患者116例，其中石膏固定治疗护理合格患者有115例，合格率为99.14%，较前增长了4.54%。

（二）案例二： 以断指再植术后再植指静脉回流障碍放血疗法合格率指标开展质量管理

1．背景

抽查显微外科病房某年7—9月断指再植术后静脉回流障碍患者行放血疗法的合格率。

（1）纳入标准：①年龄不小于14周岁。②断指再植术后行放血疗法的患者。③意识清楚，配合治疗的患者。

（2）排除标准：①有认知障碍及精神疾病患者，沟通有障碍患者。②有凝血障碍或血液系统疾病患者。③断指侧皮肤有破损、碾压伤者。④术前已出现严重感染者。

（3）质量管理小组成员负责监测、收集数据。此期间断指（肢）再植术后静脉回流障碍行放血疗法的患者5人，根据放血疗法专科治疗标准对21名具有执业证的护士实施放血疗法操作进行现场监测。共抽查放血疗法治疗的21例次，其中，合格的有19例次，合格率为90.48%。

2．分析

通过鱼骨图分析法进行分析，确认要因为：新护士、轮训护士对放血疗法的知识与技能欠全面掌握；放血疗法培训欠全面。

3．持续质量改进措施

（1）丰富"放血疗法"操作培训的方式。放血疗法操作专业性强，操作不常见，拍摄"放血疗法"操作视频可供直观、实时进行学习。视频内容包括放血疗法的适应证、禁忌证、评估要点、物品准备、不同放血方法的操作、操作过程及注意事项等。

(2) 实施专人专项培训，基于临床案例开展培训。由显微外科的专科护士或护理组长对新护士、轮训护士进行专科治疗护理（包括放血疗法）知识及技能的培训，通过理论学习及观看操作示范，反复进行练习，并作为独立上岗前的必考项目，考核通过方可独立当班。注重收集临床案例，基于临床案例开展放血疗法培训，培训方法灵活应用，如应用理论授课、视频学习、操作示范、床边查房等。纳入新护士、轮训护士到岗培训的必修课程，并通过反思日记法持续改进放血疗法质量。

(3) 加强监测与指导。护士长及护理组长加强患者放血疗法准确性的检查、质控，对放血疗法操作存在问题进行及时性督导，床边示范。

4. 改进结果

次年1—3月抽查断指再植术后静脉回流障碍患者行放血疗法的合格率。患者的纳入标准与排除标准同改进前，此期间断指再植术后静脉回流障碍行放血疗法的患者3人，根据放血疗法专科治疗标准对21名具有执业证的护士实施放血疗法操作进行现场监测。共抽查放血疗法治疗的18例次，其中，合格的有18例次，合格率为100%。

（黄小芬　李娜　黄天雯　高远）

第十七节　管道护理合格率

指标名称： 管道护理合格率。

指标类型： 过程指标。

指标意义： 通过监测管道护理合格率，可了解护士对管道护理的掌握情况、不正确的项目及影响因素，通过采取针对性的指导及培训，使护士能规范地执行管道护理，避免因操作不当或观察不到位引起的相关并发症，最终使留置管道连接紧密，保持引流通畅，避免管道污染、扭曲、受压、打折、脱出等。监测内容包括管道采取正确的标识；管道通畅与引流有效；管道妥善固定，放置正确；管道装置密闭与保持无菌；观察与记录引流液的颜色、性质与量；实施管道相关的健康宣教。

基本公式：

$$管道护理合格率 = \frac{同期管道护理合格的例次数}{统计周期内留置管道患者的总例次数} \times 100\% \quad (3-25)$$

一、指标的定义

管道，临床上为诊断、治疗患者疾病置入的各种管道。

管道护理是护士根据患者的病情、临床治疗及管道类型而采取的有效措施，使留置管道连接紧密，保持引流通畅，避免管道污染、扭曲、受压、打折、脱出等。

管道护理合格包括：①管道采取正确的标识。②管道通畅与有效。③管道妥善固定，放置正确。④管道装置密闭与保持无菌。⑤观察与记录引流液的颜色、性质与量。⑥实施管道相关的健康宣教。

管道护理合格率是指统计周期内抽查管道护理合格的例次数与抽查管道患者总例次数的比例。

二、指标的内涵

骨科患者由于治疗及观察的需要，常需要留置各种管道。护士对管道的固定、观察和维护是确保管道功能正常发挥的重要因素。随着管道运用越来越广泛，管道的护理质量问题也不断出现，常见的有非计划性拔管、管道相关感染等。管道标识不清或护理不到位，可发生引流管脱落等护理不良事件。因此，在管道护理中，存在诸多的不安全因素。制定并规范各类留置管道的质量控制标准，并将其纳入临床护理工作质量控制标准中，将其作为留置管道质量控制的一项重要标准，能起到完善护理质量控制体系，有效预防差错事故、保障护理安全、提升护士专科素质和预防院内感染等作用，确保管道护理安全和提高护理质量。

1. **骨科常见管道的种类**

根据临床各类留置管道作用将管道分为以下3种：

（1）引流管，包括伤口引流管、胸腔闭式引流管、胃管、尿管等。

（2）静脉穿刺管，包括静脉留置针、颈内静脉穿刺留置管、锁骨下静脉穿刺留置管、经外周静脉穿刺中心静脉导管（peripherally inserted central venous catheter，PICC）等。

（3）其他类管道，包括氧气管、膀胱冲洗管等。

2. **管道护理合格标准**

各种管道标识、管道名称要与医嘱上的管道名称一致，特别是术后患者回病房时，病房护士应与手术室护士仔细交接。观察管道标识是否清晰，管道标识与管道是否正确，管道是否通畅、有效、安全。有疑问及时了解，交接清楚，确保管道护理质量环节控制，保证患者安全。管道标识颜色由医院护理部统一设计与规范，各科室按需领用（表3-40）。

表3-40 管道护理标准

管道名称	建议标识颜色	管道护理合格标准
伤口引流管	红色	观察伤口敷料有无渗血、渗液
		选择合适的胶布，应用"高举平台法"二次固定伤口引流管，固定方法正确、牢固。用安全别针固定引流袋（瓶），固定时注意留有足够的长度。标识伤口引流管留置日期、引流袋（瓶）有效期
		引流通畅，无逆流，管道无受压、折叠，各连接管连接紧密，无牵拉
		定期更换引流袋（瓶），调整至利于引流的体位，引流袋低于引流管出口平面
		交代患者及家属引流管固定的意义与注意事项（包括引流管避免受压、扭曲、折叠以及活动时注意事项、如何进行病情自我观察等）
		记录引流液的颜色、性质、量、切口或引流口周围皮肤情况等

续表 3-40

管道名称	建议标识颜色	管道护理合格标准
尿管	黄色	观察尿液颜色、性状、量
		选择合适的胶布,应用高举平台法二次固定尿管,固定方法正确、牢固。用安全别针固定尿袋,固定时注意留有足够的长度。标识尿管留置日期及尿袋有效期
		引流通畅,尿液无逆流,管道无受压、折叠,各连接管连接紧密,无牵拉
		定期更换尿管及尿袋,尿袋低于尿道口平面
		遵医嘱夹闭尿管;评估尿管留置的必要性,尽早拔除
		交代患者及家属留置尿管的注意事项(包括尿管避免受压、扭曲、折叠以及活动时注意事项、如何进行病情自我观察等)
		记录尿液的颜色、性质、量,尿道口有无漏尿、红肿等
胸腔闭式引流管	红色	观察伤口敷料有无渗血、渗液
		将加水后的水封瓶妥善悬挂于病床,位置低于胸腔穿刺口约 60 cm;胸腔引流管无牵拉,选择合适的胶布,应用"高举平台法"二次固定胸腔引流管,固定方法正确、牢固;用安全别针固定水封瓶,固定时注意留有足够的长度;标识胸腔闭式引流管留置日期、水封瓶有效期
		引流通畅,无逆流,管道无受压、折叠,各连接管连接紧密,保持水封瓶内一定水平面,有利于胸腔内积液、积气的排出
		定期更换水封瓶,并在水封瓶上标识有效期;调整至利于引流的体位
		交代患者及家属胸腔闭式引流管固定的意义与注意事项,包括引流管避免受压、扭曲、折叠以及活动时避免牵拉、自我观察技巧,教会患者(家属)脱管时的紧急处理及经常进行有效咳嗽或深呼吸的意义等
		记录引流液的颜色、性质、量,患者的呼吸、引流、切口敷料情况、切口周围皮肤情况及水柱波动情况

续表 3-40

管道名称	建议标识颜色	管道护理合格标准
中心静脉穿刺管	蓝色	观察固定敷料有无松脱、卷曲、潮湿、污染，导管接头有无松动破损、有无血液或异物
		导管以"C"形、"S"形或"U"形摆放；导管无扭曲、折叠，胶布横向固定导管与敷料，胶布蝶形交叉固定敷料与外露导管；标识静脉穿刺管留置日期、标识更换薄膜日期并签名，粘贴在胶帽边缘
		无菌透明敷料至少每 7 天更换 1 次，无菌纱布敷料至少每 2 天更换 1 次
		保持患者舒适，指导静脉穿刺管维护的注意事项
		每班监测置管深度并记录
胃管	绿色	观察胃管是否通畅，胃液的颜色、性质、量；观察置管侧鼻翼有无压力性损伤、溃疡
		根据部位选择固定的材料，固定方法正确、牢固，胃管无牵拉，且有二次固定，标识管道留置日期和时间、留置深度
		胃肠减压者每 2 h 抽吸 1 次胃液
		保持患者舒适，指导患者及家属胃管固定的目的及注意事项
		每班做好交接，确保胃管是否通畅，确定胃管在胃内，深度与标记上记录的深度一致
氧管	橙色（根据各医院要求）	观察患者的血氧饱和度，观察患者的呼吸、面色、嘴唇、甲床情况
		观察氧流量是否与医嘱一致
		固定鼻塞或面罩，防脱落，氧管标识留置日期和时间
		定期更换湿化瓶
		指导患者及氧管固定的目的及注意事项，勿自行调节氧流量
		间断输氧应按要求备用输氧用物，做好护理记录
膀胱冲洗管	红色	观察冲入与冲出液体的颜色、性质、量及速度；观察患者有无下腹部胀痛等不适
		妥善固定膀胱冲洗管道，冲洗管道标识与输液管道标识区分，以免混淆
		遵医嘱行持续或间断膀胱冲洗，每天更换冲洗管道并保持管道通畅
		指导患者膀胱冲洗管固定的目的及注意事项
		记录每班冲入与冲出液体的色、质、量及速度，管道是否通畅，发现异常及时报告

3. 影响管道护理合格率的常见因素

管道护理合格率受置管患者情况（如意识、躁动及住院时间等）及管道情况（如管道类别、数量）影响，也受临床护士认知因素（如对管道护理意识不强、专业知识掌握不全面）、行为因素（如专业护理不到位、健康宣教未落实、标识欠规范、固定方法不妥、固定材质选择不当、固定胶布黏性下降、高举平台法未达到要求、标识不统一、未填写留置时间或敷料更换时间、敷料潮湿未及时更换和管道长时间未更换等），以及其他因素（如护理人力不足、缺乏统一的标识等设备资源）影响。除患者因素外，护士认知、行为及人力、设备资源等因素均是护理服务范畴内的活动。

护士是患者管道护理的直接实施者和观察者。通过管道护理合格率的监测，分析管道护理不当的现状、原因及影响因素，为其预防、控制等管理活动提供科学依据，以进行历史性、阶段性的自身比较，并进行持续改进，可减少管道护理不当的发生率，从而减少并发症的发生。

三、指标的计算公式

式（3-25）中，分子为某一统计周期内所抽查的患者管道护理合格的例次数。在抽查管道护理合格率指标时，如果未观察引流颜色、性质、量及伤口敷料有无渗血渗液，管道固定方法不正确、不牢固，引流袋或管道或敷料过期，管道放置不符合要求，引流逆流，受压折叠，各连接管连接不紧密，健康宣教不全，未记录引流液的颜色、性质、量及伤口敷料情况等，出现上述任何一项问题均判定为管道护理不合格。分母为某一统计周期内抽查的患者总例次数。

式（3-25）用于计算某统计周期内所抽查患者的管道护理合格率，能较为客观地反映患者管道护理不合格的情况和管道护理的管理质量，使用简单，可操作性强。通过抽查能及时发现管道护理不当的情况，并进行改进，从而预防并发症的发生。

四、指标的监测

成立质量管理小组，制定监测的流程、方法与质量控制。经培训合格的质量管理小组成员负责监测、收集数据，根据监测的不同目的选择管道类别、手术患者或选择不同年资的护士所管患者进行现场监测，应用管道护理合格率的指标内涵判定管道护理是否合格，定期进行数据统计分析并持续改进管道护理质量。

例如，监测的目的是了解骨肿瘤科术后患者管道护理合格率时，质量管理小组成员通过抽查一定例次数的骨肿瘤术后患者的管道护理情况，计算这一统计周期内所抽查的患者的管道护理合格比例。调查设计需要注意的是，抽查的对象一方面包括骨肿瘤科所有的责任护士实施管道护理的过程，另一方面包括抽查骨肿瘤科不同手术患者、不同管道类别，这样才有代表性，不然数据会产生偏倚。

五、指标的改进案例

（一）案例一：骨肿瘤科术后患者管道护理合格率改进案例

1. 背景

为了解骨肿瘤科术后患者的管道护理合格率，质量管理小组于某年1—3月抽查了骨肿瘤科术后留置管道患者。

（1）纳入标准：①骨肿瘤术后留置管道患者。②患者知情同意，愿意全程配合。③无认知理解障碍。

（2）排除标准：①合并精神障碍性疾病。②干预过程中无法按要求完成者。③有交流障碍者。

（3）采取便利抽样的方法，由经过培训合格的质量管理小组成员于某年1—3月抽查了骨肿瘤科术后留置管道240条，其中，留置伤口引流管60条，尿管60条，静脉穿刺管60条，氧管60条，管道护理合格的有192条，管道护理合格率为80%。

2. 分析

通过鱼骨图分析法进行分析，确认要因为管道标识管理欠规范。由于骨肿瘤术后患者管道类别多且数量较多，患者术后一般留置伤口引流管、尿管、静脉穿刺管、氧管等，不同管道类别护理要求不一致，且留置时间不一。骶骨肿瘤或半骨盆置换患者术后伤口引流数量相对较多且留置时间较长。管道标识位置不一致。

3. 持续质量改进措施

（1）设计不同颜色的自粘标识纸。采用特制的长4 cm、宽1.5 cm，底色分别为红、蓝、黄、绿、橙五种不同颜色的自粘标识纸，中间用黑色字体标明管道名称（如氧管、尿管、胃管、静脉穿刺管）和留置管道时间（年、月、日），且标识纸对折均有相同的管道名称和留置管道时间。底色为红色的标识用于伤口引流管（空白处可填写伤口引流管具体名称），底色为橙色的标识用于氧管，底色为黄色的标识用于尿管，底色为绿色的标识用于胃管，底色为蓝色的标识用于静脉穿刺管。标识均对折贴于留置管道距患者的近身侧约5 cm处，以防留置管道标识因患者活动等脱落或被污染而难以辨认。

（2）使用不同颜色的管道标识。各班将管道标识纳入交接班内容。各班发现留置管道标识污染或脱落立即更换，保证留置管道标识的质量。不同颜色的管道标识能给人一种警示的信息，医护人员应当重视，加强维护，确保管道的畅通。同时对患者及家属做好健康教育，预防非计划性拔管。

4. 改进结果

于同年7—9月再次进行骨肿瘤科术后患者的管道护理合格率的监测，抽查骨肿瘤科术后患者260例，管道护理合格260例，合格率为100%，较前增长了25%。

（二）案例二： 以某三级医院骨科管道护理合格率指标开展质量管理

1. 背景

为了解某三级医院骨科管道护理合格率，质量管理小组成员于某年 4—6 月抽查骨科术后留置管道患者 1 380 例次。

（1）纳入标准：①骨科术后留置管道患者。②患者知情同意，愿意全程配合。③无认知理解障碍。

（2）排除标准：①合并精神障碍性疾病。②干预过程中无法按要求完成者。③有交流障碍者。

（3）调查方法：由经过培训的质量管理小组成员采取简单抽样的方法进行抽查，共抽查患者管道 1 380 例次，管道护理合格 1 189 例次，得出本季度管道护理合格率为 86.16%。

该院骨科病房开展了管道护理合格率的监测，确立管道护理合格率基线为 95.00%，本季度管道护理合格率低于基线，需要进行分析整改。

2. 分析

通过使用鱼骨图分析法进行分析，确认要因为：管道护理指引欠清晰，护士未能及时给予患者正确的管道护理。

3. 持续质量改进措施

（1）细化管道护理操作指引，进行导管分级危险评估，包括"骨科手术后伤口引流管护理指引""中心静脉导管维护指引""膀胱冲洗护理操作指引""胸腔引流管护理操作指引"等。导管分级危险评估工具根据导管的位置、作用和发生非计划性拔管后的危害程度将导管分为Ⅰ、Ⅱ、Ⅲ类进行分级管理。Ⅰ类为对患者影响较少、损伤较少的导管，如胃管、氧气管、导尿管等；Ⅱ类为对患者损害较大但未危及生命的导管，如经外周静脉置入中心静脉导管、胸腔引流管、深静脉导管等；Ⅲ类为对患者损害很大甚至危及生命的导管，如吻合口下的胃管、气管插管等。

（2）规范各种管道固定的标准。采用图文并茂的形式制作各种管道固定的标准，包括固定的位置、方法、固定材料的选择和固定胶布如何裁剪等。

各种管道固定的共性标准，要求：①引流袋用扣针挂于床边，管道较长时环绕 1～2 圈一起固定于扣针中。②管道标识粘贴于靠近床边的位置。③对于管道止水夹远离患者，尽量靠近床沿或床沿下方位置。④多条管道时，固定避免交叉。⑤悬挂位置应在引流出口下方，特别是颈部、上肢、腰背部的伤口引流管，避免床头摇高后引流袋/瓶高于引流口出口。⑥骨科患者的伤口引流管涉及不同部位，固定时需顺着管道放置的方向固定，不能固定在关节处，并且需要预留一定的长度给患者活动，以免牵拉管道。

（3）实施集束化护理策略。国外学者针对非计划性拔管提出 "ABCDEF" 集束化护理策略，包括疼痛的评估、预防和处理（assess，prevent，and manage pain）、每日唤醒试验（spontaneous awakening trial，SAT）和自主呼吸试验（spontaneous breathing trial，SBT）、止痛剂及镇静剂的选择（choice of analgesia and sedation）、谵妄的监测/处理

（delirium monitoring/management）、早期活动（early exercise/mobility）及家属参与和授权（family engagement and empowerment）。针对骨科患者病情，应用导管分级危险评估工具进行评估后，修订集束化护理策略以实施。

4. 改进结果

次年1—3月，质量管理小组成员再次管道护理合格率抽查，共抽查患者1 260例次，管道护理合格1 253例次，得出本季度管道护理合格率为99.44%，较前增长了15.41%。

（黄晓敏　刘圆圆　黄天雯）

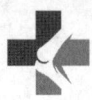

第四章 骨科护理质量结果指标

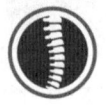

第一节 跌倒发生率

指标名称：跌倒发生率。

指标类型：结果指标。

指标意义：跌倒是患者常见的问题，患者发生跌倒可能造成伤害，严重甚至危及生命，如软组织损伤、骨折、心理创伤及损伤后长期卧床导致的一系列并发症等。患者跌倒与年龄、疾病、认知障碍和不良环境等多种风险因素相关。通过对住院患者跌倒发生率指标的监测，了解跌倒发生率和伤害率。根据跌倒的风险因素进行针对性的原因分析和实施跌倒预防措施，有利于降低跌倒发生的概率及跌倒后损伤的严重程度，保障患者安全。对患者跌倒风险的评估，可以帮助护理工作者建立患者分级管理的临床思维。预防患者跌倒的过程，充分体现了护理工作者对患者的责任和关怀。

基本公式：

$$跌倒发生率 = \frac{同期住院患者中发生跌倒的次数}{统计周期内住院患者人日数} \times 1000‰ \qquad (4-1)$$

一、指标的定义

跌倒是指突发、不自主的、非故意的体位改变，倒在地上或更低的平面上。按照国际疾病分类（International Classification of Diseases，ICD-10）对跌倒的分类包括：①从一个平面至另一个平面的跌落。②同一平面的跌倒。

跌倒伤害指患者跌倒后造成不同程度的伤害甚至死亡。跌倒对患者造成的影响，根据美国护理质量指标国家数据库（National Database of Nursing Quality Indicators，NDNQI）给出的分级定义：①无，即没有伤害。②严重度1级（轻度），即不需要或只需要稍微治疗与观察的伤害程度，如擦伤、挫伤、不需要缝合的皮肤小撕裂伤等。③严重度2级（中度），即需要冰敷、包扎、缝合或夹板等医疗或护理处置与观察的伤害程度，如扭伤、大或深的撕裂伤、皮肤撕破或小挫伤等。④严重度3级（重度），即需要医疗处置及会诊的伤害程度，如骨折、意识丧失、精神或身体状态改变等。⑤死亡，即患者因跌倒产生的持续性损伤而最终死亡。

住院患者跌倒发生率指统计周期内住院患者跌倒发生例次数（包括造成或未造成伤害的）与统计周期内住院患者总人日数的比例。

二、指标的内涵

据报道，60岁及以上老年患者跌倒发生率为39.40%~76.81%，骨科患者跌倒发生率为52.20%~86.91%。住院患者跌倒是医院内患者不良事件之一，跌倒可能导致严重甚至危及生命的后果。我国对跌倒危险因素及预防措施等方面的研究较多，国内的研究者和管理者虽然也提出了许多与国外相同的干预措施，但是国内的研究只处于观察和经验阶段，没有对所采取的预防措施的有效性进行科学的分析和评价，缺乏对住院患者跌倒进行系统的管理，尚未形成一个集评估、计划、干预与管理为一体的完整体系。

跌倒的发生与医院的整体管理、护理质量、患者教育、疾病因素和治疗方法等密切相关。跌倒发生率的高低是评价医院患者安全的重要指标之一。美国医疗机构评审联合委员会在患者安全目标中指出，跌倒是护理质量的核心指标，也是护理的一项敏感指标。采用评估工具来筛选并识别出具有较高跌倒风险的患者，实施跌倒预防措施，对发生的跌倒事件进行监测和上报，有利于管理者能够及时获得跌倒发生的频率、严重度和跌倒发生相关联的其他信息。通过对根本原因进行分析，使患者跌倒的相关危险因素得到及时识别，在医务人员的共同努力下，找到有效的预防措施，努力减少跌倒不良事件的发生，提高住院患者的安全性。

1. **预防跌倒护理计划执行单与应用**

根据评估确定的风险因素及风险级别，采取针对性措施，形成护理计划执行单，实施分级管理（表4-1）。

表4-1 预防跌倒护理计划执行单

风险级别	护理措施	执行日期和时间		
低风险	在床边、卫生间、洗漱间等跌倒高危区域及腕带上放置防跌倒警示标识			
	将日常用物、呼叫铃、辅助行走的支具放在患者方便取用位置			
	减少跌倒风险因素，如协助肌力、平衡及步态训练改善步态不稳			
	使用带轮子的床、轮椅等器具，静态时应锁定轮锁，转运时使用安全带或护栏			
	实施多模式健康教育：防跌倒宣教手册、视频等			
	纠正及记录可能导致跌倒的行为习惯			

续表 4-1

风险级别	护理措施	执行日期和时间		
中风险	执行跌倒低风险的预防措施			
	按分级护理标准，确定患者需要照护的程度，按要求提供护理			
	告知患者离床活动时应有他人陪同			
	实施多模式健康教育：防跌倒宣教手册、视频等			
	纠正及记录可能导致跌倒的行为习惯			
	记录跌倒风险评估及干预方案的落实情况及效果（Q3D）			
高风险	执行跌倒低、中风险的预防措施			
	有专人24 h看护，保持患者在照护者的视线范围内			
	每班床边交接跌倒风险因素及跌倒预防措施的执行情况			
	由专科护士或护理组长告知患者或家属/照顾者跌倒风险评估结果及干预方案			
	跌倒风险评估结果报告护理组长/区护士长，必要时邀请防跌倒联络护士/专科护士会诊，邀请多学科会诊			
	实施多模式健康教育，如制作防跌倒宣教手册、视频等			
	纠正及记录可能导致跌倒的行为习惯			
	记录跌倒风险评估及干预方案的落实情况及效果（Q3D）			
常见风险因素的预防措施	视力障碍。如有不同用途的2副以上眼镜，应在眼镜上贴上相应的标签；护理偏盲患者时，站在盲侧，通过声音等增强患者对空间、位置的感知；发现患者存在尚未诊断的视力问题时，及时报告医师			
	肌力、平衡及步态异常。观察和询问患者在行走或平衡方面遇到的问题；鼓励患者参与制订的训练计划，并督促实施；指导患者正确使用助行器等保护性器具；对严重骨质疏松、髋关节骨折的患者，协助佩戴髋部保护器			
	体位性低血压。指导患者体位转换时速度缓慢，避免弯腰后突然站起，减少弯腰动作及弯腰程度；遵循"三部曲"，即平躺30 s，坐起30 s，站立30 s再行走；有计划进行有氧耐力训练；一旦发现体位性低血压或患者体位改变、外出行走出现头晕、肢体无力等不适症状时，应立即就近坐下或搀扶平躺休息，指导陪同人员按摩四肢并呼救			
	使用高跌倒风险药物。指导患者服用高跌倒风险药物时，在药效期内宜限制活动；与医师沟通减少使用或及早停用			

2. 跌倒不良事件报告表及使用

发生跌倒进行正确处理后，当事人应按各医院相关的制度、流程及时进行跌倒不良事件报告，进行跌倒事件的分析与持续改进（表4－2）。

表4－2　患者跌倒/坠床报告

患者姓名：　　年龄：　　性别：　　住院号：　　主要医疗诊断：
入院日期：　　手术日期：　　手术名称：　　发生日期：　　发现人：　　报告日期：
跌倒/坠床危险因素评估：□无　□有　第一次评估时间：年 月 日；　第一次评估时机：□入院时　□手术后　□化疗后　□更换药物后　□护士长查房后　□其他______；评估间隔天数： 最近一次评估至跌倒发生间隔：______天　　家属知情签名：□有　□无
跌倒地点：□床边　□洗手间　□病房内　□走廊　□洗手间门口　□室外　□其他____________
跌倒时段：□0:00—3:39　□4:00—7:59　□8:00—11:59　□12:00—15:59　□16:00—19:59　□20:00—23:59
跌倒前状态：□化疗后第____天　____□术后第____天　____________　□其他____________
护理级别：□特级　□一级　□二级　□三级
跌倒损害级别：□Ⅰ级　□Ⅱ级　□Ⅲ级　（评价标准见备注）　　处理：详见护理记录
在场相关人员及科室：

跌倒/坠床前患者情况				
身体状态		环境等相关因素	药物因素	个人行为习惯
□下肢乏力 □肌力低于正常 □平衡功能障碍 □智力障碍 □贫血 □烦躁不安/不合作 □头晕 □嗜睡	□睡眠紊乱 □视觉障碍 □有意识障碍 □体位性低血压 □高热 □腹泻 □夜尿2次以上 □其他______	□既往有跌倒史 □防跌倒设施不足 □病床高于45 cm □地滑或不平 □灯光不足 □地面有杂物 □无陪护 □其他______	□降压药 □降糖药 □利尿药 □镇静安眠药物 镇痛药 □扩张血管药物 □可引起体位性低血压药物 □跌倒2天内有新增药物 □其他______	□不听劝告擅自外出 □鞋底滑或不合脚 □站立穿衣裤（老年） □裤脚过长 □衣服、鞋不合身 □活动受限但不接受协助 □起床下地过快 □其他：使用滑动式助行架______

目前预防再跌倒措施		
□再次评估跌倒风险 □强化防跌倒指导 □下床前先放下床栏，勿翻越床栏 □穿合适的衣裤、防滑鞋，勿赤脚走路 □下床前，先坐在床沿，稍坐片刻无头晕不适再起立行走 □离床活动时有人陪伴	□避免突然改变姿势，如感到头晕不适，请卧床休息或立即呼叫护士予与协助 □勿以可活动家具作扶持，勿在椅上打瞌睡或睡觉 □需要协助时，用呼叫器通知护士以寻求帮助	□保持地面干爽，地面未干时勿离床活动 □移开潜在危险障碍物，保持走道宽敞 □夜间床旁备便盆/尿壶 □常用物品放于易取处 □使用合适的助行器 □上床栏 □环境改造
其他措施________________		

跌倒伤害评价标准：①Ⅰ级，不需要或只需要稍微治疗与观察，如擦伤、挫伤、不需要缝合之皮肤小撕裂伤等。②Ⅱ级，需要冰敷、包扎、缝合或夹板等的医疗或护理的处置或观察，如扭伤、大或深的撕裂伤、小挫伤等。③Ⅲ级，需要医疗处置及会诊，如骨折、意识丧失、精神或身体状态机能改变等。

三、指标的计算公式

式（4-1）中，分子为某一统计周期内发生跌倒患者的次数，包括造成或未造成伤害的，同一患者多次跌倒每次都需要计1例。分母为某一统计周期内住院患者总人日数。

式（4-1）用于计算某统计周期内患者跌倒发生率，能较为客观地反映患者跌倒发生情况和管理质量，使用简单，可操作性强，能及时发现高危因素，并进行改进，从而预防跌倒的发生。

四、指标的监测

成立质量管理小组，制定监测的流程、方法与质量控制。经培训合格的质量管理小组成员负责监测、收集数据；确定统计的周期，计算住院患者跌倒发生率；根据不良事件报表或护理记录，获得统计周期内跌倒发生例数。

监测某年骨科住院患者的跌倒发生时，质量管理小组成员通过统计骨科患者发生跌倒的例数，计算这一统计周期内骨科患者发生跌倒千分比。

五、指标的改进案例

（一）案例一：关节外科患者跌倒发生率改进案例

1. 背景

为了解关节外科患者某一统计周期内的跌倒发生率，质量管理小组于某年1—6月调查了关节外科患者的跌倒发生情况。

（1）纳入标准：①年龄不小于18周岁。②诊断为膝关节骨性关节炎、髋关节骨性关节炎、髋部骨折等关节外科疾病并行手术治疗的患者。③意识清楚，生命体征平稳，交流沟通无障碍，离床活动患者。

（2）排除标准：①患有严重心脑血管疾病、呼吸系统疾病、肝肾或血液系统疾病。②有认知功能障碍；伴有严重的心理疾病。③全身情况差，伴有极度疼痛等不适合离床活动患者。统计周期内住院患者7 856人日，其中发生跌倒的患者有1例次，跌倒发生率为0.13‰。

2. 分析

（1）患者的一般资料及发生跌倒的事件经过。患者，男，78岁，诊断为左股骨颈骨折。行"左侧人工髋关节再置换+髋关节松解术"。术后第3天，早餐后患者床边坐起，诉无头晕等不适。指导患者扶助行器下地行走，予预防跌倒宣教，患者均表示理解配合。患者家属未陪护，由病区陪护人员间断照顾。术后第7天早上6:40，陪护人员紧急呼叫护士，诉患者摔倒在地。护士至病房发现患者跌坐在洗手间门口，其神志清楚，马上通知值班医生。测量生命体征正常，检查患者无外伤，右下肢活动受限。在医生陪同下扶患者卧床休息,给予急诊X线检查"骨盆正位和股骨正侧位";给予预防跌倒再教育并安抚患者。X线结果显示:右侧股骨头下段骨折,断端对线不齐,骨质远端向外向上移位。主管医生予皮牵引等后续处理。

(2)应用根本原因分析法进行分析。经组建根本原因分析法(root cause analysis,RCA)团队、定义问题、事件还原及近端原因分析,确定根本原因为:①患者自身活动受限但不主动寻求帮助,晨起活动未呼叫病区陪护人员协助。②开边裤裤腿及系带过长,影响患者行走。③病区的跌倒风险管理欠精准,高危患者管理欠到位。

3. 持续质量改进措施

(1)成立患者参与的跌倒风险管理团队,制定并使用"预防跌倒护理计划执行单"。首先,建立跌倒管理的三级管理架构,低风险患者由当班责任护士负责管理,中风险患者由护理组长负责质控,高风险患者由专科护士或护理组长告知患者或家属/照顾者跌倒风险评估结果及干预方案;将跌倒风险评估结果报告护理组长/区护士长,必要时邀请防跌倒联络护士/专科护士会诊,邀请多学科会诊。其次,设立跌倒管理专员,协助区护士长完善跌倒管理的指引等。最后,对高风险患者,要求专人24 h看护,保持患者在照护者的视线范围内。

(2)加强评估与质控。质量管理小组成员定期对患者跌倒风险评估准确性、及时性、预防措施落实情况进行查检,反馈效果,根据反馈结果,以数据为依据进行持续质量改进。当患者出现病情变化时(如手术前后的疼痛、意识、活动、自我照护能力等改变时;使用影响意识、活动、易导致跌倒的药物;特殊检查治疗后)须再次评估跌倒风险,形成个性化的专属跌倒预防处方。

(3)多部门合作,联系供应科,进行开边裤的改进,防止裤腿及系带过长。

4. 改进结果

于次年1—6月再次进行关节外科患者的跌倒发生率监测,统计周期内住院患者人日数7921人日,其中,发生跌倒的患者0例次,跌倒发生率为0‰,达到目标。

(二)案例二: 奥塔戈运动对膝关节置换术后老年患者平衡能力和害怕跌倒的影响

1. 背景

据文献报道,膝关节置换术后1年的患者害怕跌倒发生率为44.1%。害怕跌倒(fear of falling,FOF)也被称为恐惧跌倒,是指在进行某些活动时为了避免跌倒而出现的自我效能或信心降低。FOF可引起患者活动受限,导致身体功能下降、肌肉力量减弱、平衡能力下降、跌倒危险性增加,从而影响患者的生活质量。奥塔戈运动(Otago exercise programme,OEP)是一项经过临床证实、具有循证依据的、针对肌力和平衡力锻炼的运动方法,可以提高老年人肌力和平衡力水平,改善FOF的情况,减少跌倒发生。

采用方便抽样的方法,选取某年10月至次年5月某市某三级甲等医院行膝关节置换术后出院的老年患者65例为研究对象。其中,某年10月至次年2月干预实施前32例作为对照组,次年3—5月干预实施后33例作为观察组。

（1）纳入标准：①年龄 60～80 岁。②膝关节骨性关节炎行初次、单侧膝关节置换术患者。③能独立或在辅助工具帮助下完成 OEP 训练者。④意识清楚，能够正确表达者。

（2）排除标准：①长期卧床患者。②合并神经系统疾病患者，如脑出血、阿尔茨海默病患者等。③合并严重的身体疾患而导致活动受限者，如严重心功能不全、恶性进行性高血压等。

（3）退出标准：因各种情况不能坚持行 OEP 者。

对照组的措施包括出院前一天向患者说明出院后的功能锻炼方法及注意事项，发放出院康复指导手册，主要包括踝关节背伸跖屈、股四头肌等长收缩、直腿抬高、滑移屈膝和步行练习。出院后第 2 周、第 4 周进行电话随访，内容主要是询问患者功能锻炼情况，同时给予膝关节置换术后康复知识指导并提醒患者按时进行门诊随访，每次电话持续 10～15 min。出院后 1 个月时进行门诊随访，由 1 名护士检查患者功能恢复情况。

2. 持续质量改进措施

观察组接受 1 个月的 OEP 训练。

（1）首次干预。出院前一天向患者及家属播放指导视频并讲解 OEP 的作用及锻炼要点；评估患者身体功能，确定运动量及强度；发放 OEP 指导手册、运动量等级要求及个人运动日历表，进行一对一指导，并告知填写运动日历表的目的及内容。

（2）出院后居家锻炼。首次干预结束后，患者自行在家进行锻炼。内容包括热身运动、肌力训练和平衡力训练。

A. 热身运动包括头部运动、颈部运动、背部伸展运动、躯干运动和踝关节运动。

B. 肌力训练包括：①膝关节伸展。患者以坐位，后背靠稳椅背，双前臂搭于椅子两侧扶手上，两脚微分开，大腿与地面平行，小腿与地面垂直。使患侧膝关节伸展，与地面平行，回归原位。②膝关节屈曲。双手扶住辅助工具（如扶手栏杆、桌子等）站立，弯曲膝盖，脚跟向上抬起，尽量靠近臀部，放下，回归原位。③髋关节外展。以右侧为例。左手扶着辅助工具，右手放于腰部，侧位站于辅助工具旁。将右腿向右伸直，使右髋关节向右侧外展，回归原位；踮脚尖，站立位，手扶辅助工具，两眼平视前方，两脚分开与肩同宽，尽力抬起脚跟，使两脚尖点地，回归原位。无辅助工具时，内容要求同上；脚跟站立，动作要求同踮脚尖，尽力抬起脚尖，使两脚跟点地，回归原位。每项动作均 2～3 s 抬起，4～5 s 放下，每组动作间休息 2 min。此外，随着患者身体功能情况逐步改善（逐步增加锻炼次数至初始的 2 倍后），需要负重带作为辅助设备，即在患者踝关节处捆绑具有一定质量的某物，如沙袋、盐袋或者矿泉水瓶等，以增加对抗阻力。开始质量以患者连续重复 8～10 次不感到疲劳为宜。每次增加幅度为 0.5 kg。增加踝关节负重带质量时需要该项运动次数相应增加到初始的 2 倍后，依次增加到 3 kg，负重抬举时吸气，归位时呼气。

C. 平衡力训练包括：①"8"字行走。手扶步行器，以个人步速，自某处出发，按顺时针方向行走，走一圈后回到原点再按逆时针方向行走，整个行走路线呈"8"字形。②侧着走。手扶辅助工具，分别向左、向右走。③脚尖 - 脚跟站立。手扶辅助工具，两眼平视前方，将一只脚的脚跟放在另一只脚的脚尖前方，使脚跟与脚尖相对并在一条直线上。④单腿站。手扶辅助工具，两眼平视前方，单腿站立。⑤坐－立。坐在高度适中的椅子上，大腿与地面平行，小腿与地面垂直，两脚微分开并微后收，上身前倾，双手扶住扶手起立，坐下；屈膝。手扶辅助工具，两脚分开与肩同宽。身体尽力下蹲使膝关节屈曲，尽量使两膝所在水平线超过两脚尖所在水平线，当两脚跟要抬起时，回归原位。⑥脚尖－脚跟走。动作要领同脚尖－脚跟站立，将后面的脚向前走，保持脚跟与脚尖相对并在一条直线上。⑦脚跟走。手扶助行器，两眼平视前方，抬起脚尖，用脚跟行走。⑧上下楼梯。手扶楼梯扶手，上楼梯时，健侧腿先上；下楼梯时，患侧腿先下。

平衡力训练根据辅助与否及运动量多少分为 A、B、C、D 四级，A 级难度最低，D 级难度最大。每周 7 次，每次 30 min（可分开进行，以不出现疲劳为宜）。患者记录个人运动日历表，内容主要包括 OEP 锻炼次数及跌倒发生次数。

（3）电话随访。随访时间同对照组。主要是了解训练进展，强调 OEP 锻炼必要性，督促患者每天按时完成 OEP 锻炼，鼓励患者，增强患者锻炼信心及依从性。随访中给予膝关节置换术后康复知识指导并提醒按时门诊随访，每次电话随访持续 15～20 min。

（4）门诊随访。于患者出院后 1 个月进行，门诊随访时，对患者 OEP 锻炼情况进行评估，并对患者的后续锻炼进行指导。记录患者是否添加了负重带以及所达到的平衡力训练的难度情况。一名护士对患者的功能恢复情况进行检查。

3．改进结果

干预 1 个月后，观察组患者平衡能力得分、跌倒效能得分均高于对照组（$P<0.01$），观察组患者害怕跌倒发生率低于对照组，差异（$P<0.01$）均有统计学意义；两组患者均未发生跌倒。提示奥塔戈运动可以提高膝关节置换术后老年患者的平衡能力和跌倒效能水平，降低害怕跌倒发生率及跌倒发生风险。

（李娜　肖萍　黄天雯　高远）

第二节　外固定并发症发生率

指标名称：外固定并发症发生率。

指标类型：结果指标。

指标意义：通过监测外固定并发症发生率，使患者在外固定持续固定期间，积极预防和有效减少并发症的发生，如器械相关性压力性损伤、无效牵引、骨牵引移位、牵引针道口感染、外固定架感染、神经损伤等并发症，保证患者的安全。监测内容包括：定期检查牵引针的牵引力线，检查牵引重量，牵引针有无松动；外固定器是否有松动，肢体固定是否符合病情需要并利于康复；针道口是否有渗血、渗液或出现红、肿、热、痛症状等。通过分析外固定管理不当的影响因素，通过采取针对性的外固定护理的培训与管理，降低外固定并发症发生率。

基本公式：

$$外固定并发症发生率 = \frac{同期发生外固定并发症的人数}{统计周期内外固定患者的人日数} \times 100\% \qquad (4-2)$$

一、指标的定义

外固定是指体外的装置,用于支撑人体部分躯干或肢体的一种具有支撑作用的器具,临时或长期用于人体躯干或四肢等部位外面,达到预防和矫正畸形、支撑身体、治疗或辅助患肢,以利于恢复、补偿及发挥患肢功能的器具。例如,骨折、脱位复位后,维持一定的位置,以利于骨折及其他软组织的修复。常用的外固定有石膏、牵引、夹板、外固定架等。

外固定并发症包括器械相关性压力性损伤、无效牵引、骨牵引移位、牵引针道口感染、外固定架感染、神经损伤等。

外固定并发症发生率是指统计周期内住院患者中外固并发症发生例数与外固定患者的人日数的比例。

二、指标的内涵

骨科患者外固定治疗主要是固定和预防骨折程度加重。部分患者在骨折之后,身体原因或骨折处皮肤软组织及开放性污染的原因,没有办法立刻手术治疗,也没有办法行内固定治疗,只能使用外固定治疗。外固定治疗在骨科的治疗中非常重要,因此,降低外固定并发症发生率是保证治疗效果的重要措施之一。肢体支架外固定患者若体位摆放不符合病情要求,可能会发生外固定支架并发症包括器械相关性压力性损伤、针道感染等。牵引患者力线错误将会导致异常骨折、无效牵引、骨牵引移位、拆除固定后再骨折等并发症,针道感染则易致骨髓炎。以下是指标相关的内涵。

(一)外固定并发症的常见临床表现

1. 骨科器械相关压力性损伤

器械相关压力性损伤(device related pressure injury,DRPI)是指因诊断或治疗所用的器械而导致的压力性损伤,其损伤部位的形状多与器械形状接近或一致。器械相关压力性损伤的分期与临床表现详见第三章第七节"压力性损伤风险评估准确率"中压力性损伤的分期。

2. 无效牵引

牵引术是骨科常见的一种治疗方法,是利用牵引力和反牵引力作用于骨折部位,达到复位或维持复位固定的治疗方法,较为常用的是皮牵引及骨牵引。有效的牵引能稳定骨折断端,促进骨折复位,解除肌肉痉挛,改善静脉回流,消除肿胀,缓解疼痛,便于手术,减少并发症的发生。无效牵引的表现如下:

(1)骨折端疼痛不适,且不能自行缓解,伴明显压痛;骨折端畸形,主要表现为缩短、成角或旋转畸形。

(2)牵引绳不在滑车内。

(3)牵引绳上承受重物。

(4)牵引架向一侧倾斜。牵引绳未与患肢长轴成一直线。

（5）牵引锤未悬空、碰地上或床沿。
（6）足部抵住床尾。
（7）转移体位时放松牵引。
（8）牵引弓脱落。
（9）牵引针两端不平衡、移位。
（10）皮牵引者皮牵引套松脱。

3. 外固定松动/滑脱/折断/移位
（1）骨折端疼痛不适，且不能自行缓解，伴明显压痛；骨折端畸形，主要表现为缩短、成角或旋转畸形。
（2）外固定骨折端的位置发生改变。
（3）固定针松动、松脱或折断。

4. 针道感染
（1）无感染。针孔周围皮肤无红、肿、热、痛，干燥，无渗出。
（2）轻度感染。针孔周围皮肤微红、微痛，针孔处无纤维性包裹，时有少量渗液，活动关节时上述症状加重，休息后减轻。
（3）重度感染。针孔周围皮肤糜烂，炎性肉芽组织增生，甚至有发热等全身症状。

5. 神经损伤
（1）尺神经（ulnar nerve）损伤。尺神经损伤时，上肢肌力减弱，若为陈旧性损伤可出现"爪形手"，即小鱼际和骨间肌萎缩，小指和无名指指间关节屈曲，掌指关节过伸。
（2）桡神经（radial nerve）损伤。肘关节以上损伤，出现垂腕畸形，手背"虎口"区皮肤麻木，掌指关节不能伸直。肘关节以下桡神经伸支损伤时，因桡侧腕长伸肌功能存在，故无垂腕畸形；单纯浅支损伤可发生在前臂下 1/3，仅有拇指背侧及手桡侧感觉障碍。
（3）正中神经（median nerve）损伤。损伤多发生于肘部和腕部，在腕关节水平损伤时，鱼际肌瘫痪，桡侧 3 个半手指掌侧皮肤感觉迟钝或消失，不能用拇指和示指捏取精细物品；损伤水平高于肘关节时，还表现为前臂旋前和拇指、示指的指间关节不能屈曲；陈旧性损伤还有鱼际肌萎缩，拇指伸直与其他手指在同一水平面，不能对掌，称为平手或猿手。
（4）腓总神经（common peroneal nerve）损伤。在腓骨小头处位置表浅，容易受伤，损伤后足下垂内翻，不能主动背屈和外翻，小腿外侧及足背感觉障碍。

6. 骨筋膜室综合征
骨筋膜室综合征的典型症状是疼痛、局部肿胀、活动受限，好发于前臂掌侧和小腿。
（1）局部表现（5P 征）。painless，即由疼痛至无痛；pallor，即由发绀至苍白；paresthesia，即由感觉异常至无感觉；paralysis，即由肌力减退至肌肉瘫痪；pulselessness，即由有脉至无脉。
（2）全身表现。体温升高、脉率增快、血压下降，血中白细胞增多，血沉加快，尿中出现肌球蛋白等。

（二）影响外固定并发症发生的常见因素

外固定并发症的发生原因，既与患者自身因素（如疾病因素、依从性差、不配合）

相关，也与临床护士认知因素（对外固定护理意识不强、专业知识掌握不全面）、行为因素（专业护理不到位、健康宣教未落实、未及时治疗护理、对患者肢体外固定时应力保持方法、体位转移欠规范），以及其他因素（如护理人力不足、缺乏合适的体位枕等设备均是护理范畴内的活动）相关。针道感染常见因素与患者自身免疫、针道处皮肤切割、针道反应有关。护士是患者外固定护理并发症的观察者和护理直接实施者，除患者因素外，护士认知、行为及人力、设备资源等因素是可控的。通过降低外固定并发症发生率，分析护理不当的现状、原因及影响因素，为其预防、控制等管理活动提供科学依据，以进行历史性、阶段性的自身比较，并进行持续改进，减少并发症的发生，保证患者的舒适和功能，促进患者康复。

（三）预防与减少外固定并发症发生的护理措施

1. 常见外固定患者体位安置及翻身方法

常见外固定患者体位安置及翻身方法见表4-3。

表4-3 常见外固定患者体位安置及翻身方法

外固定类型	正确的体位安置及翻身方法
颅骨牵引	颅骨牵引、颈椎损伤或颈椎手术的患者头部垫薄枕、颈肩两侧放2个沙袋固定或应用颈椎枕，平卧或左右侧卧位休息；翻身时，一人用头锁或头肩锁或双肩锁固定头部，由固定头部者喊口号，三人共同实施轴线翻身，截瘫患者双足底用硬枕抵住或穿防垂足支具防足下垂
骨盆＋单一下肢支架外固定	卧气垫床，平卧或健侧卧位，采用轴线翻身法；协助左右侧卧30°，腰背部垫斜坡翻身枕，同侧下肢予软枕抬高，对侧肩、髋、臀部、膝、踝足部防受压
骨盆骨折外固定架固定患者	卧气垫床，平卧或健侧卧位，采用轴线翻身法，不稳定骨折患者翻身时可用几层中单平整包裹骨盆，或使用腹围固定骨盆，协助左右侧翻30°。对腰背部垫斜坡翻身枕，同侧下肢予软枕抬高，对侧肩、髋、臀部、膝、踝足部防受压
下肢长型外固定支架固定	平卧或左右侧卧位交替。协助健侧卧位时，患肢在上，两腿间放厚枕头或梯形枕。翻身前指导患者上肢借力于床上辅助器械侧翻，护士同时一手托患者固定的下肢，一手放置垫枕；协助患侧卧位时，指导患者借力于床上辅助器械，健侧下肢屈膝抬臀，护士协助在其腰臀部放置斜坡翻身枕，患侧肩、髋、臀部、膝、踝足部防受压
前臂外固定支架	指导患者把患肢抬高，高于心脏水平10～15 cm，屈肘90°保持功能位
上肢外固定支架	指导患者在护士协助抬高患肢时，自行调整至舒适体位；协助把患肢抬高置于抬高枕上

2. 预防石膏固定并发症的集束化护理措施

（1）评估患肢感觉、运动功能、石膏松紧度及有无渗血、渗液、异味，石膏边缘皮肤情况。

（2）观察石膏固定肢体远端皮肤颜色、皮温、肿胀及患肢动脉搏动、疼痛情况。

（3）石膏背心患者评估呼吸、腹部情况。

（4）石膏塑形期不可抓提、按压，搬运时用手掌平托。

（5）抬高患肢，高于心脏水平 10～15 cm。

（6）予骨隆突处常规使用衬垫保护，凹陷部位用棉枕垫起。

（7）保持石膏干洁。

（8）指导患者活动石膏两端没有固定的关节和肌肉，如腕关节伸屈运动、股四头肌收缩运动及踝泵运动等，每次 15～20 min。

（9）必要时协助翻身、拍背，指导深呼吸、有效咳嗽等预防并发症。

（10）实施针对性宣教，勿抓提、按压；勿拍打；体位、功能锻炼要求；病情自我观察等。

3. 预防牵引无效、移位的集束化护理措施

（1）评估牵引的目的、种类、牵引装置性能（如牵引绳长度是否合适，装置有无老化，螺丝钉有无松动，牵引绳与滑车是否合槽，牵引锤重量是否正确、皮牵引者皮牵引套有无松脱等）。

（2）评估患肢的感觉、活动、血液循环、疼痛情况。

（3）检查牵引弓的松紧度，评估牵引针两端是否不平衡、移位。

（4）牵引绳维持在滑车内，牵引绳上勿承受重物，牵引绳与头、颈、躯干、患肢长轴成一直线。

（5）牵引架无向一侧倾斜，牵引锤悬空、未碰地上或床沿，足部无抵住床尾。

（6）转移体位时无放松牵引。

（7）牵引弓无脱落。

（8）下肢牵引者床尾摇高 20°～25°；颅骨牵引者床头抬高 30°。

（9）实施针对性宣教：如何预防牵引无效、移位，包括勿自行放松牵引、勿自行挪动体位、牵引绳勿受压、体位要求等。

4. 预防牵引／外固定架针道感染的集束化护理措施

（1）评估患肢牵引／外固定架是否固定在位、穿刺口周围皮肤的皮温，是否有红肿、渗血、渗液情况。

（2）评估患肢的感觉、活动、血液循环、疼痛情况。

（3）监测患者的体温，对有感染征象患者按医嘱予分泌物培养。

（3）小换药或中换药。

（4）穿刺口滴 75％ 乙醇溶液。

（5）避免使用酸性软膏、洗剂和喷剂。

（6）实施针对性宣教：勿用手直接触碰针道穿刺口，勿湿水，保持清洁，换药要求，自我观察等。

（四）发生外固定并发症的报告

发生外固定并发症进行正确处理后，当事人应及时进行外固定并发症的报告与监测，质量管理小组组织进行分析与持续改进（表 4-4）。

表4-4 外固定并发症报告

患者姓名：	年龄： 岁	性别：	住院号：	主要医疗诊断：		
入院日期：	手术日期：		手术名称：		外固定开始时间：	
发生日期：	发现人：		报告日期：			
外固定类型：□石膏　□支具固定　□骨牵引　□皮牵引　□外固定架　□其他，如：						
外固定部位：						
外固定并发症诊断/名称：□骨科器械相关压力性损伤　□钉道感染（□Ⅰ级　□Ⅱ级　□Ⅲ级） □固定针的松动/滑脱/折断/移位　□无效牵引　□神经血管的损伤　□骨筋膜室综合征　□其他_____						
发生外固定并发症的相关因素						
疾病因素	环境、物品等相关因素		药物因素		治疗护理因素	
□糖尿病 □低蛋白血症 □贫血 □肝肾功能不全 □低蛋白血症 □骨质疏松 □严重创伤 □其他_____	□室内温度过低或过高（合适温度为23～25℃） □室内湿度欠合适（合适湿度为50%～60%） □院外：室内饲养动物/粉尘超标环境/强碱环境/乡村土路/长期处于潮湿环境 □院内：床单位不洁 □医疗器械的选择欠合理：型号、大小、材质、构造等		□降糖药 □长期应用抗生素 □扩张血管药物 □抗排斥药 □激素类药 □其他_____		外固定针道感染： □固定针松脱 □固定架螺纹松滑 □换药时未执行无菌操作/换药不及时/自行换药 □外出时外固定架无保护措施 □不良卫生习惯	
^	^		^		固定针的松动/滑脱/折断/移位： □患者活动方法不正确 □固定架螺纹松脱 □医护人员搬动外固定架方法不正确 □体位摆放不正确 □未掌握检查外固定针的方法 □检查外固定架方法不正确	
^	^		^		无效牵引： □牵引重量过低或过重 □牵引绳与患肢（或身体）纵轴不在一条直线上 □牵引绳上放置物品 □头/足抵住床头/尾 □牵引绳不在滑车内 □患者体位安置/转移欠正确 □床头/尾未抬高 □放松牵引	
^	^		^		神经血管损伤或压力性损伤： □石膏/支具固定过紧 □石膏未干前搬运手法不正确 □患者体位安置/转移不正确	
^	^		^		□护理评估不到位：评估不及时或不准确/复评不及时 □健康宣教不全面 □病情观察与记录不及时/不准确 □患者对预防外固定并发症的知晓率差 □患者对预防外固定并发症的依从性差 □其他_____	

续表 4-4

目前采取的治疗护理措施		
1. 一般措施 □病情观察：并发症的临床表现，有无加重或再次发生 □及时报告医生，遵医嘱进行处理 □向患者解释发生的可能原因，指导如何做好病情自我观察及配合治疗护理 2. 无效牵引 □查找原因，针对原因立即整改 □做好预防无效牵引的集束化护理	3. 外固定针道感染 □针道护理：□酒精消毒针道，2 次/天 □伤口换药，1 次/天 □专科护士处理 □遵医嘱使用抗生素 □外出时做好外固定的保护 □培养良好卫生习惯 □指导患者加强病情自我观察 □其他，如：	4. 固定针的松动/滑脱/折断/移位 □及时通知医生，视情况协助处置：更换/拔除等 □做好预防再移位等并发症的集束化护理 5. 神经血管的损伤 □针对原因，避免进一步损伤 □告知医生，视情况协助处置 □遵医嘱给予神经营养、止血包扎等治疗
其他措施：		

三、指标的计算公式

式（4-2）中，分子为某一统计周期内所有发生外固定并发症的例数。如果不能正确识别外固定所致并发症的患者，或瞒报等与实际相悖，就不能及时发现潜在安全因素及分析归纳原因，影响护理质量。分母为某一统计周期内的外固定患者的人日数。

式（4-2）用于计算某统计周期内外固定并发症发生率，能较为客观地反映外固定护理的管理质量，使用简单，可操作性强。通过统计能及时发现并发症发生及转归的情况，并进行改进，从而预防外固定并发症的发生。

四、指标的监测

成立质量管理小组，制定监测的流程、方法与质量控制。经培训合格的质量管理小组成员负责监测、收集数据，根据监测的不同目的选择外固定的病种、手术患者或选择不同年资的护士所管患者进行现场监测，应用外固定并发症发生率的指标内涵判定外固定护理存在哪些不足，定期进行数据统计分析并持续改进外固定护理质量，为外固定并发症发生率的监测流程。

例如，监测的目的是了解骨科所有外固定患者并发症的发生率时，质量管理小组成员通过每天统计外固定患者并发症的发生情况，计算这一统计周期内外固定患者并发症的发生率。

又如，监测的目的是了解创伤骨科护士护理有外固定的患者时外固定并发症的发生率时，质量管理小组成员通过每日统计创伤骨科患者的外固定并发症的发生情况，计算这一统计周期内创伤骨科护士护理创伤骨科患者的外固定并发症发生的比例。需要注意的是，监测对象为创伤骨科不同外固定的患者，这样才有代表性，不然数据会产生偏倚。

三、指标的改进案例

（一）案例一： 骨折患者外固定并发症发生率的改进案例

1. 背景

为了解某三级甲等医院骨科骨折外固定患者的外固定并发症发生率，进行外固定并发症的质量改进。患者的纳入标准：小学及以上文化程度，意识清楚，口头表达流利。排除不配合及入院时即存在外固定并发症的患者。质量管理小组于某年1—3月抽查骨折外固定患者556人日，其中，发生外固定并发症有3人（均为器械相关性压力性损伤），外固定并发症发生率为0.54%。

2. 分析

通过鱼骨图分析法从人、物、法、环方面进行分析，原因如下：

（1）"人"的因素。护士未及时关注外固定，如石膏、夹板或支具的松紧度是否合适、是否在位；未及时检查外固定压迫骨突出的皮肤情况；医生进行伤口换药时，护士未及时同步查看；患者不能分辨骨折处的疼痛与皮肤受压处的疼痛。

（2）"物"的因素。外固定材质硬对皮肤造成压力。

（3）"法"的因素。未进行医护一体化换药或是医生重新调整外固定时，未及时告知护士外固定患者受压皮肤情况；部分患者伴有神经损伤，发生压力性损伤时不能及时主诉疼痛等不适。

3. 持续质量改进措施

（1）实施预防性措施。石膏、夹板或支具治疗前，预见性地使用棉垫或保护贴保护骨突处。患者使用外固定进行治疗时，在固定肢端进行上下位置的标记，以防肢体消肿后外固定移位而造成皮肤受压。

（2）对石膏的外形进行改良和优化，在骨突处进行石膏弧形的设计，避免骨突处皮肤受压。

（3）加强医护合作与培训。医生给予患者换药或重新调整外固定时，及时通知责任护士进行检查及进一步处理。

4. 改进结果

质量管理小组成员于次年10—12月再次进行骨折外固定患者外固定并发症发生率的监测，骨折外固定患者548人日，无发生外固定并发症人数，发生率为0.00%，达到目标。

（二）案例二： 以某院骨科外固定并发症发生率指标开展质量管理

1. 方法与结果

某院骨科病房某年4—6月肢体外固定患者为561人日，发生外固定并发症有10人，外固定并发症发生率为1.78%。4例外固定并发症均为无效牵引。为了确保专科治疗有效，进行分析整改。

2. 分析

通过进一步分析，进行无效牵引查检汇总，并绘制柏拉图，床头牵引架向两侧移动、牵引锤接触地面或床尾、患肢位置摆放不规范，三项占比为75.34%，根据二八原则，将其列为改善重点。进一步查找真因，结果为床尾与牵引弓匹配不佳，软枕抬高不利于肢体稳定，护士宣教及告知方式单一。

3. 持续质量改进措施

（1）制作具有床头牵引架功能的餐桌板，分别测量床头牵引架高于床尾距离约6 cm；改良后餐桌板增加6 cm，在餐桌板的基础上固接悬臂、线槽台、开槽；悬臂固接在主板的顶端，悬臂长度与餐桌板相当，厚度3 cm，宽度5 cm，最后制作成102 cm×2 cm×32 cm具有床头牵引架功能的餐桌板。由护士长对全科护士进行培训改良牵引架的使用方法；加强巡视，责任护士查看牵引患者的牵引是否有效，及时调整。

（2）设计并制作多功能固定垫。根据人体下肢曲线及小腿的长度、腿围、踝关节的功能位角度、牵引弓长度等设计并制成60 cm×28 cm×5 cm大小的下肢牵引固定垫，用于下肢牵引患者。根据头颈部生理曲线、颈围及颅骨牵引弓形状进行裁剪、挖空和修整制成50 cm×40 cm×9 cm大小的颈部固定垫，用于颅骨牵引患者。由专人定时对固定垫的使用情况进行调查与反馈。

（3）拍摄"骨牵引的治疗护理"操作示范视频，包括牵引的类型、保持牵引有效的方法、健康教育等内容，用于患者教育及护士培训学习。

（4）护士长或护理组长加强患者牵引护理的指导、质控，对存在问题进行即时性督导，床边示范。

4. 改进结果

次年4—6月，质量管理小组成员再次进行骨科外固定患者的外固定并发症发生率的监测，共抽查骨科外固定患者564人日，发生外固定并发症有2人，无出现牵引无效的并发症，外固定并发症发生率为0.35%，达到目标。

（何翠环　戴巧艳　黄天雯　孔丹）

第三节　深静脉血栓发生率

指标名称：深静脉血栓发生率。

指标类型：结果指标。

指标意义：通过监测深静脉血栓发生率，了解防范或减少深静脉血栓的管理质量，采取及时有效的措施，降低深静脉血栓并发症的发生，促进深静脉血栓质量管理持续改进。每日监测深静脉血栓发生情况，定期进行分析、改进，可降低深静脉血栓发生率。

基本公式：

$$深静脉血栓发生率 = \frac{同期卧床不少于24\,h患者深静脉血栓新发病例数}{统计周期卧床不少于24\,h患者人日数} \times 100\%$$

(4-3)

一、指标的定义

深静脉血栓发生率是指统计周期内卧床不少于 24 h 患者深静脉血栓新发病例数与卧床不少于 24 h 患者人日数的比例。

二、指标的内涵

静脉血栓栓塞包括深静脉和肺血栓栓塞症，是住院患者常见的并发症。国内外研究数据均提示，几乎所有住院患者至少有 1 个 VTE 风险，约 40% 的住院患者有 3 个或更多危险因素。对具有 VTE 风险的住院患者采取血栓预防干预措施，在减少院内 VTE 发生率方面是安全、有效和经济的。有数据表明，恰当的干预措施可减少内科、外科患者 70% VTE 事件的发生。以下深静脉血栓形成的临床表现、诊断和预防的集束化护理措施。

（一）深静脉血栓形成的临床表现

1. 临床分期及临床表现

（1）急性期（发病后 14 天内）。临床表现为与疾病手术无关的突发患肢肿胀及沿静脉走行部位疼痛，或伴有浅静脉曲张。

（2）亚急性期（发病后 15～30 天）。临床表现为严重肿胀及沿静脉走行部位疼痛，伴有广泛的浅静脉曲张。

（3）慢性期（发病超过 30 天）。随着深静脉大部分或完全再通，下肢肿胀减轻，但活动后加重，明显的浅静脉曲张，小腿出现广泛色素沉着和慢性复发性溃疡，有再次发生急性深静脉血栓的可能。

2. 临床分型及临床表现

（1）中央型。该类型血栓发生于髂股静脉，左侧多于右侧。起病急骤，表现为患肢髂窝和股三角区疼痛、压痛，浅静脉曲张，下肢肿胀明显，皮温及体温均升高。

（2）周围型。该类型包括腘静脉和小腿深静脉血栓形成，表现为小腿疼痛、肿胀且深压痛，Homans 征和 Neuhofs 征阳性。

（3）混合型。该类型表现为全下肢明显肿胀、剧痛、苍白（股白肿），常有体温升高和脉率加速；肢体极速肿胀而压迫下肢动脉，导致下肢动脉血供障碍，引起足背和胫后动脉搏动消失；进而足背和小腿出现水疱，皮肤温度明显降低并呈青紫色（股青肿）。如不及时处理，可发生静脉坏疽。

A. 股白肿。当下肢深静脉急性栓塞时，下肢水肿程度在数小时内达到最高峰，肿胀呈可凹性及高张力，阻塞主要发生在股静脉系统内。

B. 股青肿。股青肿亦称为蓝色静脉炎，是指广泛性下肢深静脉血栓，肢体高度肿胀，压迫动脉引起患肢血供障碍的一种急危重症，是下肢深静脉血栓最严重的一种情况。

3. 临床分类及临床表现

（1）小腿深静脉血栓形成。绝大多数小腿深静脉血栓形成常见于腓静脉、胫静脉等。常见症状有小腿疼痛及压痛，小腿轻度肿胀或肿胀不明显，霍曼氏征（Homans' sign）阳性。

（2）小腿肌间静脉血栓形成。绝大多数小腿肌间静脉血栓形成常见于手术后或由长期卧床和外伤引起。临床表现往往不明显，患者仅有轻微的小腿胀痛、肿胀，浅静脉压一般不高。

（3）股静脉血栓形成。绝大多数股静脉血栓继发于小腿深静脉血栓，但少数股静脉血栓也可单独存在，体征为内收肌管部位、腘窝部和小腿深部均有压痛。

（4）髂股静脉血栓形成。绝大多数髂股静脉血栓形成继发于小腿深静脉血栓，但有时原发于髂股静脉或髂静脉。产后、骨盆骨折、盆腔手术和晚期癌肿患者易发生该病。左侧下肢的发生率较右侧高 2～3 倍。

（二）深静脉血栓形成的诊断

1. 询问病史

询问患者近期有无手术、严重外伤、骨折或肢体制动、长期卧床、肿瘤等。

2. 进行风险评估

常用 Caprini 血栓风险评估表或 Autar 血栓评估表等进行风险评估。

3. 观察临床表现

临床表现为患肢肿胀、疼痛、全身反应（如体温升高、脉率增快、白细胞计数增多）。

4. 辅助检查

（1）血浆 D-二聚体测定。D-二聚体是代表凝血激活及继发性纤溶的特异性分子标志物，对深静脉血栓的诊断有重要参考价值，敏感性较高，但特异性相对较差。

（2）彩色多普勒超声检查。该检查敏感性、准确性均较高且无创，是深静脉血栓诊断的首选方法，适用于对患者的筛选和监测。

（3）静脉造影。该检查准确率高，可以有效判断有无血栓，血栓部位、范围、形成时间和侧支循环情况，常被用来鉴定其他方法的诊断价值。

（4）螺旋 CT 静脉成像。该检查准确性较高，可同时检查腹部、盆腔和下肢深静脉情况。

（5）磁共振静脉成像。该检查能准确显示髂、股、腘静脉血栓，但价格相对昂贵。

(三)影响深静脉血栓形成的常见因素

静脉血栓形成原因主要包括三方面因素:静脉内膜损伤、静脉血流淤滞及血液高凝状态。临床上许多原因均会促使其发生。

1. 易造成静脉内膜损伤的因素

易造成静脉内膜损伤的因素包括创伤、手术、反复静脉穿刺、化学性损伤、感染性损伤等。

2. 易造成静脉血流淤滞的因素

易造成静脉血流淤滞的因素包括长期卧床、术中应用止血带、瘫痪、制动、既往VTE病史等。

3. 易导致血液高凝状态的因素

易导致血液高凝状态的因素包括高龄、肥胖、全身麻醉、恶性肿瘤、红细胞增多症、巨球蛋白血症、骨髓增生异常综合征、人工血管或血管腔内移植物、妊娠、口服避孕药等。

(四)预防深静脉血栓形成的集束化护理措施

1. 基本预防

(1) 改善生活方式。戒烟、戒酒,或者少抽烟、少喝酒,控制血脂、体重,平衡膳食,保持大便通畅,适当运动,避免久坐(每2 h至少要活动身体15 min),按时吃药。

(2) 做好慢病管理。控制好血糖、血压等。

(3) 有效抬高患肢。有效抬高下肢20°~30°,膝关节屈膝15°。尽量避免在腘窝处单独垫枕、过度屈髋。上肢可用软枕或悬吊等方法抬高。

(4) 注意保暖,尤其在术中,可以使用保温毯。术后可以通过调节室温、加盖棉被等方法对患者进行保温,尽快使患者体温恢复正常。

(5) 定时翻身,鼓励并协助卧床患者至少2 h翻身1次。

(6) 床上功能训练。

A. 肺功能训练,如深呼吸、咳嗽等。

B. 肢体功能训练,如主动踝泵训练、直腿抬高训练、股四头肌训练等。

(7) 尽早下床。指导并鼓励患者在生命体征平稳的情况下尽早下床活动。

(8) 保证充足的液体量。围手术期适度补液,避免血液浓缩,尽量缩短围手术期患者禁食水的时间,术后尽快给患者补充足够的液体,包括静脉补液和口服补液,每日饮水量保证在1 500 mL以上。

(9) 所有有创操作均应动作轻柔、精准,以减少静脉内膜的损伤。

(11) 注意保护血管。

A. 静脉穿刺时要避免反复穿刺,尽量缩短扎止血带的时间,减少对局部和远端血管的损害。

B. 偏瘫患者尽量避免患侧及下肢输液,注意减少输入对血管有刺激性的药物。

C. 下肢静脉血栓发生率是上肢的 3 倍，尽量减少或避免对下肢静脉的穿刺。如上肢没有损伤，避免在下肢进行穿刺。

D. 对于需要长期静脉输液或经静脉给药的患者，可采用静脉留置针的方式，以减少静脉穿刺次数。局部出现炎症反应时，应立即重新建立静脉通路。

2. 物理预防

（1）抗血栓梯度压力袜（graduated compression stockings，GCS）的使用。按抗血栓梯度压力袜的使用流程进行操作；建议日夜均穿着，每天至少 18 h，除非患者活动量增加，深静脉血栓风险减低；每天至少检查患者皮肤情况 2 次；每班观察患者双下肢的皮肤颜色、温度及足背动脉搏动情况；告知患者弹力袜维护的相关事宜。

（2）间歇充气加压装置（intermittent pneumatic compression，IPC）的使用。按间歇充气加压装置的使用流程进行操作；使用过程中加强巡视，密切观察患者下肢皮肤情况，询问患者的自我感受，若患者有任何不适，及时通知医生。

（3）足底静脉泵（venous foots pumps，VFP）的使用。根据操作说明书进行操作；使用过程中，加强巡视并严密观察，检查皮肤有无红肿及其他异常情况，若发现异常及时告知医生。

（4）神经肌肉刺激器（neuromuscular electrical stimulation，NMES）的使用。根据操作说明书进行操作；加强巡视与观察。

3. 药物预防

（1）遵医嘱进行药物预防。

（2）规范实施注射或定时定量服用口服用药。推荐采用留置气泡注射方法。

（3）观察有无出血、超敏反应等副作用。

4. 联合预防

对 VTE 风险评估高危患者中有单独使用物理预防或药物预防效果不佳的住院患者，可给予基础预防、物理预防和药物预防联合应用的综合预防措施。

（五）发生深静脉血栓形成的报告

针对深静脉血栓形成的病例，由责任护士通过填写报告表进行上报，以便回顾分析该病例发生深静脉血栓的因素，进行持续质量改进。深静脉血栓形成报告见表 4-5。

表 4-5 深静脉血栓形成报告

患者姓名：	年龄： 岁	性别：	住院号：	主要医疗诊断：
入院日期：	手术日期：	手术名称：	手术时长：	
发生日期：	发现人：	报告日期：		
深静脉血栓风险评估：□无 □有 第一次评估：时间： 结果：□无风险 □低危风险 □中危风险 □高危风险 最近一次评估：时间： 结果：□无风险 □低危风险 □中危风险 □高危风险				
血栓发生部位：□左下肢 □右下肢 □双下肢 □其他_____				

续表 4-5

患肢血循环情况：肿胀：□否 □有：□Ⅰ度 □Ⅱ度 □Ⅲ度□ 颜色：□正常 □不正常：□红 □瘀紫 皮温：□正常 □不正常：□高 □低 腿围：左小腿： cm；右小腿： cm；左大腿： cm；右大腿： cm 疼痛：□否 □有：□无痛 □轻度 □中度 □重度
下肢彩超检查：□无 □有 日期：_____ 超声诊断结果：
D-二聚体检验：□无 □有 术前或入院时： mg/L FEU 术后： mg/L FEU 出凝血常规检验：□无 □有 凝血酶原时间PT：术前或入院时： s 术后： s
处理： 详见护理记录
发生深静脉血栓形成的相关因素

疾病相关的高风险因素		治疗护理因素1	治疗护理因素2	个人行为习惯
□高龄 □肥胖/高血脂 □瘫痪 □制动 □创伤 □恶性肿瘤 □有静脉血栓栓塞史 □慢性静脉瓣关闭不全 □慢性心脏疾病 □贫血 □静脉曲张 □急性心肌梗死 □红细胞增多症	□抗凝血酶缺乏症 □中心静脉插管 □糖尿病 □易栓症 □手术/全身麻醉 □术中使用止血带 □激素替代治疗 □怀孕及产褥期 □脑血管意外 □溃疡性结肠炎 □服用避孕药 □吸烟史 □其他_____	□未抬高患肢/抬高患肢高度不足 □绝对卧床 □敷料包扎过紧或石膏固定过紧 □骨牵引/皮牵引 □围术期液体量不足 □下肢反复穿刺或长期输液 □未早期活动 □活动量不足 □未早期离床活动 □未使用弹力袜/使用时间每天不足18 h/使用不规范 □未使用间歇充气加压装置或足底静脉泵 □未进行药物预防或药物预防延迟	□护理评估不及时或不准确或复评不及时 □健康宣教欠落实/欠全面 □病情观察与记录不及时/不准确 □其他_____	□功能锻炼依从性：不依从 □功能锻炼依从性：部分依从 □24 h喝水不足2 000 mL □高脂饮食 □离床活动少 □其他：_____

目前采取的护理措施			
□患肢制动，抬高患肢30° □禁止局部按摩、热敷，防止栓子脱落 □测量患肢周径 □密切评估病情 □观察患肢皮肤颜色、温度、肿胀、感觉、活动、动脉搏动 □关注患者有无胸痛、呼吸困难、心悸、咯血等不适 □遵医嘱监测D-二聚体、肺动脉CTA		□疼痛护理：非药物镇痛措施，如分散注意力；必要时遵医嘱给予止痛药物 □饮食护理：根据病情指导饮食，嘱患者多饮水，每天饮水2 000 mL以上 □皮肤护理：保持皮肤清洁，经常更换体位，防止压力性损伤发生 □心理护理：关心患者的顾虑，使其消除思想压力，树立信心	□药物溶栓护理：观察药物不良反应： □过敏反应 □低血压 □出血 □下腔静脉滤器置入的护理 □穿刺处压迫 □肢体制动 □观察穿刺部位局部情况 □并发症的护理：包括出血、溃疡、肺栓塞、深静脉血栓形成后综合征：股白肿或股青肿 □出血 □溃疡 □肺栓塞 □深静脉血栓形成后综合征：股白肿或股青肿

续表 4-5

其他措施：

三、指标的计算公式

式（4-3）中，分子为某一统计周期内所抽查的卧床不少于 24 h 患者深静脉血栓新发病例数，分母为某一统计周期内卧床不少于 24 h 患者人日数。

式（4-3）用于计算某统计周期内深静脉血栓发生率，能较为客观地反映患者静脉血栓的管理质量，使用简单，可操作性强。

四、指标的监测

成立质量管理小组，制定监测的流程、方法与质量控制。经培训合格的质量管理小组成员负责监测、收集数据，根据监测的不同目的选择病种、手术患者或选择不同年资的护士所管患者进行现场监测，应用深静脉血栓发生率的指标内涵判定静脉血栓护理质量，定期进行分析并持续改进，提升护理质量，此为深静脉血栓发生率的监测流程。

监测的目的是了解骨科手术后患者深静脉血栓的发生率时，质量管理小组成员通过监测骨科手术后患者深静脉血栓新发病例数，计算这一统计周期内骨科手术后患者深静脉血栓新发病例数与骨科手术后患者人日数的比例。通过对所发生的深静脉血栓患者进行回顾性分析，进行总结归纳护理经验，找出护理措施不足的方面，完善及改进相关措施，以提升预防 DVT 的能力，从而减少肺血栓栓塞症的发生，保证患者安全。

五、指标的改进案例

（一）案例一：颈椎术后并发深静脉血栓形成

1. 背景

患者，女，67 岁，2 个月前无明显诱因出现四肢麻木、乏力伴步态不稳。MRI 检查结果显示：颈椎退变，第 3 至第 6 颈椎椎间盘突出伴椎管狭窄。患者于某年 10 月 11 日入院。既往体健，否认高血压、糖尿病及心脏病病史，否认肝炎、结核病史，否认药物过敏史，否认外伤史。入院治疗经过见表 4-6。

表 4-6 患者入院治疗经过

日期	病情变化	处理措施
10月25日	血浆 D-二聚体水平为 1.27 μg/mL；运用 Autar 深静脉血栓风险因素评估量表进行评估，评分为 12 分，为中风险	在床头挂"血栓中风险"警示牌，给予预防深静脉血栓教育
10月25日	心电图检查结果显示窦性心动过缓	局部麻醉下于右腹股沟处行临时起搏器植入术，术后右下肢制动
10月26日	完善术前检查及做好术前准备	全身麻醉下行颈椎前路椎间盘切除减压及椎间植骨融合内固定术，术后予卧床，遵医嘱予抗感染、补液、镇痛等治疗
10月27日	病情稳定，Autar 评分为 16 分，为高度风险，血浆 D-二聚体水平为 4.22 μg/mL	拔除临时起搏器，床头挂"血栓高风险"警示牌，给予预防深静脉血栓教育，指导功能锻炼，给予弹力袜治疗
10月29日	生命体征稳定，伤口敷料干洁	拔除伤口引流管
10月31日	患者下床活动，诉右下肢疼痛，Autar 评分为 14 分，为中风险	责任护士告知其为神经痛，指导患者多饮水，踝泵运动等基础及物理预防措施
11月1日	右下肢明显肿胀，诉右下肢疼痛	测量腿围：右大腿 49 cm，左大腿 42 cm，右小腿 36 cm，左小腿 33 cm；足背动脉可触及，按压无凹陷，右侧皮温高于左侧；按医嘱急查双下肢血管彩超及凝血五项，提示：右侧股静脉血栓形成，血浆 D-二聚体水平 15.22 μg/mL；遵医嘱使用生理盐水 100 mL + 尿激酶 20 万单位静脉滴注 2 次/天，低分子肝素钙注射液 0.4 mL 皮下注射 2 次/天；观察有无内出血及皮下出血等用药反应
11月7日	生命体征稳定，无诉特殊不适	复测凝血五项，提示：血浆 D-二聚体水平为 6.44 μg/mL
11月8日	右下肢肿胀减轻	测量腿围：右大腿 43 cm，左大腿 41 cm，右小腿 32 cm，左小腿 30 cm，足背动脉可触及，双侧皮温无异常
11月10日	—	复查双下肢血管彩超及凝血五项，提示：右侧股静脉血栓部分机化，血浆 D-二聚体 2.88 μg/mL
11月11日	切口愈合良好	办理出院手续，指导出院注意事项

2. 分析

（1）该患者术前一天经右股静脉穿刺安装临时起搏器，右下肢完全制动致血流缓慢。手术创伤及术后卧床制动大于 72 h。

（2）术后使用 Autar 深静脉血栓风险因素评估量表评分，结果为高度风险，评估无出血风险，仅给予基础预防及物理预防，未给予药物预防。

（3）主管医生及责任护士对术后 DVT 风险评分及血浆 D-二聚体变化未予重视，缺乏动态观察。

3. 持续质量改进措施

（1）加强培训，重视患者的主诉。当患者主诉疼痛时，应询问疼痛性质及强度，检查双下肢血循环情况，切记将术后神经症状和血栓症状混淆。

（2）将最佳证据总结向临床转化。实施动态评估，班班交接，保证预防措施的落实。参考晏蓉等研究"脊柱外科术后患者深静脉血栓预防及管理的最佳证据应用"的结果，将"脊柱外科术后患者深静脉血栓预防及管理的最佳证据"转化为临床工作指引及查检清单，全面落实专科化的预防措施。最佳证据重点提示：围手术期护士应评估患者的手术相关风险因素，如手术时间、患者体位、外科手术类型、使用止血带与否；根据不同风险级别实施不同的干预措施，包括极低风险患者早期离床活动、低风险患者采用机械预防、中高风险患者（排除出血高风险）在低风险基础上采用药物预防的方法。

（3）建立安装临时起搏器等患者预防深静脉血栓指引。临时起搏器植入后限制活动，使血液流动缓慢，血液淤滞，增加了血栓形成的机会。临时起搏器导丝对深静脉产生机械性刺激，从而引起局部血管内膜反应性炎症，诱发血栓形成，起搏电极可直接诱发纤维蛋白的生成，增加血细胞的吸附，导致血栓形成。这类患者的安装侧肢体虽不能屈伸，但要做好踝泵及股四头肌静力收缩训练的指导，特别是评价患者的执行率。根据患者具体情况，与医生沟通术后是否及时拔除，以缩短制动时间。

4. 改进结果

次年，没出现颈椎术后患者并发深静脉血栓形成的案例。

（二）案例二：以某三级医院骨科深静脉血栓发生率指标开展质量管理

1. 背景

抽查某三级医院骨科病房某年 1—12 月住院的 600 例创伤骨科患者，对其进行专科护理质量敏感指标的监测与分析。总人日数为 5 610 人日，发生深静脉血栓患者 3 例，包括术前深静脉血栓形成 2 例，术后下肢深静脉血栓形成 1 例，深静脉血栓发生率为 0.05%。骨科住院患者因疾病的特殊性，术前、术后容易出现下肢深静脉血栓，如未及时发现或治疗，会导致患肢功能丧失，严重时可因血栓脱落经血液循环进入肺动脉及各个分支，形成肺栓塞导致死亡。因此，需要进行分析整改。

2. 分析

通过使用鱼骨图分析法进行分析，确认要因为：新护士、轮训护士未能识别深静脉血栓高风险患者及进行正确的风险评估,深静脉血栓的物理预防器材不足,预防深静脉血栓管理欠全面系统,对深静脉血栓发生率的指标结果欠重视。

3. 持续质量改进措施

(1) 加强护士培训。成立深静脉血栓小组,组织新护士、轮训护士进行深静脉血栓相关理论与技能学习,包括骨科患者深静脉血栓风险识别、评估量表的使用、深静脉血栓的防治指南及相关论文评阅等,学习前后采用问卷形式进行理论考核,技能采用客观结构化站点式考试。

(2) 完善物理预防相关器材。多途径申请与购买物理预防相关器材,保证物理预防的及时性、有效性。

(3) 构建医护一体化的深静脉血栓防治管理平台。医院成为"全国肺栓塞和深静脉血栓形成防治能力建设项目单位",做好组织管理、平台管理及持续质量改进。护理管理方面,构建VTE专业、质量控制和信息团队,实施护理部-片区-病区三级网格化管理,开展VTE评估、宣教、督导等质量改进活动。制定集束化护理单并实施。

(4) 加强深静脉血栓发生后的报告、分析与持续改进。制定专项报告表,定期进行分析,针对原因进行整改。

4. 改进结果

次年1—12月,对652例创伤骨科患者进行专科护理质量敏感指标的监测与分析,总人日数为5 850人日,无发生深静脉血栓,深静脉血栓发生率为零。

(张伟玲　陈肃霜　黄天雯　高远)

第四节　高风险患者呼吸道梗阻发生率

指标名称: 高风险患者呼吸道梗阻发生率。

指标类型: 结果指标。

指标意义: 通过监测高风险患者呼吸道梗阻发生率,可了解骨科高风险患者呼吸道管理的情况。同时,可分析高风险患者发生呼吸道梗阻的影响因素,通过采取针对性的知识与技能培训及强化管理,从而降低高风险患者呼吸道梗阻的发生率。

基本公式:

$$高风险患者呼吸道梗阻发生率 = \frac{同期高风险患者发生呼吸道梗阻的例数}{统计周期内高风险患者的人日数} \times 100\%$$

(4-4)

一、指标的定义

呼吸道梗阻是指呼吸道内、外疾病引起的通气障碍,主要表现为呼吸困难。

高风险患者呼吸道梗阻发生率是指统计周期内高风险患者呼吸道梗阻的发生例数与高风险患者的人日数的比例。

二、指标的内涵

随着年龄的增长，老年人的肺功能和咳嗽能力下降，老年骨科患者由于被迫卧床、疼痛、活动减少、体位限制，肺通气量明显下降，肺扩张受限与呼气肌衰弱进一步加重咳嗽无力，使肺不张、痰液潴留和肺部感染的风险大大增加。婴幼儿呼吸道相对狭窄，免疫防御功能较差，而且咳嗽反射弱，痰液黏稠不易咳出，常因气道异物或呕吐物误吸而引起呼吸困难。颈椎损伤或颈椎手术患者若翻身方法不当、佩戴颈托不合适、起床卧床的方法不正确、血肿压迫等，则有可能导致颈脊髓神经功能受损或颈脊髓再损伤甚至呼吸道梗阻。气管切开患者常因痰液黏稠堵塞呼吸道或鼻饲液反流误吸而引起呼吸困难。因此，针对以上高风险人群，做好呼吸道的安全管理尤为重要。

1. 呼吸道梗阻的表现

呼吸道梗阻常表现为呼吸困难，面色发绀或苍白，有窒息感、憋气感，查体可有三凹征，心电监护可提示血氧饱和度 SpO_2 明显降低、心动过速、血压下降等，严重者 SpO_2 及血压测不出等，甚至突发昏迷或心搏骤停。

2. 发生呼吸道梗阻的骨科高风险患者

发生呼吸道梗阻的骨科高风险患者有颈椎损伤者、高龄者（不少于70岁）、婴幼儿、颈椎前路手术患者、气管切开患者。患者常因呼吸道异物（如痰液、分泌物、呕吐物）堵塞、喉头水肿、气管痉挛或颈部血肿、颈髓损伤致呼吸肌麻痹等并发症而导致呼吸困难，从而引起呼吸道梗阻。

3. 影响高风险患者呼吸道梗阻的常见因素

呼吸道梗阻与患者自身因素（如年龄大或年幼；防御与反射机能下降；依从性差，不配合咳嗽排痰、吸痰）相关，也与临床护士认知因素（如对高风险患者安全意识不强、专业知识掌握不全面）、行为因素（如专业护理不到位、健康宣教未落实、未及时吸痰、床边未准备急救用物、对患者自我病情观察的指导欠规范，对高危患者呼吸道安全管理欠重视），以及其他因素（如护理人力不足、缺乏相关的急救用物等设备资源）密切相关。除患者因素外，护士认知、行为及人力、设备资源等因素均是护理服务范畴内的活动。

护士是高风险患者呼吸道管理的直接实施者和观察者。通过高风险患者呼吸道梗阻发生率的监测，分析高风险患者呼吸道梗阻的现状、原因及影响因素，为其预防、控制等管理活动提供科学依据，同时，过程指标体位舒适合格率的监测和改进也对呼吸道梗阻的发生率起着重要的作用，通过对骨科护理质量的重点环节、重点指标进行动态监测，形成可量化的数据指标，有助于发现护理工作中的薄弱环节并及时纠正，从而提高骨科专科护理质量。

4. 防范或减少高风险患者呼吸道梗阻发生的集束化护理措施

（1）观察患者呼吸的频率、节律、形态，监测血氧饱和度，评估痰液分度，有无强力咳嗽或咳嗽无力、呼吸困难、面色发绀或苍白、胸闷、憋气、伤口压迫感或突发痛苦面容、无法言语等表现。

（2）颈椎前路手术患者观察伤口敷料渗血、渗液情况；观察皮下有无血肿、颈部有无增粗，必要时测量颈围。如发现有颈部增粗，立即告知医生，紧急时可床边解开伤口敷料，发现有血肿时立即协助医生床边拆开伤口缝线减压。

（3）体位护理。病情允许情况下，给予床头摇高30°，颈椎损伤或颈椎手术的患者头部垫薄枕、颈肩两侧放2个沙袋固定或应用颈椎枕，平卧或左右侧卧位休息。翻身时，一人用头锁或头肩锁或双肩锁固定头部，由固定头部者喊口号，三人共同轴线翻身，截瘫患者双足底用硬枕抵住或穿防垂足支具防足下垂。离床活动时遵医嘱佩戴颈托。

（4）管道护理。颈椎手术患者保持引流管固定妥善、通畅，观察引流液的颜色、量和性状，定时离心方向挤压引流管，如引流不通，立即报告医生处理。

（5）对首次进食的高风险患者进行吞咽功能评估。颈椎损伤、高龄、婴幼儿、颈椎前路手术患者术后首次进食前须评估患者进食能力及吞咽功能，必要时行洼田饮水试验。颈椎前路术后1～2天进食温凉的流质，以减少咽喉部充血和水肿；术后3天改为半流质饮食，逐渐过渡到普食。

（6）正确喂食，指导卧床患者进食注意事项。颈椎损伤、高龄、婴幼儿、颈椎前路手术患者进食时，抬高床头15°～30°，进食时应细嚼慢咽，以防呛咳和窒息。气管切开留置鼻胃管的患者鼻饲时将床头抬高30°～45°或取半坐卧位，采用输注泵均匀滴入，灌注完毕后维持该体位30～60 min。鼻饲前应吸尽气道内痰液、分泌物，鼻饲后1 h内尽量不吸痰，如需要翻身、拍背及体位排痰者，应在鼻饲前进行，以免因体位、吸痰及其他刺激引起返流及呕吐造成误吸。

（7）肺康复。指导颈椎手术/颈椎损伤、老年人、婴幼儿、气管切开、肺功能中重度下降的患者，围手术期进行肺功能锻炼，锻炼方法包括缩唇呼吸、腹式呼吸、有效咳嗽、吹气球、呼吸训练器训练、扩胸运动、爬楼梯等。根据患者的情况选择适合的方法进行锻炼，训练频次为10～15次/分，每次持续5 min，每天3～4次，必要时辅助排痰或吸痰。

（8）颈椎前路手术患者床边备气管切开包、吸痰用物等急救物品，术后放置3天，以备紧急时使用。

（9）每日监测高风险患者呼吸道梗阻发生情况，定期进行分析、改进。

5. 高风险患者发生呼吸道梗阻的报告

高风险患者发生呼吸道梗阻后，责任护士应及时填写高风险患者呼吸道梗阻报告表，从人、物、法、环方面进行追溯，分析患者发生呼吸道梗阻的原因，持续进行专科质量改进，从而减少或避免并发症的发生，详见表4-7。

表4-7 高风险患者呼吸道梗阻报告

患者姓名：		年龄：	岁	性别：		住院号：		主要医疗诊断：	
入院日期：		手术日期：		手术名称：			手术时长：		麻醉方式：
发生日期：		发现人：		报告日期：					

续表 4-7

症状描述：□强力咳嗽或咳嗽无力　□呼吸困难　□面色发绀或苍白　□胸闷　□憋气　□伤口压迫感　□突发痛苦面容、无法言语　□感觉肌力下降　□其他：				
发生呼吸道梗阻的相关因素				
疾病因素	环境、物品等因素	治疗护理因素	个人行为习惯	
□既往史：老年痴呆、肺气肿、支气管炎、肺炎、脑梗死或脑卒中 □神志不清/昏迷/嗜睡 □麻醉未清醒 □颈部伤口敷料过紧 □颈部伤口引流不通畅/渗血多/血肿压迫 □颈部伤口肿胀：Ⅰ度肿胀/Ⅱ度肿胀/Ⅲ度肿胀 □痰液黏稠、量多 □自主咳嗽能力差、咳嗽咳痰无效 □呼吸肌麻痹：呼吸费力、呼吸困难 □喉头水肿 □喉头痉挛 □舌根后坠 □上颈椎（颈第1—第3）损伤 □下颈椎（颈第4—第7）损伤 □颈椎前路手术 □冬眠疗法 □其他：____	□室内温度过低或过高（合适温度为23～25℃） □室内湿度欠合适（合适湿度为50%～60%） □床边未准备急救用物或准备不充分（吸痰、气管切开等） □其他：____	□麻醉清醒前/或呕吐时头未偏向一侧 □未抬高床头 □颈椎损伤或颈椎手术后未保持头颈部固定 □颈椎损伤或颈椎手术后体位转移方法不正确 □未按需吸痰或经口、鼻吸痰无效 □未行纤维支气管镜下灌洗吸痰 □未佩戴颈托/或未应用沙袋固定头颈部 □喂食或进食不当 □肺康复欠落实或不正确 □药物治疗欠缺：化痰、气道湿化药物等 □护理评估不及时或不准确或未评估 □健康宣教欠落实/欠全面 □病情观察与记录不及时/不准确 □其他：____	□吸烟史 □治疗依从性差/欠缺 □害怕心理 □自行转移体位 □小儿误食/误吞	
目前采取的护理措施				
□保持呼吸道通畅 □观察呼吸频率、节律 □观察唇色、甲床颜色 □监测血氧饱和度 □按病情需要吸氧 □按需吸痰 □使用化痰药物 □气道湿化/雾化吸入 □必要时拆除伤口（颈椎前路手术）缝线清除血肿 □必要时气管插管	□必要时行环甲膜穿刺 □必要时行气管切开 □必要时行海姆立克法清除呼吸道异物 □其他：____ □体位管理 □麻醉清醒前头偏向一侧 □呕吐时头偏向一侧 □抬高床头 □保持颈部固定 □轴线翻身	□安全转移（按病情、诊断设定转移人力与工具） □其他：____ □预防颈髓损伤/再损伤 □监测四肢感觉、肌力 □保持颈部有效固定 □其他：____	□行为干预 □吞咽功能评估 □保持颈部伤口敷料干洁 □保持伤口引流通畅 □评估颈部伤口肿胀程度 □测量颈围 □遵医嘱使用激素类药物 □床边备吸痰用物、气管切开包 □其他：____	□健康教育 □安全进食/饮水 □肺康复锻炼 □预防呼吸道再梗阻 □其他：____

三、指标的计算公式

式（4-4）中，分子为某一统计周期内高风险患者发生呼吸道梗阻的例数。如同一患者在统计周期内发生多次呼吸道梗阻，每次均统计在内。分母为某一统计周期内高风险患者的总例数，包括颈椎损伤、高龄（不少于70岁）、婴幼儿（不大于3岁）、颈椎手术、气管切开患者呼吸道梗阻的总例数。

式（4-4）的指标每天统计，用于计算某统计周期内高风险患者呼吸道梗阻的发生率，能较为客观地反映骨科高风险患者呼吸道管理的护理质量，使用简单，可操作性强。通过监测、报告、分析，能发现高风险患者呼吸道管理的高危因素和影响因素，并进行改进，从而预防并发症的发生。

四、指标的监测

成立质量管理小组，制定高风险患者呼吸道梗阻发生率监测的流程、方法与质量控制。每天由组长进行指标采集，每月由质量管理小组成员负责统计数据。

例如，根据监测的不同目的选择不同病区、不同病种的高风险患者，监测高风险患者发生呼吸道梗阻的例数，定期进行数据统计分析并持续改进高风险患者呼吸道管理的护理质量，促进患者安全。

又如，监测的目的是了解关节外科高风险患者呼吸道梗阻的发生率时，质量管理小组成员通过统计关节外科某一周期内高风险患者呼吸道梗阻的发生例数，计算这一统计周期内关节外科高风险患者呼吸道梗阻发生率的比例。

再如，监测的目的是了解脊柱外科颈椎损伤/颈椎手术患者呼吸道梗阻的发生率时，质量管理小组成员通过统计某一周期内脊柱外科颈椎损伤/颈椎手术患者呼吸道梗阻的发生例数，计算这一统计周期内脊柱外科颈椎损伤/颈椎手术患者呼吸道梗阻发生率的比例。

五、指标的改进案例

（一）案例一：颈椎损伤患者呼吸道梗阻改进案例

1. 背景

某年，脊柱外科质量管理小组成员在每日指标监测中，监测到1例颈椎损伤患者发生呼吸道梗阻。患者，康某某，男，年龄65岁，诊断：颈椎粉碎性骨折，高位截瘫。入院第3天，白天患者的呼吸16~20次/分，患者自诉无痰。未闻及痰鸣音，夜间患者诉有痰但较难咳出。凌晨2:20，患者诉呼吸急促，血氧饱和度下降至83%，心率下降，予紧急吸痰，因痰液黏稠，吸痰效果不佳，无法清除呼吸道改善低氧血症，最终转入重症病房行气管插管。事件发生后，质量管理小组成员立即采用"颈椎损伤/手术后呼吸道梗阻"报告表进行原因追溯，分析并持续改进。

2．分析

使用报告表对该患者进行原因追溯，患者诊断为颈椎粉碎性骨折伴高位截瘫，患者症状描述为白天自诉无痰，未闻及明显痰鸣音，夜间诉有痰但较难咳出。凌晨2:20，患者诉呼吸急促，血氧饱和度下降至83%，并伴有心率下降。对该患者护理过程进行原因分析，确定要因为患者不掌握病情自我观察知识，肺康复功能锻炼依从性差，责任护士评估患者肺部情况欠准确，未及时提醒医生开立化痰药物，患者高位截瘫呼吸肌无力，咳痰困难致痰液堵塞呼吸道。

3．持续质量改进措施

（1）基于临床案例开展高风险患者呼吸道管理培训，培训方法多样，如应用床边业务查房、工作坊、急危重症病例应急演练、疑难病例讨论等。纳入两年规范化培训护士、轮训护士到岗培训的必修课程，并通过书写个案、反思日记法等方法持续改进高风险患者呼吸道梗阻发生率护理质量。

（2）制定颈椎手术/颈椎损伤患者床旁必备急救用物，包括气管切开箱（如气管切开包、利多卡因注射液、注射器、刀片等）和吸痰箱（如吸痰管、盐水、圆碗、镊子等），要求颈椎损伤/颈椎手术患者放于床旁必备，至少放置3天。此外，制定颈椎手术/颈椎损伤患者呼吸道梗阻的抢救流程，人人培训过关。

（3）拍摄肺康复相关宣教视频，制定肺康复实施方法，包括实施人群（如颈椎手术/颈椎损伤人群，老年人，婴幼儿，气管切开、肺功能中重度下降的患者，重度脊柱侧弯的患者），实施时间为围手术期。实施方法包括缩唇呼吸、腹式呼吸、有效咳嗽、吹气球、呼吸训练器训练、扩胸运动、爬楼梯等多种方法。根据患者的情况选择适合的方法进行锻炼。

（4）制定吞咽障碍风险评估与防误吸护理记录单，对高龄、婴幼儿、颈椎手术/颈椎损伤、气管切开患者行进食风险评估，若进食评估不少于3分，则行改良洼田饮水试验，并实施集束化预防措施，从而避免了高风险患者呼吸道梗阻的发生。

（5）护士长或组长加强护士对高风险患者呼吸道梗阻的筛查及预防的检查、质控，如对高龄患者开展肺康复、颈椎手术/颈椎损伤的患者术后首次进食评估、颈椎前路手术患者床边备气切箱及吸痰箱等，如护士未落实预防呼吸道梗阻相关措施，护士长或组长对存在问题立即进行即时性督导，床边示范，确保预防措施落实到位。

4．改进结果

次年，脊柱外科颈椎损伤患者未再发生呼吸道梗阻患者，改进措施有效。

（二）案例二：某三级医院运用失效模式和效应分析管理模式预防颈椎前路术后患者呼吸道梗阻发生率开展质量管理

1．背景

颈椎前路手术是治疗颈椎病、颈椎外伤等疾病的常用方法，但个别患者因术后创口出血、喉头水肿、气管痉挛、痰液堵塞、呕吐误吸等导致呼吸道梗阻，严重可引起窒息死亡。失效模式和效应分析（failure mode and effect analysis，FMEA）是一种前瞻性的管理模式，是在行动前认清问题并预防问题发生的分析方法。某三级医院选择某年1月至次年4月在该院行颈椎前路手术的120名患者为对照组，选取次年5月至第三年10月在该院行颈椎前路手术的120名患者为观察组。对照组按颈椎病围手术期护理常规进行护理，观察组运用FMEA对颈椎前路术后患者可能发生呼吸道梗阻的失效模式进行前瞻性分析、评估，找出导致呼吸道梗阻的高危因素。

2．持续质量改进措施

（1）成立FMEA工作小组。小组成员由护理部主任1名、病区护士长1名、N3级护士2名、N2级护士3名、专科主任医师1名、副主任医师1名组成。所有成员学历均在本科以上，接受FMEA知识培训，并掌握专科业务。

（2）绘制流程图，找出潜在失效模式。FME小组收集既往颈椎前路手术患者发生呼吸道梗阻的病例，针对术前、术中、术后阶段护理流程中的所有步骤，达成共识，确认这些步骤可以正确描述整个流程，再用头脑风暴法寻找所有可能的失效模式，最终找出5个可能导致呼吸道梗阻的高危因素，针对失效原因，制定改进措施。

（3）实施改进措施。

A. 制定颈椎损伤/术前患者呼吸道梗阻风险评估表，完善术前评估和准备，预防术后并发症发生。

B. 组织全科护士进行呼吸道管理知识、抢救配合培训和考核，保持患者呼吸道通畅，尽早发现和处理异常情况。

C. 定期对护士进行相关技能培训和考核，保持颈椎的稳定性。

D. 制定术后呼吸道梗阻风险评估表，便于低年资护士护理伤口和引流管，保持引流通畅。

E. 评估术后患者吞咽功能，指导患者进食，保障患者进食安全，避免呛咳和误吸。

4．改进结果

观察组呼吸道梗阻发生率为0.83%，对护理满意度为95.83%，住院时间为（10.03±2.56）天；对照组呼吸道梗阻发生率为6.67%，对护理满意度为76.67%，住院时间为（13.57±3.84）天，观察组患者呼吸道梗阻发生率低于对照组（$P<0.05$）；观察组护理满意度高于对照组（$P<0.01$）；观察组住院时间短于对照组（$P<0.01$）。因此，应用FMEA对颈椎前路手术患者进行评估、分析和采取相关措施，能有效防范风险，降低呼吸道梗阻发生率，提高护理质量，保证患者安全。

（彭莉　黎小霞　黄天雯）

第五节 髋关节置换术后假体脱位发生率

指标名称：髋关节置换术后假体脱位发生率。

指标类型：结果指标。

指标意义：髋关节置换术后发生假体脱位是髋关节置换术后出现的常见的严重并发症，必须通过手法复位，严重者可能需要二次手术，患者才能恢复行走，给患者带来沉重的负担及精神压力。通过监测髋关节置换术后假体脱位发生率，分析患者髋关节置换术后假体脱位发生的影响因素，针对性地对护士进行预防髋关节置换术后假体脱位的培训与管理，降低髋关节置换术后假体脱位发生率，保证患者的安全。

基本公式：

$$髋关节置换术后假体脱位发生率 = \frac{同期髋关节置换术后假体脱位发生例数}{统计周期内髋关节置换手术的人日数} \times 100\%$$

(4-5)

一、指标的定义

髋关节由髋臼和股骨头组成。全髋关节置换术是指将人工假体，包含股骨部分和髋臼部分，利用骨水泥和螺丝钉固定在正常的骨质上，以取代病变的关节，重建患者髋关节的正常功能，是一种较成熟可靠的治疗手段。

髋关节置换术后假体脱位是指人工关节遭受外力作用，构成关节的骨端关节面脱离正常位置，引起功能障碍。髋关节置换术后假体脱位根据脱位的方向分为髋关节前脱位和髋关节后脱位，根据脱位的程度分为半脱位和全脱位。髋关节置换术后假体脱位可出现髋部局部肿胀、患肢活动障碍、疼痛、患肢短缩畸形、患肢内收或外旋。

髋关节置换术后脱位发生率是指统计周期内住院患者髋关节置换术后假体脱位发生例数与统计周期内髋关节置换手术的人日数的比例。

二、指标的内涵

髋关节置换术后预防假体脱位是髋关节置换术后护理工作中最基本、最重要的内容之一，是保证治疗效果、避免相关并发症的重要护理措施。

（一）髋关节置换术后假体脱位的临床表现

1. 症状

患侧髋关节疼痛，主动活动功能丧失，被动活动时引起剧烈疼痛。

2. 体征

不同方向的脱位，其体征有所区别。

（1）后脱位。髋关节后脱位时，患者呈屈曲、内收、内旋及短缩畸形。臀部可触及向后上突出移位的股骨头。合并坐骨神经损伤时，表现为大腿后侧、小腿后侧及外侧和足部全部感觉消失，膝关节的屈肌、小腿和足部全部瘫痪、足部出现神经营养性改变。

（2）前脱位。髋关节呈明显外旋、轻度屈曲和外展畸形，患肢很少短缩，合并周围骨折损伤也较少见。

（二）髋关节置换术后假体脱位的诊断

患肢缩短，髋关节呈屈曲、内收、内旋畸形。可在臀部摸到脱出的股骨头。通过X线检查、CT检查均可确诊。

（三）影响髋关节置换术后假体脱位发生的常见因素

1. 软组织张力不平衡

正常的髋关节功能和稳定性需要大脑、脊柱、神经肌肉接头和肌腱骨骼结构的完整性。术后患者肌肉张力很低，搬动患者的力度过大可能会迅速导致假体脱位。在搬运时应注意保持患肢处于外展中立位。

2. 假体安装位置不当

在假体的放置方面，传统做法是将髋臼组件放置在 $15°±10°$ 前倾角和 $40°±10°$ 外展角的"安全区"。

3. 髋臼缘与股骨假体颈的撞击

股骨偏心距是指股骨头旋转中心到股骨干长轴的垂直距离，是重建髋关节正常生物力学的重要参考指标，增大股骨偏心距的优点之一是防止假体与骨骼撞击，增强假体的稳定性。

4. 术后体位管理不当及功能锻炼不当

体位管理在髋关节置换术患者的术后护理中起到非常重要的作用，可以有效地帮助患者调整体位，减少假体脱位发生，帮助患者更好地接受治疗及恢复髋关节功能。责任护士应加强与患者之间的交流，在术前告知患者手术注意事项，使患者做好术前准备；在完成手术后，对患者正确搬运，确保患者在转运的过程中可以更加平稳，避免碰撞等对假体的影响；指导患者保护假体，利用体位枕和约束带等进行固定；术后早期让患者行患肢功能锻炼，预防双下肢深静脉血栓形成并有助于恢复肌力；对患者进行功能训练指导，使患者可以通过正确的方式恢复身体功能，加强假体的稳定性。术后功能锻炼时避免患肢内旋、内收及过度屈伸，不恰当的功能锻炼容易引起假体脱位。

护士是患者髋关节置换术后预防假体脱位的直接实施者和观察者，通过髋关节置换术后假体脱位发生率的监测，分析髋关节置换术后发生假体脱位的现状、原因及影响因素，为其预防、控制等管理活动提供科学依据，以进行历史性、阶段性的自身比较，并进行持续改进，减少髋关节置换术后脱位发生率，从而减少并发症的发生，保证患者安全，取得满意的手术效果。

（四）防范或减少髋关节置换术后假体脱位发生的集束化护理措施

1. 术前适应性训练

踝泵运动、股四头肌等长收缩、屈膝、屈髋、抬臀、床上大小便训练。

2. 术后正确搬运

一人托住患侧的髋部和下肢，使患肢保持伸直、外展中立位，另一人托住健侧髋部和健肢，其他人托住肩部、腰部，负责患侧的人发出口令，一起将患者平放于床上。建议使用过床板。

3. 病情观察

观察患者有无髋部急性剧烈疼痛、活动受限、突然间出现弹响声，双下肢不等长等临床表现。

4. 卧床期防脱位护理

（1）抬高患肢15°～30°，保持患肢15°～30°外展位，两腿夹高度20°～30°软枕或梯形枕。

（2）术后正确翻身，两腿夹高度20°～30°软枕，保持外展中立位；患侧翻身不大于30°。

（3）术后第1天及以后，可给予半卧位休息，屈髋小于90°。

（4）正确进行提高髋关节稳定性的功能锻炼。一般术后第2天行屈膝屈髋运动，注意屈髋小于90°，每次15～20 min；禁止弯腰取床尾物品。

（5）术后大小便护理。使用男性、女性专用小便壶，不用便盆进行小便。术后3天内建议大便时使用护理垫，避免使用便盆；放置便盆时，床头抬高约15°，一人从健侧置入便盆，另一人站在患侧将整个患肢及髋部托起，同时嘱患者健肢屈曲，用力抓住骨科床拉手，上身及臀部做引体向上，使患肢与便盆在同一水平线上。

（6）烦躁者按医嘱予约束带或患肢给予皮牵引制动。

5. 卧位至站位、站位至卧位转移时的防脱位护理

（1）评估双下肢肌力，肌力Ⅳ级以上、生命体征稳定、无头晕等不适，进行跌倒风险评估与签知情同意书，医生同意后给予离床。

（2）卧位至站位。下床时先将身体移至健侧床边，健侧腿先离床并使脚着地，患肢外展屈髋小于60°，由他人协助抬起上身使患肢离床并使脚着地，再扶助行器或双拐站立。

（3）站位至卧位。上床时则按相反的方向进行，即先患肢再健肢。

6. 站位至行走、站位至坐位、坐位至站位的防脱位护理

（1）行走。双手握紧扶手，向前移动或提起助行架约一步距离，患肢向前迈一步，落在架子两后腿连线的水平附近，再迈健肢。

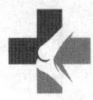

(2) 站位至坐位。将座椅放置于患者身后正后方一步距离处，患者双手握紧扶手，双臂伸直，移动健肢向后，使健肢靠近椅子边缘，患肢逐渐向前滑动伸直，重心逐渐向下向后移动，健肢弯曲，身体坐稳（坐位至站位方法反之）。

7. 术后6周内"六不要"

不要下蹲，不要交叉双腿或跷二郎腿，不要坐沙发或低于小腿的椅子，坐位时不要前倾，不要弯腰拾物，不要在床上屈膝而坐。

8. 如厕

用加高的自制坐便器如厕。

9. 淋浴

伤口愈合后可进行淋浴，可坐高凳子，喷头为可移动的手持喷头。

10. 穿脱鞋袜

请别人帮忙或选择不系带子的鞋。

11. 实施针对性宣教

卧位、各种体位转移时的注意事项，日常生活活动中的防脱位要求，如何使用助行架，如何使用轮椅，病情自我观察，等等。

（五）发生髋关节置换术后假体脱位的报告

髋关节置换术后患者发生假体脱位并发症后，责任护士应及时填写髋关节置换术后假体脱位报告表，从手术操作、疾病因素、治疗护理因素、个人行为因素等方面进行追溯，分析患者发生假体脱位的原因，持续进行专科质量改进（表4-8）。

表4-8 髋关节术后假体脱位报告

患者姓名：	年龄： 岁	性别：	文化程度：	住院号：	医疗诊断：
入院日期：	手术日期：	手术名称：		照顾者：	
发生日期：	发现人：	报告日期：	相关人员：□病人 □家属 □医务人员		当班者：
发生脱位的部位：		脱位类型：□前脱位 □后脱位 □中脱位			
髋关节手术史：		上次手术时间：	术前肌力：	离床前肌力：	
发生时的环境：□病区走廊 □病床上 □病房内 □厕所 □外出检查地点 □如发生在出院过程中或出院后的脱位情况，具体环境是：					
发生时的状态：□床上活动/转身/大小便等 □卧位至站位/站位至卧位转移时 □站位至行走/站位至坐位/坐位至站位转移时 □行走过程中 □被动过床时 □车床转运中 □轮椅转运中 □影像学检查过程中 □其他，如：					
症状、体征描述： 1. 双下肢：□等长 □不等长 2. 活动：□受限 □未受限 3. 疼痛程度：□无痛 □轻度 □中度 □重度 4. X射线确认脱位结果：					

续表 4-8

发生髋关节术后假体脱位的相关因素			
手术操作因素	疾病因素	治疗护理因素	个人行为习惯
□手术入路：侧前方入路 □手术入路：外侧入路 □手术入路：侧后方入路 □手术入路：后方入路 □假体大小不合适 □假体位置不当 □术中安放假体后，组织与异物存留	□精神/意识障碍 □烦躁不安 □老年痴呆 □髋关节内收畸形 □先天性髋关节脱位史 □髋关节发育不良 □下肢乏力 □肌力低于正常 □平衡功能障碍 □头晕 □体位性低血压 □视觉障碍 □疼痛：轻度/中度/重度	体位安置不当： □卧位时：未保持患肢外展中立位15°/患肢外旋 □双腿间枕头的厚度不合适 □半卧位时：膝下未垫枕使髋、膝屈曲15°~30° □错误姿势：交叉腿/屈髋大于90°/突然转身 其他治疗护理因素： □搬运或翻身方法不正确 □跌倒 □使用助行架方法不正确 □精神/意识障碍者无适当约束 □护理评估不及时或不准确或未评估 □健康宣教欠落实/欠全面 □病情观察与记录不及时/不准确 □其他：_____	□卧床期间使用便盆方法不正确 □座椅过矮/座椅无靠背/座椅无扶手 □软沙发 □床过软/床过矮 □轮椅高度不合适 □助行架高度不合适 □蹲厕/马桶高度不合适 □治疗依从性差 □无效牵引 □其他
预防再脱位措施			
□正确的体位安置、转移 □谨防患者躁动，躁动的患者给予适当约束 □有效镇痛 □早期功能锻炼；加强髋关节周围软组织力量训练 □患肢皮牵引		□家庭家具改造：□马桶改造 □沙发/椅子改造 □床改造 □障碍物改造 强化防脱位指导：□勿使用矮凳、勿交叉腿、勿过度弯腰（患侧髋屈曲小于90°）勿自行穿袜 □勿突然转身 □如何正确体位转移 □离床转移、站立及行走指导 □如何正确使用轮椅 □如何使用助行架等	
其他措施：			

三、指标的计算公式

式（4-5）中，分子为统计同期住院患者髋关节置换术后假体脱位发生例数，分母为统计周期内髋关节置换手术的人日数。

式（4-5）用于计算某统计周期内所抽查的住院患者髋关节置换术后脱位发生率，能较为客观地反映患者髋关节置换术后假体脱位发生率的情况和髋关节置换术后预防假体脱位观察及护理的管理质量，使用简单，可操作性强。通过抽查能及时发现患者髋关节置换术后脱位发生情况，并进行改进，从而预防髋关节置换术后发生假体脱位并发症的发生。

四、指标的监测

成立质量管理小组，制定监测的流程、方法与质量控制。经培训合格的质量管理小组成员负责监测、收集数据，根据监测的不同目的选择病种、手术患者或选择不同年资的护士所管患者进行现场监测，应用髋关节置换术后假体脱位发生率的指标内涵判定是否发生髋关节置换术后假体脱位，定期进行数据统计分析并持续改进护理质量，此为髋关节置换术后假体脱位发生率的监测流程。

例如，监测的目的是了解髋关节置换术后假体脱位发生率时，质量管理小组成员通过统计某一周期内髋关节置换术后发生假体脱位情况及髋关节置换术患者的人日数，计算这一统计周期内髋关节置换术后假体脱位发生率。

五、指标的改进案例

（一）案例一： 基于髋关节置换术后假体脱位发生率指标开展质量管理

1. 背景

监测某三级甲等医院某年1—6月收治的关节外科患者80例。

（1）纳入标准：①入院诊断为股骨头坏死、股骨颈骨折、髋关节骨性关节炎等，行单侧人工髋关节置换术。②患者知情同意。

（2）排除标准：①合并严重急性、慢性等全身性疾病。②存在认知或意识障碍。③无法配合研究者。

（3）患者入院后完善相关检查，在全身麻醉下行人工全髋关节置换术。手术由同组医生完成，手术方式均为侧后方入路。质量管理小组成员监测髋关节置换术后假体脱位发生率，住院期间的髋关节置换术后假体脱位发生率为0，但在出院后随访3个月患者居家期间，发生了假体脱位7例，须进行分析整改。

2. 分析

通过使用鱼骨图分析法进行分析，确认要因为：患者及其家属出院后防假体脱位思想松懈，功能锻炼方法不正确，体位不当。

3. 持续质量改进措施

针对以上问题，制定髋关节置换术后居家康复训练护理路径。在出院前3天，由骨科专科护士结合患者的家庭状况、病情特点、康复训练知识和技能掌握情况等制定个性化的康复训练护理路径，详细指导。具体内容如下：

（1）康复路径内容。

A. 术后3～4周。以恢复肌力和关节活动度为主，主要训练项目为小腿前后侧肌肉群训练、股四头肌训练、臀肌训练、臀部抬高练习、坐位伸髋屈髋练习、坐位旋转练习、立位髋关节旋转练习、上下床练习、扶拐步行练习等。

B. 术后5～8周。继续上一阶段的关节活动度练习，适当增加活动范围；进行特定肌肉的肌力练习以及步态平衡练习和日常生活训练项目练习。

C. 术后9～12周。以提高肌肉协调性为主，同时继续上阶段的训练，其中，增加的练习项目主要有渐进抗阻训练、抗阻力直腿抬高训练等。

D. 术后4～6个月。以提高肌肉的耐力为主，继续抗阻力直腿抬高训练、仰卧位髋关节外展训练、俯卧伸髋练习等，同时增加一些简单的家务劳动、体育活动等。

（2）康复训练注意事项。指导使用助行架，直到有足够的平衡能力。日常生活注意避免过度屈髋内收及内外旋等体位。坐位时保持双膝在髋水平以下。上楼健侧在前，下楼患侧在前。半年内禁止下蹲、盘腿坐、坐矮凳，髋关节不能外旋、深屈、内收。

（3）加强出院后随访管理。患者出院后每1～2周电话随访1次，一方面了解患者的髋关节功能恢复情况；另一方面询问患者是否有严格遵照康复训练护理路径进行康复训练，给予针对性指导，若出现异常情况应及时到医院就诊。

4. 改进结果

次年1—6月，监测髋关节置换术后出院的80例患者，纳入与排除标准同改进前，住院期间的髋关节置换术后假体脱位发生率为0。随访3个月，患者居家3个月过程中无发生假体脱位。

（二）案例二：某院关节外科髋关节置换术后假体脱位发生率的改进案例

1. 背景

出院准备度是指医护人员综合考虑患者的健康状况，并评估患者所具备的离开医院进行自我康复和重新回归社会的能力大小。出院准备不足的老年全髋关节置换患者，其术后并发症发生率高，再入院概率增加。研究结果表明，患者出院准备不足对患者院外顺利康复具有一定的影响，有效的出院指导应从患者入院之时开始。某医院关节外科为了提高髋关节置换术后患者出院准备度，预防髋关节置换术后假体脱位的发生，进行分析与改进。

2. 分析

由于术后快速康复理念已在骨科康复过程中得到广泛应用，患者住院时间缩短，许多患者无法完全掌握康复训练知识和技能，出院后居家护理康复训练不当等易造成并发症发生，其中，假体脱位是常见并发症之一。某院关节外科于次年成立品管圈管理小组，圈成员由科护士长、区护士长、副主任医师、主治医师及各层次护士共13人组成。专科护士为圈长，护士长为督导员，1名护士担任秘书。该小组邀请品管圈相关专家对组内成员进行知识培训，以评价法进行主题评价，选定主题"提高髋关节置换术后患者出院准备度"。对髋关节置换术后离床活动第3天患者150例进行调查，结果显示出院准备度71.30%。

通过二八原则进行帕累托图分析，出院准备度低的项目包括：患者和家属不知道关于出院返家后需要自我照顾的事项、患者不具有自我照顾的能力、患者觉得疼痛或不适。应用特性要因图进行原因分析，确认要因为居家环境准备不足、住院期间未进行居家康复预体验、自我照顾能力不足。

3. 持续质量改进措施

（1）成立多学科诊疗护理团队。由主管教授、主管医生、康复科医生、康复治疗师、护士长、骨科专科护士组成多学科诊疗护理团队，全面负责患者围术期及居家康复阶段的干预方案。

（2）制作精准及个性化用物清单并使用。清单如下：

A. 住院期间准备。准备好无滑轮助行架、穿袜器、防滑拖鞋、护理垫、尿壶、可调节便携式马桶、平底防滑鞋。

B. 出院前居家准备。准备好枕头、厚靠垫、有靠背、有扶手的座椅，不塌陷的座垫、不塌陷的床垫、防滑地垫（浴室地面使用）、厕所安装扶手、警报器。

（3）用物准备个性化。测量患者坐高，指导患者床、椅的安全高度；根据患者家庭情况，指导患者家属进行居家环境改造。

（4）居家康复模拟培训与体验。

A. 定做可移动台阶，由责任护士指导患者提前体验上下楼梯。

B. 让患者掌握正确穿鞋、穿袜方法。指导患者购买穿袜器，通过视频提前学习穿鞋方法及如何使用穿袜器。

C. 掌握出行工具的选择及注意事项。例如，出行工具首选高铁软硬卧位；坐飞机宜选用宽敞的舱位；私家车宜选副驾驶位。通过视频提前学习出行工具的选择及注意事项。

D. 设计模拟训练区域与情景。区域内配备床、床头柜、挂衣架、拐杖、助行器、轮椅、洗手池、坐便器、楼梯等，要求场景真实。居家生活路径为患者起床至吃早餐的情景模拟：睡姿→翻身→坐姿→穿衣→穿袜→穿鞋→下床→拐杖使用→步态→上床。居家出行路径为患者出门就诊的情景模拟：下床→使用助行器→步态→洗漱→如厕→上楼→下楼→跨越障碍物→上车→下车。

（5）应用随访平台进行居家康复管理。

4. 改进结果

同年10—12月，监测关节外科髋关节置换术后假体脱位发生率，抽查髋关节置换术后手术后患者120例，未发生髋关节置换术后假体脱位，出院准备度98.00%，达到目标。

（陈晓玲　张伟玲　黄天雯）

第六节 术后谵妄发生率

指标名称：术后谵妄发生率。
指标类型：结果指标。
指标意义：术后谵妄是指患者经历外科手术后出现的谵妄，是手术后常见的并发症，主要发生在术后1～3天，通常可以完全缓解。术后谵妄与长期的认知和非认知疾病的发生相关，可导致创伤后应激障碍、影响患者生活质量、延长住院时间、增加住院花费，并与术后短期及远期的死亡率呈正相关。据研究报道，40%的谵妄是可以预防的。通过对住院患者术后谵妄发生率指标的监测，了解所在医院的术后谵妄发生率，根据术后谵妄的风险因素进行针对性的原因分析和预防谵妄，有利于降低术后谵妄发生的概率及发生谵妄后造成伤害的严重程度，保障患者安全。

基本公式：

$$术后谵妄发生率 = \frac{同期住院患者术后发生谵妄的人数}{统计周期内住院患者术后的人日数} \times 100\% \quad (4-6)$$

一、指标的定义

谵妄是一种急性脑高级功能障碍，常由中枢神经系统疾病、药物过量或撤药反应、中毒、代谢障碍性疾病及感染等引起，患者病期不长，在数小时到数天之后功能恢复。患者表现为认知、注意力、记忆功能受损，以及意识模糊、定向力丧失、感觉错乱、躁动不安、言语杂乱、紧张恐惧等症状，严重情况下还会出现冲动和攻击行为。病情呈波动性，夜间加重。

术后谵妄（postoperative delirium，POD）是一种常见的骨科术后并发症，又被称为急性精神混乱状态，是一种以认知功能障碍等相关症状为表现的急性精神病理性综合征，其特征性表现为急性发作的波动过程，常伴随意识、认知或知觉的混乱。其中，发生在麻醉后即刻（去苏醒室前或在苏醒室）的极早期谵妄被称为苏醒期谵妄。术后谵妄发生时间为患者麻醉苏醒期至术后第5天。

统计周期内住院患者术后谵妄发生人数（包括造成或未造成伤害的人数）与统计周期内住院患者术后人日数的比例被称为术后谵妄发生率。

二、指标的内涵

作为骨科手术后的常见并发症，谵妄对患者造成威胁，与深静脉血栓形成、感染等其他常见的并发症相似，对患者进行早期的预防和高危因素的筛选，有助于早期对患者进行干预，降低谵妄的发生率，减少谵妄对患者造成的危害，使患者有更高的生活质量，预后更好。

（一）术后谵妄的分类及临床表现

谵妄的发病隐匿，在早期可能会出现个性、情绪、认知、行为的改变，也可能伴随着焦虑、烦躁不安、注意力不集中、易怒、睡眠状况不佳等症状，这些表现往往不典型，有时可能会被忽视。谵妄一旦发生，往往加重极快，出现典型的临床表现。根据临床表现，谵妄可分为以下3种类型。

1. 活动亢进型

活动亢进型约占25%，表现为高度警觉状态、躁动不安、对刺激过度敏感，可有幻觉或妄想，一般易于发现并能及时诊断。

2. 活动抑制型

活动抑制型约占50%，表现为嗜睡、活动减少，在老年人中较常见，因症状不易被察觉，常被漏诊，预后更差。

3. 混合型

混合型约占25%，上述两种类型的临床特点均有。

（二）术后谵妄的危险因素

术后谵妄是多种因素共同作用的结果。通常可分为两大类：易感因素与诱发因素。

1. 易感因素

指患者在入院之前就已经存在的危险因素，如高龄（65岁或以上）、认知功能储备减少（如认知功能损害、抑郁、有谵妄既往史）、生理功能储备减少（如自主活动受限、活动耐量降低、视觉或听觉损害）、不恰当的经口摄入（如脱水、营养不良）、并存疾病（如严重疾病、多种并存疾病、脑卒中、代谢紊乱、创伤或骨折、终末期疾病）、应用有精神作用的药物、酗酒等。

2. 诱发因素

诱发因素指患者入院以后出现的危险因素，如药物（如镇静催眠药、抗胆碱药、多种药物治疗、乙醇或药物戒断）、手术（如心血管手术、矫形外科手术、长时间体外循环、非心脏手术）、收住ICU（环境改变、睡眠剥夺、身体束缚、应用导尿管和各种引流管、疼痛刺激）、并发疾病（如感染性疾病、医源性并发症、严重急性疾病、代谢紊乱、发热或低体温、休克、低氧血症、贫血、脱水、低蛋白血症、营养不良、脑卒中等）。

老年患者发生术后谵妄的危险因素主要包括认知损害（如术前存在痴呆、抑郁等）、系统功能减退（如社交、活动能力减退）和/或虚弱、营养不良（如低蛋白血症）及感觉障碍（如视力或者听力障碍）。

（三）术后谵妄的诊断

谵妄的诊断一般需要有明确的躯体疾病和严重的病理生理功能紊乱证据。谵妄评估方法（confusion assessment method，CAM）是评估和诊断谵妄的金标准，也是目前全球使用最广泛的谵妄筛查工具。该量表具有高敏感性和特异性，适用于非精神心理专业的医生和护士筛查谵妄。使用谵妄判定方法中文修订版（CAM Chinese Reversion，CAM-CR）对患者进行评估，筛查患者是否有发生谵妄的风险（表4-9）。

表4-9 谵妄判定方法中文修订版（CAM-CR）

病区：＿＿＿＿ 床号：＿＿＿＿ 姓名：＿＿＿＿ 性别：＿＿＿＿ 年龄：＿＿＿＿ 住院号：＿＿＿＿
结果：＿＿＿＿分 评估时间：＿＿＿＿ 评估者：＿＿＿＿

急性起病（判断从前驱期到疾病发展期的时间）： 患者的精神状况有急性变化的证据吗	不存在
	较轻：3天至1周
	中度：1～3天
	严重：1天之内
注意障碍（请患者按顺序说出21到1之间的所有单数）： 患者的注意力难以集中吗？例如，容易注意涣散或难以交流吗	不存在
	轻度：1～2个错误
	中度：3～4个错误
	严重：5个或5个以上的错误
思维混乱： 患者的思维是凌乱或不连贯的吗？例如，谈话主题散漫或不中肯，思维不清晰或不合逻辑，或从一个话题突然转到另一话题	不存在
	轻度：偶尔短暂的言语模糊或不可理解，但尚能顺利交谈
	中度：经常短暂的言语不可理解，对交谈有明显的影响
	严重：大多数的时间言语不可理解，难以进行有效的交谈
意识水平的改变： 总体上看，您是如何评估该患者的意识水平	不存在：机敏（正常）
	轻度：警觉（对环境刺激高度警惕、过度敏感）
	中度：嗜睡（瞌睡，但易于唤醒）或昏睡（难以唤醒）
	严重：昏迷（不能唤醒）
定向障碍： 在会面的任何时间患者存在定向障碍吗？例如，他认为自己是在其他地方而不是在医院，使用错的床位，或错误地判断1天的时间或错误地判断以MMSE为基础的有关时间或空间定向	不存在
	轻度：偶尔短暂地存在时间或地点的定向错误（接近正确），但可自行纠正
	中度：经常存在时间或地点的定向的错误，但自我定向好
	严重：时间、地点及自我定向均差

续表 4-9

记忆力减退（以回忆 MMSE 中的 3 个词的为主）： 在面谈时患者表现出记忆方面的问题吗？例如，不能回忆医院里发生的事情，或难以回忆指令（包括回忆 MMSE 中的 3 个词）	不存在
	轻度：有 1 个词不能回忆或回忆错误
	中度：有 2 个词不能回忆或回忆错误
	严重：有 3 个词不能回忆或回忆错误
知觉障碍： 患者有知觉障碍的证据吗？例如，幻觉、错觉或对事物的曲解（如某一东西未移动，而患者认为它在移动）	不存在
	轻度：只存在幻听
	中度：存在幻视，有或没有幻听
	严重：存在幻触、幻嗅或幻味，有或没有幻听
精神运动性兴奋： 面谈时，患者有行为活动不正常的增加吗？例如，坐立不安，轻敲手指或突然变换位置	不存在
	轻度：偶有坐立不安，焦虑、轻敲手指及抖动
	中度：反复无目的地走动、激越明显
	严重：行为杂乱无章，需要约束
精神运动性迟缓： 面谈时，患者有运动行为水平的异常减少吗？例如，常懒散，缓慢进入某一空间、停留某位置时间过长或移动很慢	不存在
	轻度：偶尔地比先前的活动、行为及动作缓慢
	中度：经常保持 1 种姿势
	严重：木僵状态
波动性： 患者的精神状况（注意力、思维、定向、记忆力）在面谈前或面谈中有波动吗	不存在
	轻度：1 天之中偶尔地波动
	中度：症状在夜间加重
	严重：症状在 1 天中剧烈波动
睡眠—觉醒周期的改变（患者日间过度睡眠而夜间失眠）： 患者有睡眠－觉醒周期紊乱的证据吗？例如，日间过度睡眠而夜间失眠	不存在
	轻度：日间偶有瞌睡，且夜间时睡时醒
	中度：日间经常瞌睡，且夜间时睡时醒或不能入睡严重
	严重：日间经常昏睡而影响交谈，且夜间不能入睡

19 分以下提示该患者没有谵妄，20～22 分提示该患者可疑有谵妄，22 分以上提示该患者有谵妄。

谵妄诊断标准包括急性发病和病情波动性变化、注意力不集中、思维混乱、意识水平改变。目前被最为广泛使用的诊断标准是谵妄评估方法。

（四）预防术后谵妄的集束化措施

（1）术前早期评估，去除危险因素。

（2）术前进行氧疗，配合呼吸训练。

（3）术中积极检测，维持正常的血压、水和电解质平衡。老年患者适当减少不必要的药物应用。

（4）术后充分的氧疗，配合系统的呼吸训练，维持血氧饱和度大于95%。

（5）保障患者良好的睡眠，避免在睡眠时间进行医疗或护理操作。

（6）患者发生谵妄后，积极寻找发病原因，监测生命体征，保持呼吸道通畅，维持水电解质平衡，合理镇痛，预防意外摔倒、误伤。协助家属为患者创造舒适的周围环境，鼓励患者与家属沟通，改善睡眠，提供充足的营养。

（五）发生术后谵妄的报告

如果患者发生术后谵妄，填写并上报表4-10，寻找患者发生术后谵妄的原因，对症治疗，尽早促进患者康复。

表4-10 术后谵妄报告

患者姓名：	年龄：　岁	性别：	住院号：	主要医疗诊断：
入院日期：	手术日期：	手术名称：	手术时长：	
麻醉方式：	术中失血量：	谵妄评定方法评分：		
发生日期：	发现人：	报告日期：		
症状描述：□焦虑　□烦躁不安　□注意力不集中　□易怒　□睡眠紊乱　□思维混乱　□其他：				
发生术后谵妄的相关因素				
患者因素	药物因素	治疗护理因素	行为因素	
□高龄 □认知功能障碍 □贫血 □肌酐水平高 □营养不良（如低蛋白血症） □水电解质紊乱 □低氧血症 □尿潴留　□便秘 □多器官功能不全 □视力障碍或听力障碍 □睡眠紊乱 □酗酒 □社交、活动能力减退	□脑血管病史 □疼痛 □合并感染 □活动受限（保护性约束） □既往谵妄病史 □其他：____	□使用镇痛泵 □非甾体抗炎药 □弱阿片类镇痛药 □强阿片类镇痛药 □苯二氮䓬类 □抗胆碱能药物 □抗组织胺药 □其他：____	□环境改变 □睡眠剥夺 □术前未评估谵妄风险或评估不及时或不准确 □未进行睡眠干预 □氧疗同期配合呼吸训练欠 □肺康复不全面或不准确 □未进行营养风险干预 □手术时间长 □全身麻醉/腰硬麻/静脉镇痛泵 □术中低氧血症 □术中低体温 □健康宣教欠落实或欠全面 □病情观察与记录不及时/不准确 □其他：____	□治疗依从性欠缺或较差 □活动延迟 □其他：____

续表 4-10

目前采取的护理措施		
□再次评估谵妄风险	□吸氧	□创造舒适环境
□积极治疗原发病	□指导患者肺康复	□改善睡眠
□及时调整用药方案	□抬高床头 30°	□提供充足的营养
□对有听力障碍或视觉障碍的患者指导家属，与患者多沟通、交流	□维持水、电解质平衡	□患者烦躁时给予适当约束
	□动态疼痛评估，多模式镇痛	□患者烦躁时给予人文关怀
	□予保暖，调节室温 25～26 ℃	□必要时使用镇静药物
□有效镇痛	□保持二便通畅	□早期功能锻炼
其他措施：		

三、指标的计算公式

式（4-6）中，分子为某一统计周期内术后发生谵妄的患者人数，包括造成或未造成伤害的，分母为某一统计周期内住院患者术后人日数。

式（4-6）用于计算某统计周期内患者术后谵妄发生率，能较为客观地反映患者术后谵妄发生情况和管理质量，使用简单，可操作性强，能及时发现高危因素，并进行改进，从而预防术后谵妄的发生。

四、指标的监测

成立质量管理小组，制定监测的流程、方法与质量控制。术后谵妄发生率的监测流程方便经培训合格的质量管理小组成员负责监测、收集数据。计算住院患者术后谵妄发生率，需要先确定统计的周期，然后获得统计周期内术后谵妄发生人数。骨科住院患者术后人数可以通过病区日报表获得。

术前对患者进行有效的谵妄风险评估是一项极其重要的措施。早期对于谵妄高危因素的识别，可以使临床医护人员对高危患者提高警惕。

对于术后谵妄，一旦发现应立刻开始病因和症状相关的治疗——谵妄的时间越长，治疗开始得越晚，认知损害的发生率越高。因为术后谵妄是多种易感因素和诱发因素共同作用的结果，所以术后谵妄的预防和治疗主要是针对多种危险因素进行的干预。要详细地了解患者的现病史、并存疾病、药物和手术治疗情况，以识别危险因素。重点监测麻醉深度、疼痛程度，对术后谵妄做出快速诊断、鉴别诊断和处理。寻找相关原因并制订护理计划；按照计划实施落实；监测过程、维持改进；改进后的结果与基线比较，确认护理措施是否有效。如无效果，需要改变措施进入下一轮的持续质量改进。

五、指标的改进案例

(一)案例一: 关节外科高龄老年骨科患者术后谵妄发生率改进案例

1. 背景

为了解关节外科高龄老年患者的术后谵妄发生率,质量管理小组成员于某年6—8月调查了关节外科高龄老年患者(年龄不小于80岁)18例,其中,发生术后谵妄的患者1人,纳入高龄老年患者术后住院126天,术后谵妄发生率为0.8%。

(1)纳入标准:①年龄不小于80岁。②神志清楚,入院前无精神障碍、认知障碍或严重的老年痴呆症。③患者知情同意。

(2)排除标准:①需要急诊手术治疗者。②患有严重的视觉、听力障碍的疾病,无法配合完成谵妄评估者。③失随访、资料不全的患者。

患者,女,82岁,在家摔倒致左髋部肿痛、畸形、活动受限,由急诊入院。诊断:左股骨颈骨折。既往有高血压病史,血压控制良好。完善术前相关检查后,在全身麻醉下行"左侧全髋关节置换术"。患者术中失血100 mL,返回病房时意识清醒,疼痛评分1~3分,留置股神经镇痛泵和伤口引流管。患者术后当天夜间出现烦躁不安、易怒、思维混乱、注意力不集中。使用谵妄评估方法量表进行谵妄评估,评分为24分,诊断为谵妄。立即给予患者吸氧,合理镇痛,创造舒适的周围环境,鼓励患者与家属沟通,改善睡眠,提供充足的营养。患者烦躁时予保护性约束,防止发生假体脱位、拔管、坠床等风险。每天使用谵妄评估方法量表评估患者谵妄程度。填写术后谵妄报告表,追溯患者发生术后谵妄的原因,给予患者个性化护理。

2. 分析

从人、物、法、环等因素进行分析。患者高龄,术前有贫血症状,骨折部位疼痛,手术时间1.5 h。麻醉方式为全身麻醉,术后使用肢神经镇痛泵止痛,药物为氢吗啡酮。术前通过谵妄评估方法评估20分,疑有谵妄。患者在注意障碍、意识、思维、睡眠等方面均有轻到中度评分。术后当天患者出现烦躁不安、易怒、思维混乱、注意力不集中,术后通过谵妄评估方法评估24分,诊断为术后谵妄。

3. 持续质量改进措施

针对以上问题,开展多学科合作模式,与麻醉科、营养科、神经内科建立多学科合作模式,在此模式下积极制定老年髋部骨折患者术后谵妄的规范化防治路径。开展预防谵妄护理培训,制订从患者入院到出院的评估和护理计划,预防患者发生术后谵妄或减轻术后谵妄相关并发症发生。

(1)通过查阅术后谵妄发生的自身因素和诱发因素等相关文献,结合老年髋部骨折患者术前、术中、术后护理特点及难点,制定规范化防治围术期谵妄的护理应对策略。

(2)在常规护理评估的基础上,对存在高危因素的患者应用谵妄评定方法进行评估,并根据评估结果制订护理计划。

(3) 术前氧疗同时配合呼吸功能训练。予患者吸氧 2～3 L/min，持续 30 min，2 次/天，维持血氧饱和度 98%～100%。指导患者深呼吸训练，让其先深吸气，然后尽力把肺内气体吹进容量 800～1 000 mL 的气球内，直至吹不出气体为止，每天吹满 3～4 个气球。提高动脉血氧含量，减少脑组织缺氧。

(4) 术中灌注平衡与体温的控制，限制性输血。

(5) 术后进行动态、全程的疼痛评估，进行多模式镇痛。

(6) 综合睡眠管理，创造安静舒适的住院环境，必要时使用镇静药物，实施睡眠限制措施，促使睡眠–觉醒周期正常化。

(7) 患者烦躁时做好人文关怀。

(8) 为患者创造舒适的周围环境，鼓励患者与家属沟通，提供充足的营养等。

4. 改进结果

质量管理小组成员于次年 1—3 月再次进行高龄老年患者术后谵妄发生率进行监测，患者的纳入与排除标准同改进前。高龄老年患者 12 例，谵妄发生 0 人，术后谵妄发生率为 0%，患者住院安全和满意度明显提高。

（二）案例二：脊柱外科 1 例高龄腰椎管狭窄患者术后谵妄事件分析及围术期护理

1. 背景

患者，女，80 岁。因"腰痛伴双下肢麻木疼痛 3 年余，加重 2 月"收治入院，MR 检查结果显示：腰椎退行性变，L2—L4 椎体不稳，腰椎骨质增生，椎小关节退变，各椎体终板退变，L2—L3 椎体上缘，L4 椎体下缘许莫氏结节形成，腰段各椎体狭窄，腰椎间盘变性，L2/L3—L5/S1 椎间盘膨出，相应双侧神经根接触或受压（L4/L5 双侧神经根受压为著）。诊断为腰椎管狭窄。

患者神志清楚，有高血压、冠心病、糖尿病、结节性甲状腺肿、甲状腺功能亢进病史，规律服用药物治疗，控制良好。

入院后予专科护理，完善术前检查。经术前评估并排除手术禁忌后在全身麻醉下行"L3—L5 椎板切除椎管减压＋椎弓根钉内固定＋后外侧植骨融合＋神经根探查术"。手术顺利，术毕安返病房，给予心电监护、吸氧、抗感染、营养神经对症治疗。

患者术后神志清楚，精神一般，生命体征平稳。患者术后第二天突然躁动不安，对答不切题，并有伤人行为。心率 120～130 次/分，血压 186/88 mmHg，呼吸 23 次/分钟。查体发现，瞳孔等大等圆，对光反射存在，颈软，四肢活动好，肌力 4^+ 级。予床边保护性约束四肢，镇静治疗，防止发生拔管、坠床等风险。使用谵妄评估方法量表进行谵妄评估，评分为 26 分，诊断为谵妄。立即给予患者充分吸氧，合理镇痛，改善睡眠，提供充足的营养，每天使用谵妄评估方法量表评估患者谵妄程度。填写术后谵妄报告表，追溯患者发生术后谵妄的原因，给予患者个性化护理。

2. 分析

(1) 患者因素。高龄是谵妄发生的独立危险因素。据流行病学研究，15%～18%

的老年患者（65岁以上患者）会发生谵妄。

（2）疾病因素。患者有冠心病病史多年。冠状动脉狭窄会引起心肌缺血、缺氧，进而导致脑组织供血不足，血氧流量减少，产生精神症状。

（3）药物因素。患者麻醉药物使用对老年患者有可能产生显著的呼吸抑制，减少供氧量，也有可能改变老年人的精神状态或诱发谵妄。

（4）手术因素。手术创伤会刺激机体处于应激状态。高龄患者易敏感，应激反应增强，使异常兴奋传导，增加术后谵妄的风险。

（5）疼痛因素。严重的疼痛也是术后谵妄的危险因素之一。疼痛可引起焦虑、紧张、恐惧等不良情绪反应，继而影响睡眠质量和时间。谵妄的发生率与睡眠功能紊乱相关。

3. 持续质量改进措施

科室对此案例采取基于FMEA理论的高龄老年骨科患者术后谵妄风险管理模式。

（1）患者入院后进行全面评估，完善各项术前检查。

（2）主诊医生、护士长、专科护士、责任护士组成风险评估管控小组。主诊医生担任主导和顾问；护士长统筹安排，组织实施，保证质量；专科护士负责风险动态分析、质控保障措施，并对其他组员进行培训及考核，主要内容为FMEA理论及运用、术后谵妄风险识别及策略等，组员考核合格可进入干预阶段；责任护士负责风险防控策略措施实施和负责资料收集。

（3）基于FMEA理论的护理模式实施。

A. 确定主题。由小组成员调查既往高龄老年腰椎管狭窄患者术后谵妄发生现状，同时查阅"高龄老年腰椎管狭窄患者术后谵妄"相关文献，将本次主题明确为"降低高龄老年腰椎管狭窄患者术后谵妄发生率"。

B. 失效模式确定。① 制定追溯表。小组成员收集既往发生术后谵妄病历资料，对护理过程进行详细分析，从人、物、法、环方面追溯患者发生术后谵妄的原因及危险因素，结合查阅"术后谵妄"相关文献，找出潜在失效模式和失效原因。② 计算失效模式的RPN值。查阅国内外资料，分析影响高龄老年腰椎管狭窄患者发生术后谵妄的相关因素，依据患者实际情况，采用FMEA风险分析公式计算高龄老年腰椎管狭窄患者发生术后谵妄各环节失效风险RPN值。

$$RPN = 影响严重性(S) \times 失效频率(O) \times 探测失效水平(D) \qquad (4-7)$$

式（4-7）中，RPN值越高代表失效风险越高。RPN不少于125分时，意味着该模式失效，即术后谵妄风险较高，需采取预防策略。

C. 根据患者发生术后谵妄的主要原因，制定并实施针对性风险防控策略。

（A）全面评估及宣教。小组成员全面评估患者入院后的基本情况，包括年龄、既往史、实验室检查结果等。主诊医生详细向患者及家属讲解手术相关事项，以及可能出现的并发症和预防措施。病友之间相互交流，给予患者足够的信心，减轻患者紧张焦虑。同时小组成员给予患者共情护理，耐心倾听，尽量满足患者诉求，鼓励患者积极面对疾病。

（B）术前筛查，术后评估。潜在谵妄风险患者入院后，专科护士使用谵妄评估量表对患者进行评估。评分为20～22分,提示可能发生谵妄。应术前纠正患者白蛋白水平,予患者吸氧2～3 L/min,持续30 min,2次/天,维持血氧饱和度98%～100%。同时指导患者深呼吸训练,提高动脉血氧含量,减少脑组织缺氧。对评分大于22分的患者则由多学科团队会诊后,制定治疗方案。患者经治疗后,其CAM评分小于20分后再实施手术。

(C)疼痛管理。动态、全程评估疼痛。遵医嘱给予多模式镇痛,包括非药物镇痛和药物镇痛治疗。非药物镇痛包括看电视、听广播、冰敷等。药物治疗包括自控式镇痛泵(PCA泵)、口服镇痛药、静脉镇痛药等。

(D)综合睡眠管理。为患者营造舒适、温馨的住院环境,必要时使用镇静药物。实施睡眠限制措施,促使睡眠-觉醒周期正常化。

(E)术后谵妄患者管理。积极寻找发病原因,加强护理,防止患者出现意外摔倒、误伤。医护人员应注意维持水电解质平衡,给予患者吸氧,合理镇痛。为患者创造舒适的周围环境,鼓励患者与家属沟通,改善睡眠,提供充足的营养等。患者烦躁时做好人文关怀,必要时对患者进行约束,包括躯体、四肢及使用床栏板保障安全。同时,实施早期功能锻炼,促进康复。

4. 改进结果

通过术前详尽询问病史,积极治疗患者的基础疾病;通过培训提高了护士的安全意识及风险预判能力;通过科学规范的护理管理,鼓励、帮助患者参与医疗安全,最终减少术后谵妄的发生。

(李娜 彭莉 邓丽君 黄天雯)

第七节 血管危象发生率

指标名称: 血管危象发生率。

指标类型: 结果指标。

指标意义: 断指(肢)再植、皮瓣移植患者术后发生血管危象可能导致再植指(肢)体、移植组织坏死,造成手术的失败,给患者带来沉重的后果。通过对断指(肢)再植、皮瓣移植患者血管危象发生率的监测,了解所在病区的血管危象发生率,通过根本原因等工具分析和有效的对策实施,可以降低导致患者发生血管危象的风险及血管危象的发生率,确保再植指(肢)体、移植皮瓣成活,提高手术成功率。监测内容包括断指(肢)再植、皮瓣移植患者是否发生动脉危象、静脉危象或动静脉危象。

基本公式:

$$血管危象发生率 = \frac{断指(肢)再植/皮瓣移植血管危象发生人数}{断指(肢)再植/皮瓣移植患者人日数} \times 100\%$$

(4-8)

一、指标的定义

血管危象是指断指再植、皮瓣移植等显微外科手术后出现的血液循环障碍。

血管危象主要有 2 种类型：静脉危象和动脉危象。静脉危象是显微外科静脉缝合后，各种原因导致的静脉回流不畅、引起组织或器官的淤血，临床上多为静脉栓塞所致。动脉危象是显微外科动脉缝合后，由于动脉痉挛或是栓塞造成的供血不足或是供血中断，引起组织或器官缺血，动脉危象分为动脉痉挛和动脉栓塞。

血管危象发生率是指统计周期内断指再植/皮瓣移植患者发生血管危象人数与断指再植/皮瓣移植患者的人日数的比例。

二、指标的内涵

再植指体、移植组织为失神经组织，温度调节功能已丧失，易受外界温度的影响，引起局部血管痉挛，影响血液循环，降低手术成功率。术后再植指体、移植组织血管危象发生率为 2.4%～40.0%。如不能早期、准确发现血管危象并处理，将导致再植指体、移植组织坏死。

以下是血管危象的相关知识，综合判断鉴别血管危象的类型，通过发生后的报告、分析与持续改进降低血管危象的发生率。

1. 动、静脉血管危象观察指标

断指再植、皮瓣移植等显微外科手术后的血液循环观察是术后护理的重要环节。术后再植指、移植皮瓣是否成活除与患者自身条件和医生操作技术有关外，护士对血液循环的严密观察及护理非常重要。术后及早发现血管危象并采取对症治疗措施，有利于提高成活率，促进患者康复（表 4-11）。

表 4-11 动脉、静脉血管危象观察指标

观察指标类型	颜色	皮温	肿胀程度（指腹张力）	毛细血管充盈反应	针刺或小切开放血实验
正常血运	红润或同供区	33～35 ℃，与健侧温度相差 1～2 ℃	无肿胀或Ⅰ度	1～2 s	鲜红血液
动脉危象	苍白、灰白等	下降	张力低，组织干瘪	偏慢（大于 2 s）或消失	不出血或是少量血
静脉危象	淡红、浅紫、暗紫等	正常或先升高后降低	Ⅱ度和Ⅲ度	早期加快（小于 1 s）、后期消失	暗紫色血液

2. 影响血管危象发生的常见因素

血管危象发生率与患者病情因素相关，如损伤程度、受伤时间、血管条件；与医疗因素有关，如术中血管吻合的质量、数量与动、静脉比；与术后病房环境条件相关，如

病房的温湿度是否合适、房间是否空气对流、是否禁烟等；与治疗措施是否及时有效相关，如体位是否正确、药物作用的有效性、局部保暖措施、健康教育等；其他因素包括护理因素、患者依从性等。患者自身因素和医疗因素在护理方面无法干预，但是治疗因素、护理因素、设备资源等因素是可以通过培训等进行干预的，是预防和及时发现血管危象的重要因素。

3. **防范或减少血管危象发生的集束化护理措施**

（1）评估与观察。监测再植指、移植皮瓣的颜色、皮温、毛细血管充盈时间、组织张力情况，每小时 1 次；评估伤口敷料有无包扎过紧、石膏的松紧度是否合适；评估患者的情绪状态；记录患者出入液量。

（2）病室环境。室温 23～25 ℃，湿度 50%～60%，勿开窗对流；禁忌任何形式的主动吸烟或被动吸烟。

（3）休息与活动。绝对卧床 10～14 天。

（4）体位护理。患肢抬高制动，应高于心脏水平 15～20 cm；禁忌患侧卧位，采用平卧位或健侧卧位；维持患肢功能位，并防止受压；带蒂皮瓣手术患者避免蒂部扭曲或受压。

（5）饮食护理。鼓励患者多饮水，如 200 mL/h，保持 24 h 尿量大于 2 500 mL；多进食粗纤维食物，防止便秘发生，避免进食辛辣、刺激性食物。

（6）局部保暖。伤口局部给予棉垫等保暖；遵医嘱予烤灯治疗。

（7）遵医嘱予多模式镇痛、个体化镇痛护理。对婴幼儿、小儿遵医嘱予镇静护理。

（8）用药护理。遵医嘱定时使用抗凝、抗痉挛、抗感染药物。

（9）健康教育。解释体位、饮食、治疗、用药等护理的目的、方法与注意事项等；做好心理护理。

4. **发生血管危象的报告**

如果患者发生血管危象，及时处理后，填写表 4-12，上报，寻找患者发生血管危象的原因，对症治疗，预防血管危象的再发生及持续质量改进。

表 4-12 血管危象报告表

```
患者姓名：_____ 年龄：_____岁 性别：_____ 住院号：_____ 主要医疗诊断：_____
入院日期：_____ 手术日期：_____ 手术名称：_____ 手术时长：_____
发生日期：_____ 发现人：_____ 报告日期：_____
□断指患者：受伤至手术时间：_____ 受伤原因：_____
离断情况：□不完全离断；□完全离断（完全离断者，入院前断指的保存方式：_____）
术中吻合动脉（_____）条；吻合静脉（_____）条；皮瓣移植术：皮瓣大小（_____）cm
护理级别：□特级 □一级 □二级 □三级
术后发生时间：□6 h 内 □12 h 内 □24 h 内 □48 h 内 □72 h 内 □5～7 天 □7 天以上
发生具体时间：_____ 部位：_____ 异常范围：_____
血管危象描述：□动脉危象 □静脉危象（□1 期 □2 期 □3 期 □4 期） □动静脉混合危象
颜色：□红润 □同供区 □暗红 □潮红色 □浅紫色 □瘀斑 □紫红 □瘀紫 □深紫 □灰白色 □苍白 □点状瘀斑 □花斑 □紫灰 □瘀黑 □黑色
```

续表 4-12

温度：□温暖　□低于健侧　□稍低于健侧　□冰凉　□高于健侧（如用皮温计，直接写前后皮温值：_____）
肿胀：□无　　□Ⅰ度　　□Ⅱ度　　□Ⅲ度
毛细血管反应：□偏快，小于 1 s　　□正常 1～2 s　　□偏慢，大于 2 s　　□消失

发生血管危象的相关因素			
环境相关因素	药物相关因素	患者自身因素	治疗护理相关因素
□室内温度欠合适（合适温度为 23～25 ℃） □室内湿度欠合适（合适温度为 50%～60%） □主动吸烟或被动吸烟 □有空调等对流风 □其他：_____	□输液量不足 □未使用抗炎药物 □未使用镇痛药物 □未使用抗痉挛药物 □未使用亚冬眠药物 □其他：_____	□饮水量不足 □患肢制动依从性差 □意识烦躁不安 □不配合 □便秘 □不良情绪：紧张/焦虑/哭闹/抑郁/其他 □进食冷饮及食物 □其他：_____	□伤口敷料包扎过紧/过松 □再植或移植区域覆盖棉被、过重衣物等 □石膏/渗血敷料压迫再植或移植区 □体位不正确：患侧受压 □过早离床 □镇痛无效：轻度疼痛/中度疼痛/重度疼痛（发生血管危象前患者疼痛评分：_____） □烤灯等保暖措施欠及时和准确 □健康宣教欠落实/欠全面 □病情观察不及时/不准确 □其他：_____

目前治疗的护理措施	
使用药物： □抗生素　□抗凝药　□止痛药　□改善微循环药 □抗痉挛药　□扩容药　□镇静药　□亚冬眠药	其他方式： □放血疗法　□拆线减压　□加强保暖　□加强制动 □再植指按摩　□移植皮瓣按摩　□手术探查　□其他：_____ 转归情况：□无好转　□好转　□加重

静脉危象分期：①1 期，肉眼观察可见皮瓣色泽略红，可见毛细血管充盈速度明显加快；②2 期，皮瓣中心及周围零星出现了暗红色斑点，这是静脉血栓形成的先兆；③3 期，随着斑点逐渐扩大，颜色由暗红色变成黑色，皮瓣的肿胀越来越明显，皮温逐渐降低；④4 期，皮瓣静脉危象最严重的阶段，静脉回流受阻，微循环障碍增大，形成动脉血栓，进而导致皮瓣发绀坏死。

三、指标的计算公式

式（4-8）中，分子为某一统计周期内断指再植/皮瓣移植患者发生血管危象的人数，包括静脉危象和动脉危象。只要颜色改变和/或温度、肿胀程度（指腹张力）、毛细血管充盈反应中三项中任何一项改变，即判定为血管危象发生，血管危象发生的类型由医护人员共同判断。分母为某一统计周期内断指再植/皮瓣移植患者的人日数。

式（4-8）用于统计周期内断指（肢）再植/皮瓣移植患者的血管危象发生率，能较为客观地反映发生血管危象的情况，使用简单，可操作性强。通过监测血管危象发生率，并进行分析和改进，从而及时预防和治疗血管危象，减少再植指（肢）体、移植组织的坏死，提高手术成功率。

四、指标的监测

成立质量管理小组，制定监测的流程、方法与质量控制。血管危象发生率的监测流程是经培训合格的质量管理小组成员负责监测、收集数据，定期进行数据统计分析并持续改进护理质量。

例如，监测的目的是了解断指（肢）再植、皮瓣移植术后患者发生血管危象的发生率。质量管理小组成员通过监测某一统计周期内断指（肢）再植、皮瓣移植患者术后血管危象的发生情况，反映这一统计周期内断指（肢）再植患者血管危象发生的比例。

五、指标的改进案例

（一）案例一： 降低断指（肢）再植患者血管危象发生率的改进案例

1. 背景

为了解显微外科断指再植患者的血管危象发生率，质量管理小组于某年4—6月进行指标监测。

（1）纳入标准：①断指再植术后患者。②意识清楚，生命体征平稳。

（2）排除标准：①有认知障碍及精神疾病患者。②有凝血障碍或血液系统疾病患者。③术前已出现严重感染者。④再植术后立即发生血管危象的患者。

共监测断指再植术后患者156人日，其中发生血管危象患者有9人，血管危象发生率为5.77%。

2. 分析

通过鱼骨图分析法进行分析，原因如下：

（1）"人"的因素。例如，护士测量烤灯高度方法不正确，护士没有及时测量烤灯的高度；护士对烤灯相关知识欠缺；护士未及时观察到在植术后患者的血循环变化。

（2）"物"的因素。例如，烤灯自带的灯罩太小不能阻挡风的对流，保暖效果欠佳，而且不能遮蔽光的散射，影响患者睡眠，长时间使用患者出现头晕目眩、眼睛酸痛、流泪等不舒适的症状，容易造成患者情绪波动，而影响再植指（肢）的血液循环。

（3）"法"的因素。例如，护士不知晓烤灯灯泡功率（40～60 W）与照射的高度（40～60 cm）的最合适搭配。

（4）"环"的因素。烤灯照射时受气温、室温及空气对流的影响较大，而病房内空调开放和房门开放时均存在对流情况，温度变化易造成血管痉挛影响血液循环。

3. 持续质量改进措施

通过要因分析，发现主要问题是烤灯的保暖效果欠佳。针对该问题，质量管理小组成员设计并使用"三用"（即遮光、保暖、测量高度）烤灯灯罩（图4-1）。将根据烤灯灯罩大小（灯罩直径为18 cm）隔热遮光布缝制成一个"A"字裙状灯罩："腰围"

(套于灯罩上）50～60 cm，"裙摆" 100 cm。对折隔热棉，将腰围部分的隔热遮光布缝在隔热棉中间，防止烤灯灯罩温度过热烫坏隔热遮光布。腰围两端连接处缝魔术贴扎带。在裙摆开口上部 20 cm 用缝线封住，下部订 2 对暗扣，方便打开观察患肢血运。在最后裙摆开口的其中一侧缝皮尺（根据实验数据确定烤灯照射距离 40 cm 效果最佳，故皮尺长度及裙长最终定为 40 cm）。

4. 改进结果

将"三用"（遮光、保暖、测量高度）烤灯灯罩应用于临床后，于某年 10—12 月再次监测断指（肢）再植患者的血管危象发生率。断指（肢）再植术后患者为 164 人日，其中，发生血管危象患者有 5 人，血管危象发生率为 3.05%。患者舒适度较前提高，也节省了护士测量烤灯高度的时间。

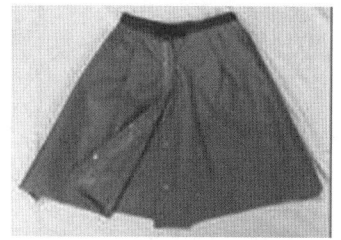

图 4-1 "三用"（遮光、保暖、测量高度）烤灯灯罩

（二）案例二：降低皮瓣移植患者血管危象发生率开展质量管理

1. 背景

为了解显微外科皮瓣移植术后患者的血管危象发生率，进行质量监测。

（1）纳入标准：①皮瓣移植术后患者。②意识清楚，生命体征平稳。

（2）排除标准：①有认知障碍及精神疾病患者。②有凝血障碍或血液系统疾病患者。③术前已出现严重感染者。④再植术后立即发生血管危象的患者。

质量管理小组成员于某年 4—6 月抽查了皮瓣移植术后患者为 96 人日，其中，发生血管危象患者有 5 人。因此，得出本季度皮瓣移植患者血管危象发生率为 5.21%。

2. 分析

通过鱼骨图分析法进行分析，原因如下：

（1）"人"的因素。新护士、轮训护士缺乏显微外科理论知识，对皮瓣移植术后患者血循环观察欠掌握；培训导师的培训方法欠规范和统一；护士对皮瓣颜色的判断存在主观性。

（2）"物"的因素。病区配备的显微外科理论书籍少，培训缺乏统一的参考工具和客观标准。

（3）"法"的因素。个别培训导师的培训方法欠规范。

（4）"环"的因素。随着显微外科技术的发展，皮瓣移植术后发生血管危象的患者减少，培训存在一定难度。

3. 持续质量改进措施

针对以上问题，进行持续质量改进。

（1）制作并应用皮瓣血液循环观察尺。结合皮瓣血液循环观察的循证依据，制作了皮瓣血液循环观察尺（图 4-2、图 4-3）。皮瓣血液循环观察尺的皮瓣颜色排序形象地展现血管危象的变化过程，且图文并茂、文字注解与实物图片并存、标注到位，提供了直观的视觉参考，易于理解和观察，减少护士特别是低年资护士对血管危象判断的不确定性，提高了早期判断血管危象的能力；另外，皮瓣血液循环观察尺使用方法简便，易于掌握，有利于早期发现皮瓣血液循环异常。

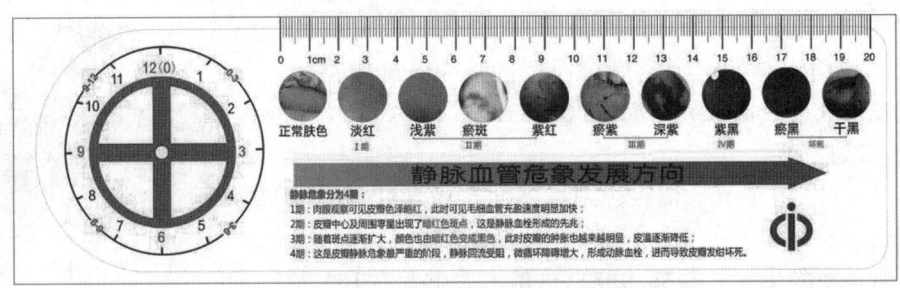

图4-2 皮瓣血液循环观察尺正面

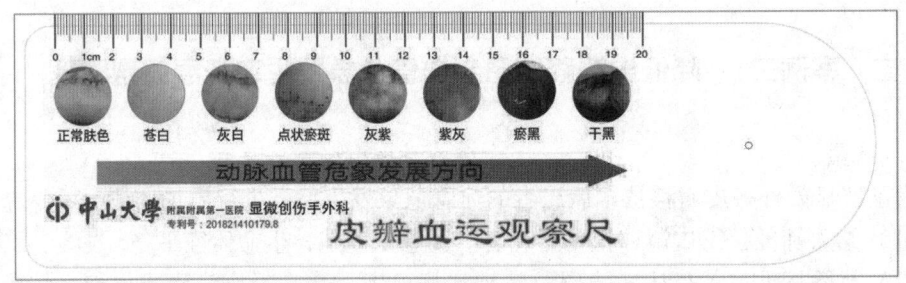

图4-3 皮瓣血液循环观察尺反面

（2）丰富学习资料并开展培训。病区购买了多本皮瓣手术、护理等相关书籍供护士学习。医护人员全面掌握皮瓣出现血管危象的原理及观察要点。

（3）制作并应用皮瓣血管危象观察图谱。收集历年典型的发生血管危象的案例，并进行分析和处理。纳入新护士、轮训护士到岗培训的必修课程，以提高新护士、轮训护士的培训效果。

（4）持续开展质量监测。护士长或护理组长加强对皮瓣血管危象发生率的监测与质量控制，对血循环观察存在的问题进行即时性督导，进行床边示范和讲解。

4. 改进结果

通过实施以上的措施，再次进行质量指标监测。质量管理小组成员于次年1—3月抽查了皮瓣移植术后患者为102人日，其中，发生血管危象患者有2人，得出本季度皮瓣移植患者血管危象发生率为1.96%，较前降低了62.38%。

（戴巧艳　陈晓玲　黄天雯）

第八节 重度疼痛发生率

指标名称：重度疼痛发生率。

指标类型：结果指标。

指标意义：通过监测骨科患者重度疼痛发生率，分析骨科患者发生重度疼痛的影响因素。根据原因分析，制定并实施改进措施，为骨科患者提供标准化、规范化的疼痛护理服务提供依据，同时也提高骨科患者疼痛控制质量与疼痛管理效果，有效减轻骨科患者疼痛程度，减少重度疼痛发作频率，降低相关并发症发生，提高患者的生活质量。

基本公式：

$$重度疼痛发生率 = \frac{同期重度疼痛(不低于7分)患者人数}{统计周期患者的人日数} \times 100\% \quad (4-9)$$

一、指标的定义

国际疼痛研究学会（International Association for the Study of Pain，IASP）指出，疼痛是一种与组织损伤或潜在组织损伤相关的感觉、情感、认知和社会维度的痛苦体验。疼痛既是机体对周围环境的保护及防御性反应方式，又常是许多疾病的伴随症状。

可采用疼痛数字分级法对患者进行疼痛的评分。疼痛评分 0 分为无痛，1~3 分为轻度疼痛，4~6 分为中度疼痛，7~10 分为重度疼痛。

重度疼痛发生率是指统计周期内重度疼痛患者人数与住院患者人日数的比例。

二、指标的内涵

疼痛不是单纯的生理现象，而是受生理、心理、社会环境和文化素质等多种因素影响的独特主观感受，是临床最常见症状之一。疼痛是第五大生命体征，围手术期疼痛一直为临床医护人员所关注。疼痛可以导致患者产生焦虑、烦躁、恐惧、失眠、血压升高、心率、呼吸增快、免疫功能下降等一系列的生理、病理和心理改变，甚至引起深静脉血栓、早期功能锻炼受阻、压力性损伤等并发症。而重度疼痛患者，几乎总伴有不同程度的惊慌、害怕、焦虑、不愉快、愤怒或烦躁等情绪，极大地影响手术效果。重度疼痛的观察是临床疼痛管理工作中重要的内容之一。

（一）重度疼痛的临床表现

重度疼痛表现为持续性或阵发性、加剧性钝痛或刺痛。外伤时可引起切割痛、撕裂痛、跳痛等。疼痛剧烈时患者不能忍受，睡眠严重受到干扰，需要用止痛药止痛，可伴有自主神经功能紊乱表现或被动体位。

（二）容易发生重度疼痛的高危患者

气腹痛、多发性创伤、三叉神经痛、泪囊肿瘤、上颌窦恶性肿瘤、自主神经系统肿瘤、心包肿瘤、胸壁骨肿瘤、原发性心脏肿瘤、恶性肿瘤晚期骨转移等患者容易发生重度疼痛。

（三）影响重度疼痛发生的常见因素

1. 护士自身因素

护士的疼痛知识与态度影响护士对疼痛的认知。只有专业的教育才能提高护士对疼痛的认识，改善疼痛护理质量。患者的沟通、护士与其他医务人员的合作、疼痛评估和非药物镇痛措施方面的活动，与护士的年龄、护龄、专科工作时间、文化程度及职称呈正相关关系，这是护士疼痛管理的主要影响因素。护士个人的疼痛经历有助于护士对患者疼痛感受的理解，与没有疼痛经历的护士相比，其拥有的疼痛知识越多，处理患者疼痛的效果越好。

2. 医生因素

医生因素对疼痛管理效果的研究已被许多研究证实，主要包括开止痛药的意愿、剂量、与护士的交流方面存在的问题。医生不愿开足够的止痛药和医护之间的合作不畅是疼痛管理中的护理活动的阻碍因素。

3. 患者及家属因素

疼痛是患者的主观感受，患者对止痛药的认知不正确而不愿报告疼痛和使用止痛剂，是影响疼痛管理的主要原因。家属和患者的关系非常紧密，且在照护上扮演了一个非常重要的角色，因此，家属因素也非常重要。家属对患者止痛药的顾虑也会成为治疗上的阻碍。即使患者有严重疼痛情形，也会有用药顾虑，这些对疼痛感受不一致程度与患者的控制成效呈现高度相关性。

（四）防范或减少重度疼痛发生的集束化护理措施

（1）保持环境安静，温湿度适宜。
（2）卧床休息，予舒适卧位，抬高患肢。
（3）患肢牵引或制动。
（4）物理治疗，如热敷、冷敷、按摩、理疗。
（5）心理疏导，如安慰患者、解释引起疼痛的可能原因。
（6）分散注意力，如听音乐、看报、看书、玩游戏、聊天、看电视等。
（7）遵医嘱使用止痛药物。
（8）镇痛用药护理。

（五）发生重度疼痛的报告

患者发生重度疼痛后，护士应及时填写重度疼痛报告，从人、物、法、环方面进行追溯，分析患者发生重度疼痛的原因，持续进行质量改进（表4-13）。

表4-13 重度疼痛报告

患者姓名：_____ 年龄：___岁 性别：_____ 住院号：_____ 医疗诊断：_____
入院日期：_____ 手术日期：_____ 手术名称：_____ 文化程度：_____ 照顾者：_____
发生日期：_____ 发现人：_____ 报告日期：_____ 疼痛部位：_____
疼痛的性质：□锐痛 □钝痛 □胀痛 □酸痛 □刺痛 □压痛 □跳痛 □绞痛 □烧灼痛 □针刺样痛 □刀割样痛 □触电样痛 □其他_____
疼痛的类型：□持续性 □阵发性 □间歇性 □进行性加重
疼痛强度的分值：□7分 □8分 □9分 □10分
持续时间：□5 min内 □15 min内 □30 min内 □60 min内
频率：□小于5 min □5~10 min □11~15 min □16~30 min □31~45 min □大于45 min
疼痛的病理性质：□伤害感受性疼痛 □神经病理性疼痛 □混合型疼痛
出现状态：□静息状态 □活动中 □活动后30 min
整体频率：□首次出现 □第二次出现 □第三次出现 □第四次出现 □第五次出现 □出现5次以上
疼痛的影响：□饮食 □睡眠 □情绪 □日常活动 □生活自理能力 伴随症状：_____ 其他：_____

重度疼痛相关因素			
患者自身因素	治疗护理因素	药物因素	个人行为习惯
□患者的疼痛阈值低 □婴幼儿（不大于8岁） □老年人（不小于60岁） □急性创伤 □手术 □外周性：术后神经病变、创伤后神经病变或坐骨神经痛 □中枢性：幻肢痛或脊髓损伤后疼痛 □混合性：腰背神经根病所致疼痛、癌痛或腕管综合征 □其他：_____	□体位因素：未抬高或抬高高度不够；患侧受压 □体位转移不正确 □治疗欠到位：外固定架、骨牵引或皮牵引无效，石膏压迫或敷料包扎过紧 □支具未正确佩戴 □功能锻炼不正确 □非药物治疗不及时或不正确，如冰敷 □护理评估不及时或不准确或未评估 □健康宣教欠落实或欠全面 □病情观察不及时或不准确 □缺乏有效的评估与干预工具 □其他：_____	□未使用预防或治疗疼痛相关药物 □未及时/准确使用镇痛药物 □其他：_____	□配合治疗依丛性差 □对疼痛的预防、自我观察、报告掌握不足 □有错误观念（疼痛要忍受止痛药会成瘾等） □吸烟史 □心理因素：紧张、焦虑、害怕等 □其他：_____

续表 4-13

目前采取的护理措施			
□保持环境安静，温湿度适宜 □卧床休息，予舒适卧位，抬高患肢 □患肢牵引或制动 □物理治疗：热敷、冷敷、按摩或理疗 □心理疏导；安慰患肢，解释引起疼痛的可能原因 □分散注意力：听音乐、看报、看书、玩游戏、聊天、看电视等	□遵长嘱按时使用止痛药物、应用静脉用药、镇痛止痛泵、口服用药、肌内注射用药或应用止痛剂止痛 □遵临嘱按时使用止痛药物：静脉用药、口服用药、肌注用药或应用止痛剂止痛 □镇痛方式：超前镇痛、按时镇痛或随机镇痛 □保持颈部固定 □轴线翻身	□镇痛用药护理：给予阿片类、非阿片类药物或镇痛辅助药 □其他：_____	

三、指标的计算公式

式（4-9）中，分子为某一统计周期内重度疼痛患者（疼痛评分不低于7分）总人数。如果患者连续几天发生重度疼痛，那么首次新发重度疼痛计算在内。分母为某一统计周期内住院患者的人日数。

式（4-9）用于计算某统计周期内住院患者重度疼痛发生率，使用简单，可操作性强。能较为客观地反映患者重度疼痛发生率的情况和重度疼痛发生的预防、观察及护理的管理质量，也能及时发现患者重度疼痛发生情况，并进行改进，从而预防重度疼痛的发生。

四、指标的监测

成立质量管理小组，制定监测的流程、方法与质量控制。经培训合格的质量管理小组成员负责监测、收集数据，根据监测的不同目的选择病种、手术患者或选择不同年资的护士所管患者进行现场监测，应用重度疼痛发生率的指标内涵判定临床患者重度疼痛发生情况，定期进行数据统计分析并持续改进重度疼痛管理的护理质量，此为重度疼痛发生率的监测流程。

例如，监测的目的是了解膝骨性关节炎围手术期患者的重度疼痛发生率。质量管理小组成员通过抽查一定例数的膝骨性关节炎围手术期患者重度疼痛发生的情况，反映这一统计周期内所抽查的膝关节炎围手术期患者重度疼痛发生率的比例。

又如，监测的目的是了解骨科护士护理骨科围手术期患者重度疼痛发生率。质量管理小组成员通过监测骨科护士所护理的骨科患者的重度疼痛发生情况，反映这一统计周期内骨科患者的重度疼痛发生率的比例。需要注意的是，监测的患者包括骨科围手术期患者，这样才有代表性，不然数据会产生偏倚。

五、指标的改进案例

（一）案例一：围手术期重度疼痛发生率的改进个案

1. 背景

患者，男性，43岁，无明显诱因开始出现右大腿疼痛5个多月，夜间疼痛剧烈，活动时加重，于某年2月10日收入院。入院诊断：直肠癌伴右股骨转移。患者入院时生命体征：体温36.8 ℃；心率98次/分；呼吸20次/分；血压121/76 mmHg。患者平素口服奥施康定240 mg，每12 h口服1次。患者否认高血压、糖尿病、冠心病病史，无食物、药物过敏史。右髋关节活动稍受限，右股骨上段疼痛、感觉减退，右下肢肌力5级。

患者于某年2月11日进行穿刺活检，病理结果显示转移性腺癌。于2月19日行PET-CT，可见直肠下段-肛区不均匀增厚，符合肠癌影像学改变；右股骨上段高代谢病灶，考虑为骨转移。于3月31日行右股骨MR，可见右股骨上段转移，肿物较前明显增大。4月8日患者再次入院，13:50时患者主诉疼痛难忍，NRS评分8分。予哌替啶100 mg肌内注射、奥施康定10 mg口服后NRS评分降至3分。重度疼痛发生在为患者外出检查后回到病房的时间内。

2. 分析

患者为直肠癌伴右股骨转移，入院前有癌性疼痛，予按时止痛。入院后，下午外出检查后，发生爆发痛。医护人员对患者外出检查可能发生疼痛加剧的预见性不足。外出检查前无及时处置。病区未建立肿瘤骨转移患者术前疼痛治疗与护理指引。

3. 持续质量改进措施

（1）制定肿瘤骨转移患者术前疼痛治疗与护理指引。预防性镇痛和多模式镇痛是加速康复外科围手术期疼痛管理中最重要的两种镇痛理念。入院评估时详细评估患者的疼痛病史，包括疼痛开始的时间、部位、程度、加重及减轻的因素、疼痛的治疗及治疗的效果。其中，疼痛程度的评估包括现在、过去24 h最剧烈、过去24 h最轻的疼痛程度。评估疼痛对睡眠、活动、情绪、饮食等的影响。根据评估的结果给予相应的干预措施。

（2）肿瘤骨转移患者给予肢体保护措施，避免因检查、转移体位造成疼痛。外出检查时交代照顾者做好陪伴与护理，必要时与检查科室做好交班。

（3）肿瘤骨转移患者进行治疗、检查前，必要时给予预防性镇痛。

（4）及时处理重度疼痛，并评估疼痛治疗的效果。

（5）由专科护士为主导组织多学科会诊，在患者围手术期期间制定个性化的镇痛方案，避免下一次重度疼痛的发生。

（6）评估患者心理状况，针对不同的心理状态给予心理护理。据报道，疼痛改善性护理联合正向激励，能有效降低骨转移瘤患者的疼痛评分，改善负面情绪及生活质量，护理满意度较高。激励干预包括在护理过程中，指导患者面对困难，并对患者的努力、进步给予充分的肯定和鼓励。当患者身体或精神状况好转时，应肯定患者的近期行为，让患者感受到自我价值的重要性，增强其战胜疾病的信心。

4. 改进结果

此患者无再发生重度疼痛，围手术期疼痛评分不大于3分；24 h 疼痛频率不大于3次；24 h 内需要解救药物不大于3次。

（二）案例二： 以某三级甲等医院住院患者重度疼痛发生率指标开展质量管理

1. 背景

监测某三级甲等医院外科住院病房某年7—9月的住院患者3 802人日，其中，发生重度疼痛患者有25人，因此，得出重度疼痛发生率为0.66%。该院开展重度疼痛发生率的监测，重度疼痛发生率较高，须进行分析整改。

2. 分析

通过使用鱼骨图分析法对"人""物""法""环"等要素进行分析，原因如下：

（1）"人"的因素。护士使用疼痛评估量表欠准确，导致不能准确评估患者疼痛的真实情况。镇痛药物知识掌握不全面。患者存在错误认知，害怕止痛药物有成瘾性，主动参与疼痛评估和管理意识不强。

（2）"物"的因素。疼痛评估工具单一，工具实用性欠缺。疼痛护理记录单未能全面、动态、连续记录患者疼痛情况

（3）"法"的因素。未建立系统、全面、有效的管理体系。

3. 持续质量改进措施

（1）开展以能力为导向的强化培训。新护士、轮科护士、进修生、学生到岗时，由疼痛专科护士调查其疼痛知识与态度，进行针对性培训并考核。临床过程中由导师进行一对一指导。

（2）拍摄疼痛宣教视频，包括疼痛评估、无痛病房及认识疼痛、疼痛应对及用药注意事项等。每天滚动式播放疼痛宣教视频，指导住院患者观看。

（3）制定并应用疼痛护理工作审核标准。审核表内容包括疼痛评估、疼痛干预与效果、疼痛健康教育、疼痛人文素质，满分为100分。①疼痛评估占30分，其内容包括8个条目。包括正确评估患者对疼痛、止痛药的认识及需求；疼痛评估应全面、规范，对部位、时间、性质、程度、影响因素、伴随症状等评估；正确使用疼痛尺；评估用语规范；评估疼痛分值后能正确判断程度；疼痛评估记录单记录及时、准确；患者了解疼痛评估的意义，能客观说出疼痛分值；疼痛评估的频率正确。②疼痛干预与效果占35分，其内容包括7个条目。包括针对患者病情及疼痛评估情况实施个体化的干预措

施；掌握患者非药物干预方法；掌握患者药物的干预方法；疼痛评估记录单记录及时、准确；疼痛护理记录及时、客观、准确；对患者实施的疼痛干预有效，适时评价与修订；患者对疼痛控制的满意度高，如疼痛照顾、止痛效果、疼痛教育等。③疼痛健康教育占20分，其内容包括5个条目。包括能向患者讲解镇痛管理的目的及好处；能向患者讲解镇痛的新理念；能指导患者缓解疼痛的方法；能向患者介绍止痛药物的作用、副作用；语言表达能力强，用语通俗易懂、规范。④疼痛知识与态度占15分，其内容包括5个条目。包括能正确回答疼痛评估工具，并了解各工具使用时机；骨科患者疼痛处理目标正确；接受无痛病房业务培训有记录，至少2次以上；熟悉病情，实施人文关怀；态度认真，仪表符合要求。由临床培训老师审核护士疼痛评估、疼痛干预与效果、疼痛健康教育、疼痛人文素质4个部分，综合评价护士的疼痛护理能力，审核给分，满分100分，得分越高，表示护士的疼痛护理工作越好。审核评分达90分以上为合格，低于90分者需再次培训后审核。

（4）设计并应用科学的疼痛评估工具。针对多种量表混合的疼痛评估尺易造成选择疼痛评估量表错误，设计三片式疼痛评估尺，每片中只有1个疼痛评估量表，使护士能正确选择疼痛评估量表，提高疼痛评估准确性。

（5）针对成人、小儿、认知障碍等不同人群，制定相应的疼痛护理记录单。疼痛护理记录单包括疼痛评估与集束化护理措施。

（6）由科护士长、区护士长、疼痛专科护士、个案管理员、护理组长制定重度疼痛报告表，对发生重度疼痛的患者进行原因分析，分析引起重度疼痛的原因，持续质量改进。

（7）规范现场管理中疼痛护理质量管理的内容与流程，按标准检查并指导护士，以提高护士的专业知识及观察问题的能力和判断能力，培养责任护士或个案管理员的疼痛管理临床思维。护士长或组长加强护士对重度疼痛干预效果的检查、质控，对重度疼痛干预存在问题进行即时性督导，床边示范。

（8）加强医护患沟通，规范多模式、个性化、超前镇痛方案并实施。

4. 改进结果

通过实施以上的措施，再次进行专科质量抽查，监测同年10—12月外科住院患者5 650人日，其中发生重度疼痛患者有5人，得出重度疼痛发生率为0.09%，较前降低86.36%。

（陈晓玲　彭莉　黄天雯　高远）

第九节 足下垂发生率

指标名称： 足下垂发生率。

指标类型： 结果指标。

指标意义： 通过监测足下垂发生率，可分析足下垂发生的趋势、特征及其影响因素，使患者保持正确的卧位姿势和肢体功能位，避免因体位不当、肢体摆放不正确导致足下垂的发生，从而保证患者的舒适和良好的肢体功能。通过正确识别高危人群及高危因素，针对性地采取预防足下垂的护理措施与管理，可进一步减少足下垂的发生，避免足下垂对患者造成的直接和间接伤害。对截瘫、腓总神经损伤、坐骨神经损伤的患者，应及早介入康复护理，采取各种综合治疗手段提高患者的功能，将其功能障碍减少至最低极限，提高患者的生活质量。

基本公式：

$$足下垂发生率 = \frac{同期患者足下垂发生的例数}{统计周期内患者的人日数} \times 100\% \qquad (4-10)$$

一、指标的定义

足下垂也被称为尖足，是指胫骨前肌群肌力低，小腿三头肌痉挛、足跟腱挛缩等使踝关节不能背伸的症状。

足下垂发生率是指统计周期内抽查住院患者足下垂发生的例数与统计周期内患者人日数的比例。

二、指标的内涵

足下垂的发生，严重影响患者的站立与行走能力。足下垂是骨外科体征之一。骨科患者相对特殊，患者的躯体功能、活动能力常常受到限制，需要长时间卧床休养，因此患者常常需要采取被迫体位。在骨科患者中，如截瘫、偏瘫、腰椎间盘突出或腰椎管狭窄而压迫腰5神经根，导致腓总神经损伤，需要长期卧床、下肢石膏固定、外固定架固定、皮牵引或骨牵引等长期制动的患者，因不良体位姿势、肢体摆放不符合病情要求，肢体未处于功能位或治疗位，会引起患者足下垂的发生，从而影响患者的康复。因此，应正确认识足下垂的高危因素，尽早识别出容易发生足下垂的高危患者，及时采取针对性的护理干预，预防足下垂的发生是做好护理的关键。以下是足下垂发生率的内涵。

（一）足下垂的临床表现

足下垂临床表现为不能背屈足部，行走时足部呈拖拉病足；或是将该侧下肢举得较高，落地时总是足尖触地面。

（二）发生足下垂的高危因素

发生足下垂的高危因素包括神经损伤、长期废用和外界长久压迫。

（三）发生足下垂的高危人群

截瘫、偏瘫、腰椎间盘突出或腰椎管狭窄压迫腰5神经根，腓总神经损伤，长期卧床，下肢石膏固定，外固定架固定，皮牵引或骨牵引等长期制动的患者为发生足下垂的高危人群。

（四）影响足下垂发生的常见因素

足下垂是骨外科体征之一，是神经根（如腓总神经、胫神经、坐骨神经、腰骶神经根、大脑神经）长期严重受压，引起神经功能障碍，导致周围神经损伤、脊髓运动神经损伤、肌营养不良和关节屈曲畸形，进而增加了僵硬度和关节周围的肌肉结构发生钙化而发生生物力学变化、软组织缺损或瘢痕牵拉于某一位置。足下垂发生的常见原因如下。

1. 体位不当、肢体摆放不正确（肢体未处于功能位）

与患者自身因素（依从性差，下肢随意摆放）相关，也与临床护士认知因素（对体位护理意识不强、专业知识掌握不全面）、行为因素（专业护理不到位、健康宣教未落实、对截瘫患者未及时变换患者体位、对患者肢体摆放的指导欠规范、缺乏正确的功能训练），以及其他因素（如护理人力不足、缺乏合适的体位枕，缺乏防足下垂用具等设备资源）密切相关。除患者因素外，护士认知、行为及人力、设备资源等因素均是护理服务范畴内的活动。

2. 固定不当

固定不当导致腓神经受压或损伤、加压包扎。

3. 手术相关的并发症

手术相关的并发症常见于膝、髋关节、腓骨、腰椎手术。

4. 肌肉挛缩

全瘫与不全瘫患者由于长期卧床，患肢制动。

5. 前胫骨综合征、血肿、水肿

骨筋膜室综合征、深静脉血栓性静脉炎、筋膜炎常可导致前胫骨综合征、血肿、水肿。

6. 物理损伤、创伤

物理损伤、创伤包括骨盆骨折、腓骨骨折。

7. 疾病本身

疾病包括坐骨神经病变、马尾综合征、腰丛转移瘤、腓骨肿瘤等。

护士是患者体位护理的直接实施者和观察者。通过足下垂发生率的监测，分析足下垂发生的现状、原因及影响因素，为其预防、控制等管理活动提供科学依据，以进行历史性、阶段性的自身比较，并进行持续改进，可减少足下垂的发生率，保证患者的舒适和功能，促进患者康复。

（五）防范或减少足下垂发生的集束化护理措施

（1）及时准确识别发生足下垂的高风险患者，按护理指引落实预防足下垂护理。

（2）保持患者肢体处于功能位。踝关节摆放的规范为：患者取平卧位，使足底与床面垂直，足尖向上居中，保持踝关节于功能位。腓总神经损伤、坐骨神经损伤患者：踝关节背伸90°，在足部垫一软枕，避免足部悬空。在截瘫患者的双足底用硬枕抵住或患者穿防垂足支具时防下垂以保持足中立位。

（3）保持患者正确的卧位。不能自行翻身的患者，协助患者改换体位，2 h更换1次。患者平卧时使患侧髋、膝屈曲，并使足踏于软垫上，使其蹬实；患者取侧卧位时患侧足下应垫软垫，背部要有依靠，将偏瘫侧的膝下垫起，以保持下肢处于功能体位，保证偏瘫侧下肢不外旋。

（4）正确评估肢体血循环、感觉及运动功能情况。观察患者的皮肤颜色、皮温、肿胀、动脉搏动、毛细血管充盈、肢体感觉与活动等内容，并与健侧对比。整复和手术后患者往往带有夹板、石膏、外固定支架等患肢固定器具，小腿损伤后因肌肉筋膜间室压力大，腓总神经位置表浅易发生腓总神经受损的情况。因此，要将此类患者列入床边交接班范围，严密观察患肢末梢血循环、感觉和运动情况。若发现有末梢皮肤苍白、青紫，感觉麻木、迟钝，足趾不能活动，特别是拇指不能背伸的患者，则提示可能有腓总神经损伤的可能，应及时告知医生处理。刚行手术治疗的患者，为防止伤口大量出血常使用绷带或弹力绷带包扎或加压包扎伤口。要严密观察患肢绷带的松紧度和平整性，防止因绷带长时间包扎过紧或绷带滑脱移位压迫腓总神经从而引起其损伤。

（5）功能锻炼方法。指导、督促患者进行踝部的主动运动（如踝关节背屈、外翻运动），每天4次，每次15～20 min。对肌力小于4级的患者给予助力运动。指导偏瘫患者进行四肢运动。瘫痪侧的上、下肢各关节行被动屈伸运动，对足关节行背屈运动，每天3次，每次15～20组。为促进瘫痪侧的被动运动，健侧自动运动也做同样的动作。如果被动运动不够充分，可运用健侧带动患侧做被动运动。

（6）康复护理。

A. 足部温热疗法。这是利用物理作用，使组织升温后再降温，达到促进炎症吸收，增加局部神经营养，缓解肌肉痉挛，减轻肿胀的目的。具体方法是先用38～40 ℃温水浸泡患足8～10 min，再用15～20 ℃的冷水浸泡8～10 min，反复3遍，每天2次，坚持1～2个月。

（B）按摩。患肢痉挛状态缓解后，可对患肢行按摩疗法。按摩时手法要注意调节，肌张力高时用安抚性质的按摩，肌张力低时以揉搓按摩。

（C）教会患者及其家属正确使用足下垂预防的辅助工具。包括踝足矫形器、足下垂矫形器、小腿矫形器、专用防旋鞋。

（D）在离床期坐轮椅时两脚放在踏板上，保持功能体位。在步行期坐轮椅或是坐位时足抵着地面做背屈训练。将 5 ～6 cm 的海绵放在足底与地面之间，进行背屈训练，10 次为 1 组，每天 2 组。

（7）每天监测高风险患者足下垂发生情况，定期进行分析、改进。

（六）高风险患者发生足下垂的报告

高风险患者发生足下垂的报告见表 4 – 14。

表 4 – 14 足下垂报告

患者姓名：______ 年龄：______岁 性别：______ 住院号：______ 主要医疗诊断：______ 入院日期：______ 手术日期：______ 手术名称：______ 手术时长：______ 发生日期：______ 发现人：______ 报告日期：______ 足下垂发生部位：□左下肢 □右下肢 足下垂发生时段：□入院前 □入院后：□术前/□术中/□术后 足下垂程度等级：□Ⅰ级 □Ⅱ级 □Ⅲ级 □Ⅳ级 处理：详见护理记录			
发生足下垂的相关因素			
疾病因素	治疗护理因素		个人行为习惯
□截瘫/偏瘫 □昏迷 □腓总神经损伤 □跟腱挛缩 □外固定 □牵引 □下肢肌力异常 □其他：______	□体位不正确 □牵引位置不恰当 □牵引重量不合适 □牵引时长过长 □石膏固定/支具固定/敷料包扎过紧 □外固定时间过长 □弹性绷带包扎时长过长 □未规范使用防垂足枕 □未按需穿丁字鞋 □未按需穿踝足矫形器	□护理评估不到位：评估不及时或不准确 □健康宣教欠落实/欠全面 □病情观察与记录不及时或不准确 □病情需要切除腓总神经 □其他：______	□功能锻炼依从性：不依从 □功能锻炼依从性：部分依从 □功能锻炼方法不正确 □其他：______
目前采取的护理措施			
□观察患肢感觉、活动情况 □保持踝关节背伸 90°中立位 □保持有效牵引，牵引位置正确，重量合适 □保持外固定松紧适宜 □保持敷料包扎松紧适宜 □选择合适的防垂足枕 □按需穿丁字鞋、踝足矫形器、防足下垂支具	□讲解预防足下垂的知识，提高患者依从性 □指导早期正确主被动功能锻炼的方法		

续表 4-14

其他措施：
转归情况：好转□ 无好转□ 加重□

表 4-14 中，足下垂程度的判断方法：在无外力作用的情况下，患者足部尽量背屈，测量小腿与足底之间角度。足下垂程度共分为 4 个等级。

Ⅰ级（无足下垂），即患者足底与小腿之间的角度小于或等于 90°。
Ⅱ级（轻度足下垂），即角度为 90°～105°。
Ⅲ级（中度足下垂），即角度为 105°～120°。
Ⅳ级（重度足下垂），即角度大于 130°。

三、指标的计算公式

式（4-10）中，分子为某统计周期内所统计的患者发生足下垂的例数，分母为某统计周期内的患者人日数。

式（4-10）用于计算某统计周期内所抽查患者的足下垂发生率，能较为客观地反映患者发生足下垂的情况和预防足下垂发生的管理质量，使用简单，可操作性强。通过抽查能及时发现容易导致患者发生足下垂的相关因素，并进行改进，从而避免或减少患者足下垂的发生。

四、指标的监测

成立质量管理小组，制定监测的流程、方法与质量控制。经培训合格的质量管理小组成员负责监测、收集数据，根据监测的不同目的选择病种、手术患者或选择不同年资的护士所管患者进行现场监测，应用足下垂发生率的指标内涵判定患者是否发生足下垂，定期进行数据统计分析并持续改进预防足下垂的护理质量，此为足下垂发生率的监测流程。

例如，监测的目的是了解下肢骨折外固定架固定术后患者的足下垂发生率时，质量管理小组成员通过抽查一定例数的下肢骨折外固定架固定术后患者的足下垂发生情况，反映这一统计周期内所抽查的患者足下垂发生率的比例。

又如，监测的目的是了解创伤骨科护士护理创伤骨科患者的足下垂发生率时，质量管理小组成员通过抽查一定例数的创伤骨科患者的足下垂发生情况，反映这一统计周期内创伤骨科护士护理创伤骨科患者的足下垂发生率比例。调查设计需要注意的是，抽查的对象一方面包括创伤骨科全体护士，另一方面包括抽查创伤骨科所有的卧床患者，这样才有代表性，不然数据会产生偏倚。

五、指标的改进案例

（一）案例一： 创伤骨科术后卧床患者的足下垂发生率改进案例

1. 背景

为了解创伤骨科术后卧床患者的足下垂发生率，质量管理小组于某年 6—12 月抽查了创伤骨科术后卧床患者。同期患者足下垂发生有 2 例，足下垂发生率为 0.67%。

2. 分析

通过鱼骨图分析法进行分析，确认患者的患肢经术后石膏、外固定后，患者的依从性较差；体位摆放欠准确，呈外旋位；个别患者未及时使用防足下垂用具，如未及时使用防足下垂专用鞋；踝关节功能训练不正确。

3. 持续质量改进措施

（1）制作预防足下垂的护理指引；对足下垂高风险的患者及时进行健康教育，告知患者预防足下垂的重要性。

（2）正确摆放患肢。踝关节的摆放方法：患者取平卧位，使足底与床面垂直，足尖向上居中，保持踝关节于功能位。

（3）按需使用防足下垂用具，教会患者及其家属正确使用防足下垂辅助工具。例如，教会患者及其家属使用防足下垂专用枕头、防足下垂专用鞋等。

（4）制订患者康复计划，指导踝关节运动方法。患者取仰卧位，踝关节做背屈外翻运动，每天 3 次，每次 15~20 组。动态跟进患者落实功能训练的依从性及训练的效果。

（5）每天播放专科教育视频，发放预防足下垂健康教育资料，提高患者预防足下垂的健康知识。

4. 改进效果

于次年 1—6 月监测创伤骨科术后卧床患者 320 人日，足下垂 1 例，足下垂发生率为 0.31%。发生率较前降低 53.73%，保证了患者的舒适和功能，促进患者康复。

（二）案例二： 以某三级医院住院病房降低老年长期卧床患者足下垂发生率指标开展质量管理

1. 背景

（1）抽查某三级医院某年 11 月至次年 3 月住院病房高龄长期卧床患者 90 例，患者年龄 82~91（85.4±2.9）岁。

（2）纳入标准：①老年慢病长期卧床患者。②日常生活功能评分不大于 30 分的患者。③下肢骨折患者。

（3）90 例患者中发生足下垂的有 33 例，发生率为 36.67%。该院住院病房开展了足下垂发生率的监测，足下垂发生率较高，须进行分析整改。

2. 分析

通过使用鱼骨图分析法进行环节问题分析，确认要因主要有护士评估不到位，没有合适的矫形器,康复流程不全面,缺乏健康宣教等。组建品管圈,成立品管圈小组进行目标设定及可行性分析,按照 531 打分法,计算圈能力为 65.00%。

目标值计算公式:

$$目标值 = 现状值 - 改善值 \qquad (4-11)$$

$$改善值 = 现状值 \times 重点改善率 \times 圈能力 \qquad (4-12)$$

根据式(4-11)和式(4-12),得出目标值为 17.60%。

3. 持续质量改进措施

根据三线法则(到现场,看实物,做实证)在原因里寻找要因,在要因里寻找真因,最终确认真因后制定相应对策。对策实施内容如下。

(1)制定新入院患者足下垂筛查表,并针对此筛查表进行全科室培训,将其有效运用于临床中。

(2)制作图文并茂的宣教手册,不定期地以 PPT 的形式对患者进行宣教,若发现问题及时予以整改。

(3)改良传统足下垂矫形器,设计并制作适合长期卧床患者预防足下垂的矫形器,并获得国家实用新型专利。该矫形器优点为:①根据足下垂患者主诉使用传统足下垂矫形器会出现足部末梢偏凉,下肢血运差的基础上改良了一款在两层网状布料之间插入一块海绵垫以增加患者足部保暖性能,且夏天可以将海绵垫抽出,鞋面可以通风透气的足下垂矫形器。②在鞋底与鞋面采取拉链模式衔接,避免患者在穿脱过程中因牵拉引起的不适,同时,便于护士观察患者足部血运。③鞋底部用一根可调节长度的伸缩杆。根据患者高矮和与床尾的距离,调节伸缩杆的长度,固定患者的足部处于功能位,避免足下垂的发生。

(4)制定预防足下垂的康复护理干预流程。

4. 改进结果

通过实施以上有效对策,再次进行专科质量抽查。老年长期卧床患者足下垂的发生率由改进前的 36.67% 降至活动后 16.70%,有效地降低了卧床患者足下垂的发生率,减轻了患者因疾病带来的心理压力与负担,在一定程度上减轻了患者的经济压力,同时也提高医务人员的工作效率和患者满意度。

(谭运娟 彭莉 黄天雯 高远)

第十节 出院患者满意度

指标名称:出院患者满意度。

指标类型:结果指标。

指标意义:患者满意度是医疗卫生机构保健接受者在主观感受(包含对过去接受医疗服务感受)的基础上,根据内容、结果等各个方面的反映,通过他们的经验价值对该医院的医疗服务水平进行判断，是评价医疗卫生服务质量的一项重要指标。通过调查患者满意度，可以及时发现问题，解决问题，提高医疗服务质量，促进"以患者为中心"的医疗卫生服务理念的推行。结合骨科专科护理特点，出院患者满意度调查内容包括患者对病情观察、健康教育、操作技术、疼痛管理、并发症预防等方面的满意程度，全面反映患者对专科护理服务的满意度。定期进行分析、改进，可进一步提高医疗质量，提升医疗服务满意度。

基本公式：

$$出院患者满意度 = \frac{满意人数}{被调查的出院患者人数} \times 100\% \qquad (4-13)$$

根据各医院采用的"出院患者满意度调查工具"的说明，运用式（4-13）进行计算。

一、指标的定义

患者满意度是指患者基于对健康的基本理解，在考虑自身经济状况、结合自身健康需求和期望的前提下，对所接受的医疗卫生服务的综合评价。

患者满意度是指统计周期内调查出院患者满意人数与调查总人数的比例。

二、指标的内涵

患者满意度是评价护理工作质量的重要组成部分。通过患者满意度调查，可了解患者对医院护理工作的意见，以改进医院将来的工作，更好地为患者服务，提高医院的护理服务质量。在骨科专科护理服务中，若护士巡视不及时，未能及时发现病情变化，则影响患者安全；并发症的发生可导致患者住院时间延长、住院费用增加；围手术期疼痛可增加患者术后发生并发症的风险，影响其术后早期活动和康复；卧床患者不适时进行功能锻炼可影响患肢血液循环，导致肌肉萎缩、关节僵硬；健康教育的不足，使患者对疾病的认识缺乏，不利于改变不良卫生习惯和行为，达不到促进身体早日康复的目的。在夯实基础护理、深化优质护理的前提下，通过监测专科护理质量敏感指标，促进专科护理措施全面、规范落实，预防专科并发症的发生，是保证护理质量的关键，是提升护理满意度的重要措施。国内部分机构或医院采用的满意度调查表如下。

1. 国家卫生健康委员会办公厅关于《进一步改善医疗服务行动计划》第三方评估住院患者满意度调查问卷

2015年1月，我国在全国范围内启动《进一步改善医疗服务行动计划》，旨在改善医疗服务质量，提升患者满意度。在该计划的各项措施中，课题组以"全国改善医疗服务第三方评估"获得住院患者满意度数据为依据，分析患者的就医体验及其影响程度。住院患者调查问卷见表4-15。

表4-15 住院患者调查问卷

评价维度	评价指标* □非常同意 □同意 □一般 □不同意 □非常不同意 □未体验					
就医选择	我选择这家医院住院的三个主要原因是:(多选题,最多选3个选项) □就近方便 □技术水平高 □等待时间少 □住院环境好 □服务态度好 □医院声誉好 □设备先进 □收费合理 □院内有熟人 □医生推荐 □亲友推荐 □医保可以报销 □中医药特色优势明显(仅中医院可选) □其他					
流程管理	我等待入院的时长(从医生开出住院医嘱到实际办理入院的时间,由于自身原因延长的时间不计入在内,时间限制为0～180天)为_____天					
	我认为等待入院时长可以接受(5分为最高分)	□5	□4	□3	□2	□1	—
	我的入院和出院手续办理便捷(5分为最高分)	□5	□4	□3	□2	□1	—
	我的手术如期安排(5分为最高分)	□5	□4	□3	□2	□1	□未体验
	我向医院反映有关问题的渠道畅通(5分为最高分)	□5	□4	□3	□2	□1	□未体验
住院环境	我住的病区安静(5分为最高分)	□5	□4	□3	□2	□1	—
	医院内引导标识清晰、明确(5分为最高分)	□5	□4	□3	□2	□1	□没注意
	我认为医院饭菜可口(5分为最高分)	□5	□4	□3	□2	□1	□未体验
	我对医院的防滑、防跌倒设施满意(5分为最高分)	□5	□4	□3	□2	□1	□没注意
	我对病区提供洗手消毒液或洗手凝胶满意(5分为最高分)	□5	□4	□3	□2	□1	□没注意
	我对卫生间清洁度满意(5分为最高分)	□5	□4	□3	□2	□1	□未体验
护理服务	我对护士服务态度满意(5分为最高分)	□5	□4	□3	□2	□1	—
	我接受的护理体现中医药特色(如音疗、食疗等)(仅在中医院治疗时填写):□是 □否					
	我需要帮助时护士应答及时(5分为最高分)	□5	□4	□3	□2	□1	—
	本次住院,我接受过的护工服务类型是:□医院配置的免费护工 □医院配置的付费护工 □医院推荐的护工公司提供的付费护工 □自己寻找的护工公司提供的付费护工 □自己寻找的个体付费护工 □未接受护工服务(跳转至"诊疗服务")					
	我对护工服务满意	□5	□4	□3	□2	□1	—
诊疗服务	医生耐心询问我的病情	□5	□4	□3	□2	□1	—
	医生给我讲解诊疗方案清晰易懂	□5	□4	□3	□2	□1	□未讲解
	医生重视我对治疗方案的意见	□5	□4	□3	□2	□1	□未讨论
	我对医生的诊疗满意	□5	□4	□3	□2	□1	—
	我对医务人员提供的用药指导满意	□5	□4	□3	□2	□1	□未提供
	我的隐私在就诊、治疗、检查过程中得到了充分保护	□5	□4	□3	□2	□1	—
	我感受到了医务人员给予我的尊重和安慰	□5	□4	□3	□2	□1	—
	医生在开医保无法报销的高价药物和检查项目时会与我商量	□5	□4	□3	□2	□1	□未体验
	我的疼痛问题得到医务人员的重视与帮助	□5	□4	□3	□2	□1	□未体验
	出院时,医务人员讲解的健康注意事项清晰易懂	□5	□4	□3	□2	□1	□未讲解
	我的诊疗过程服用了中药汤药(仅在中医院治疗时填写):□是 □否					
	我的诊疗过程使用了中医非药物治疗方法(如针灸、按摩等)(仅在中医院治疗填写):□是 □否					

续表 4-15

评价维度	评价指标* □非常同意 □同意 □一般 □不同意 □非常不同意 □未体验					
整体评价	我认为本次住院费用清楚	□5	□4	□3	□2	□1 □不知道
	我认为本次住院的自付费用给我和我的家庭带来了严重的经济负担	□5	□4	□3	□2	□1 □不知道
	总体上，我对本次住院感到满意	□5	□4	□3	□2	□1 —
	我会向亲友推荐本次住院的医院	□5	□4	□3	□2	□1 —
整体评价	我认为医护人员值得社会的认同与尊重	□5	□4	□3	□2	□1 —
	我愿意让我的子女从事医务工作	□5	□4	□3	□2	□1 —
	我认为近三年医患关系正在好转	□5	□4	□3	□2	□1 —
	我认为医改让患者得到了实惠	□5	□4	□3	□2	□1 □不了解
本次住院我不满意的主要原因是（多选题，最多选择3个选项）： □技术水平低 □服务态度差 □收费不合理 □医疗费用高 □手续办理烦琐 □等待床位时间长 □环境条件差 □医务人员与我沟通少 □过度检查或开药 □其他_____ □无						
当医患发生矛盾时，我认为主要因素有（多选题，最多选择3个选项）： □医生和患者沟通不足 □医护人员服务态度欠佳 □医疗质量问题 □医院不能及时有效的处理患者投诉 □处理医患纠纷法律法规体系不健全 □医保制度不健全，患者自付比例仍然过高 □患者自身健康知识缺乏 □患者期望高 □医患双方缺乏信任 □媒体舆论报道不客观 □其他						

* 每个问题请您选择"非常同意"或"同意"或"一般"或"不同意"或"非常不同意"，若未经历过或者不清楚请选择"未体验/没注意/未提供/不知道/未讲解/未讨论/未提供"。

2. 某三级甲等医院采用的"出院患者满意度调查表"

如何使用工具对患者满意度进行可靠而有效的评定尚无统一标准，医院间的满意度调查工具缺乏可比性和目的性，其理论依据、具体内容有待进一步研究。某三级甲等医院采用的出院患者满意度调查见表 4-16。

表 4-16 出院患者满意度调查

评价标准	评价选项
（1）入院时，病房护士是否给您详细介绍过病房里的环境设施	□完全无介绍 □比较不详细 □比较详细 □非常详细
（2）晚上您的病房是否安静	□从未如此 □有时如此 □经常如此 □总是如此
（3）您的病房和卫生间是否清洁无异味	□从未如此 □有时如此 □经常如此 □总是如此
（4）住院期间，护士对您是否尊重	□从未如此 □有时如此 □经常如此 □总是如此
（5）护士对您的探视亲友，是否尊重	□非常不尊重 □比较不尊重 □比较尊重 □非常尊重 □我没有亲友来探视

续表 4-16

评价标准	评价选项
(6) 住院期间，护士是否仔细倾听您讲话	□从未如此　□有时如此　□经常如此　□总是如此
(7) 在您悲伤/焦虑时，护士会不会安慰、帮助您	□从未如此　□有时如此　□经常如此　□总是如此
(8) 住院期间，护士是否用您听得懂的方式解释问题	□从未如此　□有时如此　□经常如此　□总是如此
(9) 每次用药时（包括口服和注射），护士是否告诉您药物的名称	□从未如此　□有时如此　□经常如此　□总是如此
(10) 首次用药时（包括口服和注射），护士是否告诉您药物的作用和副作用	□从未如此　□有时如此　□经常如此　□总是如此 □我不知道
(11) 在护理操作前，护士是否告诉您操作的目的及配合事项	□从未如此　□有时如此　□经常如此　□总是如此
(12) 在护理操作后，护士是否告诉您需要注意的事项	□从未如此　□有时如此　□经常如此　□总是如此
(13) 您觉得护士操作技术熟练吗	□完全不熟练　□比较不熟练　□比较熟练　□非常熟练
(14) 在进行护理操作时，护士会不会用遮挡、拉帘的方式保护您的隐私	□从未如此　□有时如此　□经常如此　□总是如此
(15) 在您按床头呼叫铃之后，是否及时得到帮助	□从未如此　□有时如此　□经常如此　□总是如此 □住院期间，我没按过呼叫铃
(16) 在您住院期间，护士是否经常巡视病房，了解您的需求	□从未如此　□有时如此　□经常如此　□总是如此
(17) 当疾病致使您不能自理时，护士能否对您进行生活照顾	□从未如此　□有时如此　□经常如此　□总是如此
(18) 当您出现疼痛难忍时，护士是否尽力帮助您缓解	□从未如此　□有时如此　□经常如此　□总是如此 □我没有出现过上述情况
(19) 出院时，护士是否告诉您出院后的注意事项	□是　□否
(20) 您是否清楚出院后的健康教育注意事项	□完全不清楚　□基本不清楚　□基本清楚　□完全清楚
(21) 住院期间，您是否知晓照顾您的责任护士	□完全不知晓　□基本不知晓　□基本知晓　□完全知晓
(22) 您对您的责任护士的工作是否满意	□不满意　□基本满意　□比较满意　□非常满意
(23) 您对病区护士长的工作是否满意	□不满意　□基本满意　□比较满意　□非常满意

续表 4-16

评价标准	评价选项
（24）您对陪工的工作是否满意	□不满意　□基本满意　□比较满意　□非常满意
（25）总体来说，您对住院期间护士工作的满意度打多少分（100 分为满分，60 分及以下请您提出具体的文字描述）	
您满意的事：_____ 您满意的人：_____ 您不满意的人或事：_____ 您的宝贵意见和建议：_____	

3. 骨科专科版出院患者满意度调查

黄天雯等在前期研究、实践 48 项骨科专科护理质量评价指标的基础上，总结、归纳存在问题，检索国内外文献，运用德尔菲法构建了 10 项骨科护理质量敏感指标，出院患者满意度是其中之一。在此基础上，构建了基于敏感指标的骨科专科护理质量标准，其中出院患者满意度的评价标准见表 4-17。

表 4-17　骨科专科版出院患者满意度的评价标准

编号	评价标准	得分				
1	对护士巡视病房、及时观察病情变化满意	□5	□4	□3	□2	□1
2	对预防感染、外固定并发症、深静脉血栓等并发症的护理措施满意	□5	□4	□3	□2	□1
3	对护士检查督促康复锻炼满意	□5	□4	□3	□2	□1
4	对护士进行治疗操作满意	□5	□4	□3	□2	□1
5	对健康指导满意	□5	□4	□3	□2	□1
6	对疼痛控制满意	□5	□4	□3	□2	□1
7	对出院告知及服务满意	□5	□4	□3	□2	□1

在评分的数字前打"√"，5 表示非常满意；4 表示满意；3 表示一般满意；2 表示不满意；1 表示非常不满意。

三、指标的计算公式

式（4-13）中，分子为某一统计周期内所抽查患者对专科护理服务的满意人数。填写非常满意及满意计为满意的人数；填写一般满意、不满意、非常不满意计为不满意的人数。分母为某一统计周期内调查出院患者的总人数。

式（4-13）用于计算某统计周期内患者对护理服务的满意度，能较为客观地反映护理质量，使用简单，可操作性强。

四、指标的监测

成立质量管理小组,制定监测的流程、方法与质量控制。经培训合格的质量管理小组成员负责监测、收集数据,为出院患者满意度的监测流程。在患者出院时或出院前3天内进行问卷调查,通过调查出院患者满意度,定期进行分析并持续改进,提升患者满意度。

例如,监测的目的是了解出院患者满意度。质量管理小组成员通过监测每月的出院患者满意度,可反映这一统计周期内对护理工作满意的患者与调查总人数的比例。通过患者反馈的存在问题,总结、归纳护理经验,找出护理措施不足的问题,完善及改进相关措施,以针对性地提升患者满意度。

五、指标的改进案例

(一)案例一: 某三级医院骨肿瘤科患者健康指导满意度改进案例

1. 背景

为了解某三级医院骨肿瘤科出院患者对护士健康教育的满意度,采用该院自制"患者对护理工作满意度调查表"进行调查。调查表共有21个调查内容,包括健康教育条目"您对护士为您讲过您疾病相关的健康知识满意吗"。

(1)纳入标准:年龄12岁以上,能正常沟通表达,具有一定的读写能力,行骨肿瘤手术后的患者,患者知情同意。

(2)排除标准:①患有严重心脑血管疾病、呼吸系统疾病、肝肾或血液系统疾病。②有认知功能障碍,伴有严重的心理疾病。③住院期间有医护患冲突待解决者。

满意度调查由质量小组成员负责,在医生开立出院医嘱后,给符合纳入与排除标准的出院患者派发满意度调查表。于某年1—3月共抽查了骨肿瘤手术后出院患者250例。其中,在1月调查82例,满意的患者76例,满意度为92.68%;在2月调查78例,满意的患者72例,满意度为92.31%;在3月调查90例,满意的患者85例,满意度为94.44%。3个月平均满意度为93.20%,未达到95.00%及以上的目标。

2. 分析

骨肿瘤好发于青少年。通过鱼骨图分析法进行分析,确认主要原因为健康指导形式单一,仅有口头宣教和文字资料。由于患恶性骨肿瘤后需要术前及术后化疗,患者住院频次高,对住院各项服务要求高。骨肿瘤患者手术后卧床时间长,术后须预防伤口感染、肺部感染、深静脉血栓、压力性损伤、肢体失用性萎缩等并发症,需要掌握的健康指导内容多。单一的口头健康指导方式枯燥乏味,患者掌握难度大,需要护士反复宣教,消耗大量时间。

3. 持续质量改进措施

(1)完善健康教育内容。专科护士负责整理专科健康教育资料目录,包括住院须知、术前检查、术后并发症预防、术后功能康复、支具的使用等。区护士长拟定实施计划，分小组负责查阅相关书籍和文献，制定相关健康教育内容。科区护士长审核后形成资料册。

（2）丰富健康教育方式。① 组织护士编写健康教育剧本，拍摄形象生动的健康教育视频，包括"骨肿瘤科入院宣教""肿瘤型膝关节置换术后功能锻炼""截肢患者残端塑型""肺康复""拐杖的使用""助行架的使用""手托的使用"等。② 将健康教育的内容形成二维码，以台历的方式打印放于病房，供不同需求的患者自由选择适合自己的内容进行扫码浏览。③全面落实健康宣教。在每间病房配备可播放视频的电视。责任护士每天根据患者不同时期的不同需求，针对性地播放宣教视频。同时也可指导患者手机扫码二维码阅读健康宣教内容。护士结合患者的健康教育知识掌握程度，再进行适当的口头补充。

4．改进结果

通过以上措施的整改，于同年7—9月再次进行健康指导满意度调查。共调查患者266例，其中在7月调查86例，满意的患者84例，满意度为97.67%；在8月调查88例，满意的患者85例，满意度为96.59%；在9月调查92例，满意的患者90例，满意度为97.83%。患者满意度较前明显提高，也节省了护士口头宣教时间。

（二）案例二：某三级医院髋关节置换术患者出院告知服务满意度改进案例

1．背景

为了解某三级医院髋关节置换术患者对出院告知及服务满意度，采用该院自制的"出院患者对护理工作满意度调查表"进行调查，内含条目"出院时，责任护士告知您出院后疾病康复应注意的问题，您的满意程度"。

（1）纳入标准：①年龄不小于60周岁。②髋关节置换术后患者。③意识清楚，生命体征平稳，交流沟通无障碍，离床活动患者。

（2）排除标准：①患有严重的基础疾病。②有认知功能障碍及精神疾病者。③术后出现严重并发症患者。④住院期间有医护患冲突待解决者。

满意度调查由质量小组成员负责，在医生开立出院医嘱后，给出院患者派发满意度调查表。质量管理小组于某年4—6月抽查了关节外科髋关节置换术后出院患者260例，其中，在4月调查87例，满意的患者82例，满意度为94.25%；在5月调查90例，满意的患者84例，满意度为93.33%；在6月调查83例，满意的患者79例，满意度为95.18%。3个月的平均满意度为94.25%，满意度较低。

2．分析

患者反馈的问题主要是出院后的居家环境准备不足。人工全髋关节置换术已成为治疗髋关节疾病终末期病变的一种主要手段。人工髋关节置换术的住院时间较短，髋关节功能恢复时间较长，这对患者出院后的居家护理尤为重要。患者迫切需要得到出院后患肢的康复锻炼、预防髋关节脱位等指导。充分的家庭环境准备是髋关节置换术后预防脱位的重要条件，如矮沙发的改造、蹲厕的改造及床的高矮适合等。

3. **持续质量改进措施**

（1）组织拍摄髋关节置换术后出院健康教育视频。形象生动的健康教育视频是提升健康教育知晓的重要措施。结合髋关节置换术后影响脱位的高风险因素，质量管理小组成员拍摄了日常生活中坐姿、弯腰、拾物、禁忌跷二郎腿等预防脱位的正确做法，教授功能锻炼方法等。在患者出院前，患者和家属共同观看这些健康教育视频，护士评估患者及家属的掌握情况，对不足之处加以补充。

（2）制作出院居家准备清单。患者出院前，责任护士指导患者或者陪护家属，通过微信照片或者视频，了解居家护理准备情况，指导院外家属提前准备高度适宜的座椅；蹲厕改坐厕或者购买坐厕架代替；准备穿裤子拾物器具；按需购买拐杖或助行架等物品。

4. **改进效果**

经上述改进措施后，同年10—12月再次进行髋关节置换术患者出院告知服务满意度调查。共调查262人，其中在10月调查手术后出院患者90例，满意的患者88例，满意度为97.78%；在11月调查85例，满意的患者82例，满意度为96.47%；在12月调查87例，满意的患者85例，满意度为97.70%。3个月平均满意度为97.33%，患者满意度较前提高。

（张伟玲　肖萍　黄天雯　高远）

第二编

骨科常见护理技术操作流程及评分标准

第五章 一般专科护理操作流程与评分标准

第一节 轴线翻身

一、目的

(1) 使患者舒适,预防压力性损伤,减少并发症。
(2) 保持脊柱的稳定性,避免翻身时引起脊髓损伤。

二、适应证

两人翻身法适用于胸腰段骨折、脱位及伴有截瘫患者或手术后的患者;三人翻身法适用于颈椎骨折、脱位及伴有高位截瘫或手术后患者。

三、操作流程及评分标准

轴线翻身操作流程及评分标准见表5-1。

表5-1 轴线翻身操作流程及评分标准

项目	项目分类	操作流程	标准分	评分细则
操作前评估和准备（15分）	评估（7分）	全身评估:评估患者意识、生命体征、病情、年龄等	2分	评估不全面,扣1分;未评估,扣2分
		专科评估包括:①翻身的目的。②患者伤口情况（有无渗血渗液、疼痛情况）、引流情况等。③脊髓损伤的程度（四肢的感觉、肌力情况）。④操作者的体力、人数及可利用的翻身工具等	3分	评估漏1项,扣1分;未评估,扣3分
		心理社会支持评估包括患者的文化水平、社会关系,患者(家属)对翻身的目的、方法及注意事项的认识程度、配合程度、心理状态	2分	评估不全面,扣1分;未评估,扣2分

续表 5-1

项目	项目分类	操作流程	标准分	评分细则
操作前评估和准备（15分）	准备（8分）	操作者的自身准备，包括仪表、举止符合规范及洗手	1分	仪容、仪表不符合专业要求，扣0.5分；未洗手，扣0.5分
		用物的准备，包括准备翻身枕头3个（颈椎患者须另备小沙袋2个和薄枕1个）、翻身卡、快速手消毒液，必要时备衣物	3分	少1件，扣1分；不少于2件，扣3分
		环境的准备，包括光线明亮，床上无杂物	2分	环境不符，扣2分
		患者应按需大、小便，脊柱部位或伤口轻度疼痛或无痛，衣服整洁	2分	未按需大、小便，扣1分；患者不适未处理，扣1分
两人翻身法操作过程（70分）	核对及解释（5分）	核对医嘱（治疗单）、患者床号、姓名；解释操作的目的、注意事项及配合的技巧	5分	未核对，扣2分；解释不全，扣2分；未解释，扣3分
	平卧位→侧卧位（52分），根据考核时患者体位情况进行选择	患者仰卧，两臂交叉放于胸前；需转身方向的下肢展开，另一侧下肢屈髋、屈膝；取下固定在床上的引流管、约束带等	10分	未仰卧，扣2分；两臂未交叉放于胸前，扣2分；体位不正确，扣4分；引流管或约束带等无处理，扣2分
		护士均站在患者准备转向的一侧。翻身枕应放于对侧	5分	站位不正确，扣3分；翻身枕放置位置不方便，扣2分
		双手及前臂置于患者躯干，一人双手分别放置于患者肩部及腰部，另一人双手分别放置于患者背部及臀部	10分	双手放置患者的部位欠正确，一个部位扣2.5分
		两人同时用力将患者转身，同时检查背部、骶尾部皮肤及观察伤口敷料、引流情况	5分	转身方法欠正确，扣5分
			6分	未保持脊柱平稳翻身，扣6分
			6分	未检查皮肤、伤口、引流情况，各扣2分
		摆体位时，肩到臀部放置翻身枕使患者保持在45°~90°侧卧位；上面的腿屈膝屈髋，下垫枕防髋内收；下面的腿伸膝伸髋（瘫痪者两足抵住硬枕防垂足）；对有引流管者固定引流管；对有约束者重新约束	10分	翻身角度不正确，扣5分；未按要求垫枕，扣4分；引流管或约束带等无处理，扣1分

续表 5-1

项目	项目分类	操作流程	标准分	评分细则
两人翻身法操作过程（70分）	侧卧位→平卧位（52分），根据考核时患者体位情况进行选择	护士分别站在患者两侧。翻身枕应放于易取用处	6分	两名护士站位不正确，扣3分
			3分	翻身枕不方便取用，扣3分
		面向患者的操作者双手置于患者的肩部、臀部，扶稳固定患者躯干	6分	双手放置部位不正确各，扣3分
		一人撤去患者背后、腿、足下的枕头，检查背部、骶尾部皮肤及观察伤口敷料、引流情况，然后双手置于患者背部、腰部。两人一起使患者平卧	4分	双手放置部位不正确各，扣2分
			5分	未撤去患者背后、腿、足下的枕头，扣5分
			6分	未检查皮肤、伤口、引流情况，各扣2分
			7分	平卧过程未保持脊柱平稳，扣7分
		两人双手分别置于患者肩关节后背处及臀部，移患者至床中央	10分	平托患者的部位欠妥当、过程未保持脊柱平稳，各扣5分
		摆体位：膝到踝部用软枕垫起，使两膝稍屈曲，足跟悬空，两脚用硬枕顶住	5分	未按要求垫枕，扣5分
	观察、记录、宣教（8分）	观察患者呼吸、原受压部位皮肤情况等	2分	未观察，各扣1分
		记录翻身卡，必要时书写护理记录，记录翻身时间、卧位、受压皮肤情况等，做好交接班	3分	记录不全面，扣1分；未记录，扣3分
		对患者及其家属进行宣教。向患者及其家属交代勿随意变换体位，勿私自撤走翻身枕，受压部位出现不适及时告之医护人员，保持床单位整洁等	3分	交代不全面，扣2分；未宣教，扣3分
	整理（5分）	患者保暖，体位符合病情需要	2分	未保暖和体位不对，各扣1分
		病床单位干净、整洁	1分	床单位不干净或不整洁，扣1分
		用物归位放置	1分	物品处置不规范，扣1分
		护士洗手	1分	未洗手，扣1分

续表 5-1

项目	项目分类	操作流程	标准分	评分细则
三人翻身法操作过程（颈椎骨折患者专用）（70分）	核对及解释（5分）	核对医嘱（治疗单）、患者床号、姓名，解释操作的目的、注意事项及配合的技巧，取下固定在床上的引流管、约束带等	5分	未核对，扣2分；未解释，扣3分；解释不全，扣2分
	平卧位→侧卧位与侧卧位→平卧位（52分）	一人站床头用手掌及五指保护头部及颈部（固定头颈部方法：头锁、头肩锁、双肩锁）	10分	无站立在患者头侧，扣2分；固定患者头部方法不正确，扣8分
		另两人站立的位置、双手放置患者躯干的部位与两人翻身法相同	10分	双手放置患者的部位欠正确（一个部位不正确，各扣2.5分）
		由固定患者头颈部的操作者喊口号（"一、二、三"），三人同时翻动患者（三人动作要一致，保持头部与躯干成一直线，即头颈部中立位，不可扭曲身躯、颈部），检查头部、背部、骶尾部皮肤及观察伤口敷料、引流情况	17分	未喊口号，扣3分；翻动时三人动作不一致，扣4分；翻身过程中未保持头颈部中立位，扣4分；未检查皮肤、伤口、引流情况，各扣2分
		在头颈部下垫薄枕，头部两侧放置沙袋固定	10分	头、颈部下未垫薄枕扣5分；头部两侧未放置沙袋扣5分
		摆体位与两人法翻身方法相同。对有引流管者固定引流管，对有约束者重新约束	2分	未按要求垫枕，扣2分
			2分	体位欠舒适，扣2分
			1分	引流管或约束带等未处理，扣1分
	观察、记录、宣教（8分）	观察患者呼吸、原受压部位皮肤情况等	2分	未观察，各扣1分
		记录翻身卡，必要时书写护理记录，记录翻身时间、卧位、受压皮肤情况等，做好交接班	3分	记录不全面，扣1分
				未记录，扣3分
		对患者及其家属宣教：向患者及其家属交代勿随意变换体位、勿私自撤走翻身枕、受压部位出现不适时告之医护人员、保持床单位整洁等	3分	交代不全面，扣2分
				未宣教，扣3分
	整理（5分）	患者保暖，体位符合病情需要	2分	未保暖和体位不对，各扣1分
		病床单位干净、整洁	1分	床单位不干净或不整洁，扣1分
		用物归位放置	1分	物品处置不规范，扣1分
		护士洗手	1分	未洗手，扣1分

续表 5-1

项目	项目分类	操作流程	标准分	评分细则
质量 (10分)	态度 (2分)	关心患者，与患者及家属有效沟通	2分	语气生硬、不关心患者，扣2分
	整体 (8分)	操作熟练、规范，无引起操作并发症（如皮肤损伤、脊柱侧屈、旋转等）	3分	动作欠规范，扣3分
			5分	引起皮肤损伤等并发症，扣5分
相关知识掌握 (5分)	相关知识 (5分)	简述三人翻身法时固定头颈部的手法要求	3分	不全面，扣2分
				不正确，扣3分
		什么是身体中轴线	2分	不全面，扣1分
				不正确，扣2分

整项操作用时 15 min，每超时 1 min 扣 1 分，超时不少于 10 min 为不及格。80 分为合格线。

四、相关知识参考答案

（1）简述三人翻身法时固定头颈部的手法要求。

答：固定头颈部方法有头锁、头肩锁、双肩锁。

头锁是指患者取仰卧位，操作者位于患者头顶部，并与患者身体成一直线，先固定自己双手手肘，双掌放在患者头两侧，拇指轻按额，食指和中指固定其面颊，无名指及小指放在耳下，不可盖住耳朵。

头肩锁是指患者取仰卧位，操作者位于患者头顶部，与患者身体成一直线，先稳定自己双手手肘，翻向的一方的手（长手）拇指和四指分开伸展至斜方肌，掌心向上，手指指向足部，锁紧斜方肌，另一手（短手）则像头锁般固定患者头部，手掌及前臂须用力将头部固定。

双肩锁是指患者取仰卧位，操作者位于患者头顶部，与患者身体成一直线，先固定双手肘。双手在患者颈部两侧，拇指和四指分开伸展至斜方肌，掌心向上，手指指向脚部，锁紧斜方肌，双手前臂紧贴患者头部使其固定。

（2）什么是身体中轴线？

答：身体中轴线指沿着脊柱骨的那一条线（保持头部与躯干成一条直线），为身体中轴线。

（黎小霞　彭莉　邓丽君　肖萍）

第二节　更换引流袋(瓶)

一、目的

(1) 观察引流液的性质、颜色及记录引流液量。
(2) 保持引流通畅、无菌,防止阻塞和感染。

二、适应证

更换引流袋(瓶)适用于各种停留引流管接引流袋/瓶引流的患者。

三、操作流程及评分标准

更换引流袋(瓶)操作流程及评分标准见表 5-2。

表 5-2　更换引流袋(瓶)操作流程及评分标准

项目	项目分类	操作流程	标准分	评分细则
操作前评估和准备(15分)	评估(6分)	全身评估,指评估患者的意识、生命体征、病情、年龄等	2分	评估不全面,扣1分
				未评估,扣2分
		专科评估,指评估治疗目的、引流的位置和种类、引流情况(量、颜色、性质、是否通畅)、伤口敷料有无渗血、渗液、引流管留置时间、引流袋(瓶)的更换时间、是否夹管等(夹管的引流管需给予开放)	2分	评估不全面,扣1分
				未评估,扣2分
		心理社会支持评估,指评估患者对更换引流袋(瓶)的目的、重要性及注意事项的认识程度、配合程度、心理状态	2分	评估不全面,扣1分
				未评估,扣2分
	准备(9分)	操作者的自身准备,包括仪表、举止符合规范及洗手	1分	仪容仪表不符合要求,扣1分
			1分	未洗手或适时戴口罩,各扣0.5分
		用物包括引流瓶(袋)、弯盘2个、安尔碘、钳口带胶套的准备好无齿血管钳、量杯、记录纸和笔、安全型别针、铁夹、治疗巾、棉签,必要时备治疗碗、方纱、伤口换药物品、备屏风、一次性使用手套	2分	物品欠1件,扣1分;不少于2件,扣2分
			2分	用物放置欠合理,扣2分

续表 5-2

项目	项目分类	操作流程	标准分	评分细则
操作前评估和准备（15分）	准备（9分）	环境须符合无菌操作要求，可保护患者隐私及保暖	1分	环境不符合，扣1分
		患者应按需大、小便，取舒适体位（患者有需要时护士须协助）	2分	未按需大、小便，扣1分；体位不合要求，扣1分
操作过程（70分）	核对、分离接口（15分）	核对医嘱（治疗单）、患者床号、姓名，解释操作目的、注意事项及配合技巧	2分	未核对及解释，扣2分
		摆体位。取合作体位，对烦躁不合作者必要时使用约束带，暴露引流管与引流袋（瓶）连接处	2分	体位欠舒适，扣1分；暴露部位欠合适，扣1分
		铺巾。在引流管下方铺治疗巾，置弯盘	1分	未铺治疗巾，扣1分
			1分	未置弯盘，扣1分
		夹闭。用无齿血管钳夹紧引流管近端	2分	血管钳选择错误，扣2分
			2分	夹管方法及位置不当，扣2分
	消毒、连接固定（25分）	戴手套、分离。戴一次性手套，分离引流管与引流袋（瓶）接头，提起引流袋（瓶）连接管，使引流液流入袋内（瓶内），用铁夹固定分离后的引流袋（瓶）	5分	未适时戴手套，扣1分；分离方法欠妥当，扣2分；分离时接头污染，扣2分
		消毒。由内向外消毒引流管口及外周	8分	消毒方法不正确或污染，各扣4分
		连接。将新的引流袋或瓶与引流管连接	5分	方法欠妥当或不紧密，扣2分；污染，扣3分
		松血管钳。松开血管钳，观察引流情况，确认引流通畅、连接妥当	3分	未试引流通畅，扣3分
		撤治疗巾、弯盘；脱手套，用快速手消毒液擦手	4分	撤巾、弯盘方法欠妥当，扣2分；脱手套后无手卫生，扣2分
		固定。用安全别针固定引流袋（瓶），固定时注意留有足够的长度	3分	固定方法欠妥当，扣1分；未固定，扣2分
		贴引流管标识。按引流袋（瓶）使用期限及引流目的定期更换，在袋面写上有效期；调整至利于引流的体位	2分	无标识，扣1分；未写有效期，扣1分

续表 5-2

项目	项目分类	操作流程	标准分	评分细则
操作过程（70分）	观察记录，宣教（16分）	观察。询问患者主诉，观察切口或引流口周围皮肤情况；观察有无引流液较多而引起的低钾、低钠、脱水等水电解质紊乱表现	4分	未询问主诉或观察不全面，各扣2分
		宣教。向患者交代注意事项（包括引流管避免受压、扭曲、折叠，以及活动时注意事项、如何进行病情自我观察等）	6分	宣教欠全面，扣3分；无宣教，扣6分
		记录。记录引流液的颜色、性质、量，切口或引流口周围皮肤情况等	4分	未观察引流管的颜色、性质、量，扣4分
			2分	未观察伤口情况，扣2分
	整理、记录（14分）	体位。协助患者取舒适、利于引流的体位	3分	体位欠舒适、正确，扣3分
		床单位。床单位应整洁	2分	未整理床单位，扣2分
		计量。倾倒更换的引流袋（瓶）内液体并计量	5分	计量方法不正确，扣5分
		用物。按感染控制要求分类处理	2分	未按控感要求分类处理，扣2分
		护士洗手后再进行整理、记录	2分	洗手方法不正确，扣2分
质量（10分）	态度（2分）	关心患者，与患者或家属有效沟通	2分	语气生硬、不关心患者，扣2分
	整体（8分）	操作熟练，规范，患者知晓相关知识，无引起操作并发症（脱管等）；严格无菌操作	4分	流程欠熟悉、动作欠规范，各扣2分
			2分	患者知晓相关知识欠缺，扣2分
			2分	无菌观念不强，扣2分
相关知识掌握（5分）	相关知识（5分）	如何判断活动性出血	3分	回答不全面，扣2分；回答错误，扣3分
		伤口引流管拔管指征是什么	2分	回答不全面，扣1分；回答错误，扣2分

整项操作用时15 min。每超时1 min，扣1分；超时不少于10 min，判断为不及格（80分为合格线）。

四、相关知识参考答案

（1）如何判断活动性出血？

答：引流管持续引出鲜红色液体不少于 100 mL/h，出现心慌、气短、烦躁等症状，甚至有生命体征改变时，提示有活动性出血。

（2）伤口引流管拔管指征是什么？

答：术后 24～48 h，引流液逐渐减少或引流液少于 30 mL/24 h。

（李娜　邓丽君　黄天雯　孔丹）

第三节　术前准备

一、目的

（1）皮肤准备：去除手术区皮肤的污垢及毛发，利于手术前皮肤消毒，预防切口感染。

（2）缓解患者的紧张情绪，更好地配合手术前后的护理及治疗，共同快速促进患者的身体健康。

二、适应证

适用于手术前患者，婴幼儿除外。

三、操作流程及评分标准

术前准备操作流程及评分标准见表 5-3。

表 5-3　术前准备操作流程及评分标准

项目	项目分类	操作流程	标准分	评分细则
操作前评估和准备（10分）	评估（4分）	全身评估。评估患者的意识、生命体征、诊断、病情、年龄、过敏史等。对女性患者评估月经情况，如患者处于经期，应报告主管医生，进一步决定是否继续手术	1分	评估不全面，扣 0.5 分；未评估，扣 1 分

续表5-3

项目	项目分类	操作流程	标准分	评分细则
操作前评估和准备(10分)	评估(4分)	专科评估。了解患者的手术名称、手术部位(是否标记手术部位,如未标记须及时告知主管医生)。审核术中带药、麻醉方式。评估手术区皮肤情况(有无伤口)、抽血部位皮肤、血管情况,手术急缓情况等	2分	评估不全面,扣1分;未评估,扣2分
		心理社会支持评估:患者的文化水平、社会关系,患者(家属)对术前准备的认识程度、配合程度、心理状态	1分	评估不全面,扣0.5分;未评估,扣1分
	准备(6分)	操作者的自身准备,包括仪表、举止符合规范及洗手	2分	仪容、仪表不符合要求,扣1分;未洗手、戴口罩,各扣0.5分
		用物的准备工作如下: (1) 备皮用物1套,包括弯盘、纱布、一次性横单、备皮刀、爽身粉、手电筒、75%乙醇溶液或液体石蜡。 (2) 配血用物1套,包括皮肤消毒液、棉签、止血带、弯盘、采血针(如有持针器,需备)、采血管、试管架、手套、垫枕、治疗本、输血申请单、血型验单、病历(按医嘱进行)。 (3) 快速手消毒液、治疗巾,必要时备屏风。 (4) 手术相关宣教资料等。 (5) 环境:整洁、安静、按需要保护患者隐私。 (6) 患者:按需大、小便,取舒适体位	4分	备物不齐,扣1分;用物放置不合理,扣1分不符合要求,扣1分;体位不符合要求,扣1分
操作过程(79分)	术前配血(25分)(无菌操作优先做,即配血—宣教—备皮)	治疗室核对。2名有执业证的护士核对医嘱、治疗单、血型验单、输血申请单、采血管标签。核对内容包括科室、床号、姓名、性别、年龄、住院号、备血日期、血型、血量、预定输血日期,并核查输血申请单各项内容填写是否完整,核对编码、试管有效期。核对无误后,两人在输血申请单上确认签名	3分	核对不全面,扣1分;未核对,扣2分;
		自我介绍,解释操作目的,问二便		未自我介绍、解释或问二便,各扣1分
		操作前核对,包括核对医嘱(病历)、治疗单、输血申请单、血型验单、采血管标签、患者手腕带、床头卡,询问患者血型,核对内容同治疗室		

250

续表 5-3

项目	项目分类	操作流程	标准分	评分细则
操作过程（79分）	术前配血（25分）（无菌操作优先做，即配血—宣教—备皮）	PDA机扫描患者手腕带及血标本标签，显示核对成功	—	—
		洗手，戴口罩，铺治疗巾，按需垫枕，扎止血带。嘱患者握拳。选择静脉，松止血带	2分	未按需垫小枕或未选择静脉，各扣1分
		消毒皮肤。从穿刺点中心开始向外进行环状消毒，直径不少于5 cm	2分	消毒方法不正确，扣1分；消毒范围不正确，扣1分
		扎止血带。于穿刺部位上6 cm处扎止血带	2分	使用止血带方法不正确，扣2分
		再次消毒皮肤。常规消毒皮肤；消毒范围直径不小于5 cm	2分	消毒液未干进行穿刺，扣2分
		快速手消毒液消毒手，戴手套		
		操作中核对。再次核对患者床号、姓名（手腕带、血标本标签、床头卡信息）	2分	未再次核对，扣2分
		穿刺。一手持自动采血针头，一手绷紧皮肤，针头与皮肤成20°刺入，见血后再进针少许	4分	穿刺角度不对，扣2分；未一针见血，扣2分
		抽血。胶布固定针头，将管塞穿刺针刺入试管管塞，试管内针头血流呈点滴状时拔出管塞穿刺针	2分	采血针未固定好，扣2分
		拔针。最后一支试管血流呈点滴状时，松止血带。嘱患者松拳。拔针、干棉签按压针眼。待接软管的血流入试管后拔出管塞穿刺针	3分	拔针方法不正确，扣1分；拔针后血液漏于试管外，扣1分；拔针后干棉签按压时间不够，针眼渗血，扣1分
		操作后核对。核对治疗单、输血申请单、血标本标签、患者手腕带、床头卡。核对内容同治疗室	2分	未再次核对，扣2分
		操作后划本签名，将输血申请单和血标本放入透明袋中	1分	未划本签名，扣1分
	术前皮肤准备（28分）	核对医嘱（治疗单）、患者，向患者解释操作目的及注意事项	2分	核对不全面，扣1分；未核对，扣2分

续表 5-3

项目	项目分类	操作流程	标准分	评分细则
操作过程（79分）	术前皮肤准备（28分）	将患者接到治疗室或在病床，注意保护患者隐私	2分	备皮体位错误，扣1分
				未保护患者隐私，扣1分
		在备皮区下垫治疗巾。如为皮瓣手术、植皮手术，须问清楚医生供区及受取部位；如患者为臂丛神经损伤术后需行头颈胸石膏固定者，须剃光头	2分	未垫治疗巾，扣2分
		暴露并再次观察手术区皮肤情况	2分	未充分暴露皮肤，扣1分；未再次观察皮肤，扣1分
		用方纱蘸爽身粉涂于需备皮的皮肤处，涂匀	2分	涂抹过多、过少，扣1分；未涂爽身粉，扣2分
		一手绷紧皮肤，另一手持备皮刀按毛发生长方向顺行剃除毛发（需要备会阴部皮肤时，会阴部皮肤后备）	2分	未绷紧皮肤，扣2分
			2分	未按毛发生长方向顺行剃除毛发，扣2分
			2分	备会阴部时，备皮顺序不正确，扣2分
			3分	备皮范围不够，扣3分
		剃毕，用手电筒照射，仔细检查有无遗留毛发或皮肤剃伤	2分	备皮不干净，扣2分
			4分	有皮肤损伤，扣4分
		腹部手术需用棉签蘸75%乙醇溶液或液体石蜡洗干净脐部	1分	未洗净，扣1分
		移除垫巾，穿好衣裤，嘱患者备皮区用温水擦拭或沐浴	2分	未整理，扣1分；备皮区无交代清洁方法，扣1分
	术前健康教育*（19分）	评估患者有无吸烟、喝酒，告知戒烟、戒酒的目的	1分	未评估，扣0.5分；未告知，扣1分
		解释禁食、禁饮的目的及注意事项。术前禁食8～12 h，禁饮4～6 h；婴幼儿禁母乳4 h，禁奶粉6 h。对晨起服用降压药等患者，告知早上起床后，告之护士，用约30 mL温开水送服药物	2分	告知不全面，扣1分；未告知，扣2分

续表 5-3

项目	项目分类	操作流程	标准分	评分细则
操作过程（79 分）	术前健康教育*（19 分）	个人清洁及着装准备。嘱患者淋浴后更换干净患者服。告知患者只穿患者衣服，不可穿内衣裤及其私人衣物，小儿穿纸尿裤，四肢手术患者应更换为开边衣或开边裤	2 分	告知不全面，扣 1 分；未告知，扣 2 分
		个人用物准备：如擦去患者的指甲油，剪指甲，取下饰物或各种人工弥补物（如隐形眼镜、活动义齿、助听器等），保管好贵重用物。告知患者佩戴手腕带的重要性，手术时除手腕带外，其余任何个人物品均不能带入手术室	2 分	告知不全面，扣 1 分；未告知，扣 2 分
		指导练习床上大、小便的目的和方法	2 分	告知不全面，扣 1 分；未指导，扣 2 分
		指导深呼吸、有效咳嗽、床上翻身及专科适应性训练，如踝泵训练、术中体位训练等的目的和方法；教会患者疼痛评估的方法	2 分	告知不全面，扣 1 分；未指导，扣 2 分
		如患者需要注射术前针及术中带药，解释注射术前针的目的、术中带药的目的等	2 分	告知不全面，扣 1 分；未告知，扣 2 分
		有条件者介绍手术室环境、手术的一般过程；介绍手术后可能出现的一般情况；给予心理护理	2 分	告知不全面，扣 1 分；未告知，扣 2 分
		告知医生会找患者签署"手术知情同意书"；准备手术费用及术后所需物品，如护理垫、水垫、泡沫敷贴、支具等	2 分	告知不全面，扣 1 分；未告知，扣 2 分
		核对患者术前检查是否都已完成。告知患者术前带影像学资料入手术室	1 分	未核对及告知，各扣 0.5 分
		小儿行全身麻醉手术前须称体重，并告知麻醉师会根据体重计算麻醉药物的用量；告知医生会在患者需要手术的部位进行标识，如送手术时仍未进行标识，需提醒	1 分	告知不全面，扣 0.5 分；未告知，扣 1 分
	观察记录（3 分）	观察患者抽血局部的皮肤、血管情况，有无血肿等	1 分	未观察，扣 1 分
		记录术前准备情况，书写护理交班	2 分	记录不全面，扣 1 分；未记录，扣 2 分

续表 5-3

项目	项目分类	操作流程	标准分	评分细则
操作过程(79分)	整理(4分)	病床单位干净、整洁	1分	床单位不整洁，扣1分
		用物分类处理	1分	处理不符合规范，扣1分
		护士洗手	1分	未洗手，扣1分
		患者取舒适体位	1分	体位不舒适，扣1分
质量(6分)	态度(1分)	关心患者，与患者或家属有效沟通	1分	语气生硬、不关心患者，扣1分
	整体(5分)	操作熟练，规范；患者知晓相关知识；无操作并发症（皮肤刮伤、抽血部位血肿等）	3分	操作欠熟练、欠规范，扣1分；患者欠知晓，扣1分；出现操作并发症，扣3分
		严格无菌操作	2分	违反无菌操作原则，扣2分
相关知识掌握(5分)	相关知识(5分)	简述上腹部、下腹部、四肢手术的备皮范围	3分	回答不全面，扣2分，回答错误，扣3分
		医嘱：配同型Rh（+）红细胞悬液6 U，请问需要抽取几毫升血液？	2分	回答不全面，扣1分，错误，扣2分

* 灵活应用健康教育方式，如运用视频教育或二维码健康教育，评价教育后效果。

整项操作 15 min。每超时 1 min 扣 1 分，超时不少于 10 min，不及格（80 分为合格线）。

四、相关知识参考答案

（1）简述上腹部、下腹部、四肢手术的备皮范围。

答：上腹部手术的备皮范围为乳头连线至耻骨联合水平及外阴部，两侧至腋后线。下腹部手术的备皮范围为剑突至大腿上 1/3 的前侧、内侧及外阴部，两侧至腋后线。四肢手术的备皮范围为以切口为中心，上下各超过 20 cm，一般为整个肢体。

（2）医嘱：配同型 Rh（+）红细胞悬液 6 U，请问需要抽取几毫升血液？

答：$6 \div 2 + 1 = 4$（mL）。配同型 Rh（+）红细胞悬液 6 U，需要抽取 4 mL 血液。

（钟盈　黄小芬　彭莉　黄天雯）

第四节 接手术护理

一、目的

(1) 与麻醉师、手术医生、复苏室或手术室护士顺利交接手术后患者。
(2) 维持手术后患者身体与各系统的功能，减轻疼痛与不适。
(3) 合理处置，减少并发症发生。
(4) 进行术后健康教育，促进患者早日康复。

二、适应证

适应证人群为所有术后返回病房治疗的患者。

三、操作流程及评分标准

接手术护理操作流程及评分标准见表5-4。

表5-4 接手术护理操作流程及评分标准

项目	项目分类	操作流程	标准分	评分细则
操作前评估和准备（15分）	评估（7分）	评估患者的手术方式、麻醉方式及术中情况	3分	评估不全面，扣1分；未评估，扣3分
		评估患者回室时的病情及一般情况，如意识、呼吸、伤口、引流情况、是否需要持续冲洗或负压引流	4分	评估不全面，扣2分；未评估，扣4分
	准备（8分）	操作者的自身准备，包括仪表、举止符合规范及洗手	2分	仪容、仪表不符合要求，扣1分
				未洗手或戴口罩，各扣0.5分
		用物包括体温计、血压计、听诊器、弯盘、别针、管道标识、管道留置有效期标识、修剪过的弹性胶布、棉签，必要时备心电监护仪、吸氧装置、负压吸引装置、输液架、烤灯、胃肠减压器、气管切开包、吸痰用物、抢救物品等	4分	备物不齐，扣1分；无按要求备物，扣2分
				用物放置不合理，扣1分

续表 5-4

项目	项目分类	操作流程	标准分	评分细则
操作前评估和准备（15 分）	准备（8 分）	环境应清洁、舒适。已准备好手术后床单位，适当关好门窗。适宜的室温：冬季 18～22 ℃，夏季 19～24 ℃。湿度 50%～60%。如进行断指再植或皮瓣移植手术，应维持室温 25 ℃以上	2 分	1 项不符合，扣 1 分；不符合不少于 2 项，扣 2 分
操作过程（70 分）	床边交接（30 分）	协助搬运患者过床。运用两人法或三人法进行过床，有条件时运用过床板，预防坠床与管道脱落	5 分	搬运方法不正确，扣 5 分
			5 分	管道脱落，扣 5 分
		根据麻醉方式及病情给予正确的体位	4 分	体位错误，扣 4 分
		评估患者的神志、呼吸，判断患者清醒程度；测量生命体征（根据病情予心电监护），检查伤口、皮肤、肢端血运、肢体感觉、活动情况，引流及输液等情况	5 分	未测量、检查 1 项，扣 1 分
		与转运手术医生或麻醉师交接。(1) 交接手术名称、部位、麻醉方式，术中用药、输液、输液量、术中出血、尿量、术中特殊情况及麻醉复苏等情况。	4 分	交班不清楚，扣 2 分；未交班，扣 4 分
		(2) 清点术中带回物品，如带回血液等血制品、输液及剩余药品，双方按"三查八对"方法进行核对，确认是否继续使用，如需要使用，遵医嘱重新核对正确后方可使用。	2 分	清点不准确，扣 1 分；未清点带回用物，扣 2 分
		(3) 检查病历中手术护理记录、麻醉单等文书是否齐全。	3 分	检查病历中文书不全面，扣 1 分；未检查，扣 2 分
		(4) 检查"手术患者转运交接记录单"记录是否相符并签名。(5) 清点带回的影像学资料、拖鞋等个人物品	2 分	未检查签名，扣 2 分
	按病情处理（22 分）	根据病情予吸氧（遵医嘱，必要时需在过床后立即完成）	4 分	操作不规范，扣 2 分；未遵医嘱给予吸氧，扣 2 分
		根据病情连接引流袋（瓶）、负压引流瓶、胃肠减压瓶，妥善固定，做好标识，注明留置日期、引流袋（瓶）有效期，检查引流管通畅性，是否需要夹闭引流	5 分	1 项不符合，扣 1 分
		检查、保护伤口，使用护理垫垫于伤口附近避免污染床单位。检查镇痛泵留置部位、通畅度、支具佩戴松紧度或牵引有效性	2 分	未检查、适当保护，扣 2 分

续表 5-4

项目	项目分类	操作流程	标准分	评分细则
操作过程（70分）	按病情处理（22分）	根据病情给予舒适体位，按需给予功能位、治疗体位或良姿位；给予保暖措施，必要时更换衣裤	2分	体位不正确，扣1分；未采取保暖措施，扣2分
		检查输液情况（通畅度、穿刺口情况），更换肝素锁或无针接头。如术中输血，应及时更换输液器，并根据病情调整滴速	4分	未检查输液情况、未更换肝素锁、输血未更换输液管、未调输液速度，各扣1分
		处理及执行术后医嘱。先处理临时急诊医嘱再处理其他医嘱	5分	未及时处理医嘱，扣5分
	观察记录（10分）	监测生命体征。根据病情定时观察意识、尿量、伤口、皮肤、引流、疼痛、肢体放置位置、肢端血运、感觉、活动情况及输液情况等	2分	观察不全面，扣1分；未观察，扣2分
		交代注意事项。交代术后体位、饮食、活动、伤口、引流、镇痛泵使用方法、疼痛情况、留置管道、病情自我观察、感染控制等方面的注意事项	4分	交代不全面，扣2分；未交代，扣4分
		记录患者手术时间、手术名称、部位与麻醉方式、返室时间；记录接手术时患者的意识、生命体征、引流、皮肤、输液、镇痛泵、自理能力、跌倒或坠床风险、压力性损伤风险、血栓风险、疼痛评分及重点交代宣教内容等情况；记录给予的治疗、护理及效果	4分	记录不全面，扣2分；未记录，扣4分
	整理（8分）	患者保暖，体位符合病情需要	2分	未保暖和体位不对，各扣1分
		病床单位干净、整洁	2分	床单位不干净或不整洁，各扣1分
		用物分类处理	2分	用后物品处置不符合规范，扣2分
		护士洗手	2分	未洗手，扣2分
质量（10分）	态度（4分）	关心患者，与患者或家属有效沟通	4分	语气生硬、不关心患者，扣4分
	整体（6分）	操作熟练、规范，无引起操作并发症（坠床、脱管、压力性损伤、出血、脱位等）	4分	操作欠练，欠规范，各项扣2分
		严格无菌操作	2分	违反无菌操作，扣2分

续表 5-4

项目	项目分类	操作流程	标准分	评分细则
相关知识掌握（5分）	相关知识（5分）	不同麻醉方式及患者术后体位安置要求	3分	1项错误，扣1分
		不同麻醉方式患者术后饮食护理常规	2分	1项错误，扣1分

整项操作用时20 min，每超时1 min，扣1分；超时不少于10 min，不及格。

四、相关知识参考答案

（1）简述不同麻醉方式及患者术后体位安置要求。

答：麻醉的分类为局部麻醉（如臂丛神经麻醉等）、全身麻醉（吸入麻醉、静脉麻醉）、椎管内麻醉（腰麻、硬膜外麻醉）。

不同麻醉方式患者术后体位安置如下：

A. 局部麻醉。无特殊要求，可根据病情需要或舒适体位。

B. 全身麻醉。对全身麻醉未清醒者，取去枕平卧位，使其头偏向一侧，使口腔分泌物或呕吐物易于流出避免误吸；患者麻醉清醒后，可根据病情或患者需要调整体位。

C. 椎管内麻醉。腰麻，取去枕平卧或头低卧位6～8 h。24 h内禁止患者坐起或离床，防止脑脊液外渗而致头痛；使用硬膜外麻醉，平卧（可不去枕）6 h后根据手术部位安置体位。

（2）简述不同麻醉方式患者术后饮食护理常规。

答：非腹部手术。一般先给予流质食物，以后逐步过渡到半流质或普食。

A. 局部麻醉（臂丛麻）。患者无任何不适，术后即可进食。

B. 全身麻醉。待麻醉清醒，无恶心、呕吐后方可进食。

C. 椎管内麻醉。术后若无恶心、呕吐，术后3～6 h可进食。

腹部手术。一般需禁食24～48 h。待肠道蠕动恢复、肛门排气后开始进食少量流质、逐步增至全量流质，术后第5—第6天进食半流质，第7—第9天可过渡到软食，第10～12天开始普食。术后留置有空肠营养管者，按医嘱在术后第2天自营养管滴入营养液。

（钟盈　黄小芬　彭莉　黄天雯）

第五节　更换胸腔闭式引流装置

一、目的

(1) 观察引流液的性质、颜色及记录引流液量。
(2) 保持水封瓶内一定水平面，有利于胸腔内积液、积气的排出。
(3) 保持水封瓶无菌，防止感染。

二、适应证

适用于外伤性或自发性气胸、血胸、脓胸及心胸手术后须停留胸腔闭式引流的患者。

三、操作流程及评分标准

更换胸腔闭式引流装置操作流程及评分标准见表5-5。

表5-5　更换胸腔闭式引流装置操作流程及评分标准

项目	项目分类	操作流程	标准分	评分细则
操作前评估和准备（29分）	评估（6分）	全身评估。评估患者的意识、生命体征、病情、年龄等，必要时进行肺部听诊	2分	评估不全面，扣1分；未评估，扣2分
		专科评估。评估治疗目的、胸腔闭式引流装置的类型、引流情况（量、颜色、性质、是否通畅）、水柱波动情况、伤口敷料有无渗血和渗液、伤口周围皮肤有无捻发感或握雪感、引流管留置时间、水封瓶更换时间等	2分	评估不全面1分；未评估，扣2分
		心理社会支持评估。评估患者的文化水平、社会关系等，患者及家属对更换胸腔闭式引流装置的目的、重要性及注意事项的认识程度、配合程度、心理状态	2分	评估不全面，扣1分；未评估，扣2分
	准备（8分）	操作者的自身准备，包括仪表、举止符合规范及洗手	2分	仪容仪表不符合要求，扣1分；未洗手或戴口罩，各扣0.5分

续表 5-5

项目	项目分类	操作流程	标准分	评分细则
操作前评估和准备（29分）	准备（8分）	用物。准备胸腔闭式引流装置、生理盐水1 000 mL、钳口带胶套的无齿血管钳2把、治疗碗、无菌方纱、棉签、治疗巾、弯盘2个、消毒液、剪刀或开瓶器、治疗车、快速手消毒液、橡胶手套	3分	物品欠1件，扣1分，不少于2项，扣2分；用物放置不合理，扣1分
		环境。环境应清洁、安静、舒适，适合无菌操作	1分	1项不符合，扣0.5分
		患者。患者按需大、小便；取半卧位或舒适卧位	2分	未按需大、小便，扣1分；体位不正确，扣1分
	水封瓶加水（15分）	核对医嘱（治疗单）、患者的床号、姓名	2分	核对不全面，扣1分；未核对，扣2分
		检查水封瓶有效期，装置是否完好	2分	检查不全面，扣1分；未检查，扣2分
		水封瓶和调压瓶内各倒入无菌溶液至8 cm和12 cm水位线，并拧紧瓶盖，用无菌方纱包裹瓶口后用橡皮筋缠绕	8分	水位不正确，扣4分；跨越无菌区，扣4分
		连接好"U"形管，一端接于水封瓶，另一端须保持无菌状态	3分	连接错误或污染管道，扣3分
操作过程（56分）	更换水封瓶（38分）	核对医嘱（治疗单）、患者的床号、姓名；向患者解释操作目的及注意事项	2分	核对、解释不全面，扣1分；未核对、解释，扣2分
		观察水封瓶内水柱位置、水柱波动情况、引流情况（量、颜色、性质、是否通畅）	2分	未观察水封瓶内水柱位置、水柱波动情况，各扣0.5分；未观察引流情况，扣0.5分
		离心方向挤压引流管，使引流液流入瓶内	2分	挤压方法错误，扣1分；未挤压，扣2分
		衔接口下铺治疗巾，置弯盘	2分	未铺巾或未置弯盘，各扣1分
		将加水后的水封瓶妥善悬挂于病床，位置低于胸腔约60 cm	2分	分离连接管前未妥善悬挂加水后的水封瓶，扣1分；悬挂位置太高或太低，扣1分

续表 5-5

项目	项目分类	操作流程	标准分	评分细则
操作过程（56分）	更换水封瓶（38分）	戴手套，用2把无齿血管钳对向夹紧引流管近端后，分离连接管	4分	戴手套时机不符或戴手套前未进行手消毒，扣1分；夹管方法错误，扣1分；未夹管，扣2分
		由内向外消毒近端引流管口及外周（必要时使用方纱保护消毒后的接头）	10分	消毒方法不正确，扣5分；消毒范围不正确，扣5分
		将准备好的水封瓶与胸腔引流管接头连接	4分	连接错误或不紧密，各扣2分；污染接头，扣4分
		检查各管道连接是否正确、牢固	4分	未检查，扣4分
		松开血管钳，撤除弯盘及治疗巾；将更换下来的胸腔闭式引流装置至于治疗车下层；脱手套，手卫生	2分	松开血管钳、撤除弯盘及治疗巾时机不对、未适时脱手套，各扣1分
		嘱患者咳嗽或深呼吸，观察有无水柱波动	2分	未嘱患者咳嗽和观察水柱波动，各扣1分
		用安全别针固定引流管于床上	2分	固定方法错误，扣2分
	观察记录（10分）	观察患者的呼吸、引流、切口敷料情况、切口周围皮肤情况及水柱波动情况	3分	观察不全面，扣2分；未观察，扣3分
		粘贴引流管标识；在水封瓶瓶面写有效期	2分	缺1项，扣1分
		交代注意事项，包括护理配合要点及自我观察技巧，教会患者（家属）脱管时的紧急处理及经常进行有效咳嗽或深呼吸的意义	3分	交代不全面，扣2分；未交代，扣3分
		记录引流液的量、颜色、性质及水柱波动情况	2分	记录不全面，扣1分；未记录，扣2分
	整理（8分）	患者保暖，协助取舒适卧位	2分	未保暖和体位不对，各扣1分
		病床单位干净、整洁	2分	床单位不干净或不整洁，各扣1分
		用物分类处理	2分	物品处置不符合规范，扣2分
		护士洗手	2分	未洗手，扣2分

续表 5-5

项目	项目分类	操作流程	标准分	评分细则
质量 (10 分)	态度 (2 分)	关心患者,与患者或家属有效沟通	2 分	语气生硬、不关心患者,扣 2 分
	整体 (8 分)	操作熟练,规范,无引起操作并发症(如气胸、脱管等)	4 分	操作欠熟练,欠规范,各扣 2 分;引起操作并发症不合格
		严格无菌操作	4 分	违反无菌操作原则,扣 4 分
相关知识掌握 (5 分)	相关知识 (5 分)	气胸、血胸和脓胸分别选取的引流位置	3 分	1 项错误,扣 1 分
		拔管指征	2 分	回答不完整,扣 1 分;回答错误扣 2 分

整项操作用时 15 min。每超时 1 min,扣 1 分;超时不少于 10 min,为不及格(80 分为合格线)。

四、相关知识参考答案

(1) 简述气胸、血胸和脓胸分别选取的引流位置。

答:气胸引流一般在前胸壁锁骨中线第 2 肋间隙;胸腔积液则在腋中线与腋后线间第 6 至第 8 肋间隙插管引流;脓胸通常选择脓液集聚的最低位置进行置管。

(2) 简述拔管指征。

答:一般置管 48～72 h 后,无气体溢出或引流量明显减少,24 h 引流液少于 50 mL,脓液少于 10 mL,听诊时肺部呼吸音清晰,胸片示肺复张良好,患者无呼吸困难,可拔管。

(彭莉 谭运娟 戴巧艳 黄天雯)

第六节 伤口换药

一、目的

(1) 评估伤口情况,观察伤口愈合过程。

(2) 清除伤口及周围皮肤的异物、细菌或坏死组织,保持引流通畅,避免细菌感染,促进新细胞的增生。

(3) 更换无菌敷料,增进患者的舒适,促进伤口愈合。

二、适应证

适用于有伤口的患者。

三、操作流程及评分标准

伤口换药的操作流程及评分标准见表5-6。

表5-6 伤口换药的操作流程及评分标准

项目	项目分类	操作流程	标准分	评分细则
操作前评估和准备(15分)	评估(7分)	全身评估。评估患者意识、生命体征、病情、年龄等	2分	评估不全面，扣1分；未评估，扣2分
		专科评估： (1) 评估换药目的。 (2) 评估伤口发生的原因、时间，曾接受的处理。如有缝线伤口需了解手术名称及日期；如有引流管的伤口，需了解引流的种类、位置、引流情况。 (3) 评估伤口的类型、部位、大小、深度、基底情况、渗血渗液情况、潜行深度、周边皮肤情况、疼痛等。 (4) 评估伤口局部有无红、肿、热、痛等征象。 (5) 评估有无影响伤口愈合的因素（如营养不良、瘢痕、皮疹、皮肤色素沉着等）。 (6) 如有伤口分泌物培养者，查看结果	4分	评估不全面，扣2分；评估时无菌观念差，扣2分；未评估，扣4分
		心理社会支持评估。评估患者的文化水平、社会关系等，对换药的认识程度、配合程度、心理状态	1分	评估不全面，扣0.5分；未评估，扣1分
	准备(8分)	操作者的自身准备，包括仪表、举止符合规范及洗手	2分	仪容、仪表不符合要求，扣1分
				未洗手或戴口罩，各扣0.5分
		用物包括治疗盘、无菌治疗巾、治疗碗2个、镊子3把（或根据伤口情况决定是否需增加）、弯盘2个、皮肤或黏膜消毒液棉球、外用生理盐水棉球、棉签、胶布、无菌手套、无菌剪刀、无菌棉垫（或根据伤口情况选择合适敷料）、快速手消毒液、必要时备松节油、绷带、屏风	2分	备物不齐，扣1分
				用物放置不合理，扣1分

续表 5-6

项目	项目分类	操作流程	标准分	评分细则
操作前评估和准备（15分）	准备（8分）	环境应清洁、安静、舒适，光线充足，适合无菌操作	2分	1项不符合，扣1分；2项及以上不符合，扣2分
		患者按需大、小便；取平卧位或舒适卧位（充分暴露伤口部位，便于操作）	2分	未按需大、小便，扣1分；体位不正确，扣1分
操作过程（70分）	揭开敷料（10分）	核对医嘱（治疗单）、患者的床号、姓名，解释操作目的、注意事项及配合技巧	10分	打开敷料，扣10分；核对或解释不全面，扣1分；未核对或解释，扣2分；未充分暴露伤口或未注意保暖，扣1分；方法不正确，扣2分；未用镊子，扣2分；未处理胶布痕迹，扣2分
		充分暴露伤口，注意保暖		
		用手揭去外层敷料（若伤口为污染性或开放性，除去敷料前后须戴手套）		
		用镊子揭开内层敷料（如敷料紧粘在伤口上，可用外用生理盐水浸湿软化敷料；顺伤口的长轴方向揭开），将敷料、镊子置于治疗车下层		
		检查胶布痕迹（如有用棉签蘸松节油拭净）		
	伤口换药（42分）	依伤口情况消毒伤口及周围皮肤。 （1）手术缝线伤口换药。①先用消毒棉球从上至下，自内向外消毒，不规则形状伤口环形由内至外消毒周围皮肤，再用外用生理盐水棉球清洗创面，范围超过敷料范围。②如有引流管的伤口，先消毒周围皮肤及伤口，再用消毒棉球环形由远端向近端消毒引流管，长度超过敷料长度。③双手持镊法，两镊子互不相碰 （2）感染伤口换药。先用消毒液棉球由外向内环形消毒周围皮肤，再用盐水棉球拭去伤口分泌物或脓液，双手持镊法，两镊子互不相碰，范围超过敷料范围 （3）上皮缺损的伤口清洁。先用消毒液棉球环形由内向外消毒周围皮肤，再用外用生理盐水棉球清洗创面，双手持镊法，两镊子互不相碰，范围超过敷料范围	28分	（1）手术缝线伤口换药中，消毒手法不正确或污染，扣4分；消毒范围不正确，扣4分。 （2）感染伤口换药中，消毒顺序不正确，扣2分；消毒手法不正确、污染，扣3分；消毒范围不正确，扣2分。 （3）上皮缺损的伤口清洁中，消毒顺序不正确，扣2分；消毒手法不正确、污染，扣3分；消毒范围不正确，扣2分
		清除伤口异物和坏死组织，如坏死组织与基底黏膜粘连紧密，可用湿性敷料行自溶清创	5分	未清除伤口异物和坏死组织，扣5分

续表 5-6

项目	项目分类	操作流程	标准分	评分细则
操作过程（70分）	伤口换药（42分）	剪去过长肉芽组织，如肉芽水肿，根据医嘱给予湿敷	5分	多余肉芽组织未正确处理，扣5分
		敷料覆盖伤口并固定。消毒后，丢弃清洗伤口的镊子；用夹送无菌敷料的镊子夹内层敷料；如有引流管等，可依其大小剪好形状再盖敷料；胶布固定应与伤口肌肉走向垂直	4分	敷料覆盖不正确，扣2分；胶布固定不正确，扣2分
	观察记录（10分）	观察伤口大小、深度、渗液、基底组织、潜行深度、周边组织、疼痛等情况	4分	缺1项，扣1分，不少于2项，扣4分
		交代注意事项，如伤口换药的时机、伤口勿湿水、胶布松脱、活动时的注意事项、病情自我观察等	4分	交代不全面，扣2分；未交代，扣4分
		记录伤口情况及处理措施	2分	记录不全面，扣1分；未记录，扣2分
	整理（8分）	患者保暖，协助取舒适卧位	2分	未保暖和体位不对，各扣1分
		病床单位干净、整洁	2分	床单位不干净或不整洁，各扣1分
		用物分类处理	2分	处置不符合规范，扣2分
		护士洗手	2分	未洗手，扣2分
质量（10分）	态度（2分）	关心患者，与患者或家属有效沟通	2分	语气生硬、不关心患者，扣2分
	整体（8分）	操作熟练，规范，患者知晓相关知识	3分	操作欠熟练，欠规范，扣1分；患者欠知晓，扣2分
		严格无菌操作	5分	跨越无菌范围，扣3分；违反无菌操作原则，扣5分
相关知识掌握（5分）	相关知识（5分）	伤口愈合的新观念——湿性愈合理论	2分	不全面，扣1分；不正确，扣2分
		同一患者，同时存在手术缝线伤口、感染伤口、上皮缺损的清洁伤口，该如何安排清洗的顺序	3分	不全面，扣1分；不正确，扣3分

说明：整项操作15 min，每超时1 min扣1分；超时不少于10 min，不及格（80分为合格线）。如为复杂性伤口，根据质量情况评定是否超时。

四、相关知识参考答案

(1) 简述伤口愈合的新观念——湿性愈合理论。

答：上皮细胞必须在湿润的环境下才能快速的增生，促使伤口愈合。其机制是：①有利于坏死组织的溶解。②维持创面局部微循环的低氧状态。③有利于细胞增殖分化和移行。④保留渗出内液的活性物质并促进活性物质释放。⑤创造接近生理状态的愈合环境，缩短伤口愈合时间。⑥降低感染的机会。⑦不会形成干痂，避免再次机械性损伤伤口，减轻疼痛，提高舒适度。

(2) 同一患者，同时存在手术缝线伤口、感染伤口、上皮缺损的清洁伤口，该如何安排清洗的顺序？

答：先清洗手术缝线伤口，再清洗上皮缺损的清洁伤口，最后清洗感染伤口。

（彭莉 谭运娟 邓丽君 黄天雯）

第七节 中心静脉导管维护

一、目的

(1) 保持管道固定通畅，局部皮肤清洁舒适。
(2) 预防感染，及时发现和处理相关并发症。

二、适应证

(1) 中心静脉穿刺口渗血、渗液、敷料卷边、脱落等。
(2) 长期留置中心静脉导管的患者，纱布敷料至少每2天更换1次，透明敷料每7天更换1次。

三、操作流程及评分标准

中心静脉导管维护操作流程及评分标准见表5-7。

表5-7 中心静脉导管维护操作流程及评分标准

项目	项目分类	操作流程	标准分	评分细则
操作前评估和准备(15分)	评估(9分)	全身评估。评估患者意识、生命体征、病情、年龄等	2分	评估不全面,扣1分;未评估,扣2分
		专科评估。 (1) 整体评估。 A. 有无皮肤黏膜出血、皮下瘀斑等出凝血功能障碍的表现。 B. 有无药物、消毒剂过敏史。 C. 有无存在不当的留置时间或维护间隔。 D. 有无实施输液治疗、输血治疗。 E. 输入液体的种类、性质、用药量、用药频率、输入方式等是否影响导管维护。 F. 有无置管侧肢体、肩部、颈部及胸部肿胀、疼痛、麻木等不适感。 G. 有无每日评估敷料/固定装置的完整性。 H. 患者是否认识到导管维护的重要性。 I. 患者是否具有导管自我管理的能力。 J. 患者有无主动向医护人员报告穿刺处异常的意愿。 (2) 穿刺局部评估。 A. 皮肤完整性。 B. 有无瘙痒、皮疹、渗液或渗血。 C. 有无红、肿、热、痛等并发症的表现。 (3) 导管评估。 A. 导管是否有回血、血液残留;推注及输注是否通畅。 B. 导管有无移位、异位、打折、断裂、破损、漏液	6分	整体评估共3分,每缺1项,扣0.5分。 穿刺局部评估共2分,每缺1项扣1分。 导管功能评估共1分,每缺1项,扣0.5分
		心理社会支持评估。对导管维护的认知程度、配合程度、心理状态	1分	评估不全面,扣1分;未评估,扣2分
	准备(6分)	操作者的自身准备,包括仪表、举止符合规范及洗手	2分	仪容、仪表不符合要求,扣1分;未洗手或戴口罩,各扣0.5分
		用物准备:换药包1个,或75%酒精棉球或棉棒,大于0.5%的葡萄糖酸氯己定乙醇溶液、有效碘不低于0.5%的碘附棉球或棉棒、10 mL预冲式导管冲洗器或10 mL或以上注射器+生理盐水10 mL、正压接头、无菌手套	2分	备物不齐,少1件,各扣1分;少3件及以上,得0分;放置不合理,不合理的1项每扣0.5分

续表 5-7

项目	项目分类	操作流程	标准分	评分细则
操作前评估和准备(15分)	准备(6分)	和清洁手套各1对、无菌敷料1张、酒精棉片1~2块、治疗盘、治疗巾、镊子2把、弯盘1个、胶布、笔、快速手消毒液、按需备无菌小方纱、管道标签、"3 m"弹力胶布、0~10 U/mL 肝素盐水		
		环境准备。清洁、安静、舒适、温度、湿度适宜、光线明亮,符合无菌操作要求	1分	1项不符合,扣0.5分
		患者准备。按需大、小便;取合适体位	1分	1项不符合,扣0.5分
操作过程(72分)	核对、解释(2分)	核对医嘱(治疗单)、患者的床号、姓名	2分	核对不全面,扣1分;未核对或未解释,扣2分
		解释操作的目的、注意事项及配合的内容		
	体位(2分)	头偏向对侧	2分	体位不当影响操作,扣2分
	移除旧敷料(4分)	(1)注意手卫生,置管部位垫一次性治疗巾。 (2)戴清洁手套,以0°或180°揭开敷料,顺着导管穿刺方向移除敷料,避免导管脱出。 (3)查看导管置入刻度、外露长度、穿刺点及周围皮肤。 (4)脱手套,用快速手消毒液擦手	4分	撕薄膜方法不对,扣2分;撕薄膜后无手消毒,扣2分
	消毒(16分)(以0.5%安多福、75%乙醇溶液消毒为例)	(1)打开换药包或治疗巾、准备所需物品,手卫生、戴无菌手套。 (2)用无菌纱布包裹导管外露接头部分,将导管提起。 (3)用75%乙醇溶液消毒皮肤,避开穿刺点0.5 cm及导管,以穿刺点为中心(分别以顺时针、逆时针的方向)消毒皮肤至少2遍,消毒面积大于敷料面积,自然待干。 (4)用0.5%安多福消毒皮肤,以穿刺点为中心(分别以顺时针、逆时针的方向)消毒皮肤2遍,消毒面积大于敷料面积,自然待干。 (5)消毒导管表面,从导管穿刺点到连接器。 (6)消毒导管另一面,从导管穿刺点到连接器。 (7)脱无菌手套,快速手消毒液擦手	16分	戴无菌手套不规范,扣1分;未将导管正确提起,扣1分;消毒不充分,扣2分;消毒范围不足,扣3分;消毒顺序错误,扣2分;消毒方法错误,扣2分;消毒导管外露部分及接头方法欠规范,扣3分;脱手套后无快速手消毒液洗手,扣2分

续表 5-7

项目	项目分类	操作流程	标准分	评分细则
操作过程（72分）	固定（14分）	（1）将导管以"C"形、"S"形、或"U"形摆放。 （2）以穿刺点为中心，无张力放置敷料。 （3）从中央开始塑形。 （4）抚平整块薄膜，排除薄膜下空气。 （5）边撕边框边按压。 （6）胶布横向固定导管与敷料。 （7）胶布蝶形交叉固定敷料与外露导管	14分	无胶布固定针翼，扣2分；导管摆放错误，扣2分；薄膜放置位置不对，扣2分；无塑形或塑形方法错误，扣4分；薄膜下有空气或卷边，扣4分
	贴标识（2分）	（1）检查管道标签、如需更换，注明置管时间。 （2）标识注明更换薄膜日期并签名，粘贴在敷料边缘	2分	无管道标识或标识错误，扣2分
	更换正压接头（6分）	（1）使用已吸好的生理盐水的不少于10 mL的注射器或10 mL预冲式生理盐水（导管冲洗器），预充新接头。 （2）取下旧接头，使用酒精棉片多方位用力擦拭导管接口横截面和外围5~15 s并待干。 （3）接上新接头	6分	未预充接头，扣2分；消毒导管接头不正确，扣4分
	冲管（6分）	（1）连接已吸好的生理盐水的不少于10 mL的注射器或10 mL预冲式导管冲洗器，回抽见回血。 （2）以脉冲方式冲管。采用推-停-推的方法冲洗导管，推注产生的涡流将导管壁冲洗干净（如果遇到阻力或者抽取无回血，应进一步确定导管的通畅性，不应强行冲洗管道）	6分	未回抽，扣2分；冲管方法不正确，扣4分
	封管（4分）	（1）用0~10 U/mL肝素溶液封管。 （2）推剩封管液0.5~1 mL时边推边拔出注射器，夹闭小夹子	4分	注射器选择错误，扣1分；封管液选择错误，扣1分；未正压封管，扣2分
	观察、宣教、记录（10分）	（1）导管维护时间。应至少每7天更换1次无菌敷料，至少每2天更换1次无菌纱布敷料。 （2）局部观察。 A. 穿刺点周围皮肤有无发红、瘙痒、肿胀、疼痛。 B. 穿刺点有无出血、分泌物。 C. 穿刺侧肩部或颈部或锁骨下区域有无肿胀、疼痛	10分	未宣教维护时间，扣1分

续表 5-7

项目	项目分类	操作流程	标准分	评分细则
操作过程（72分）	观察、宣教、记录（10分）	（3）导管观察。观察导管外露长度，导管有无脱出、进入体内，外露导管是否打折、破损。 （4）导管接头观察。观察导管接头是否松动、破损，导管接头内是否有血液或异物。 （5）敷料观察。敷料有无破损、潮湿、松动或卷边。 （6）禁止做的活动。 A. 不应长期压迫置管侧肢体。 B. 置管侧颈部避免大幅度动作。 （7）记录导管的体内留置长度或外露长度、局部皮肤、管道通畅等情况	10分	局部未观察或宣教1项，扣2分 导管未观察或宣教1项，扣2分 导管接头未观察或宣教1项，扣1分 敷料未观察或宣教1项，扣1分 未宣教禁止做的活动1项，扣1分 记录不全面，扣2分
	整理（5分）	患者保暖，协助取舒适卧位	1分	未保暖和体位不对，扣1分
		病床单位干净、整洁	1分	床单位不干净或不整洁，扣1分
		用物分类处理	2分	处置不符合规范，扣2分
		护士洗手	1分	未洗手，扣1分
质量（8分）	态度（2分）	关心患者，与患者有效沟通	2分	语气生硬、不关心患者，扣2分
	整体（6分）	操作熟练、规范	2分	操作欠熟练，欠规范，每项各扣1分
		严格无菌操作	4分	违反无菌操作，扣4分
相关知识掌握（5分）	相关知识（5分）	对黏胶过敏、皮肤病变及皮肤完整性受损的患者，应选用什么敷料	3分	回答错误，扣3分
		敷料或固定装置应与皮肤紧密贴合，透明敷料应采用什么方法固定	2分	回答错误，扣2分

整项操作 20 min。每超时 1 min，扣 1 分；超时不少于 10 min，为不及格。80 分为合格线。

四、相关知识参考答案

（1）对黏胶过敏、皮肤病变及皮肤完整性受损的患者，应选用什么敷料？

答：可选用纱布敷料，必要时可选择水胶体等治疗性敷料。

(2)敷料或固定装置应与皮肤紧密贴合。应采用什么方法固定透明敷料？

答：应采用以穿刺点为中心无张力放置、塑形、抚压的方法固定透明敷料。

（周惠兰　黄小芬　邓丽君　黄天雯）

第八节　起立-行走计时测试

一、目的

用于综合评定下肢的肌力、平衡及步态，进而快速、定量评定老年人的功能性步行能力。

二、适应证

（1）有跌倒史或有跌倒倾向。

（2）四肢肌力Ⅳ级或以上，无明显视力、听力障碍，能独立完成测试。

三、操作流程及评分标准

起立-行走计时测试操作流程及评分标准见表5-8。

表5-8　起立-行走计时测试操作流程及评分标准

项目	项目分类	操作流程	标准分	评分细则
操作前评估和准备（10分）	评估（5分）	全身评估。评估患者年龄、生命体征、病情、活动能力、心肺功能、视力、听力等情况	2分	评估不全面，扣1分
		专科评估。评估患者诊断、四肢肌力、感觉、活动、有无跌倒史等	2分	评估不全面，扣1分
		心理社会支持评估。评估文化水平、患者（家属）对起立-行走测试的目的、方法及注意事项的认识程度、配合程度、心理状态	1分	评估不全面，扣0.5分
	准备（5分）	操作者的仪表、举止符合规范	1分	不符合规范，扣1分
		用物准备，如秒表、有扶手的椅子（坐高45 cm、扶手高20 cm）、步道（3 m）、快速手消毒液	2分	备物不齐，扣1分
		环境应宽敞明亮、地面清洁干燥、无障碍物	1分	不符合要求，扣1分
		患者宜着平常穿的平底鞋（拖鞋除外），可以使用任何辅助用具；衣着合身、裤脚不过长	1分	不符合要求，扣1分

续表5-8

项目	项目分类	操作流程	标准分	评分细则
操作过程(75分)	核对、解释(5分)	核对患者床号、姓名、手腕带信息	2分	无核对患者信息，扣2分
		向患者解释操作目的、注意事项及配合技巧	3分	解释不全面，扣1分
	测试前准备(5分)	检测椅子安全性能	5分	未检测，扣5分
	测试前坐位要求(5分)	患者坐在椅子上，身体靠在椅背上，双手放椅子两侧扶手上，双脚着地，自然下垂	5分	身体未靠在椅背上、双脚未着地，各扣2.5分
	起立(5分)	让患者听指令，在听到"开始"指令的瞬间起身开始，并开始计时	5分	未计时，扣5分
	行走过程(20分)	患者按照正常步行速度进行，绕过"3 m"标记处，返回（此过程不能对患者进行身体上的帮助，但是要保证患者安全），患者有任何不适，应立即停止测试	10分	患者出现错误但未予纠正，扣5分；患者跌倒，扣10分
	坐下(5分)	患者走到椅子旁边坐下，身体靠在椅背上，此时计时结束	5分	未及时停止计时，扣3分
	计时、判断(10分)	(1) 测3次取平均值，每次测试中间休息1 min。 (2) 判断患者的风险等级	10分	平均值算错，扣5分；患者有不适未休息，扣2分；风险等级判断错误，扣3分
	观察、记录(5分)	观察患者步态、稳定性，有无气促及体能异常等情况	2分	观察不全面，扣1分；未观察，扣2分
		记录患者步态、用时、所用的辅助工具、风险等级	3分	记录不全面，扣1分；未判读风险等级，扣2分
	宣教(10分)	根据患者测试所用时间的平均值，按照所对应风险，进行相应的健康宣教。若患者处于低危风险，则告知测试结果、加强防跌倒意识与跌倒危险相应措施的宣教；若患者处于中危，则在低危宣教内容的基础上增加辅助工具及陪人的宣教；若患者处于高危风险，则在以上宣教内容基础上，增加搀扶方法的宣教	10分	欠全面，扣2分；未宣教，扣10分
	整理(5分)	操作后安全、妥善安置患者	2分	未妥善安置患者，扣2分
		用物合理放置	2分	不合理，扣2分
		洗手	1分	未洗手，扣1分

续表 5-8

项目	项目分类	操作流程	标准分	评分细则
质量 (5 分)	态度 (2 分)	关心患者、有效沟通	2 分	态度生硬，扣 1 分
	整体 (3 分)	操作熟练、规范，测量过程未发生跌倒	3 分	不熟练，扣 2 分；发生跌倒，扣 3 分
相关知识掌握 (10 分)	相关知识 (10 分)	肌力分为几级？如何判断	2 分	错误，扣 2 分
		如何评判患者跌倒的风险等级	8 分	一项不对，扣 2 分

整项操作共 15 min。每超时 1 min，扣 1 分；超时不少于 10 min，为不及格。80 分为合格线。

四、相关知识参考答案

（1）肌力分为几级？如何判断？

答：0 级——瘫痪，不能活动。肌力为正常肌力 0%。Ⅰ级——有肌肉收缩，但不能使关节活动。肌力为正常肌力 10%。Ⅱ级——肌肉收缩能使肢体在去除重力的条件下做关节全范围活动。肌力为正常肌力 25%。Ⅲ级——肌肉收缩能使肢体抵抗自身重力做关节全范围活动，但不能抵抗外加阻力。肌力为正常肌力 50%。Ⅳ级——肌肉收缩能使肢体抵抗重力和部分外加阻力。肌力为正常肌力 75%。Ⅴ级——正常肌力。肌力为正常肌力的 100%。

（2）如何评判患者跌倒的风险等级？

答：时间不大于 10 s，表明步行自如（评级为正常）；大于 10 s 且不大于 20 s，表明有独立活动的能力（评级为低危）；大于 20 s 且不大于 30 s，表明需要帮助（评级为中危）；大于 30 s，表明行动不便（评级为高危）。

（郑峥　方丽璇　黄天雯）

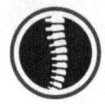

第六章 专科护理操作流程与评分标准

第一节 轮椅转运

一、目的

(1) 护送不能行走但能坐起的患者入院、出院、检查、治疗或室外活动。
(2) 帮助患者下床活动，促进血液循环和体力恢复。

二、适应证

适用于所有不能行走但能坐起的患者。

三、操作流程及评分标准

轮椅转运的操作流程及评分标准见表 6-1。

表 6-1 轮椅转运的操作流程及评分标准

项目	项目分类	操作流程	标准分	评分细则
操作前评估和准备（10分）	评估（5分）	全身评估：评估患者年龄、意识、生命征、体重、病情、生活自理能力、治疗情况	2分	未评估，扣2分；评估不全面，扣1分
		专科评估：评估四肢肌力、肌张力、全身皮肤情况、有无伤口、引流管及石膏固定等	2分	未评估，扣2分；评估不全面，扣1分
		心理社会支持评估：评估患者的文化水平、社会关系，患者（家属）对使用轮椅的目的、方法及注意事项的认识程度、配合程度、心理状态	1分	未评估，扣1分；评估不全面，扣0.5分
	准备（5分）	操作者的自身准备：包括仪表举止符合规范、洗手、戴口罩（必要时）	0.5分	仪容、仪表不符合专业要求，扣0.5分
			0.5分	未洗手，扣0.5分

续表6-1

项目	项目分类	操作流程	标准分	评分细则
操作前评估和准备（10分）	准备（5分）	用物。选择合适的轮椅（性能良好）、必要时备软枕及约束带等	2分	备物不齐，扣1分
				用物放置欠合理，扣1分
		环境。移开障碍物，保证环境宽敞	1分	不符合要求，扣1分
		患者。询问患者的需求，让其按需大、小便，更换衣物	1分	未询需求，扣1分
操作过程（75分）	核对、解释、检查（10分）	核对医嘱、患者的序号、姓名；向患者及家属解释使用轮椅的目的、方法、注意事项及配合要点	2分	未核对，扣2分
			2分	解释不全面，扣2分
		再次检查轮椅的性能，检查轮椅的座高、座宽、座深和脚踏板高度	2分	未再次检查轮椅性能，扣2分
			4分	未检查轮椅座高、座宽、座深、脚踏板高度，各扣1分
	患者由床→轮椅转移（30分）	轮椅椅背与床头（或床尾）平齐，椅面朝向床尾（或床头），刹住轮椅，翻起脚踏板，防止轮椅滑动。偏瘫患者，轮椅放置在健侧	1分	轮椅放置不符合要求，扣1分
			1分	未刹住轮椅，扣1分
			1分	未翻起踏板，扣1分
		取下轮椅近侧扶手（根据轮椅性能）	1分	未取下，扣1分
		扶患者坐起。嘱患者以手掌撑在床面上，双足垂床沿，维持坐姿。协助穿衣及鞋袜（截瘫/卒中患者穿硬底鞋）	1分	扶起方法不正确，扣1分
			1分	无协助穿衣物、鞋袜，扣1分
		（1）单人协助转移方法。嘱患者将双手置于护士肩上，身体稍向前倾。护士双腿分开，双膝屈曲。双手环抱患者腰后部，抓紧裤头。护士保持腰背挺直。利用上肢和下肢力量，将其移至轮椅坐稳。 （2）自行转移法。患者坐稳后身体前倾。一只手紧握较远处扶手，另一只手撑住床沿。患者两手与双下肢同时发力站起，站稳后，靠近轮椅一侧的腿向轮椅处迈出一步，同时以另一侧下肢为中轴旋转身子，转向轮椅。站稳后坐到轮椅上	1分	患者与护士体位配合不正确，扣1分
			2分	转移过程出现轮椅摆动，扣2分
			3分	跌倒风险大，扣3分
			5分	护士未先示范与讲解方法，扣5分
			5分	患者自行转移方法欠正确，扣5分

续表6-1

项目	项目分类	操作流程	标准分	评分细则
操作过程（75分）	患者由床→轮椅转移（30分）	协助患者调整体位，身体向后靠	2分	无协助调整体位，扣2分
		整理衣物，翻转脚踏板，协助患者双脚置于其上	2分	未协助整理衣物，扣2分
			2分	脚踏板未安置妥当，扣2分
		必要时使用约束带。系好安全带，打开制动闸，开放引流管并固定妥善，护送患者	2分	未适当固定或未打开车闸，各扣1分
	患者由轮椅→床转移（25分）	将轮椅推至床边，轮椅椅背与床头（或床尾）平齐，椅面朝向床尾（或床头）	2分	轮椅放置不符合要求，扣2分
		刹住轮椅，翻起脚踏板	1分	未刹住轮椅，扣1分
			1分	未翻起脚踏板，扣1分
		（1）单人协助转移方法。嘱患者将双手置于护士肩上，身体稍向前倾。护士双腿分开，双膝屈曲。护士双手环抱患者腰后部，抓紧裤头。护士保持腰背挺直，利用上肢和下肢力量，将患者移至床沿坐稳。（2）自行转移法。双足前脚掌着地，双侧膝关节屈曲不得超过90°。患者重心前移，双手扶住轮椅扶手站起，患者站稳后，靠近床的一侧腿向前方床边迈出一步，同时以另一侧下肢为中轴旋转身子。患者站稳后，双手支撑床面。患者重心前移，弯腰慢慢坐于床沿	2分	患者与护士体位配合不正确，扣2分
			3分	转移过程出现轮椅摆动，扣3分
			3分	跌倒风险大，扣3分
			4分	护士未先示范与讲解方法，扣4分
			4分	患者自行转移方法欠正确，扣4分
		协助患者脱去鞋子及外衣，开放引流管并固定妥善，躺卧舒适，盖好棉被	2分	未协助患者脱去鞋子及外衣，各扣1分
			1分	未开放引流管，扣1分
			1分	未协助患者躺卧舒适，扣1分
			1分	未根据患者需求，盖好被子，扣1分

续表 6-1

项目	项目分类	操作流程	标准分	评分细则
操作过程（75分）	观察、宣教、记录（6分）	观察患者有无眩晕等不适	1分	未观察患者有无不适，扣1分
		宣教： (1) 坐轮椅时身体不可前倾、不可自行站起或下轮椅，以免摔倒；系安全带。	1分	宣教不全面，扣1分
		(2) 下坡时，倒转轮椅，使轮椅缓慢下行，患者头及背部应向后靠。 (3) 如有下肢水肿、溃疡或关节疼痛，可将脚踏板抬起，并垫软枕，双脚踏于软枕上。 (4) 过门槛时，翘起前轮，避免过大的震动	4分	未宣教，扣4分
		记录轮椅使用情况	1分	未记录，扣1分
	整理（4分）	患者保暖，协助舒适体位	1分	未保暖和体位不对，各扣0.5分
		床单位干净、整洁	1分	床单位不干净或不整洁，扣1分
		用物处置：收起轮椅，妥善放置，定期保养	1分	物品处理不符合规范，扣1分
		护士洗手	1分	未洗手，扣1分
质量（5分）	态度（2分）	关心患者，与患者或家属有效沟通	2分	语气生硬、不关心患者，扣2分
	整体（3分）	操作熟练、规范，患者知晓相关知识，无引起操作并发症（跌倒、管道脱出等）	2分	操作欠熟练，欠规范，每项扣1分
			1分	患者欠知晓注意事项，扣1分
			不合格	引起跌倒、脱管不合格
相关知识掌握（10分）	相关知识（10分）	轮椅的座高、座宽、脚踏板高度的要求	5分	回答不全面，扣2分
		哪些患者禁忌使用坐式轮椅	5分	回答不全面，扣2分

整项操作共12 min。每超时1 min，扣1分；超时不少于10 min，为不及格（80分为合格线）。

四、相关知识参考答案

(1) 轮椅的座高、座宽、脚踏板高度的要求？

答：座高——以患者久坐且能保持正确姿势为标准；座宽——测量两臀部最宽处，

再加上 5 cm；脚踏板高度——离开地面至少 5 cm。

(2) 哪些患者禁忌使用坐式轮椅？

答：严重臀部压力性损伤或骨盆骨折未愈合者不宜使用坐式轮椅。

（方丽璇　陈淑芳　何翠环　黄天雯）

第二节　拐杖的使用

一、目的

(1) 为了避免患肢负重，增加活动范围及保持身体平衡。

(2) 通过拐杖的使用，辅助行走训练，达到增强肌力、恢复功能、预防并发症的目的。

二、适应证

(1) 下肢、髋关节及骶骨疾病术前、术后的患者。

(2) 身体机能下降的老年人。

三、操作流程及评分标准

拐杖的使用的操作流程及评分标准见表 6-2。

表 6-2　拐杖的使用操作流程及评分标准

项目	项目分类	操作流程	标准分	评分细则
操作前评估和准备(15 分)	评估(7 分)	全身评估：评估患者的年龄、生命体征、病情、活动能力、心肺功能	1 分	未评估，扣 1 分
		专科评估：评估患者的诊断，患者四肢感觉、活动、肌力（大于Ⅳ级）情况，如术后患者评估手术方式、部位、伤口情况（有无渗血、渗液、疼痛等）	2 分	未评估感觉及肌力，扣 2 分
			2 分	未评估手术方式、部位、伤口情况，扣 1 分
		心理社会支持评估：评估患者的文化水平、社会关系，患者（家属）对使用拐杖进行康复训练的目的、方法及注意事项的认识程度、配合程度、心理状态	1 分	评估不全面，扣 1 分
			1 分	未评估，扣 1 分

续表6-2

项目	项目分类	操作流程	标准分	评分细则
操作前评估和准备（15分）	准备（8分）	操作者的自身准备，包括仪表、举止符合规范及洗手	1分	仪容、仪表不符合专业要求、未洗手，各扣0.5分
		用物准备，包括拐杖（检查拐杖性能，注意是否平稳、脚底衬垫有无老化磨损、拐杖螺丝是否拧紧）、皮尺、快速手消毒液	2分	备物不齐，扣2分
			2分	无检查拐杖性能，扣2分
		环境准备，地面应清洁、干燥、无湿滑、光线好，无障碍物	2分	不符合要求，扣2分
		患者应穿平底防滑鞋，衣着合身，裤脚不过长，家属陪伴	1分	不符合要求，扣1分
操作过程（70分）	核对解释（4分）	核对患者床号、姓名；向患者解释操作目的、注意事项及配合技巧	2分	无核对患者信息，扣2分
			2分	解释不全面，扣2分
	测量（8分）	测量及调节拐杖长度（长度为患者身高减40 cm）： (1) 站立时，腋垫与腋窝保持3～4 cm距离（约一拳距离）。 (2) 平躺时，腋窝到足底的距离加2～5 cm	8分	测量方法不正确，扣5分；无测量，扣8分
	离床、站立（6分）	(1) 正确扶助患者从卧床到床边坐。患者无头晕再离床。 (2) 双拐放置于双足外上方45°处，使双足与双拐头呈等腰三角形。 (3) 检查把手的高度应与手自然下垂时手腕的位置相符。使用手臂支撑时，肘关节可适当屈曲25°～30°	6分	不正确扶助离床、站立，拐杖放置位置不当，各扣2分
				未检查把手的高度，扣1分
				无关注患者有无不适，扣1分
	行走（28分）	行走（双拐）步态的选择如下： (1) 四点步态法，适用于双脚可支撑身体部分重量的患者。 (2) 三点步态法，适用于一脚部分或完全不能支撑身体重量，另一脚可支撑全身重量的患者。 (3) 两点步态法，适用于双脚可支撑身体部分重量时，适合于肌肉协调好，且臂力强的患者	3分	步态选择错误，扣3分
		行走（双拐）的方法为持拐站稳，任选一步态行走。 (1) 两点步态。右拐杖与左脚同时向前，左拐杖与右脚同时向前。重复上述动作即可行走。 (2) 三点步态。患肢与两拐杖同时向前，健肢向前。重复上述动作即可行走	5分	迈出一步后身体未处于两拐中间或迈患肢，足尖超越双拐连线发生1次，扣1分；连续发生5次及以上，扣5分

续表 6-2

项目	项目分类	操作流程	标准分	评分细则
操作过程（70分）	行走（28分）	（3）四点步态。右拐杖向前，左脚向前，左拐杖向前，右脚向前。重复上述动作即可行走。 行走（单拐）的方法如下：	5分	双拐使用方法不当，重心不稳，扣5分
		将拐置于健侧，将拐杖由健侧向前跨出一步。身体前倾，前臂用力支撑拐杖。患侧下肢向前移动一步，不负重。健侧下肢向前摆出，健侧足迈至患侧下肢平行处	10分	单拐使用方法不当，重心不稳，扣10分
		行走前，护士边示范边讲解方法	5分	健康教育不全面，扣2分
		行走前，护士交代如何判断不适，如有无疼痛、无力、头晕等，交代出现不适时的应对方法		
		行走过程中患者双手握住拐杖柄来支撑体重		讲解方法不正确，扣3分
		患者行走后，评价患者的掌握情况，针对存在问题进行再次指导		
	上下楼梯（14分）	上楼梯法： （1）有扶手时。护士（家属）站在患者的后面，患者移动身体靠近最底层楼梯→合并双拐，一手持握，另一手扶住楼梯扶手，身体尽量靠近扶手；两手同时支撑，将健肢向上跨上一级楼梯（体重保持在健肢上）→移动双拐杖和患肢同时上到同一级楼梯→不断重复，上楼。 （2）无扶手时。护士（家属）站在患者的后面，患者移动身体靠近最底层楼梯→两手各持一拐杖，同时支撑，将健肢向上跨上一级楼梯（体重保持在健肢上）→移动双拐杖与患肢同时上到同一级楼梯→不断重复，上楼	5分	上楼梯方法错误，扣5分
		下楼梯法。 （1）有扶手时。护士（家属）站在患者的前面，患者移动身体靠近待下楼梯的边缘→合并双拐，一手持握，另一手扶住楼梯扶手，身体尽量靠近扶手→握住双拐移至下一级楼梯上，同时移动患肢向下→双手支撑稳定后再移动健肢到下一级楼梯→不断重复，下楼。 （2）无扶手时。护士（家属）站在患者的前面，患者移动身体靠近最待下楼梯的边缘→两手各持一拐杖，将双拐移至下一级楼梯→同时患肢跟上→双手支撑稳定后重心下移，移动健肢到下一级楼梯→不断重复，下楼	5分	下楼梯方法错误，扣5分

续表6-2

项目	项目分类	操作流程	标准分	评分细则
操作过程（70分）	上下楼梯（14分）	上下楼梯前，护士边示范边讲解方法	4分	健康教育不全面，扣2分；讲解方法不正确，扣2分
		上下楼梯前，护士告知可能出现的不适，如有无疼痛、无力、头晕等，交代出现不适时的应对方法		
		患者上下楼梯后，护士评价患者的掌握情况，针对存在问题进行再次指导		
	观察记录（5分）	观察患者的患肢肌力及活动度、步态、使用拐杖情况	5分	记录内容不全，扣3分
		记录患者使用拐杖情况		无记录，扣5分
	整理（5分）	患者保暖，根据病情给予合适、舒适的体位	2分	未保暖和体位不对，各扣1分
		病床单位干净、整洁	1分	床单位不干净或不整洁，扣1分
		拐杖放于容易取用的位置	1分	物品处置不规范，扣1分
		护士洗手	1分	未洗手，扣1分
质量（10分）	态度（2分）	关心患者，与患者或家属有效沟通	2分	语气生硬、不关心患者，扣2分
	整体（8分）	操作熟练、规范，患者知晓相关知识，无引起操作并发症（跌倒、臂丛神经损伤等）	2分	流程欠熟悉，扣2分
			3分	动作欠规范，扣3分
			3分	患者欠知晓相关知识，扣3分
相关知识掌握（5分）	相关知识（5分）	骨折患者扶拐行走的时机	2分	回答不全面，扣1分；回答错误，扣2分
		骨折患者由双拐过渡至单拐，单拐过渡至弃拐的时机	3分	回答不全面，扣2分；回答错误，扣3分

整项操作15 min。每超时1 min，扣1分；超时不少于10 min，为不及格。80分为合格线。

四、相关知识参考答案

（1）简述骨折患者扶拐行走的时机。

答：①患者离床下地活动的时机最好掌握在骨痂形成期。②当踝关节背伸直腿抬高时足不发颤，健肢肌力足以支撑身体重量时，即可让患者开始练习离床扶拐行走。

(2) 简述骨折患者由双拐过渡至单拐、弃拐的时机。

答：骨折治疗达到 6～8 周，如有骨痂形成情况，可以采取挂双拐，双下肢适当踩地运动，逐渐增加踩地的重量，直至完全踩地后没有疼痛。患者复查时 X 光片显示没有骨折移位、骨折愈合良好的情况下，遵医嘱可将患侧的拐杖保留，健侧的拐杖去掉，逐渐增加踩地的力量。患者再复查 X 光片时，遵医嘱踩地后如果没有任何疼痛的情况，也没有骨折移位的情况，就可以完全弃拐。

（戴巧艳　谭运娟　何翠环　高远）

第三节　助行架的使用

一、目的

(1) 帮助患者恢复正常行走步态。
(2) 协助患者保持身体的平衡。
(3) 减少卧位并发症的发生。

二、适应证

(1) 骶、髋关节及下肢疾病术前、术后患者。
(2) 颈、胸、腰椎术后立位平衡差的患者。
(3) 广泛性体能减弱，需要支持者，如心肺疾病患者、长期卧床或患病的老年人。

三、操作流程及评分标准

助行架的使用操作流程及评分标准见表 6-3。

表 6-3　助行架的使用操作流程及评分标准

项目	项目分类	操作流程	标准分	评分细则
操作前评估和准备（15分）	评估（7分）	全身评估。评估患者的年龄、生命体征、病情、活动能力、心肺功能	2分	未评估1项，扣0.5分；未评估不少于4项，扣2分
		专科评估。评估患者的诊断、手术名称、部位、伤口情况（有无渗血、渗液、疼痛等）、四肢感觉、活动、肌力情况、患者的自理能力等	2分	未评估感觉及肌力，扣2分
			1分	未评估疼痛、伤口等，扣1分

续表 6-3

项目	项目分类	操作流程	标准分	评分细则
操作前评估和准备（15 分）	评估（7 分）	心理社会支持评估。评估患者的文化水平、社会关系，患者（家属）对使用助行架进行康复训练的目的、方法及注意事项的认知程度、配合程度、心理状态	2 分	评估不全面，扣 1 分；未评估，扣 2 分
	准备（8 分）	操作者的自身准备，包括仪表、举止符合规范及洗手	0.5 分	仪容、仪表不符合专业要求，扣 0.5 分
			0.5 分	未洗手，扣 0.5 分
		用物准备：助行架（检查助行架性能，注意是否平稳，脚底衬垫有无老化磨损，可调节按钮、连接杆处有无破损、断裂、松脱，调节的可顺性是否完好，住院患者避免选择轮式助行架）、皮尺、快速手消毒液	2 分	备物不齐，扣 2 分
			2 分	无检查助行架性能，扣 2 分
		环境准备，地面应清洁、干燥、无湿滑、光线好、无障碍物、有足够的空间	2 分	不符合要求，扣 2 分
		患者：穿平底防滑鞋，衣着合身，裤脚不过长，家属陪伴	1 分	不符合要求，扣 1 分
操作过程（70 分）	核对、解释（4 分）	核对患者床号、姓名	2 分	无核对患者信息，扣 2 分
		向患者解释操作目的、注意事项及配合技巧	2 分	解释不全面，扣 1 分；未解释，扣 2 分
	测量（8 分）	自然站立时屈肘 30°～40°，腕背伸约 25°，小趾前外侧 15 cm 处到手掌面的距离，即为助行架高度	8 分	扶手高度低于或高于股骨大转子高度大于 10 cm，扣 6 分；大于 5 cm，扣 5 分；无测量，扣 8 分
		自然站立，患者股骨大转子到地面的高度即为助行架扶手的高度		
	离床、站立（3 分）	正确扶助患者从卧床到床边坐，无头晕再离床，站在助行架内中心位置，左右扶手置于患者身体两侧	3 分	不正确扶助离床、站立，扣 2 分；无关注患者不适，扣 1 分
	行走（25 分）	行走方法如下： （1）方法一。患者双手握紧扶手，向前移动或提起助行架约一步距离后，向前放置平稳。患肢向前迈一步，落在架子两后腿连线的水平附近，健肢再向前迈一步，两足距离约与骨盆宽度相同（先迈患肢，再迈健肢）。	5 分	提起助行架放于前方大于 30 cm，扣 5 分
			10 分	重心不稳，步态不当，健肢与患肢行走先后顺序不正确，扣 10 分

续表6-3

项目	项目分类	操作流程	标准分	评分细则
操作过程(70分)	行走(25分)	（2）方法二。患者双手握紧扶手。向前移动助行架一侧，患者移动助行架另一侧，双下肢依次移步。 任选以上一种适宜方法即可。行走过程中两眼平视前方	2分	双眼无平视，扣2分
		行走过程中健康教育如下： （1）患者行走前，边示范边讲解使用助行架的行走距离、步态要求。 （2）患者行走前，交代如何判断不适（疼痛、无力、头晕等）及应对。 （3）交代行走的时机、行走的量（时长）、行走后不适的应对等。 （4）评价患者的掌握情况，针对存在问题进行再次指导	8分	1项无交代，扣2分
	坐下/起身站立(20分)	方法如下： 护士检查座椅的高度与安全性。护士或患者家属将座椅放置于患者身后正后方一步距离处。患者双手握紧扶手，双臂伸直，移动健肢向后，使健肢靠近椅子边缘，患肢逐渐向前滑动伸直。护士协助患者缓慢将重心逐渐向下向后移动。患者的健肢弯曲，身体坐稳。 以上方法反之则为起身站立方法	3分	未检查座椅的高度与安全性，扣3分
			2分	助行架距离椅子的距离太近或太远，扣2分
			10分	方法不当，重心不稳，扣10分
		坐下或起身站立时健康教育如下： （1）坐下/起身前，边示范边讲解方法。 （2）患者坐下/起身站立前，告知可能出现的不适，如有无疼痛、无力、头晕等；告知出现不适时的应对方法。 （3）患者坐下/起身后，评价患者的掌握情况，针对存在问题进行再次指导	2分	讲解方法不正确，扣2分
			3分	健康教育不全面，扣3分
	观察记录(5分)	观察患肢肌力及活动度、步态、使用助行架情况	5分	记录内容不全，扣3分；无记录，扣5分
		记录患者使用助行架情况		
	整理(5分)	患者保暖，行走后根据病情给予合适、舒适的体位	2分	未保暖或体位不对，各扣1分
		病床单位干净、整洁	1分	床单位不干净或不整洁，扣1分
		用物方面，助行架应折叠，放置于容易取用的位置	1分	物品处置不规范，扣1分
		护士洗手	1分	未洗手，扣1分

续表6-3

项目	项目分类	操作流程	标准分	评分细则
质量（10分）	态度（2分）	关心患者，与患者或家属有效沟通	2分	语气生硬、不关心患者，扣2分
	整体（8分）	操作熟练、规范，患者知晓相关知识，无引起操作并发症（跌倒、患肢负重过重、髋关节置换术后假体脱位等）	2分	流程欠熟悉，扣2分
			3分	动作欠规范，扣3分
			3分	患者欠知晓相关知识，扣3分
相关知识掌握（5分）	相关知识（5分）	什么是不负重、部分负重、大部分负重、完全负重	3分	回答不全，扣2分；回答错误，扣3分
		患者使用助行架的护理效果评价	2分	回答不全面，扣1分；回答错误，扣2分

整项操作共15 min。每超时1 min，扣1分；超时不少于10 min，为不及格。80分为合格线。

四、相关知识参考答案

（1）什么是不负重、部分负重、大部分负重、完全负重？

答：不负重即零负重，不在患处施加重力，患肢在行走时完全不受力；部分负重指足尖点地负重，负重达到体重的20%左右；大部分负重指负重达到体重的50%～100%之间；完全负重指100%的负重。

（2）如何评价患者使用助行架的护理效果？

答：评价患者使用助行架的护理效果包括3个方面：①患者或其家属能复述使用助行架的目的；②患者掌握使用方法及注意事项；③患者能正确使用助行架。

（陈晓玲　李娜　孔丹　黄天雯）

第四节　腰围的使用

一、目的

（1）固定、制动腰椎，维持腰椎及腰椎旁组织的稳定性。

（2）减少腰椎活动对血管、神经组织的摩擦刺激，控制急性期无菌性炎症的发展，促进炎症、水肿的消除和吸收。

二、适应证

(1) 腰部严重扭伤,损伤。
(2) 腰椎手术后对腰椎进行固定。
(3) 腰椎间盘突出症,腰椎神经根受压,腰椎骨折。
(4) 辅助物理治疗及康复。

三、操作流程及评分标准

腰围的使用操作流程及评分标准见表6-4。

表6-4 腰围的使用操作流程及评分标准

项目	项目分类	操作流程	标准分	评分细则
操作前评估和准备(15分)	评估(7分)	全身评估。评估患者的年龄、生命体征、病情、活动能力等	2分	评估不全面,扣1分;未评估,扣2分
		专科评估。评估患者的诊断、手术名称、手术部位、手术时间、患者双下肢感觉、肌力及疼痛情况、伤口情况、腰围的尺寸	2分	未评估感觉及肌力,扣2分;未评估疼痛、伤口等,扣1分
			1分	
		心理社会支持评估。评估患者的文化水平、社会关系,患者(家属)对佩戴腰围的目的、方法及注意事项的认知程度、配合程度、心理状态	2分	评估不全面,扣1分;未评估,扣2分
	准备(8分)	操作者的自身准备,包括仪表、举止符合规范及洗手	2分	仪容、仪表不符合专业要求,扣1分;未洗手,扣1分
		用物准备,选择合适的腰围、快速手消毒液	2分	备物不齐,扣2分
		环境准备,地面清洁、干燥、无湿滑、光线好、无障碍物	2分	1项不符,扣1分;不少于2项不符,扣2分
		患者准备,病情许可;穿贴身衣服1件;穿平底鞋,家属陪伴	2分	1项不符,扣1分;不少于2项不符,扣2分
操作过程(70分)	核对、解释(5分)	核对患者床号、姓名;向患者解释操作目的、注意事项及配合技巧	5分	核对、解释不全面,各扣1分;未核对、未解释,各扣2.5分
	腰围选择(5分)	选择合适的腰围。规格应与患者体型相匹配,上缘至肋弓下缘,下缘平臀裂,后侧不宜过分前凸	5分	不合适,扣5分

续表 6-4

项目	项目分类	操作流程	标准分	评分细则
操作过程（70分）	佩戴（15分）	（1）方法一。患者取仰卧位，双下肢屈膝。患者双肘及足部支撑将臀及腰部抬离床面。护士将腰围伸入腰部，使腰围正中线的位置正对患者脊柱。患者平卧。护士将腰围内、外侧固定片粘牢。检查松紧度以可伸入一指为宜，检查上、下缘位置。 （2）方法二。指导或协助患者轴线翻身至90°，置腰围于腰部，使腰围正中线的位置正对患者脊柱。操作者双手托住腰围（让腰围贴住患者腰部），同时指导患者平卧，将腰围内、外侧固定片粘牢，操作者检查松紧度以可伸入一指为宜，检查上、下缘位置	4分 8分 3分	体位不当或翻身方法不正确，各扣2分 腰围佩戴方法不正确，扣8分；腰围佩戴上、下方向相反，扣8分 松紧度不适宜，扣3分
	起卧方法（15分）	（1）起床。护士指导或协助患者身体移向床边，轴线翻身至侧卧位。患者以肘关节及手掌为支撑点支撑上身，必要时操作者协助或指导家属协助。患者侧起身，同时患者双腿垂于床边，脚踏床边椅。护士询问患者有无不适，如腰部疼痛、头晕等。如无不适，患者在床旁静坐5～10 min后离床站立，站立5 min如无不适，可行走。护士指导离床活动注意事项。 （2）患者躺下时与坐起方法顺序相反	4分 5分 3分 3分	患者身体未移向床边或未取侧卧位，各扣2分 支撑点错误1处，扣2分；错误不少于2处，扣5分 未询问患者有无不适，扣3分 未指导离床活动注意事项，扣3分
	摘除腰围（10分）	护士协助患者平卧于床上，解开腰围内外两层固定片。护士协助患者轴线翻身至侧卧位，或患者双肘及足部支撑将臀及腰部抬离床面。护士取下腰围，协助患者取舒适体位	4分 3分 3分	体位不正确或未轴线翻身，各扣2分 摘除腰围顺序错误，扣3分 患者配合欠缺，扣3分
	健康宣教（10分）	（1）佩戴腰围的时机、方法、时间。患者卧床时不需要佩戴，坐、站及行走时需要佩戴腰围；患者术后宜佩戴腰围4～12周，或遵医嘱。 （2）预防跌倒的注意事项。 （3）活动时注意事项包括如何拾物、沐浴等。 （4）佩戴腰围期间遵医嘱加强腰背肌锻炼，防止腰背肌萎缩，如低桥式运动、五点式运动等。 （5）腰围的保养	3分 2分 2分 2分 1分	佩戴腰围的时机、方法、时间指导不全面，各扣1分 预防跌倒的注意事项无指导，扣2分 活动时的注意事项无指导，扣2分 功能锻炼方法无指导，扣2分 腰围的保养无指导，扣1分

续表 6-4

项目	项目分类	操作流程	标准分	评分细则
操作过程（70分）	观察记录（5分）	观察与记录患者双下肢感觉、肌力及活动度、步态、使用腰围情况	5分	观察及记录内容不全，扣2分；无记录，扣5分
	整理（5分）	患者保暖，护士协助取舒适卧位	2分	未保暖和体位不对，各扣1分
		病床单位干净、整洁	1分	床单位不干净或不整洁，扣1分
		腰围放于容易取用的位置，防受压	1分	物品处置不规范，扣1分
		操作者洗手	1分	未洗手，扣1分
质量（10分）	态度（2分）	关心患者，与患者或家属有效沟通	2分	语气生硬、不关心患者，扣2分
	整体（8分）	操作熟练、规范，患者知晓相关知识，无引起操作并发症（脊柱侧屈、旋转等）	2分	流程欠熟悉，扣2分
			2分	动作欠规范，扣2分
			2分	患者欠知晓相关知识，扣2分
			2分	引起相关并发症，扣2分
相关知识掌握（5分）	相关知识（5分）	腰背肌锻炼五点支撑法与三点支撑法的受力点	2分	回答不全面，扣1分；回答错误，扣2分
		评价患者使用腰围的护理效果	3分	回答不全面，扣2分；回答错误，扣3分

整项操作共需 10 min。每超时 1 min，扣 1 分；超时不少于 10 min，为不及格。80 分为合格线。

四、相关知识参考答案

（1）简述腰背肌锻炼五点支撑法与三点支撑法的受力点。

答：五个支撑点，即用头、双肘及双足作为支撑点使背部、腰臀部向上抬起、悬空及后伸。三个支撑点，即双臂放置胸前，用头顶及双足支撑，使全身呈弓形撑起，腰背部尽力后伸。

（2）如何评价患者使用腰围的护理效果？

答：患者清楚佩戴腰围的目的，即减轻腰椎的负荷，限制腰部和腰骶关节活动，稳定脊柱。腰围一般用于腰椎损伤及腰椎手术后。

患者能掌握正确的佩戴方法（详见佩戴流程及评分标准）。

患者掌握佩戴腰围的注意事项：①原则。离床活动前佩戴，卧位时摘除，即坐起之前将腰围戴好，躺下后再除去腰围。②佩戴腰围的松紧度以一指为宜，过紧会造成腹部不适，过松则起不到固定作用。③在使用腰围期间，应在医生指导下逐渐加强腰背肌锻炼以防止或减轻腰肌萎缩。

患者知道佩戴腰围的时间一般为4～12周（或遵医嘱）。一旦达到所需治疗目的，要及时解除，不宜长期使用。长期使用会引起腰背肌萎缩及关节强直，加重腰椎负担。

（黎小霞　彭莉　肖萍　邓丽君）

第五节　颈托的使用

一、目的

（1）固定、制动颈椎；保护、保持颈椎的稳定性。
（2）减少颈椎活动对血管、神经组织的摩擦刺激，控制急性期无菌性炎症的发展，促进炎症、水肿的消除和吸收。

二、适应证

颈髓损伤、颈椎病、颈椎骨折等疾病的保守治疗及其手术后需要限制颈部活动的患者。

三、操作流程及评分标准

颈托的操作流程及评分标准见表6-5。

表6-5　颈托的使用操作流程及评分标准

项目	项目分类	操作流程	标准分	评分细则
操作前评估和准备（15分）	评估（8分）	全身评估。评估患者的年龄、生命体征、病情、活动能力	2分	评估不全面，扣1分；未评估病情，扣2分
		专科评估。评估患者的诊断、手术名称、手术部位、手术时间、患者四肢感觉、肌力及伤口情况（有无渗血渗液、疼痛情况）、损伤部位、颈围的尺寸	3分	未评估感觉及肌力，扣2分；未评估疼痛、伤口等情况，扣1分

续表6-5

项目	项目分类	操作流程	标准分	评分细则
操作前评估和准备（15分）	评估（8分）	心理社会支持评估。评估患者的文化水平、社会关系，患者（家属）对佩戴颈托的目的、方法及注意事项的认知程度、配合程度、心理状态	2分	评估不全面，扣1分；未评估，扣2分
		操作者评估。评估操作者的体力、人力（如颈髓损伤伴截瘫的患者需配备3～4人，双上肢活动正常的患者可自行固定头部）	1分	评估不全面，扣0.5分；未评估，扣1分
	准备（7分）	操作者的自身准备，包括仪表、举止符合规范及洗手	2分	仪容、仪表不符合专业要求，扣1分；未洗手，扣1分
		物品准备。根据患者颈围选择合适的颈托、快速手消毒液	2分	备物不齐，扣2分
		环境准备。地面清洁防滑、光线明亮、无障碍物	1分	1项不符，扣0.5分；不少于2项不符，扣1分
		患者：病情许可时遵医嘱离床活动佩戴或24h佩戴；穿贴身衣服1件；穿平底鞋；有家属陪伴	2分	1项不符，扣1分；不少于2项不符，扣2分
操作过程（70分）	核对、解释（5分）	核对患者床号、姓名；向患者解释操作目的、注意事项及配合技巧	2分	核对不全面，扣1分；未核对，扣2分
			3分	解释不全面，扣2分；未解释，扣3分
	选择合适颈托（5分）	选择合适的颈托并识别前后片。后片上缘靠近枕骨，下缘靠近双肩。前片边缘压于后片之上，下颌可以完全放入颈托前片的下凹槽内，下颌宽度可以较合适地贴合前片弧度，左右两侧下颌与前片弧度小于1 cm。似下巴形状的为颈托前片。有金属或塑料长托的为颈托后片。颈托后片有金属或塑料长托的为下缘	3分	前后片识别错误，扣3分
			2分	后片上下识别错误，扣2分
	佩戴（15分）	对于双上肢活动正常的患者，患者双手固定头颈部，操作者协助患者轴线翻身至侧卧45°～90°（避免颈部扭曲）。颈髓损伤患者必须由专人固定头部协助翻身，方法同三人翻身法。	5分	体位（颈部扭曲）不正确，扣5分
			3分	无协助固定颈部，扣3分
		操作者为患者戴颈托后片。扶住头颈部，协助患者轴线翻身至平卧；调整颈托后片，为患者佩戴前片，颈托前片边缘压住后片。在不影响呼吸的情况下扣好尼龙扣，检查松紧度以可伸入一指为宜，检查上、下缘位置	5分	颈托前后或上下佩戴错误，扣5分
			2分	松紧度不适宜，扣2分

续表 6-5

项目	项目分类	操作流程	标准分	评分细则
操作过程（70分）	起卧方法（15分）	（1）起床方法。指导或协助患者身体移向床边，轴线翻身至侧卧90°，以肘关节及手为支撑点支撑上身（必要时操作者协助/或指导家属协助）。患者侧起身同时双腿垂于床边，脚踏床边椅。询问患者有无不适，如伤口疼痛、头晕等。如无不适，患者在床旁静坐5～10 min后离床站立，站立5 min无不适可行走（指导离床活动注意事项）。 （2）躺下时与坐起时方法顺序相反	4分	患者身体未移向床边或未取侧卧位，各扣2分
			5分	支撑点错误1处，扣2分；不少于2处，扣5分
			3分	未询问患者有无不适，扣3分
			3分	未指导离床活动注意事项，扣3分
	摘除颈托（10分）	协助患者平卧于床上。解开颈托固定带，取下前片。协助患者轴线翻身至侧卧45°～90°。取下后片，协助患者取舒适体位	4分	体位不正确或未轴线翻身，各扣2分
			3分	摘除顺序错误，扣3分
			3分	患者欠配合，扣3分
	健康宣教（10分）	（1）佩戴颈托的时机、方法、时间。患者平卧时不需要佩戴，摇高床头15°以上、坐、站及行走时需佩戴；患者术后佩戴颈托2～3个月（或遵医嘱）。 （2）预防跌倒的注意事项。 （3）活动时注意事项，包括如何拾物、沐浴等，如何预防颈部皮肤出现超敏反应。 （4）佩戴颈托期间加强四肢功能锻炼、颈部抗阻锻炼，防止肌肉萎缩。 （5）颈托的保养	3分	佩戴腰围的时机、方法或时间指导不全面，各扣1分
			2分	未指导预防跌倒注意事项，扣2分
			2分	未指导活动注意事项，扣1分；未指导预防颈部皮肤过敏，扣1分
			2分	未指导功能锻炼方法，扣2分
			1分	未指导颈托的保养，扣1分
	观察记录（5分）	观察与记录患者四肢感觉、肌力及活动度、步态、使用颈托情况；注意观察颈髓损伤者的呼吸情况	5分	记录内容不全，扣2分；无记录，扣5分
	整理（5分）	患者注意保暖。操作者协助取舒适卧位	2分	未保暖或体位不对，各扣1分
		病床单位干净、整洁	1分	床单位不干净或不整洁，扣1分
		将颈托放于容易取用的位置，防受压	1分	物品处置不规范，扣1分
		操作者洗手	1分	未洗手，扣1分

续表6-5

项目	项目分类	操作流程	标准分	评分细则
质量(10分)	态度(2分)	关心患者，与患者或家属有效沟通	2分	语气生硬、不关心患者，扣2分
	整体(8分)	操作熟练，规范，患者知晓相关知识，无引起操作并发症（颈椎过度屈曲、旋转等）	4分	流程欠熟悉或动作欠规范，各扣2分
			2分	患者欠知晓相关知识，扣2分
			2分	引起相关并发症，扣2分
相关知识掌握(5分)	相关知识	颈椎病的分型	2分	回答不全面，扣1分；回答错误，扣2分
		如何评价患者使用颈托的护理效果	3分	回答不全面，扣2分；回答错误，扣3分

整项操作共15 min。每超时1 min，扣1分；超时不少于10 min，为不及格。80分为合格线。

四、相关知识参考答案

（1）简述颈椎病的分型。

答：颈椎病可分为6种类型——颈型颈椎病、神经根型颈椎病、椎动脉型颈椎病、交感神经型颈椎病、脊髓型颈椎病、食道型颈椎病。临床上常见的为神经根型颈椎病。

（2）如何评价患者使用颈托的护理效果？

答：①患者清楚佩戴颈托的目的。颈托具有暂时性固定的作用，可有效地控制颈椎活动角度，达到制动的目的，一般用于颈椎损伤和颈椎手术后患者。②患者能掌握正确的佩戴方法（详见佩戴流程标准）。③患者知晓佩戴颈托的注意事项：A. 原则。坐起前佩戴，卧位摘除，即坐起之前将颈托戴好，躺下后再除去颈托。B. 佩戴颈托的松紧度以一指为宜，过紧会造成呼吸困难，过松则起不到固定作用。C. 在颈托佩戴期间应注意观察下颌及喉结处有无皮肤压迫，避免皮肤磨损。D. 颈托佩戴期间应每天清洁颈托佩戴处的皮肤。E. 在佩戴颈托后的早期应注意及时纠正患者的不正确站立和走路姿势。④患者知晓佩戴颈托的时间一般为2~3个月（或遵医嘱）。一旦达到所需治疗目的，要及时解除颈托。长期使用颈托可引起颈项肌肉萎缩与颈部关节僵硬。对于佩戴时间较长者，术后第4—第8周（或遵医嘱）可进行颈部抗阻锻炼。

（黎小霞 彭莉 邓丽君 肖萍）

第六节 支架背心的使用

一、目的

（1）固定、制动脊椎，保持脊椎稳定。
（2）减少脊椎活动对血管、神经组织的摩擦刺激，控制急性期无菌性炎症的发展，促进炎症、水肿的消除和吸收。
（3）脊柱畸形的矫形治疗。

二、适应证

（1）胸、腰椎压缩骨折，脊柱畸形患者的保守治疗。
（2）胸、腰椎疾病及其手术后，脊柱侧凸矫形术后患者。

三、操作流程及评分标准

支架背心的使用的操作流程及评分标准见表6-6。

表6-6 支架背心的使用的操作流程及评分标准

项目	项目分类	操作流程	标准分	评分细则
操作前评估和准备（15分）	评估（7分）	全身评估。评估患者的年龄、病情、活动能力、生命体征	2分	评估不全面，扣1分；未评估，扣2分
		专科评估。评估患者的诊断、手术名称、手术部位、四肢感觉、肌力情况、疼痛情况、伤口情况、支架背心是否合适	3分	评估不全面，扣1分；未评估，扣3分
		心理社会支持评估。评估患者的文化水平、社会关系，患者（及家属）对佩戴支架背心的目的、方法及注意事项的认知程度、配合程度、心理状态	2分	评估不全面，扣1分；未评估，扣2分
	准备（8分）	操作者准备。操作者的仪表、举止应符合要求；洗手	2分	仪容、仪表不符合要求，扣1分；未洗手，扣1分
		物品准备。准备支架背心（量身定做）、快速手消毒液	2分	备物不齐，各扣1分
		环境准备。地面清洁、防滑、无障碍物，光线好	2分	1项不符合，扣0.5分；不少于2项，扣1分

续表 6-6

项目	项目分类	操作流程	标准分	评分细则
操作前评估和准备（15分）	准备（8分）	患者在病情许可下进行（遵医嘱离床活动佩戴或24h佩戴），穿贴身衣服1件（建议选取无纽扣T恤背心），穿平底鞋，有家属陪伴	2分	患者病情不允许，未能准确评估，扣1分；衣服、鞋子不符合要求，扣1分
操作过程（70分）	核对及解释（5分）	核对患者床号、姓名；向患者解释佩戴支架背心的目的及注意事项	5分	核对不全面，扣1分；未核对，扣2分
				解释不全面，扣2分；未解释，扣3分
	识别前后片（5分）	由专业支具配制人员进行测量并量身定制。后片下缘位于臀裂，前片上凹缘平胸骨柄，凸起缘位于锁骨下缘2～3cm，下缘位于耻骨联合上缘3cm左右	5分	未能识别前、后片，扣3分；前、后片上、下缘识别错误，扣2分
	佩戴（15分）	（1）患者仰卧位，衣服整理平整。 （2）指导或协助患者轴线翻身至90°（患者背对操作者），戴支架背心后片。患者翻身平卧，调整好支架背心后片（患者后背局部无受压），询问患者后背舒适度，戴支架背心前片（支架前后片边缘在腋中线重叠，前片边缘外露）。先系紧中间扣带，再系两边的扣带，最后系肩部两侧扣带。检查松紧度，以可伸入一指为宜；检查上、下缘位置	3分	体位不当或翻身方法不正确，扣3分
			7分	佩戴方法不正确，扣7分
			2分	患者衣服未整理，扣2分
			3分	扣带松紧不合适，扣3分
	起、卧床方法（15分）	患者起床时，指导或协助患者身体移向床边，进行轴线翻身至侧卧位。患者以肘关节及手掌为支撑点支撑上身，双腿垂床边，脚踏床边椅（必要时操作者协助/或指导家属协助）。询问患者有无不适，如疼痛、头晕等。如无不适，患者可在床旁静坐5～10min后离床站立，站立5min无不适可行走。 卧床的方法、顺序与起床的相反	5分	起床坐起方法错误，扣5分
			5分	躺回床上方法错误，扣5分
			3分	起、卧床期间未保持脊柱轴线，扣3分
			2分	未询问患者有无不适及适时指导，扣2分
	摘除支架（10分）	操作者协助患者平卧于床上，解开扣带，取下支具前片，检查受压部位皮肤有无压红或破损；协助患者轴线翻身至侧卧位，取下后片，检查受压部位皮肤有无压红或破损，协助患者取舒适体位	3分	体位不正确或未轴线翻身，扣3分
			3分	摘除顺序错误，扣3分
			2分	患者配合欠缺，扣2分
			2分	未检查受压部位皮肤，扣2分

续表 6-6

项目	项目分类	操作流程	标准分	评分细则
操作过程（70分）	健康宣教（10分）	护士宣教佩戴支架背心的时机、方法、时间；患者坐、站及行走时须佩戴支架背心，卧床时可将支架取下，或遵医嘱。佩戴时间为3～6个月（或遵医嘱）	10分	1项未宣教或宣教内容不全面，扣2分
		预防跌倒的注意事项		
		活动时注意事项，包括如何拾物、沐浴等		
		加强呼吸功能训练、腰背肌锻炼		
		支架的保养：勿受压，不可用强清洁剂用力清洗，不可用吹风机吹或在阳光下暴晒		
	观察记录（5分）	观察与记录患者四肢感觉、肌力情况及疼痛情况、伤口情况；观察与记录使用支架背心情况	5分	观察及记录内容不全，扣2分；无记录，扣5分
	整理（5分）	患者保暖，协助取舒适卧位	2分	未保暖和体位不对，各扣1分
		病床单位干净、整洁	1分	床单位不干净或不整洁，扣1分
		用物放于容易取用的位置，防受压	1分	物品处置不规范，扣1分
		操作者洗手	1分	未洗手，扣1分
质量（10分）	态度（2分）	关心患者，与患者及家属有效沟通	2分	语气生硬、不关心患者，扣2分
	整体（8分）	操作熟练、规范	3分	流程欠熟悉、动作欠规范，各扣1.5分
		佩戴支架背心有效，患者及家属能掌握注意事项，未发生操作并发症（压力性损伤、脊柱旋转、扭曲等）	3分	皮肤受压、脊柱旋转扭曲，扣3分
			2分	患者及家属未掌握注意事项，扣2分
相关知识掌握（5分）	相关知识（5分）	脊柱畸形患者术后佩戴支具期间如何进行功能锻炼	2分	不全面，扣1分；不正确，扣2分
		如何评价患者使用支架背心的效果	3分	回答不全面，扣2分；回答错误，扣3分

整项操作15 min。每超时1 min，扣1分；超时不少于10 min，为不及格。80分为合格线。

四、相关知识参考答案

（1）脊柱畸形患者术后佩戴支具期间如何进行功能锻炼？

答：锻炼以循序渐进为主，具体的指引如下：①术后1～2周可以佩戴支架背心下床活动，掌握正确的佩戴方法，注意防跌倒。②进行呼吸功能锻炼，如腹式呼吸、吹气球、扩胸运动等锻炼。③脊柱畸形术后患者应注意两肩的高低，在家中安放一面大镜子，每天站在镜子前面观察自己的肩膀是否一样高，要努力使自己的肩膀保持一样的高度和头部位于躯干中央，纠正以往的习惯性姿势；同时，家属督促及提醒其注意两肩膀的高度是否一致。④活动。要求患者在半年内不能参加接触性体育活动（如各种球类活动等），不能坐沙发，避免做上身过度前屈的活动，尽量减少脊柱活动（即向前、向后、向两侧弯腰等），要避免碰撞，9个月内不能骑自行车；1年后可以参加非竞争性的体育活动（如慢跑步、骑自行车等）；1.5～2年可以恢复到正常人的工作和生活，但是应该终生避免冒险性的体育活动（如跳伞、跳崖、蹦极等）。

（2）如何评价患者使用支架背心的效果？

答：①患者清楚佩戴支架背心的目的：限制脊柱的活动，保持脊柱的稳定性，以促进脊柱侧弯后的康复。②患者能掌握正确的佩戴支架背心的方法（详见佩戴流程及评分标准）③患者掌握佩戴支架背心的注意事项：A. 原则。卧位时佩戴，卧位时摘除，即坐起之前将支架背心戴好，躺下后再除去支架背心。B. 佩戴支架背心的松紧度以一指为宜，过紧会造成呼吸困难，过松会起不到对脊柱的固定作用。C. 在佩戴支架背心期间，应在医生指导下逐渐加强功能锻炼及行走锻炼，并继续进行呼吸功能锻炼。D. 熟悉支架背心的保养。E. 患者知道佩戴支架背心的时间一般为3～6个月（或遵医嘱），佩戴期间掌握家居生活的注意事项，掌握功能锻炼的要点。

（黎小霞　邓丽君　彭莉　肖萍）

第七节　抗血栓压力袜的使用

一、目的

（1）促进下肢静脉回流，减轻下肢肿胀。
（2）预防大手术及长期卧床患者的下肢深静脉血栓形成。

二、适应证

（1）卧床时间超过24 h或各种大、中型手术时间大于2 h，或术后制动。

(2)下肢静脉曲张术前预防和术后治疗护理或下肢深静脉血栓后遗症及下肢淋巴水肿。

(3)孕妇,从事站立、重体力劳动者或腿部保健者。

三、操作流程及评分标准

抗血栓压力袜(又被称为弹力袜)的操作流程及评分标准见表6-7。

表6-7 抗血栓压力袜的操作流程及评分标准

项目	项目分类	操作流程	标准分	评分细则
操作前评估和准备(15分)	评估(7分)	全身评估。评估患者病情、年龄、卧床时间、心肺功能、手术情况、深静脉血栓风险	1分	未评估全身情况,扣1分
		专科评估如下: (1)评估双下肢末梢血循环情况、感觉、肌力、活动情况。 (2)评估双下肢有无开放性伤口、皮肤情况。 (3)评估患者腿部及足部是否存在感染、感觉迟钝、动脉缺血性疾病、皮炎、溃疡、出血、坏疽等。 (4)测量患肢大腿根围长、小腿肚周长,选择合适的尺寸。 (5)评估患者是否有使用弹力袜的指征和适应证。 (6)评估患者是否有使用弹力袜的禁忌证。 (7)评估弹力袜是否完好	2分	未评估双下肢末梢血循环情况和有无伤口情况,未评估双下肢皮肤情况,各扣1分
			3分	未评估弹力袜适应证和禁忌证,各扣1分
				未评估弹力袜是否完好、尺寸是否合适,各扣0.5分
		心理社会支持评估。评估患者的文化水平、社会关系,评估患者(家属)心理状态、家庭及社会支持情况,评估患者(家属)对使用弹力袜的目的及注意事项的了解程度	1分	未评估患者(家属)对使用的目的、配合事项的了解程度,扣1分
	准备(8分)	操作者的自身准备。仪表举止符合规范,洗手,修剪手指甲	1分	仪容、仪表不符合要求,扣1分
			1分	未洗手、指甲长,扣1分
		用物准备。准备弯盘、指甲钳、皮尺、弹力袜,必要时备好吊袜带	2分	备物不齐1项,扣1分;备物不少于2项,扣2分
		环境准备。通风良好,温度、湿度适宜,光线明亮	2分	不符合要求,扣2分
		患者准备。患者要洗脚,修剪脚趾甲及去除老皮	2分	准备不充分,扣2分

续表6-7

项目	项目分类	操作流程	标准分	评分细则
操作过程（70分）	核对、解释（4分）	核对医嘱、患者床号、姓名；向患者（家属）解释使用目的、注意事项及配合技巧	4分	无核对患者信息，扣2分；解释不全面，扣1分；未解释，扣2分
	测量（8分）	患者平卧床上，测量患肢大腿根围长、小腿周长，再次确认所选择的弹力袜型号合适	8分	测量方法错误或选择型号错误，扣8分
	体位（3分）	患者平卧或坐于床上，脱掉或卷起裤腿，再次检查腿部及足部情况	3分	患者体位不当，扣2分
				未再次检查腿部及足部情况，扣1分
	穿袜（穿好双侧，共29分）	将袜子由内向外翻出，具体步骤如下： （1）一手伸进弹力袜筒内，捏住弹力袜头内6～7 cm处，另一手把弹力袜筒翻至弹力袜足根部。	5分	手法不当，未翻至足跟部，扣5分
		（2）把弹力袜筒翻过来展顺，以便脚能轻松地伸进弹力袜头内	4分	未展顺袜筒，扣4分
		穿袜。将弹力袜从弹力袜口卷到足趾处，手掌撑开弹力袜，抓住趾洞向外翻转，对准足趾尖处以引导向上拉起弹力袜，穿至腹股沟下3.3 cm	15分	穿戴时手法错误，扣5分，弹力袜根部未置于足跟，扣5分；扭转或过度拉扯袜子，扣5分
		提拉弹力袜。把弹力袜顺腿部循序往回翻并向上拉，穿好后将弹力袜贴身抚平	5分	弹力袜有褶皱，扣5分
	脱弹力袜（6分）	手指协调抓紧弹力袜的内外侧，将弹力袜外翻，顺退脱下	6分	未外翻弹力袜及顺退脱出，扣6分
	健康教育（10分）	穿袜的时机。长期卧床者最好选择每天早晨穿袜。建议日夜均穿着，每天至少18 h	10分	每项宣教内容的分值为2.5分
		更换袜子时，间隔的时间不要超过30 min		
		使用过程中可能出现的异常情况：皮肤有红肿、痛、皮疹、角质变蓝等，出现异常及时告知医护人员		
		弹力袜的保养。弹力袜内面出现松散的线头时，不要将其拔出或剪掉；清洗时应用冷水和中性洗涤剂，轻柔搓洗，将水挤出而不是拧出，平摊在毛巾上晾干。不能烘干和在阳光下暴晒等		
	观察记录（5分）	观察与记录下肢血循环、皮肤的温度、颜色及足背动脉搏动情况	5分	观察、记录内容不全，扣3分；无记录，扣5分
		观察与记录皮肤有无红、肿、痛、皮疹等		

续表 6-7

项目	项目分类	操作流程	标准分	评分细则
操作过程（70分）	整理（5分）	患者保暖，根据病情给予合适、舒适的体位	2分	未保暖和体位不对，各扣1分
		病床单位干净、整洁	1分	床单位不干净或不整洁，扣1分
		用物分类处理，归还原位	1分	物品处置不规范，扣1分
		护士洗手	1分	未洗手，扣1分
质量（10分）	态度（2分）	关心患者，与患者或家属有效沟通	2分	语气生硬、不关心患者，扣2分
	整体（8分）	操作熟练、规范；患者知晓相关健康教育内容	2分	流程欠熟悉，扣2分
			3分	动作欠规范，扣3分
			3分	患者知晓率欠缺，扣3分
相关知识掌握（5分）	相关知识（5分）	弹力袜抗血栓形成的原理	3分	回答不全面，扣2分；回答错误，扣3分
		穿弹力袜的禁忌证	2分	回答不全面，扣1分；回答错误，扣2分

整项操作 10 min。每超时 1 min，扣 1 分；超时不少于 5 min，为不及格。80 分为合格线。

四、相关知识参考答案

（1）请简述弹力袜抗血栓形成的原理。

答：弹力袜抗血栓的原理为以外部压力来抵消深静脉堵塞导致的静脉压力增高，促进静脉血回流，改善局部皮肤营养不良，减轻水肿，使患者在急性期过后早期下床活动，而下地活动本身又有预防下肢深静脉血栓再形成的效果。

（2）穿弹力袜的禁忌证有哪些？

答：高度动脉机能不全、心源性水肿、有严重的糖尿病足等患者禁止使用；严重的心脏病和高血压患者谨慎使用。

（陈晓玲　李娜　张伟玲　黄天雯）

第八节 石膏固定患者护理

一、目的

(1) 保持肢体的特殊位置，促进周围软组织的恢复。
(2) 避免骨折移位，起到固定和保护作用。
(3) 缓解疼痛。

二、适应证

(1) 骨折、关节脱位、关节挫伤、扭伤或周围血管、神经、肌腱断裂或损伤手术修复后，需要石膏固定的患者。
(2) 患骨、关节急慢性炎症或肢体软组织急性炎症，需要石膏固定患者。

三、操作流程及评分标准

石膏固定患者护理操作流程及评分标准见表6-8。

表6-8 石膏固定患者护理操作流程及评分标准

项目	项目分类	操作流程	标准分	评分细则
操作前评估和准备（15分）	评估（7分）	全身评估。评估患者意识、年龄、病情、治疗、活动情况	2分	评估不全面，扣1分；未评估，扣2分
		专科评估。评估患肢伤口渗血、渗液情况；须固定肢体的清洁情况；患肢的血循环、感觉、活动、复位情况等	3分	评估不全面，扣1分；未评估，扣3分
		心理社会支持评估。评估患者的文化水平、社会关系，患者（家属）对石膏固定的目的、方法及注意事项的认识程度、配合程度、心理状态	2分	评估不全面，扣1分；未评估，扣2分
	准备（8分）	操作者的自身准备，包括仪表举止符合规范、洗手、戴口罩	3分	仪容、仪表不符合专业要求，扣1分；未洗手或未戴口罩，各扣1分

续表 6-8

项目	项目分类	操作流程	标准分	评分细则
操作前评估和准备（15分）	准备（8分）	用物准备。准备石膏、棉纸、棉垫、绷带、防水布（或一次性中单）、脸盆或水桶；交腿皮瓣、先天髋复位者视病情而定须加备固定用横杆、软枕或手托（患肢为上肢者）	3分	备物不齐，扣1分
				放置欠合理，扣2分
		环境准备。应通风良好，温度、湿度适宜	1分	不符合要求，扣1分
		护士根据病情协助医生给予合适体位，便于操作；暴露包扎部位	1分	体位不正确，扣1分
操作过程（70分）	协助石膏包扎（50分）	核对患者的床号、姓名、诊断、医嘱；向患者及家属解释石膏固定的目的、方法、注意事项及配合要点	5分	无核对患者信息，扣2分；解释不全面，扣3分
		护士洗手	2分	未洗手，扣2分
		备40℃的水，协助浸泡石膏绷带	2分	水温不合适，扣2分
		暴露肢体，铺防水布于肢体下方	5分	暴露不充分，扣3分；未铺防水布，扣2分
		协助清洁肢体皮肤及处理伤口，骨隆突部皮肤适时加衬垫	5分	皮肤不清洁，扣3分；未正确处理伤口，扣2分
			3分	未加衬垫，扣3分
		协助医生包扎石膏绷带，缠绕过程中不应改变肢体位置及伸屈度，托持石膏时，禁止抓提、按压	8分	改变肢体功能位或所需要的特殊位置，扣5分；抓提、按压石膏，扣3分
		包扎完毕后按肢体轮廓塑形，并将边缘多余部分修整，以充分暴露固定范围外的关节及指（趾）	8分	未塑形或未修整，未满足1项，扣4分
		抬高患肢。用枕垫或悬吊法抬高上肢；用抬高枕垫高下肢，使患处高于心脏10~15 cm	7分	未抬高患肢，扣7分
		石膏固定后未干硬时尽量不搬动患肢，采用通风和光照等措施促使石膏彻底干固	3分	改变肢体位置方法不正确，扣3分
			2分	未适当采取措施促进石膏干固，扣2分
	观察、宣教、记录（16分）	观察内容： (1) 石膏固定的效果，石膏松紧度、有无变形凹陷及污染。 (2) 患肢体位，石膏处渗血、渗液情况、肢端血循环、感觉、活动情况，受伤肢体肿胀的速度。 (3) 是否有局部压迫、组织缺血，特别是皮下组织薄弱、骨突处、神经走向表浅区域。	4分	未做好并发症的观察1项，扣1分，最多扣4分

续表 6-8

项目	项目分类	操作流程	标准分	评分细则
操作过程（70分）	观察、宣教、记录（16分）	（4）固定躯干的石膏，观察呼吸、进食后、排泄等情况。 （5）管型石膏需开窗暴露换药者，窗口处石膏边缘修整圆滑，观察伤口及敷料情况		
		宣教内容： （1）石膏未干前禁止抓提、按压、覆盖重物等。 （2）所处室内保持温湿度适宜，身体保持清洁干燥，汗多时注意暴露固定肢体；石膏潮湿时可用冷风吹干。 （3）翻身或改变体位时注意保护肢体及石膏，避免肢体扭曲。 （4）出现局部压痛、肿胀加重、麻木、皮肤破溃等应及时告之医护人员。 （5）石膏固定期间的功能锻炼方法及注意事项	10分	1项未宣教，扣2分
		记录内容：患肢专科情况（肢端血循环、感觉、活动、动脉搏动），石膏松紧度、体位等情况；管型石膏需开窗暴露换药者，记录伤口及敷料情况；必要时设置与记录翻身卡	2分	记录内容不全1项，扣1分；无记录，扣2分
	整理（4分）	患者应保暖，协助舒适体位	1分	未保暖和体位不对，扣1分
		床单位整洁、折叠美观	1分	床单位不干净或不整洁，扣1分
		用物分类处理	1分	物品处理不合规范，扣1分
		护士洗手	1分	未洗手，扣1分
质量（10分）	态度（2分）	关心患者，与患者或家属进行有效沟通	2分	语气生硬、不关心患者，扣2分
	整体（8分）	操作熟练，规范；患者知晓相关知识；观察与预防并发症措施全面	2分	操作欠熟练，欠规范，扣2分
			6分	患者欠知晓相关知识或观察与预防并发症不到位，各扣3分
相关知识掌握（5分）	相关知识（5分）	简述4种以上常用石膏类型及适应证	3分	回答不全面，扣2分；不正确，扣3分
		简述石膏的开窗，以及需要拆除石膏的情况	2分	回答不全面，扣1分；不正确，扣2分

整项操作15 min。每超时1 min，扣1分；超时不少于10 min，为不及格。80分为合格线。

四、相关知识参考答案

（1）简述4种以上常用石膏类型及适应证。

答：石膏的类型如下。

A. 前臂石膏，适用于腕关节扭伤，桡骨远端骨折和尺骨、桡骨茎突骨折。

B. 上肢石膏，适用于尺骨、桡骨骨折，肘关节脱位，肱骨下段骨折，尺骨、桡骨或肘关节的某些疾病。

C. 上肢外展架，适用于肩关节伤、病或其手术后，肩胛骨和肱骨的伤、病等。

D. 小腿石膏，适用于跖骨与跗骨骨折、内踝或外踝骨折、踝部扭伤、腓骨下端无移位骨折或踝关节疾患。

E. 下肢石膏，适用于胫腓骨骨折、膝部骨折或疾患。

F. 髋人字形石膏，适用于股骨颈或粗隆间骨折、股骨干骨折或股骨的矫形手术后、髋关节或股骨某些疾患。

G. 石膏背心，适用于脊柱骨折、脊柱结核恢复期和脊柱融合术后等。

H. 头胸石膏和石膏领，适用于颈椎的骨折、脱位和颈椎疾患等。

I. 管形石膏，适用于头胸石膏、颈胸石膏、石膏背心、石膏围腰、髋人字石膏。

（2）什么是石膏的开窗？什么情况需要拆除石膏？

答：A. 石膏的开窗。管型或躯干石膏为解除压迫，便于伤口换药、观察、拆线，利于呼吸、饮食，常需开窗。开窗的方法：在石膏完全干固前，用笔标记好预开窗的部位，再用石膏刀或石膏锯向内斜行切开或锯开石膏，边切开边将切开的石膏向上拉起，以便继续切削。窗口石膏完全去掉后，修整窗口边缘的石膏，将内衬自中心剪开外翻黏合固定在窗缘。石膏开窗口用敷料填塞，绷带加压包扎，以防止局部组织因压力低下而外突。

B. 石膏的拆除。有下列情形应立即拆除石膏：①石膏包扎后有再出血。②怀疑有厌氧菌感染。③包扎部位创口引流不畅。④石膏有紧窄现象，引起血液循环障碍。⑤石膏综合征出现。⑥毁坏，失去固定作用。

（戴巧艳　何翠环　黄天雯　高远）

第九节　人工髋关节置换术后体位安置

一、目的

（1）保持人工关节处于接合状态，避免脱位。

（2）预防压力性损伤等并发症。

二、适应证

人工髋关节置换术后体位安置适用于人工髋关节置换术后、人工股骨头置换术后、人工髋关节翻修术后患者。

三、操作流程及评分标准

人工髋关节置换术后体位安置操作流程及评分标准见表6-9。

表6-9 人工髋关节置换术后体位安置操作流程及评分标准

项目	项目分类	操作流程	标准分	评分细则
操作前评估和准备(15分)	评估(7分)	全身评估： (1) 评估患者年龄、体重、意识状态、生命体征、全身皮肤情况等。 (2) 评估有无冠心病、高血压病、糖尿病等全身疾病	2分	评估不全面，扣1分；未评估，扣2分
		专科评估： (1) 评估患者的诊断、手术方式（名称）、麻醉方式等。 (2) 评估疼痛、伤口渗血、渗液情况，引流管的位置、固定情况、引流情况，患肢的血循环、感觉、活动情况，有无约束等。 (3) 评估患者原体位安置的目的、时间。 (4) 评估操作者的体力及可利用的翻身工具等	3分	评估不全面，扣2分；未评估，扣3分
		心理社会支持评估： (1) 评估患者（家属）心理状态、家庭及社会支持情况。 (2) 评估患者（家属）对术后体位安置的目的、重要性及配合事项的了解程度	2分	评估不全面，扣1分；未评估，扣2分
	准备(8分)	操作者的自身准备，包括仪表举止符合规范、洗手、戴口罩	2分	仪容、仪表不符合专业要求，扣1分 未洗手、戴口罩，各扣0.5分
		用物包括：治疗车、快速手消毒液、厚皮枕2个、翻身枕1个、软枕1个（或硬的梯形枕1个、皮枕1个），必要时备啫喱垫或60 cm×60 cm大小水垫1个	2分	备物不齐，扣1分；用物放置欠合理，扣1分
		环境准备，冬天关门窗，环境清洁，光线明亮，适合操作，骨科床配件齐备	2分	不符合要求，扣2分
		患者准备。患者按需大、小便，患肢外展中立位	2分	未按需大、小便，扣1分；体位不舒适、不正确，扣1分

续表 6-9

项目	项目分类	操作流程	标准分	评分细则
操作过程（70 分）	体位安置（50 分）	核对医嘱、患者的床号、姓名，向患者及家属解释体位安置的目的、配合注意事项、配合技巧	5 分	未核对，扣 2 分；解释不全，扣 2 分；未解释，扣 3 分
		检查患者原体位及受压皮肤情况	5 分	未检查受压皮肤 1 处，扣 2 分
		观察伤口渗血、渗液情况、引流情况，取下固定在床上的引流管、约束带等，引流管预留一定的长度	5 分	未观察伤口情况，扣 5 分
		患者的双下肢分开，呈外展中立位。置厚皮枕（或硬的梯形枕）于双腿间，需要转身方向的下肢伸展。另一侧下肢屈膝（患侧禁屈髋）。双手放在胸前	5 分	体位安置不正确，扣 3 分；抬动患肢时左右摆动，扣 2 分
		进行体位转移。根据考核时患者体位情况进行选择。使患者从平卧改为侧卧位（一人翻身法）。 操作者站在准备翻向的对侧，将翻身枕放于易取处。先将患者移向近侧床沿，取出垫患肢的厚枕。操作者一手托患者肩、背部，一手托腰、臀部（注意避免髋内收），将患者转向对侧。观察背部、骶尾部皮肤情况，视病情拍背、按摩。将翻身枕及软枕垫好患者的背部和肢体（患肢继续抬高，检查厚皮枕置于双腿间的位置）。 整理衣服，检查伤口敷料情况。对有引流管者使用固定引流管，对有约束者重新约束	5 分	侧向患侧时患者身体与床面角度过大（大于 20°），或未将患肢移近中线，扣 5 分
			3 分	侧向患侧时未将垫患肢厚枕取出，扣 3 分
			5 分	未保护髋关节，扣 5 分
			5 分	未调整双下肢位置，扣 5 分
		进行体位转移。侧卧位→平卧（一人翻身法）。 操作者调整患肢体位，检查厚皮枕置于双腿间的位置。撤去躯体下枕头，整理衣服、水垫或啫喱垫。患者躺平。移患者至床中央。患肢外展中立位，足跟悬空，将厚皮枕置于双腿间。 检查伤口及皮肤受压情况。对有引流管者固定引流管，对有约束者重新约束。 术后 3 天内，建议实施二人翻身法，专人固定患肢，协助与躯体一起翻身	2 分	未使骶尾部悬空，扣 2 分
			2 分	未悬空患肢足跟，扣 2 分
			3 分	引流管未妥善固定，约束带无重新约束，扣 3 分
			5 分	动作不协调，有拖、拉动作，扣 5 分

续表 6-9

项目	项目分类	操作流程	标准分	评分细则
操作过程（70分）	观察记录、健康教育（10分）	观察患者病情变化及呼吸、全身受压部位皮肤情况	3分	未观察呼吸，扣1分；未观察患肢及伤口情况，扣2分
		记录翻身卡，必要时进行护理记录	4分	记录内容不全，扣2分；无记录，扣4分
		进行健康教育。讲解体位安置后的注意事项，不随意移动翻身枕等，病情自我观察及功能锻炼的方法与时间	3分	交代不全面，扣2分；未交代，扣3分
	整理（10分）	患者保暖，体位舒适	4分	未保暖和体位不对，各扣2分
		床单位整洁、折叠美观	2分	床单位不干净或不整洁，各扣1分
		用物分类处理	2分	物品处理不符合规范，扣2分
		护士洗手	2分	未洗手，扣2分
质量（10分）	态度（2分）	关心患者，与患者或家属有效沟通	2分	语气生硬、不关心患者，扣2分
	整体（8分）	操作熟练、规范，无引起操作并发症（如皮肤损伤、关节脱位等）	4分	操作欠熟练、欠规范，各扣2分；发生操作并发症不合格
		患者及家属知晓相关知识	4分	患者及家属欠知晓相关知识，扣4分
相关知识掌握（5分）	相关知识（5分）	外展中立位的目的、角度	2分	错误，扣2分
		髋关节发生脱位时的症状与体征	3分	错误，扣3分

整项操作共12 min。每超时1 min，扣1分；超时不少于10 min，为不及格。80分为合格线。

四、相关知识参考答案

（1）外展中立位的目的是什么？角度是多少？

答：外展中立位的目的是保持人工髋关节处于接合状态，避免脱位。角度是下肢外展15°~30°，中立位，足尖向上。

（2）简述髋关节发生脱位时的症状与体征。

答：髋关节突然间出现弹响声，活动性疼痛，关节主动、被动运动受限，双下肢不等长，患肢异常内旋、外旋或缩短，均为髋关节发生脱位时的症状与体征，通常经 X 射线检查可确诊。

（陈晓玲　李娜　孔丹　黄天雯）

第十节　断指再植术后静脉回流障碍放血疗法

一、目的

促使断指、再植指建立有效的血液循环，解决断指再植静脉回流障碍问题，减少血管危象的发生，提高断指再植的成活率。

二、适应证

断指再植术后再植指静脉回流障碍。

三、操作流程及评分标准

断指再植术后再植指静脉回流障碍放血疗法操作流程及评分标准见表 6-10。

表 6-10　断指再植术后静脉回流障碍放血疗法操作流程及评分标准

项目	项目分类	操作流程	标准分	评分细则
操作前评估和准备（27 分）	评估（8 分）	全身评估，包括评估患者意识、生命体征、病情、年龄、治疗目的、有无高血压病史、出凝血异常等	2 分	评估不全面，扣 1 分；未评估，扣 2 分
		专科评估，包括评估再植指的血液循环情况（颜色、皮温、指腹张力、毛细血管充盈反应）疼痛情况，以及伤口敷料情况	4 分	评估不全面，扣 2 分；未评估，扣 4 分

续表 6-10

项目	项目分类	操作流程	标准分	评分细则
操作前评估和准备（27分）	评估（8分）	心理社会支持评估，包括评估患者的文化水平、社会关系，患者（家属）对放血疗法的目的、方法及注意事项的认识程度、配合程度、心理状态	2分	评估不全面，扣1分；未评估，扣2分
	准备（6分）	操作者的自身准备，包括仪表举止符合规范，洗手，戴口罩	2分	仪容、仪表不符合专业要求，扣1分；未洗手或戴口罩，扣1分
		用物准备如下： （1）备无菌托盘。将一圆碗内置，含镊子2把、棉球5个；将另一圆碗内置，含稀释肝素浸湿的棉球2～3个。 （2）准备10 mL注射器、12号针头各1支、棉垫1张、专科大棉垫1张、0.1%安多福1瓶、棉签1包	2分	备物不齐，扣1分
				用物放置不合理，扣1分
		环境准备。清洁，光线充足，可保护患者隐私，室内温度23～25 ℃，湿度50%～60%。局部烤灯保暖，适合进行无菌操作	2分	1项不符合，扣1分；2项及以上不符合，扣2分
	查对配药（13分）	患者平卧，患肢抬高高于心脏水平10～15 cm	1分	不符合要求，扣1分
		核对医嘱（治疗单）、患者的床号、姓名是否一致	2分	核对不全面，扣1分；未核对，扣2分
		检查并核对药液	3分	未检查药液质量，扣1分；核对不全面，扣1分；未核对，扣2分
		配制肝素稀释液。用10 mL注射器吸取1.25万单位肝素液1 mL加入0.9%生理盐水100 mL，摇匀。吸取2～5 mL稀释肝素液放置在无菌换药治疗托内备用	5分	未消毒安瓶，扣1分；吸药手法不正确，扣1分；配制方法不对，扣3分
		再次核对	2分	核对不全面，扣1分；未核对，扣2分

续表 6-10

项目	项目分类	操作流程	标准分	评分细则
操作过程 (58 分)	划刮再植指/肢端伤口 (40 分)	核对医嘱（治疗单）、手腕带信息、患者的床号、姓名；向患者解释操作目的及注意事项	4 分	核对不全面，扣 1 分；未核对，扣 2 分；解释不全面，扣 1 分；未解释，扣 2 分
		移开或关闭烤灯，打开棉垫暴露再植指	2 分	未移开或关闭烤灯，扣 1 分；未打开棉垫暴露再植指，扣 1 分
		用 0.1% 安多福棉球由内向外消毒指尖侧切口，范围 2 cm×2 cm 以上	2 分	消毒方法或消毒范围不正确，扣 1 分；未消毒，扣 2 分
		在小切口下方垫干棉球	4 分	干棉球放置位置不正确，扣 2 分；未放置，扣 4 分
		给予吸有 2 mL 稀释肝素液的注射器排气，再次核对	5 分	未排气，扣 2 分；核对不全面，扣 2 分；未核对，扣 3 分
		一手拿镊子夹取少量稀肝素棉球轻轻擦拭小切口创面，观察创面渗血情况 2~3 s。另一手持注射器，以 12 号针头的侧面在再植指端切口处沿着皮层边缘轻轻刮去血凝块，后用稀释肝素盐水冲洗至渗出血液，观察渗血速度、量、颜色	15 分	划刮方法不正确，扣 5 分
				划刮时动作欠轻柔，扣 3 分
				未用肝素盐水冲洗，扣 7 分
		用沾有稀释肝素液的棉球湿敷在小切口上	5 分	湿敷不规范，扣 3 分；未湿敷，扣 5 分
		移回烤灯继续保暖	3 分	烤灯照射距离不正确，扣 2 分；未保暖，扣 3 分
	观察记录 (10 分)	观察再植指的渗血速度、量、颜色及再植指血循环情况（包括颜色、皮温、指腹胀力、毛细血管充盈反应）	4 分	缺 1 项，扣 1 分
		注意事项包括饮食、活动、体位、环境要求及注意事项、烤灯的作用及使用注意事项、放血疗法期间局部若出现渗血过多、疼痛等，及时告知医护人员	4 分	交代不全面，扣 2 分；未交代，扣 4 分

续表 6-10

项目	项目分类	操作流程	标准分	评分细则
操作过程（58分）	观察记录（10分）	记录再植指的渗血速度、量、颜色及再植指血循环情况（包括颜色、皮温、指腹胀力、毛细血管充盈反应）	2分	记录不全面，扣1分；未记录，扣2分
		患者保暖，协助取舒适卧位	2分	未保暖体位不对，各扣1分
	整理（8分）	病床单位干净、整洁	2分	床单位不干净或不整洁，各扣1分
		分类处理用物	2分	用后物品处置不符合消毒技术规范，扣2分
		护士洗手	2分	未洗手，扣2分
质量（10分）	态度（2分）	关心患者，与患者或家属有效沟通	2分	语气生硬、不关心患者，扣2分
	整体（8分）	操作熟练、规范，患者知晓相关知识	4分	操作欠熟练、欠规范，各扣1分；患者知晓率低，扣2分
		严格无菌操作	4分	违反无菌操作原则，扣4分
相关知识掌握（5分）	相关知识（5分）	放血疗法期间侧切口正常的渗血速度与每小时的渗血量	1分	1项错误，扣0.5分
		再植指静脉危象的临床表现	2分	回答不全面，扣1分；回答错误，扣2分
		如何从放血疗法出血情况判断是否存在血管危象	2分	回答不全面，扣1分；回答错误，扣2分

整项操作共 12 min。每超时 1 min，扣 1 分；超时不少于 10 min，为不及格。80 分为合格线。

四、相关知识参考答案

（1）放血疗法期间侧切口正常的渗血速度与每小时的渗血量是多少？

答：渗血速度为 3~5 gtt/min，每小时渗血量约 10 mL。

（2）静脉危象的临床表现有哪些？

答：皮肤颜色暗红或暗紫，皮温正常或偏高，毛细血管充盈反应时间缩短或消失，表面出现水疱或血疱，创面渗血为暗紫色，组织张力高，为静脉危象的临床表现。

(3) 如何从放血疗法出血情况判断是否存在血管危象?

答:①如果划刮再植指端伤口 1～2 s 即流出鲜红色血,用生理盐水棉球边擦边流,说明指体循环正常。②如果划刮再植指端伤口后不出血,用力挤压于切口处挤出少许血液,说明动脉供血障碍。③如果划刮再植指端伤口待 3～5 s 在切口处缓慢地溢出暗紫色少量血液,并继续缓慢向外溢血,系指体组织内的静脉血回流,指体无动脉供血。④如果划刮再植指端伤口立即流出暗紫色血液,不久又流出鲜红色血液,且流速较快,指体由紫色变红润,说明指体静脉回流障碍。⑤如果划刮再植指端伤口后流出一些暗紫色血液,量较少,以后不再流出,但从切口处渗出一些血浆液,这说明断指先发生静脉危象,继则又发生动脉危象,已丧失探查条件。

(戴巧艳 何翠环 孔丹 黄天雯)

第十一节 下肢截肢患者残端塑型技术

一、目的

(1) 减轻幻肢痛。
(2) 防止肢体残端水肿、保护残端皮肤。
(3) 利于肢体残端塑造成形,缩短安装假体的时间。

二、适应证

严重创伤、恶性肿瘤、严重感染等导致下肢截肢,术后 3 天左右,伤口周围皮肤红润,伤口无渗液,患肢残端血运好,肿胀Ⅱ度以下,为下肢截肢患者残端塑型技术的适应证。

三、操作流程及评分标准

下肢截肢患者残端塑型技术操作流程及评分标准见表 6-11。

表 6-11 下肢截肢患者残端塑型技术操作流程及评分标准

项目	项目分类	操作流程	标准分	评分细则
操作前评估和准备(15分)	评估(7分)	全身评估,包括评估患者意识、生命体征、病情、年龄等	2分	评估不全面,扣1分;未评估,扣2分
		专科评估,包括患肢残端活动度、肿胀、疼痛、伤口愈合情况	4分	评估缺1项,扣1分;未评估,扣4分

续表 6-11

项目	项目分类	操作流程	标准分	评分细则
操作前评估和准备（15分）	评估（7分）	心理社会支持评估，包括患者的文化水平、社会关系，患者（家属）对残端包扎的目的、方法及注意事项的认识程度、配合程度、心理状态	1分	评估不全面或未评估，扣1分
	准备（8分）	操作者的自身准备。操作者的自身准备包括仪表举止符合规范，洗手，戴口罩	2分	仪容、仪表不符合要求，扣1分；未洗手或戴口罩，各扣0.5分
		物品准备。准备医用弹力绷带1～2卷、快速手消毒液	2分	1项备物不齐，扣1分；2项备物不齐，扣2分
		环境准备。环境应通风良好，温度、湿度、光线适宜	2分	1项不符合，扣1分；2项及以上不符合，扣2分
		患者准备。患者应按需大、小便，取半坐位或平卧位	2分	未问二便，扣1分；体位不正确，扣1分
操作过程（70分）	核对、解释（4分）	核对医嘱、手腕带、床头显示屏的患者床号、姓名，向患者解释操作目的、注意事项及配合技巧	4分	核对或解释不全面，各扣1分；未核对或解释，各扣2分
	包扎方法（46分）	暴露患肢残端，如伤口未愈合，无须揭去伤口敷料	2分	未充分暴露患肢，扣2分
		操作方法一，八字法（以小腿截肢为例）： （1）在膝关节伸面中部为起点，左手固定绷头，绕至残端正面包绕至腘窝下反折，再绕至残端包裹内侧面，绕回起点，反折后绕至残端包裹外侧面，至腘窝中部再环形包绕一圈固定起点绷带头，从膝关节伸面再绕至残端包裹外侧面，如此循环形成八字包扎，最后环形包扎2圈，末端胶布固定。 注意事项： A. 每周压力均匀、松紧适度。 B. 大腿部位的残肢塑形要缠至骨盆处。 （2）操作前后，适时进行快速手消毒液擦手	3分	起点选择不正确，扣3分
			15分	包扎方法不正确，扣15分
			5分	包扎得过松或过紧，扣5分
			5分	包扎压力不均匀，扣5分
			10分	每周无相互重叠出现1次，扣2分；每周均无重叠，扣10分
			4分	包扎完毕绷带末端未固定好，扣4分
			2分	操作后未洗手或未快速手消毒，扣2分

续表 6-11

项目	项目分类	操作流程	标准分	评分细则
操作过程（70分）	包扎方法（46分）	操作方法二，十字法（以小腿截肢为例）：对小腿截肢术者，包扎起点从膝关节以上至残端回折，至起点后反折，绕大腿环形2周固定绷带头，再螺旋包扎至残端，每一圈重叠1/2或2/3，如此反复，呈"十"字连续包扎。最后再环形缠绕2圈。末端胶布固定。每圈压力均匀、松紧适度，大腿部位的残肢塑形要缠至骨盆处。操作前后，适时进行快速手消毒液擦手	3分	起点选择不正确，扣3分
			15分	包扎方法不正确，扣15分
			5分	包扎得过松或过紧，扣5分
			5分	包扎压力不均匀，扣5分
			10分	每圈无相互重叠出现1次，扣2分；每圈均无重叠，扣10分
			4分	包扎完毕绷带末端未固定好，扣4分
			2分	操作后未洗手或未快速手消毒，扣2分
	观察记录（12分）	观察残端局部皮肤、血循环情况、绷带的松紧度等	3分	缺1项，扣1分
		交代注意事项：①每天放松2~4次，每次30~40 min，夜间不能解松包扎。②病情的自我观察等	6分	交代不全面，扣3分；未交代，扣6分
		记录患者残端有无渗血、渗液，以及疼痛及肢端血循环情况	3分	缺1项，扣1分；未记录，扣3分
	整理（8分）	患者保暖，协助取舒适卧位	2分	未保暖和体位不对，各扣1分
		病床单位干净、整洁	2分	床单位不干净或不整洁，各扣1分
		分类处理用物	2分	处置不符合规范，扣2分
		护士洗手	2分	未洗手，扣2分
质量评分（10分）	态度（2分）	关心患者，与患者有效沟通	2分	语气生硬、不关心患者，扣2分
	整体（8分）	操作熟练，规范	2分	操作欠熟练或欠规范，每项各扣1分
		包扎符合患者需求	6分	包扎不符合要求，扣6分

续表 6-11

项目	项目分类	操作流程	标准分	评分细则
相关知识掌握（5分）	相关知识（5分）	残端包扎期间，残端皮肤如何护理	3分	回答不全，扣2分；回答错误，扣3分
		大腿部位与小腿部位的残端包扎分别缠绕到哪	2分	回答不全，扣1分；回答错误，扣2分

整个操作共 12 min。每超时 1 min，扣 1 分；超时不少于 5 min，为不及格。80 分为合格线。

四、相关知识参考答案

（1）残端包扎期间，残端皮肤如何护理？

答：每天清洗残肢，勿浸泡；不可涂润肤油，以免软化残肢皮肤。

（2）大腿部位与小腿部位的残端包扎分别缠绕到哪？

答：大腿部位的残肢塑形要缠至骨盆处，小腿部位的残肢塑形要缠至膝关节以上，膝盖处的髌骨尽量露出来。如果小腿剩余部位比较长，也可以只包扎到关节以下的部位。

（张伟玲　陈肃霜　黄天雯）

第十二节　连续被动运动仪治疗

一、目的

连续被动运动（continuous passive motion，CPM）仪是一种肢体功能康复仪器，又称为 CPM 机，可帮助上肢或下肢关节进行活动度训练。

二、适应证

（1）四肢骨折、关节松解术后、类风湿性关节炎、关节重建或膝关节置换术后。

（2）各种原因引起的关节周围肌力减退、关节僵硬、关节活动度下降。

（3）脑卒中引起的膝关节疼痛、挛缩。

三、操作流程及评分标准

CPM 机治疗的操作流程及评分标准见表 6-12。

表6-12 CPM机治疗的操作流程及评分标准

项目	项目分类	操作流程	标准分	评分细则
操作前评估和准备（15分）	评估（8分）	全身评估，评估患者的年龄、意识、生命体征、病情、活动能力、心肺功能等	2分	评估不全面，扣1分；未评估，扣2分
		专科评估，评估患者的诊断，手术名称，方式，部位，患肢长度，疼痛，伤口情况（有无渗血、渗液等），引流情况，患肢膝、髋等被动运动的关节活动能力，患肢颜色、皮温、肿胀、动脉搏动等情况	4分	未评估感觉及肌力，扣2分；未评估疼痛、伤口等，扣2分
		心理社会支持评估，评估患者的文化水平、社会关系，患者（家属）对使用CPM机进行康复训练的目的、方法及注意事项的认知程度、配合程度、心理状态	2分	评估不全面，扣1分；未评估，扣2分
	准备（7分）	操作者的自身准备，包括仪表举止符合规范；洗手，必要时戴口罩	1分	仪容、仪表不符合专业要求，扣1分
		用物准备，包括CPM机（检查用物性能良好：固定带、支架及电源线在备用状态、清洁），必要时备电插板	2分	用物放置欠合理，扣1分；未检查性能，扣1分
		环境方面准备，清洁，光线好，适合操作；床上无多余杂物	2分	病房或床单位不符合要求，各扣1分
		患者取舒适体位，及时满足患者基本需要，如协助大、小便；疼痛大于3分时，先给予有效镇痛再进行治疗	2分	体位放置不正确，扣1分；未缓解患者疼痛，扣1分
操作过程（70分）	核对、解释（4分）	核对医嘱（包括治疗部位、治疗角度及时间）、患者姓名、床号	4分	无核对患者信息，扣2分；解释不全面，扣2分
		向患者解释使用CPM机的目的、方法、注意事项，取得患者配合		
	患肢安置（15分）	（1）患者平卧位，协助其将患肢放于CPM机的支架上。应用于下肢时，髋外展10°～20°，患肢始终保持外展中立位。	4分	患肢无外展或患肢脚套未套实，各扣2分
		（2）根据患者患肢长度调节CPM机杆的长度，拧紧旋钮。	3分	患肢放置位置不正确，扣3分
		（3）患肢的脚与脚套套实，与水平线成90°。	2分	未调节CPM机杆的长度或未拧紧旋钮，各扣1分
		（4）患肢的脚与膝关节的距离与脚套至机器夹角的距离相等，绑好固定带，松紧度以1指为宜。	2分	未检查松紧度，扣2分
		（5）患肢有引流管者，预留合适的长度，并适当固定，以防脱管；有负压引流者，关闭负压	4分	固定带未绑好或引流管未处理好，各扣2分

续表 6-12

项目	项目分类	操作流程	标准分	评分细则
操作过程（70分）	训练（30分）	（1）根据患者患肢长度调节 CPM 机杆的长度，拧紧旋钮，将 CPM 机接上电源，打开开关。 （2）训练角度。从 0°～30°开始，每天增加 10°，至患者的最大耐受程度。 （3）使用时间。遵医嘱使用，每天 2～4 次，每次 30～60 min。 （4）运行速度。将速度调至最小位置按"启动"键，启动后再将速度逐渐调快，由慢至快；终止角度必须大于起始角度，否则机器拒绝工作。 （5）对于膝关节伸直（屈曲）障碍患者，CPM 机运行到患者耐受最大的角度时应暂停 2～5 s	10分 10分 10分	训练角度不正确，扣10分 训练时间不正确，扣10分 训练速度不正确，扣10分
	健康宣教（8分）	使用 CPM 机前讲解应用 CPM 机的注意事项及治疗过程中可能出现的问题（如有伤口渗血、疼痛等），出现异常时及时报告医护人员	8分	健康教育不全面，扣5分；未宣教，扣8分
	观察记录（8分）	观察患者的耐受能力及患者的病情变化，如生命体征变化、肢体有无疼痛、肿胀加重、伤口渗血、引流物有无增加、有无深静脉血栓表现等	2分	未观察患者的耐受能力及病情变化，扣2分
		观察患肢是否固定在位	2分	未观察患肢固定情况，扣2分
		观察使用 CPM 机的不良反应。如有伤口出血、伤口疼痛、伤口肿胀进行性加重，立刻停止使用并报告医生紧急处理	2分	未观察不良反应或处理不当，各扣1分
		记录。病情、训练角度、时间，治疗过程中出现的不良反应，未能按医嘱完成治疗的原因等	2分	记录不全，扣1分；未记录，扣2分
	整理（5分）	患者保暖，根据病情给予合适、舒适的体位	2分	未保暖和体位不对，各扣1分
		病床单位干净、整洁	1分	床单位不干净或不整洁，扣1分
		关闭用物开关并拔掉电源，取下 CPM 机，放于固定位置	1分	物品处置不规范，扣1分
		护士洗手	1分	未适时洗手，扣1分

续表 6-12

项目	项目分类	操作流程	标准分	评分细则
质量（10分）	态度（2分）	关心患者，与患者或家属有效沟通	2分	语气生硬、不关心患者，扣2分
	整体（8分）	操作熟练，规范，患者知晓相关知识	2分	流程欠熟悉，扣2分
			3分	动作欠规范，扣3分
			3分	患者欠知晓相关知识，扣3分
相关知识掌握（5分）	相关知识（5分）	膝关节、髋关节、踝关节的运动幅度	3分	回答不全面，扣2分；回答错误，扣3分
		CPM机的保养方法	2分	回答不全面，扣1分；回答错误，扣2分

整项操作共10 min。每超时1 min，扣1分；超时不少于10 min，为不及格。80分为合格线。时间不包括实际训练的时间。

四、相关知识参考答案

（1）膝关节、髋关节、踝关节的运动幅度是多少？

答：膝关节的运动幅度为0°～120°；髋关节的运动幅度为8°～80°；踝关节的运动幅度为足背伸40°，足跖屈30°。

（2）简述CPM机的保养方法。

答：①搬动时动作轻柔。②及时回收，放置于固定地点保存。③发现污垢及时清理干净。④如使用过程中发现异常及时送专业维修部门进行维修。

（刘巧梨　陈肃霜　陈晓玲　黄天雯）

第十三节　脊柱损伤患者搬运

一、目的

对于怀疑或确定有脊柱损伤者，应保持其头颈部、躯干、骨盆以中心位置固定，保持脊柱伸直位，严禁弯曲或扭转，以防止/减少脊柱再损伤。

二、适应证

（1）受伤后出现脊柱部位疼痛或触痛、出现神经功能异常（四肢躯干感觉异常、四肢活动异常)、脊柱结构改变。

(2) 脊柱骨折、脊髓损伤患者体位移动、搬运。

三、操作流程及评分标准

脊柱损伤患者搬运操作流程及评分标准见表 6-13。

表 6-13 脊柱损伤患者搬运操作流程及评分标准

项目	项目分类	操作流程	标准分	评分细则
操作前评估和准备（20分）	评估（10分）	全身评估。评估患者意识、年龄、生命体征、受伤原因/病情、体重等	3分	评估不全面，扣1分；未评估，扣3分
		专科评估。评估患者的可疑诊断、治疗情况、四肢肌力、感觉、活动情况，有无脊柱部位疼痛，有无昏迷史，有无脑外伤，有无伤口、管道及四肢骨折等情况	4分	评估漏1项，扣1分；未评估，扣4分
		其他评估。评估环境是否安全，周围有无可用的固定及搬运工具、搬运工具性能是否合格，评估人力（需要3～4人配合）	3分	评估不全面，扣1分；未评估，扣3分
	准备（5分）	操作者应熟悉脊柱损伤患者的搬运技术	1分	不熟悉技术，扣1分
		用物包括颈托或颈部固定架、硬质担架/门板/脊柱板、平车、固定带（四条）、过床板/床单（病房）	2分	少1件，扣1分
		环境安全、无障碍物	1分	环境不符，扣1分
		患者情绪稳定、配合	1分	患者欠配合，扣1分
	核对、解释（5分）	告知患者搬运的目的，取得配合。院内患者核对医嘱（治疗单）、床号、姓名	5分	未核对，扣3分；未解释，扣2分
院前搬运操作过程（65分）	患者由地上转移至担架搬运（52分）	协助患者仰卧，两臂交叉放于胸前，双下肢放平	5分	未仰卧，扣1分；两臂未交叉放于胸前，扣1分；躯干扭曲、体位不正确，扣5分
		进行轴线侧身： (1) 三人或四人同站在患者一侧（需要翻身侧）。对有颈椎损伤患者，须有一人固定患者头部（应用头肩锁，肩锁在侧翻的同侧），并沿纵轴向上略加牵引。 (2) 一人双手分别放置于患者肩部及腰部，另一人双手分别放置于患者臀部及大腿，最后一人平托大腿与小腿。	15分	位置不正确，扣3分；对颈椎损伤患者未固定头部，扣5分；手放置位置不正确每个，扣1分；未喊口号，扣1分；未保持脊柱轴线位置，扣5分

318

续表 6-13

项目	项目分类	操作流程	标准分	评分细则
院前搬运操作过程（65分）	患者由地上转移至担架搬运（52分）	（3）由固定患者头颈部的操作者喊口号"一，二，三"，三人或四人同时翻动患者（三人动作要一致，保持头部与躯干成一条直线，即头颈部中立位，不可扭曲身躯、颈部）		
		轴线侧身后，将脊柱板放置在患者背后（对有颈椎损伤者，同时将颈托后片放置在颈后）。由固定头颈部操作者喊口号，将患者轴位放置于脊柱板仰卧，保持身体轴线平移至脊柱板合适位置	10分	未轴位放平患者，扣3分；颈椎损伤患者侧身后未放置颈托后片或未保持颈椎中立位，扣5分；放置脊柱板后未调整患者位置，扣3分
		用固定带子固定患者躯干、四肢。颈椎损伤患者平卧后放置颈托前片或颈部固定架固定好头颈部，固定后操作者再松开双手（固定带子放置位置：胸部与肱骨水平、前臂与腰水平、大腿水平、小腿水平）	10分	未用固定带子固定，扣5分；固定带固定放置不妥当每处，扣1分；颈椎损伤患者未颈托前片固定，扣5分
		再次检查患者意识、生命体征、四肢肌力、感觉情况等，检查伤口、管道等固定情况	6分	未检查1项，扣2分
		搬运。平稳抬起患者，足先行，注意观察头颈部情况	6分	抬起患者不平稳，扣2分；未足先行位置搬运，扣2分；未注意观察头颈部情况，扣2分
院内转运操作过程（65分）	患者由病床搬运至车床——应用过床板（52分）	松开盖被，松开床单，撤去翻身枕头等床上物品	6分	未松开盖被，扣2分；未松开床单，扣2分；未撤床上物品，扣2分
		协助患者仰卧，两臂交叉放于胸前，双下肢伸直；颈椎损伤/手术后患者应佩戴颈托	5分	未仰卧，扣1分；两臂未交叉放于胸前，扣1分；未佩戴颈托，扣5分
		将各种管道夹闭、妥善放置，避免脱落、受压或液体逆流	5分	未妥善放置管道，扣2分；管道脱落、受压或液体逆流，扣5分
		放下平车挡板，将平车推至床旁，并紧靠床边，使平车与病床处于同一平面，固定平车	5分	平车与病床未平衡、未处于同一平面，各扣2.5分

续表6-13

项目	项目分类	操作流程	标准分	评分细则
院内转运操作过程（65分）	患者由病床搬运至车床——应用过床板（52分）	操作者分别站于床（操作者A）与平车（操作者B）的两侧。 （1）操作者A两手抓住患者对侧靠近肩部和臀部的床单，协助患者向近侧翻身30°～40°。 （2）操作者B将过床板平放在患者身下1/4或1/3处（床单下）。 （3）操作者A放平患者，然后抓紧靠近患者肩部和臀部的床单。 （4）操作者B抓紧靠近患者肩部和臀部的床单，用力慢慢将患者拉向平车；操作者A同时顺势推送患者至平车。 （5）当患者完全过床到平车时，操作者B扶住患者对侧肩部和臀部将患者向近侧翻身，操作者A将过床板取出（注意：颈椎损伤/手术后患者须有1人站立头位固定头颈部）	20分	双手放置患者的部位不正确，扣2分，翻身角度不正确，扣2分；翻身方法不正确，扣4分；过床板放置位置不正确，扣4分；未同时平移推送患者，扣4分；引起操作并发症（脊柱扭曲、疼痛明显），扣4分
		拉上平车床档，检查各种管道并妥善固定，盖好被子	6分	未上床档，扣2分；未检查管道情况，扣2分；未注意保暖，扣2分
		按平车应用原则转运患者	5分	未按平车应用原则转运患者，扣5分
	观察、记录、宣教（8分）	观察：患者呼吸、原受压部位皮肤情况等	2分	未观察，各扣1分
		院前搬运，记录患者受伤时间、意识、生命体征、病情等。 院内搬运，记录翻身卡，必要时填写转运交接单，书写护理记录，做好交接班	3分	记录不全面，扣1分；未记录，扣3分
		宣教：向患者及家属交代勿随意变换体位、搬运过程中出现不适及时告之医护人员	3分	交代不全面，扣2分；未宣教，扣3分
	整理（5分）	病床单位：干净、整洁（院内搬运）	1分	床单位不干净或不整洁，扣1分
		用物：归位放置	2分	物品处置不规范，扣1分
		操作者应洗手	2分	未洗手，扣2分

续表 6-13

项目	项目分类	操作流程	标准分	评分细则
质量 (10分)	态度 (2分)	关心患者，及时与患者/家属有效沟通	2分	语气生硬、不关心患者，扣2分
	整体 (8分)	操作熟练、规范，无引起操作并发症（脊柱再损伤等）	8分	动作欠规范，扣3分；引起脊柱再损伤等并发症，扣5分
相关知识掌握 (5分)	相关知识 (5分)	脊柱损伤患者搬运的原则	3分	不全面，扣1分；不正确，扣3分
		颈椎损伤患者搬运的注意事项	2分	不全面，扣1分；不正确，扣2分

整项操作共15 min。每超时1 min，扣1分；超时不少于10 min，为不及格。80分为合格线。

四、相关知识参考答案

（1）简述脊柱损伤患者搬运的原则。

答：在急救现场，如患者已有脊柱骨折的情况，在搬运时应特别注意，对于怀疑有颈椎骨折的患者，应避免擅自活动其头部，在未得到颈托的保护时应让患者平躺，使其头部和身体呈直线状态，并保持呼吸道通畅。

如怀疑患者有胸腰椎骨折，切记不能让患者坐位检查，也不可背驮运送和抱持运送，应尽快呼叫救护车，应用担架转运。如没有担架，应采用三人平托的方法，将患者平托转运。转运过程中，应注意患者双下肢活动情况，观察患者是否存在脊髓损伤。若患者双下肢不能活动或有麻木感，则考虑存在脊髓损伤。

（2）简述颈椎损伤患者搬运的注意事项。

答：颈椎损伤时，应一人负责牵引头部，保持头与身体成直线，其他人员在患者一侧，保持身体中轴线搬运患者。

搬运时要保持患者脊柱呈伸直和水平位，不可屈曲、过伸、扭曲，以免损伤脊髓导致患者截瘫。

在运输途中，对颈椎损伤患者需佩戴颈托或用手扶住其头部，或用沙袋等物品置于颈部两侧，防止其头部转动而损伤颈髓，导致脊髓再损伤或造成瘫痪。

（黎小霞　彭莉　肖萍　高远）

第十四节　间歇充气加压装置的使用

一、目的

利用机械原理促使下肢静脉血流加速，从而减少血液淤滞。

二、适应证

(1) 高风险手术，如全髋关节置换术、全膝关节置换术、髋部骨折内固定术等。
(2) 存在发生深静脉血栓风险的无禁忌证的患者。
(3) 可用于对抗凝治疗有禁忌的患者（如神经外科手术、头部创伤的患者等）。

三、操作流程及评分标准

间歇充气加压装置的使用的操作流程及评分标准见表6-14。

表6-14　间歇充气加压装置的使用操作流程及评分标准

项目	项目分类	操作流程	标准分	评分细则
操作前评估和准备（15分）	评估（8分）	全身评估。评估患者的意识、年龄、生命体征、病情、活动能力、心肺功能、深静脉血栓风险	2分	评估不全面，扣1分；未评估，扣2分
		专科评估。评估患者的手术方式、部位、伤口情况（如有无渗血、渗液、疼痛等），患肢颜色、皮温、肿胀、动脉搏动、感觉、肌力等情况，下肢有无深静脉血栓	4分	未评估感觉及肌力，扣2分；未评估疼痛、伤口等，扣2分
		心理社会支持评估。评估患者的文化水平、社会关系，患者（家属）对使用间歇充气加压装置的目的、方法及注意事项的认识程度、配合程度、心理状态	2分	评估不全面，扣1分；未评估，扣2分
	准备（7分）	操作者的自身准备，包括仪表举止符合规范，洗手（必要时戴口罩）	1分	仪容、仪表不符合专业要求，扣1分
		用物。间歇充气加压装置（检查用物性能良好：电源线在备用状态；清洁；设备各管路完好）；根据患者腿围，选择合适的腿套	3分	用物放置欠合理，扣1分；未检查性能，扣2分

续表 6-14

项目	项目分类	操作流程	标准分	评分细则
操作前评估和准备（15 分）	准备（7 分）	环境方面，病房在冬天应关门窗，保持清洁，光线好，适合操作。 床单位方面，床上无多余杂物	2 分	病房或床单位不符合要求，各扣 1 分
		患者取舒适体位，及时满足患者基本需要，如协助大、小便	1 分	体位放置不正确，扣 1 分
操作过程（70 分）	核对、解释（4 分）	核对医嘱、患者姓名、床号	4 分	无核对患者信息，扣 2 分；解释不全面，扣 2 分
		向患者解释操作的目的、方法、注意事项		
	测量（5 分）	患者平卧床上，测量患肢腿长，再次确认所选择的腿套合适	5 分	测量方法错误或选择型号错误，扣 5 分
	下肢安置（15 分）	（1）仪器接上电源。 （2）将套筒正确连入主机。 （3）穿上一次性腿套。 （4）给双下肢穿好套筒。 （5）检查腿套位置及松紧度，腿套下缘应位于踝关节上方，大小腿连接处应位于膝关节部，松紧度以能伸进 2 个手指为宜。 （6）再次检查各接口是否连接完好，并检查各管路是否打折，保持管路通畅	2 分	下肢放置位置不正确，扣 2 分
			5 分	未穿上一次性腿套，扣 5 分
			5 分	套筒未穿好并松紧合适，扣 5 分
			3 分	未检查各管路情况，扣 3 分
	充气压力治疗（25 分）	（1）打开仪器电源开关。 （2）遵医嘱选择所需运行模式。 （3）选择不加压腔室。 （4）通过压力调节旋钮调节所需压力大小，设置压强。 （5）设置治疗时间。 （6）再仔细检查 1 遍以上各项是否有误。 （7）按启动键开始。 （8）使用时间：遵医嘱使用，每天 2 次，每次 30 min	10 分	调节压力不正确，扣 10 分
			5 分	调节时间不正确，扣 5 分
			10 分	气囊漏气处理不正确，扣 10 分
	健康宣教（8 分）	使用间歇充气加压装置前讲解注意事项及治疗过程中可能出现的问题（如有伤口渗血、疼痛、气囊漏气、压强过大等），出现异常时及时报告医护人员	8 分	健康教育不全面，扣 5 分；未宣教，扣 8 分
	观察记录（8 分）	（1）观察患者的耐受能力及患者的病情变化，如生命体征变化、有无深静脉血栓表现等	2 分	未观察患者的耐受能力及病情变化，扣 2 分

续表 6-14

项目	项目分类	操作流程	标准分	评分细则
操作过程（70分）	观察记录（8分）	（2）观察双下肢充气情况。	2分	未观察压强是否适应、气囊有无漏气，扣2分
		（3）观察使用间歇充气加压装置的不良反应，如伤口出血、伤口疼痛、伤口肿胀进行性加重、气囊漏气、压强过大立刻停止使用并报告医生紧急处理。	2分	未观察不良反应或处理不当，各扣1分
		（4）记录病情、时间等	2分	记录不全，扣1分；未记录，扣2分
	整理（5分）	患者应保暖，根据病情给予合适、舒适的体位	2分	未保暖和体位不对，各扣1分
		病床单位干净、整洁	1分	床单位不干净或不整洁，扣1分
		用物方面，关闭开关并拔掉电源，取下套筒及一次性脚套，放于固定位置	1分	物品处置不规范，扣1分
		护士洗手	1分	未适时洗手，扣1分
质量（10分）	态度（2分）	关心患者，与患者或家属有效沟通	2分	语气生硬、不关心患者，扣2分
	整体（8分）	操作熟练、规范，患者知晓相关知识	2分	流程欠熟悉，扣2分
			3分	动作欠规范，扣3分
			3分	患者欠知晓相关知识，扣3分
相关知识掌握（5分）	相关知识（5分）	使用间歇充气加压装置的压强大小	3分	回答不全面，扣2分；回答错误，扣3分
		模式选择的注意事项	2分	回答不全面，扣1分；回答错误，扣2分

整项操作共10 min。每超时1 min，扣1分；超时不少于10 min，为不及格。80 分为合格线。时间不包括患者实际治疗时间。

四、相关知识参考答案

（1）使用间歇充气加压装置压强一般是多少？

答：以仪器说明书为准，参考压力一般是60～80 mmHg。

(2) 简述模式选择的注意事项。

答：按摩模式，用于一般的保健及康复。静脉模式，用于改善静脉回流不好的情况及一些静脉曲张患者。水肿模式，用于重度静脉水肿及乳腺癌术后上肢淋巴水肿患者。动脉模式，用于糖尿病和间歇性跛行等下肢动脉缺血患者（有肢体肿胀者禁用此模式）。

（刘巧梨　陈晓玲　黄天雯　高远）

第十五节　负压封闭引流护理技术

一、目的

（1）观察引流液的颜色、性质及记录引流液量。
（2）促进创面、腔隙内的渗液、液化坏死组织及时有效吸引，以加快创面的肉芽组织生长。
（3）保证缝合部位的良好愈合，减少并发症的发生。
（4）保持负压封闭引流瓶无菌，防止感染。

二、适应证

（1）严重软组织挫裂伤及软组织缺损、骨筋膜室综合征。
（2）急慢性骨髓炎须开窗引流，有特大的血肿或积液。
（3）关节腔感染须切开引流、体表脓肿和化脓性感染、手术后切口感染。
（4）溃疡、压力性损伤。

三、操作流程及评分标准

负压封闭引流护理技术的操作流程及评分标准见表6-15。

表6-15 负压封闭引流护理技术操作流程及评分标准

项目	项目分类	操作流程	标准分	扣分细则
操作前评估和准备（15分）	评估（7分）	全身评估。评估患者的意识状态、生命体征、病情、年龄等	2分	评估不全面，扣1分；未评估，扣2分
		专科评估。明确治疗目的。评估伤口位置、大小范围、渗血渗液情况，VSD引流部位周围皮肤情况，局部血液循环情况；留置引流管的数量、引流的位置、类型；生物半透明膜的完整性，中心负压引流装置的性能	3分	评估不全面，扣1分；未评估，扣3分
		心理社会支持评估。评估患者文化水平，对留置负压封闭引流装置的目的、重要性及注意事项的认识程度、配合程度、心理状态	2分	评估不全面，扣1分；未评估，扣2分
	准备（8分）	操作者的自身准备，包括仪表、举止符合规范，洗手，戴口罩	2分	仪容、仪表不符合要求，扣1分；未洗手或戴口罩，各扣1分
		物品包括中心负压引流装置（中心负压源、真空表、负压吸引瓶、负压塑料引流内胆、一次性使用吸引管、透明硅胶负压引流管）、钳口带胶套的无齿血管钳2把、安全别针2个、治疗巾、弯盘2个、消毒液（安尔碘）、棉签、治疗车、快速手消毒液、橡胶手套、口罩、方纱（必要时）	4分	物品欠1件，扣1分；不少于2项，扣2分；用物放置不合理，扣2分
		环境清洁、安静、宽敞、舒适，适合无菌操作	1分	1项不符合扣0.5分；不少于2项，扣1分
		抬高患肢利于引流，取舒适卧位	1分	体位不正确，扣1分
操作过程（70分）	中心负压引流装置连接（15分）	核对医嘱（治疗单）、患者姓名、床号是否相符（床头信息卡、手腕带信息）	4分	核对不全面，扣1分；解释不全面，扣1分；未解释，扣2分；未协助摆体位，扣1分
		解释操作的目的、注意事项及配合技巧		
		协助摆好体位（利于伤口引流）		
		检查中心负压引流装置的性能是否完好、检查吸引管有效期	2分	检查不全面，扣1分；未检查，扣2分
		快速手消毒液抹手，戴口罩	1分	未抹手，未戴口罩，扣1分
		安装真空表并连接透明硅胶负压引流管。将负压塑料引流内胆，放入负压吸引瓶。用三通接头将负压吸引瓶侧边连接管、透明硅胶	8分	连接错误，扣4分；未调节负压让负压塑料引流内胆充气，扣2分；

续表 6-15

项目	项目分类	操作流程	标准分	扣分细则
操作过程（70分）	中心负压引流装置连接（15分）	负压引流管连接在负压塑料引流内胆的抽出口。调节负压让负压塑料引流内胆充气。关闭负压		充气完毕未关闭负压，扣2分
	负压封闭引流实施（35分）	铺治疗巾，置弯盘	2分	未铺巾或未置弯盘，各扣1分
		戴手套	2分	未戴手套或时机不符，扣2分
		观察伤口情况、Vacuseal泡沫敷料情况、Vacuseal泡沫敷料内管的管型是否存在；半透性薄膜粘贴是否紧密；引流管数量及位置、各引流管口连接是否紧密；伤口引流管周围皮肤情况	3分	观察不全面，扣1分；未观察，扣3分
		用钳口带胶套的无齿血管钳夹闭伤口引流管	2分	未夹闭或夹闭不对，扣2分
		由内向外消毒伤口引流管管口（必要时使用方纱保护消毒后的接头）	3分	消毒方法、范围不正确，扣3分
		由内向外消毒负压塑料引流内胆的吸入口	3分	消毒方法、范围不正确，扣3分
		连接一次性使用吸引管，一端接于伤口引流管，另一端接负压塑料引流内胆的吸入口	4分	连接错误或不紧密，扣4分
		调节负压为 -0.06～-0.017 MPa（成人：-0.06～-0.04 MPa；小儿：-0.04～-0.017 MPa）	2分	调节负压不正确，扣2分
		松开伤口引流管血管钳	2分	未松开血管钳，扣2分
		检查吸引是否有效，有无漏气（正常的负压引流效果，能吸出液体，Vacuseal泡沫塌陷紧贴创面，触摸有实感，内管形态明显凸现，表示引流管通畅；Vacuseal泡沫隆起，泡沫表面出现斑点，触摸无实感，表示漏气）	4分	未检查，扣4分
		撤除弯盘及治疗巾	2分	未适时撤除弯盘及治疗巾，各扣1分
		脱手套并手卫生	2分	未适时脱手套、洗手，各扣1分

续表 6-15

项目	项目分类	操作流程	标准分	扣分细则
操作过程（70 分）	负压封闭引流实施（35 分）	妥善固定管道（用安全别针固定引流管于床上）	2 分	固定高度错误，扣 2 分
		在平床位置沿粘贴引流管标识，在负压塑料引流内胆盖面写上更换的有效期	2 分	未张贴引流管标识、未写上引流内胆更换的最长有效期，各扣 1 分
	观察记录（12 分）	观察患者生命体征	1 分	未观察，扣 1 分
		观察负压是否在正常范围	1 分	未观察，扣 1 分
		观察负压引流是否通畅，引流的效果及引流液的颜色、性质、量	1 分	未观察，扣 1 分
		观察伤口有无渗血、渗液及周围皮肤有无红肿，肢体血循环情况	2 分	缺 1 项，扣 0.5 分
		交代注意事项：引流目的、维持引流的意义，必要的护理配合及自我观察技巧，教会患者（家属）脱管时的紧急处理	4 分	交代不全面，扣 2 分；未交代，扣 4 分
		记录伤口引流液的量、颜色、性质及肢体感觉活动情况；记录负压值及引流通畅情况	3 分	记录不全面，扣 1 分；未记录，扣 3 分
	整理（8 分）	患者保暖，协助取舒适卧位	2 分	未保暖和体位不对，各扣 1 分
		病床单位干净、整洁	2 分	床单位不干净或不整洁，各扣 1 分
		分类处理用物	2 分	物品处置不符合规范，扣 2 分
		护士洗手	2 分	未洗手，扣 2 分
质量（10 分）	态度（2 分）	关心患者，与患者或家属有效沟通	2 分	语气生硬、不关心患者，扣 2 分
	整体（8 分）	操作熟练，规范，患者知晓相关知识，无引起操作并发症（脱管、逆行感染等）	4 分	操作欠熟练、欠规范，扣 1 分；患者欠知晓相关知识，扣 2 分；发生操作并发症，扣 4 分
		严格无菌操作	4 分	违反无菌操作原则，扣 4 分

续表 6-15

项目	项目分类	操作流程	标准分	扣分细则
相关知识掌握（5分）	相关知识（5分）	有效吸引及无效吸引	3分	回答不全面，扣1.5分；回答错误，扣3分
		引流管出现堵塞的处理方法	2分	回答不全面，扣1分；回答错误，扣2分

整个操作共 12 min。每超时 1 min，扣 1 分；超时不少于 10 min，为不及格。80 分为合格线。

四、相关知识参考答案

（1）何为有效吸引及无效吸引？

答：有效吸引为能吸出液体，Vacuseal 泡沫塌陷紧贴创面，触摸有实感，内管形态明显凸现，表示引流管通畅；无效吸引为 Vacuseal 泡沫隆起，泡沫表面出现泽斑，触摸无实感，表示漏气。

（2）简述引流管出现堵塞的处理方法。

答：对于部分管道被凝血块堵塞的患者，应关闭负压源，使用 20 mL 无菌注射器从引流管中逆行注入生理盐水 10～20 mL 冲洗管道，边注入边评估管道内的阻力大小，再接通负压，观察吸引情况。如未见改善，可重复上述操作步骤，在冲洗过程中注意无菌操作。

（戴巧艳　谭运娟　孔丹　黄天雯）

第十六节　肩关节外展支具的使用

一、目的

（1）促进消肿，减轻疼痛，保持舒适体位。
（2）保持肩关节外展位，避免关节粘连。
（3）提高关节活动度，促进关节恢复。

二、适应证

肩关节脱位后复位固定、肩关节韧带损伤修复术后、肩关节固定并康复、卒中后肩部半脱位保护支撑、肩关节及肱骨上端骨折术后固定。

三、操作流程及评分标准

肩关节外展支具的使用操作流程及评分标准见表 6-16。

表 6-16 肩关节外展支具的使用操作流程及评分标准

项目	项目分类	操作流程	标准分	评分细则
操作前评估和准备（20分）	评估（10分）	全身评估。评估患者的意识、年龄、生命体征、病情、活动能力、心肺功能	2分	评估不全面，扣1分；未评估，扣2分
		专科评估。评估患者的诊断、手术名称、部位，患肢血循环、感觉、活动、肌力情况，伤口情况（有无渗血、渗液、疼痛等）	3分	漏评1项，扣0.5分
		心理社会支持评估。评估患者的文化水平、社会关系，患者（家属）对使用肩外展固定支具的目的、方法及注意事项的认识程度、配合程度、心理状态	5分	评估不全面，扣1分；未评估，扣5分
	准备（10分）	操作者的自身准备，包括仪表、举止符合规范及洗手	2分	仪容、仪表不符合专业要求、未洗手，各扣1分
		用物包括肩外展固定支具各配件（包括小软枕、前臂吊带、腰部固定带）、棉垫、快速手消毒液	4分	1项不齐或有质量问题，扣1分
		环境方面，地面干燥、光线好	2分	1项不符，扣1分
		患者衣着合身	2分	不符合要求，扣2分
操作过程（62分）	核对解释（5分）	核对患者床号、姓名；向患者解释操作目的	5分	未核对，扣4分，核对不全，扣2分；未解释，扣1分，解释不全面，扣0.5分
	佩戴（24分）	检查腋下、肘部、对侧肩部皮肤情况（腋下放小软枕保护）	24分	漏1项，扣3分
		肩部吊带绕健侧肩部后固定在小软枕上，使用粘带扣调节松紧度，以达到屈肘90°，将小软枕平行放于患处腰部		
		腰部固定带绕腰部1周，固定在小软枕上		
		将前臂置于前臂吊带固定，手部放松，用短粘带扣固定。防止过紧影响患肩远端肢体血液循环或引起压力性损伤，过松造成移动引起疼痛。避免支具固定不当，压迫臂丛神经（罕见），导致前臂感觉异常		

续表 6-16

项目	项目分类	操作流程	标准分	评分细则
操作过程（62分）	佩戴（24分）	保持肩关节外展 30°～45°并固定。肘关节屈曲 90°，腕关节及掌指关节保持功能位		
		将握力球固定于小软枕前方，患侧手掌自然握放前部握力球，可起到支撑手腕作用，还可配合功能锻炼，行握拳、放松动作		
		佩戴后询问患者是否有不适，确认佩戴后患侧肩部自然放松		
		首次佩戴完成后，搀扶患者起床及离床行走		
	宣教（20分）	告知患者外展枕须 24 h 佩戴 4～6 周	20分	第1—第5项每漏1项，扣 2 分；第 6 项共 10 分，腕部握拳；肩部主动运动，包括划圈、钟摆、被动运动；2 周后进行三角肌等长收缩训练。漏1项，扣2分
		告知患者卧床、移动、翻身、下床、活动时需佩戴支具		
		告知患者下床活动及功能锻炼前后及时调整松紧度。患者睡觉时无须取下肩关节外展支具，只需要适当放松肩部及腰部固定带，以不引起紧缩感为宜		
		告知患者出现皮肤瘙痒、局部压痛、前臂感觉异常时需告知医护人员		
		告知患者及家属如何佩戴肩外展枕		
		告知患者佩戴外展枕期间进行腕部握拳；肩部主动运动，包括划圈、钟摆、被动运动；2 周后进行三角肌等长收缩训练。		
	观察记录（8分）	观察与记录佩戴肩外展枕后患者血循环、感觉、肌力、活动、疼痛等情况的变化	8分	漏观察或漏记录，各扣 4 分
		观察及记录佩戴肩外展枕后受压部位皮肤情况		
		如伤口未愈合，需观察及记录伤口情况		
	整理（5分）	患者应穿着合适，体位舒适	2分	未穿好衣服，体位不正确，各扣1分
		床单位干净整洁	2分	任何一项不符，扣1分
		护士洗手	1分	未洗手，扣1分

续表 6-16

项目	项目分类	操作流程	标准分	评分细则
质量 (12分)	态度 (4分)	关心患者，与患者或家属有效沟通	4分	语气生硬、不关心患者，扣2分；宣教欠通俗易懂，扣2分
	整体 (8分)	操作熟练，规范，患者知晓相关知识，无引起操作并发症（压力性损伤、神经损伤、关节僵硬等）	2分	流程欠熟悉，扣2分
			3分	动作欠规范，扣3分
			3分	患者欠知晓相关知识，扣3分
相关知识掌握 (6分)	相关知识 (6分)	肩外展支具使用时间	1分	答错，扣1分
		肩袖损伤关节镜修复术后多久可以进行对抗训练？可以做哪些运动	3分	回答不全面，扣1分；答错，扣3分
		运动过程出现轻度疼痛如何处理	2分	回答不全面，扣1分；答错，扣2分

整项操作 12 min。每超时 1 min，扣 1 分；超时不少于 10 min，为不及格。80 分为合格线。

四、相关知识参考答案

（1）肩关节外展支具使用时间有多久？

答：固定时间为 4~6 周，具体要求遵医嘱。

（2）肩袖损伤关节镜修复术后多久可以进行对抗训练？可以做哪些运动？

答：术后 12 周以后，可进行对抗训练，根据患者恢复情况酌情开始。可以做以下运动：①爬墙梯锻炼、哑铃锻炼、两手做划船动作或游泳运动；②用弹力带等进行抗阻力运动。

（3）运动过程出现轻度疼痛如何处理？

答：运动过程出现轻度疼痛可予休息 30 min，以及冰敷处理。

（陈晓玲　桂自珍　黄天雯　高远）

第十七节　卡盘支具的使用

一、目的

（1）固定、保护膝关节，保持膝关节稳定。

（2）使膝关节在允许范围内活动，促进功能恢复。
（3）预防关节僵硬。

二、适应证

适用于髌骨骨折术前术后、膝关节损伤后、膝关节韧带重建术后康复期患者。

三、操作流程及评分标准

卡盘支具的使用操作流程及评分标准见表6-17。

表6-17 卡盘支具的使用操作流程及评分标准

项目	项目分类	操作流程	标准分	评分细则
操作前评估和准备（15分）	评估（7分）	全身评估。评估患者的意识、年龄、生命体征、病情、患肢皮肤情况	2分	评估不全面，扣1分；未评估全扣
		专科评估。评估患者的诊断、手术名称、部位，患者佩戴支具侧下肢血循环、感觉、肌力、活动情况，术后患者评估伤口情况（有无渗血、渗液、疼痛等）	3分	未评估诊断、手术名称、部位扣1分；未评估肢体情况，扣1分；未评估伤口情况，扣1分
		心理社会支持评估。评估患者的文化水平、社会关系，患者（家属）对使用卡盘支具的目的、方法及注意事项的认识程度、配合程度、心理状态	2分	评估不全面，扣1分；未评估，扣2分
	准备（8分）	操作者的仪表举止符合规范，洗手	1分	任何一项不符，扣0.5分
		用物包括卡盘支具（检查卡盘支具型号是否合适、各束带位置正确、卡盘性能、支具性能是否良好）	4分	每漏1项，扣0.5分
		环境方面，地面清洁、干燥、光线好、无障碍物	2分	每1项不符合要求，扣0.5分
		患者的裤子长度合适，应有家属陪伴	1分	每1项不符合要求，扣0.5分
操作过程（70分）	核对解释（6分）	核对患者床号、姓名；向患者解释操作目的	6分	未核对，扣4分；核对不全，扣2分；解释不全面，扣2分
	测量（10分）	测量及调节支具长度。①大腿支架下缘高于髌骨上5 cm，大腿支架上缘，低于大腿根10 cm。②小腿支架上缘低于髌骨下5 cm，小腿支架下缘高于踝关节5 cm	10分	测量方法不正确，扣5分；无测量，扣10分

续表6-17

项目	项目分类	操作流程	标准分	评分细则
操作过程（70分）	佩戴（30分）	区分支具正反面及大腿支架、小腿支架的位置	30分	大腿、小腿部件对调，扣4分；患者体位欠正确，扣2分；屈伸方向对调，扣6分；佩戴过程顺序乱，扣4分；松紧度不合适，扣4分；调节卡盘数字欠正确，扣4分；未询问患者感觉，扣2分；卡盘位置过高或过低，扣4分
		患者取平卧位或取坐位		
		将支具展开放于患肢后方（如有海绵垫，将海绵垫放置于束带相应位置，垫于大小腿与支具之间）		
		将卡盘位置对准膝关节，内、外侧合金金属架对应内外侧腿中线		
		固定束带，调整合适的松紧度（松紧以各束带内可放入1~2指为宜）		
		避免支具压迫腓骨小头及伤口位置		
		询问患者佩戴支具后感觉，有无麻木不适		
		遵医嘱调节卡盘数字，将膝关节活动度设定在医嘱规定的屈伸角度内		
		协助患者离床活动，询问患者有无支具过松、过紧等不适		
	宣教（10分）	睡眠、功能锻炼、床上活动、离床活动期间须佩戴支具	10分	未宣教，扣10分；宣教不全面，每漏1项，扣2分
		出现局部皮肤瘙痒、压力性损伤、伤口疼痛、患肢血运、感觉异常、足背伸受限症状随时告知医护人员		
		支具的松紧度要求（1~2指为宜），出现受压部位疼痛时需告知护士		
		如何遵医嘱调节卡盘屈伸角度及调节的时机		
		佩戴支具过程如何进行功能锻炼		
	观察与记录（8分）	观察及记录佩戴支具后血循环、感觉、活动及疼痛情况的变化	8分	未观察或未记录，扣4分；观察记录不全面，每漏1项，扣2分
		如伤口未愈合，须观察并记录伤口情况		
	整理（6分）	病床单位应干净、整洁	6分	未整理床单位，扣2分；未告知患者用物应放置于容易取用位置，扣2分；操作完成未洗手，扣2分
		用物方面，用物应放置于容易取用的位置		
		护士应洗手		

续表 6-17

项目	项目分类	操作流程	标准分	评分细则
质量（10分）	态度（2分）	关心患者，与患者或家属有效沟通	2分	语气生硬、不关心患者，扣2分
	整体（8分）	操作熟练、规范，无引起操作并发症（如压力性损伤、腓总神经损伤等）	8分	流程欠熟悉、动作欠规范，各扣2分；引起并发症，扣4分
相关知识掌握（5分）	相关知识（5分）	膝关节屈伸活动的正常范围	3分	回答不全面或部分错，扣1.5分
		膝关节屈伸范围的调整时机	2分	回答不全面，扣1分；回答错误，扣2分

整项操作共 10 min。每超时 1 min，扣 1 分；超时不少于 10 min，为不及格。80 分为合格线。

四、相关知识参考答案

（1）简述膝关节屈伸活动的正常范围。

答：屈曲 0°～150°，过伸 5°～10°，此为膝关节屈伸活动的正常范围。

（2）简述膝关节屈伸范围调整时机。

答：膝关节屈伸范围调整时机为每周调整 1 次。

（陈晓玲　桂自珍　黄天雯　高远）

第十八节　烤灯的使用

一、目的

（1）改善局部血液循环。

（2）促进肿胀消退。

（3）降低肌张力，缓解肌紧张。

（4）镇痛。

二、适应证

（1）断指（肢）再植术后治疗、皮瓣移植术后治疗。

(2) 动脉损伤，周围血管循环障碍。
(3) 亚急性及慢性软组织损伤（24 h后）。
(4) 关节炎、关节痛、浅表性神经炎、神经痛。

三、操作流程及评分标准

烤灯的使用操作流程及评分标准见表6-18。

表6-18 烤灯的使用操作流程及评分标准

项目	项目分类	操作流程	标准分	评分细则
操作前评估和准备（15分）	评估（7分）	全身评估。评估患者年龄、意识、病情、治疗情况、活动能力；有无冠心病、高血压病、糖尿病等全身疾病	2分	评估不全面，扣1分；未评估，扣2分
		专科评估。评估治疗部位局部血循环情况，疼痛情况，伤口敷料情况，有无皮肤破损及过敏情况，患者体位是否正确，照射部位是否充分暴露，患者对热的敏感性和耐受性，患者的感觉有无迟钝、障碍	3分	评估不全面，扣1分；未评估，扣2分
		心理社会支持评估。评估患者（家属）文化水平、心理状态、家庭及社会支持情况，患者（家属）对烤灯治疗的目的及注意事项的了解程度	2分	评估不全面，扣1分；未评估，扣2分
	准备（8分）	操作者自身准备包括仪表举止符合规范，洗手，戴口罩	2分	仪容、仪表不符合专业要求，扣1分
				未洗手、戴口罩，各扣1分
		物品准备，包括烤灯（通常用小于60 W的灯泡，一般选择25～40 W灯泡，性能良好）、皮尺、消毒大棉垫、防烫伤警示牌、烤灯灯罩，必要时备屏风、电插板	2分	备物不齐1项，扣1分
				用物放置欠合理，扣1分
		环境准备方面，通风良好、温度、湿度适宜，酌情关闭门窗、必要时屏风遮挡	2分	1项不符合要求，扣1分
		患者方面，根据伤口部位调整舒适体位，平卧或稍微卧向健侧。患肢制动并用枕头垫起，略高于心脏水平10～15 cm，用消毒大棉垫覆盖伤口上层敷料	2分	体位不舒适、不正确，扣1分；未用大棉垫，扣1分

续表 6-18

项目	项目分类	操作流程	标准分	评分细则
操作过程（70分）	照射（35分）	核对医嘱、患者，向患者及家属解释使用烤灯的目的、方法、注意事项及配合要点，注意治疗后常见不适的预防及护理	5分	核对、解释不全面，每项各扣2分
		再次评估照射部位。将烤灯置于患侧，测量（灯泡与照射区垂直距离30～50 cm）。接上电源。持续照射（或遵医嘱）。对于照射部位为非伤口者，操作者用手放置于照射部位表面感受温度，询问患者的感受。观察局部皮肤及患者反应。悬挂防烫伤标识，套上烤灯灯罩	3分	无再次评估照射部位，扣3分
			6分	未测量照射部位到烤灯的距离，扣6分
			5分	距离不正确，扣5分
			5分	照射时间不正确，扣5分
			3分	未注意保护隐私，扣3分
			2分	操作者未用手放置于照射部位表面感受温度，扣1分；未询问患者的感受，扣1分
			3分	未悬挂防烫伤标识，扣3分
			3分	未使用灯罩，扣3分
	观察、宣教、记录（25分）	保持烤灯持续照射，每30～60 min巡视1次，巡视时须重新测量烤灯与照射部位的垂直距离	4分	未每30～60 min巡视1次，扣4分
			3分	烤灯高度改变，不正确，扣3分
		观察照射部位皮肤有无红、热、痛。如出现皮温高、皮肤潮红、疼痛、皮肤破溃、水疱、渗血等异常情况，立即停用	4分	观察不全面，扣2分；未观察，扣4分
		观察患者的反应，有无大汗淋漓、心慌、头晕、眼花等不适	2分	未观察全身反应，扣2分
		告知患者及家属烤灯治疗的目的及时间	12分	1项交代不全面，扣2分；未交代，扣12分
		告知患者及家属不可自行调整距离以免引起灼伤，照射期间不可随意中断		
		告知患者不能移动患肢，以免引起烫伤		
		照射过程中周围皮肤出现红、热、痛等异常时，及时报告医护人员		
		照射后出现大汗淋漓、心慌、头晕、眼花等不适时，及时报告医护人员		

续表 6-18

项目	项目分类	操作流程	标准分	评分细则
操作过程（70分）	观察、宣教、记录（25分）	告知患者如有发现烤灯突然不亮，或灯光闪烁，或烤灯移位，应该及时告知医护人员，不可自行处理		
	整理（10分）	治疗结束，关闭电源；记录照射时间、部位、效果及局部皮肤情况，停用烤灯时间	2分	记录内容不全面，扣1分；未记录，扣2分
		患者应保暖，协助取舒适体位	2分	未保暖和体位不对，各扣1分
		床单位应干净、整洁	2分	床单位不干净或不整洁，各扣1分
		用物应分类处理；烤灯放于专门位置，定时清洁，防尘保护，烤灯灯罩用0.5%的含氯消毒剂消毒、清洗、晾干	3分	物品处理不符合规范，扣1分
		护士洗手	1分	未洗手，扣1分
质量（10分）	态度（2分）	关心患者，与患者或家属有效沟通	2分	语气生硬、不关心患者，扣2分
	整体（8分）	操作熟练、规范；患者知晓相关知识；无操作并发症（烫伤等）	5分	操作欠练，欠规范一项，扣5分
			3分	患者欠知晓，扣3分
			不合格	出现操作并发症不合格
相关知识掌握（5分）	相关知识（5分）	照射部位皮肤出现皮温高，皮肤潮红时的处理方法	3分	回答不全面，扣1.5分；回答错误，扣3分
		断指（肢）再植术后、皮瓣移植术后烤灯治疗持续照射的时间	2分	回答不全面，扣1分；回答错误，扣2分

四、相关知识参考答案

（1）若照射部位皮肤出现皮温高、皮肤潮红，应如何处理？

答：应测量烤灯离照射部位的距离，停止照射，报告医生给予进一步处理。

（2）断指再植术后、皮瓣移植术后烤灯治疗持续照射的时间是多少？

答：持续照射7～10天。

（戴巧艳　何翠环　黄天雯　高远）

第十九节 膀胱功能康复训练

一、目的

(1) 帮助患者缓解或解决膀胱排尿功能障碍。
(2) 促进患者排尿功能的恢复,预防因尿潴留、尿失禁导致的并发症。

二、适应证

适用于存在膀胱功能障碍的上运动神经元损伤综合征(如脊髓损伤、脑卒中、脑外伤等)患者。

三、操作流程及评分标准

膀胱功能康复训练操作流程及评分标准见表6-19。

表6-19 膀胱功能康复训练操作流程及评分标准

项目	项目分类	操作流程	标准	评分细则
操作前评估和准备(10分)	评估(5分)	全身评估。评估患者诊断、病情、意识状态、生命体征、年龄等	2分	评估不全面,扣1分;未评估,扣2分
		专科评估如下: (1) 排尿障碍特点及是否伴有排便障碍。 (2) 是否有外伤、手术、糖尿病、脊髓炎等病史或用药史,如抗胆碱能药物、三环类抗抑郁药、α受体阻滞药等。 (3) 有无膀胱充盈感、排尿感等膀胱感觉的减退或丧失。 (4) 饮水和排尿习惯。 (5) 其他神经系统体征,如感觉、反射、肌力、肌张力等;会阴部检查肛门括约肌的张力和主动运动、会阴部感觉、球海绵体反射等	2分	评估不全面,扣1分;未评估,扣2分
		心理社会支持评估。评估患者文化水平、对膀胱功能康复训练的目的、重要性及注意事项的认识与配合程度、心理状态	1分	评估不全面,扣0.5分;未评估,扣1分
	准备(5分)	操作者的自身准备,包括仪表、举止符合规范,洗手、戴口罩	1分	着装不符合要求,扣0.5分;未洗手或未戴口罩,各扣0.5分

续表 6-19

项目	项目分类	操作流程	标准	评分细则
操作前评估和准备（10分）	准备（5分）	用物包括排尿日志本、手套1对、液体石蜡、尿壶、垫单、屏风（必要时备清洁导尿物品）	2分	少1件，扣0.5分
		环境应清洁、光线明亮，保护患者隐私	1分	1项不符，扣1分
		患者应取平卧位或坐位	1分	体位不符，扣1分
操作过程（75分）	核对、解释（5分）	核对医嘱（治疗单）、患者姓名、床号、床头卡及手腕带信息	2分	核对不全面，扣1分；未核对，扣2分
		向患者解释操作目的、注意事项及配合技巧	3分	解释不全面，扣2分；未解释，扣3分
	行为技巧（10分）	习惯训练。养成定时排尿的习惯（适用于急迫性尿失禁），训练应在特定的时间进行，如餐前30 min、晨起或睡前，鼓励患者入厕排尿	3分	指导不全面，扣1分；没指导，扣3分
		延时排尿。对于因逼尿肌过度活跃而产生的尿急症状和反射性尿失禁的患者，可采用此法。可让患者白天开始每1~2 h排尿1次，以后逐渐增加到3~4 h排尿1次，夜间2次。训练时需配合饮水计划进行，建立排尿日志本	7分	不正确，扣3分；无了解饮水计划，扣2分；无建立排尿日志，扣2分
	意念排尿（10分）	适应证。适用于留置尿管的患者	2分	患者选择错误不得分
		方法。每次放尿前5 min，患者卧于床上，指导其全身放松，想象自己在一个安静、宽敞的卫生间，听着流水声，准备排尿，并试图自己排尿，然后由陪同人员缓缓放尿（想象过程中，强调患者利用全部感觉）。开始时可由护士指导，当患者掌握正确方法后由患者自己训练，护士每天督促、询问训练情况	8分	患者未放松，扣2分；指导方法不正确，扣3分；指导后未放尿，扣3分
	反射性排尿（10分）	适应证。反射性尿失禁患者（T6平面以上患者）	1分	不掌握，扣1分
		禁忌证。逼尿肌收缩不良，引起非协调性排尿，膀胱内压力长时间高于39 cmH_2O，膀胱-输尿管反流，膀胱容量过小，复发性尿路感染持续存在，存在自主神经反射异常者	3分	掌握不全面，扣1分

续表 6-19

项目	项目分类	操作流程	标准	评分细则
操作过程（75分）	反射性排尿（10分）	方法。在导尿30 min前，通过寻找反扳机点，如轻叩耻骨上区或大腿上1/3内侧，牵拉阴毛，挤压阴蒂（茎）或用手刺激肛门诱发膀胱反射性收缩，产生排尿（每种方法持续刺激1~2 min，每次导尿前进行）	6分	漏1种方法，扣1分
	肛门牵张（10分）	适应证。盆底肌痉挛的患者	1分	不掌握，扣1分
		禁忌证。括约肌反射亢进，逼尿肌-括约肌失协调，膀胱出口梗阻，膀胱-输尿管反流，颅内高压；尿道异常，心律失常或心功能不全、不适合屏气动作者	3分	掌握不全面，扣1分
		方法。戴手套（或指套），用润滑油润滑食指，食指轻柔伸入肛门约2 cm，轻柔而快速的做环状刺激1~2 min，至肛门口放松为止，并嘱患者用力排空膀胱	6分	未润滑手套，扣1分；深度不符，扣2分；手法不对，扣2分；未嘱患者排尿，扣1分
	盆底肌训练（13分）	适应证。盆底肌尚有收缩功能的压力性尿失禁患者	1分	不掌握，扣1分
		禁忌证。慎用于心律失常或心功能不全的患者、膀胱出血、尿路感染急性期和肌张力过高者	1分	不掌握，扣1分
		体位与训练时机。取平卧位、站立位、坐位均可；在排尿前、中、后均可进行训练	1分	不掌握，扣1分
		方法。先检查盆底肌收缩情况，指导患者在不收缩大腿、臀部和腹部肌肉的情况下自主收缩盆底肌肉（会阴及肛门括约肌），每次收缩维持10 s，重复10~20次/组，每天3组，循序渐进	10分	方法错误，扣5分；未指导训练频次，扣5分
	代偿性排尿训练（10分）	适应证。逼尿肌和括约肌均活动不足的患者	1分	不掌握，扣1分
		禁忌证。括约肌反射亢进，逼尿肌-括约肌失协调，膀胱出口梗阻，膀胱-输尿管反流，颅内高压；尿道异常，心律失常或心功能不全、不适合屏气动作者。非特殊情况下不建议使用	3分	掌握不全面，扣1分
		Valsalva屏气法。患者取坐位，身体前倾，屏气呼吸，增加腹压，向下用力做排便动作帮助排出尿液	6分	不正确，每项扣3分
		Crede拳压法。用拳头于脐下3 cm深按压，并向耻骨方向滚动，动作柔和，同时患者增加腹压协助排尿		

续表 6-19

项目	项目分类	操作流程	标准	评分细则
操作过程（75分）	观察、记录、宣教（3分）	观察小便的量、性质、颜色，观察患者有无气促、心悸症状，观察患者训练效果	1分	观察内容不全，每项扣1分
		记录患者进行膀胱功能训练的方式、训练量、训练效果、有无不适，记录小便的量、性质、颜色，限水的患者严格记录进水量	1分	记录内容不全，每项扣1分
		健康教育应贯穿操作过程，适时采用反馈式健康教育方法	1分	健康教育欠灵活、内容不全，扣1分
	整理（4分）	患者协助患者穿好衣物，取舒适体位	1分	体位欠佳，扣1分
		病床单位应干净、整洁	1分	未整理床单位，扣1分
		用物应分类处置	1分	用物未分类处置，扣1分
		护士应洗手	1分	未洗手，扣1分
质量（5分）	态度（2分）	关心患者，与患者或家属有效沟通	2分	语气生硬、不关心患者，扣2分
	整体（3分）	操作熟练、规范，患者知晓相关知识	3分	操作欠熟练、欠规范，扣1分；患者欠知晓相关知识，扣1分
相关知识掌握（10分）	相关知识（10分）	膀胱再训练的定义	5分	回答不全面，扣1分；回答错误，扣5分
		清洁间歇导尿的时机与间隔时间	5分	回答不全面，扣2分；回答错误，扣5分

整项操作共20 min。每超时1 min，扣1分；超时不少于10 min，为不及格。80分为合格线。

四、相关知识参考答案

（1）膀胱再训练的定义是什么？

答：膀胱再训练是根据学习理论和条件反射原理，通过患者的主观意识活动或功能锻炼来改善膀胱的储尿和排尿功能，达到下尿路功能的部分恢复，减少下尿路功能障碍对机体的损害的目的。主要包括行为技巧、反射性排尿训练、代偿性排尿训练（Valsalva屏气法和Crede手法）、肛门牵张训练及盆底肌训练。

（2）简述清洁间歇导尿的时机与间隔时间。

答：间歇导尿宜在病情基本稳定、无须大量输液、饮水规律、无尿路感染的情况下开始，一般于受伤后早期（8~35天）开始。导尿间隔时间取决于残余尿量，一般为

4～6 h。根据简易膀胱容量及压力测定评估，每次导尿量以不超过患者的最大安全容量，一般每日导尿不超过 6 次；随着残余尿量的减少可逐步延长导尿间隔时间。当残余尿量小于 100 mL 时，可停止间歇导尿。

（方丽璇　陈淑芳　黄天雯）

第二十节　直肠功能康复训练

一、目的

帮助患者建立排便规律，促进排便功能的恢复；预防因便秘、大便失禁导致的并发症，从而提高患者的生活质量。

二、适应证

适用于长期便秘或存在直肠控制障碍的上运动神经元损伤综合征（如脊髓损伤、脑卒中、脑外伤等）患者（基本条件是患者必须能够主动配合）。

三、禁忌证

（1）严重损伤或感染的患者。
（2）神志不清或不能配合的患者。
（3）伴有全身感染或免疫力极度低下的患者。
（4）有显著出血倾向的患者。

四、操作流程及评分标准

（一）反射性直肠功能训练

1. 操作流程及评分标准
反射性直肠功能训练操作流程及评分标准见表 6-20。

表 6-20 反射性直肠功能训练操作流程及评分标准

项目	项目分类	操作流程	标准	评分细则
操作前评估和准备（10分）	评估（5分）	全身评估。评估患者的诊断、意识状态、生命体征、病情、年龄等，心肌梗死、动脉瘤患者禁止用力排便	1分	评估不全面，扣0.5分；未评估，扣1分
		专科评估。 (1) 评估排便障碍特点及是否伴有排尿障碍。 (2) 评估是否有外伤、手术、糖尿病、脊髓炎等病史或用药史。 (3) 评估大便的频率，每天的时间，每次所用时间，粪便的颜色、量及性状。 (4) 评估有无辅助用药、饮食情况、受伤前排便习惯及规律等。 (5) 评估其他神经系统体征，如感觉、反射、肌力、肌张力等。 (6) 评估会阴部检查肛门括约肌的张力和主动运动、会阴部感觉、球海绵体反射等	3分	每漏1项，扣0.5分；未评估，扣3分
		心理社会支持评估。评估患者文化水平，对康复训练的目的、重要性及注意事项的认识与配合程度、心理状态	1分	评估不全面，扣0.5分；未评估，扣1分
	准备（5分）	操作者着装整洁，洗手，佩戴口罩	1分	着装不符合要求，扣0.5分；未洗手、未戴口罩，扣0.5分
		用物包括手套、液体石蜡、中单、屏风、便盆、弯盘	1分	少1件，扣0.5分；不少于2项，扣1分
		环境清洁，光线好，保护患者隐私	1分	1项不符合，扣0.5分；不少于2项，扣1分
		患者取平卧位时，上肢放于身体两侧；取侧卧时，患者感到舒适，肛门暴露充分	2分	体位不符，扣1分；未暴露肛门，扣1分
操作过程（75分）	核对及解释（5分）	核对医嘱（治疗单）、患者姓名、床号是否相符（床头信息卡、手腕带信息）	3分	核对不全面，扣1分；未核对，扣3分
		向患者解释操作的目的、注意事项及配合技巧	2分	解释不全面，扣1分；未解释，扣2分
	提捏脊柱旁穴位（10分）	协助患者取俯卧或侧卧位	2分	体位不符，扣2分
		操作者用拇指与食指、中指相对在脊柱两侧约1.5 cm处用力将皮肤捏起，轻轻挤压、捻动，从尾椎至大椎成一直线自下向上直推，2~3遍/次，2~3次/天	8分	部位不正确，扣2分；顺序不正确，扣2分；力度不足或过大，扣2分；提捏次数不对，扣2分

续表 6-20

项目	项目分类	操作流程	标准	评分细则
操作过程（75分）	腹部顺时针按摩（10分）	患者平卧，双下肢屈曲	2分	体位不符，扣2分
		用手掌的大小鱼际肌或四手指并拢用指腹按压（深度3~5 cm），由腹部的右下方开始，沿着结肠解剖位置（升结肠、横结肠、降结肠、乙状结肠）做顺时针环形按摩15 min（建议在排便前30 min进行）	5分	手法错误，扣2分；顺序错误，扣3分
		按摩时嘱患者做深呼吸并配合呼吸进行按压	3分	未与呼吸配合，扣3分
	桥式运动（5分）	患者取仰卧位，双膝关节屈曲，双足底平踏在床面上，用力使臀部抬离床面后维持10 s，10~20次/组，3组/天	5分	体位不符，扣1分；臀部未抬离床面，扣2分；时间、频率不对，扣2分；无训练，扣5分
	盆底肌肉训练（5分）	视患者情况取平卧位、站位、坐位	1分	体位不符，扣1分
		卧位时双下肢伸直，收紧臀部，做缩肛、提肛动作；如果患者肛门有自主收缩可指导患者取仰卧位或坐位，双膝屈曲稍分开，轻抬臀部，做缩肛、提肛动作。每次收缩维持10 s，重复10~20次/组，3组/天	4分	方法不正确，扣2分；时间、频率不对，扣2分；无训练，扣4分
	腹肌收缩训练（10分）	上腹部，仰卧半起身：患者平卧躺在床上，屈膝，双手放在上腹部（感觉腹肌的收缩，下背部整个过程保持贴着床）→靠腹肌收缩，使胸腔及以上抬起，与床面呈45°，维持10 s→慢慢放松腹肌放下身体	4分	体位不符，扣1分；未用腹肌收缩，扣2分；速度过快，扣1分
		下腹部，仰卧抬腿：患者平卧躺在床上，大腿和小腿保持120°~170°，双手放在下腹部（感觉到下腹肌的收缩）。靠腹肌的力量，匀速抬起大腿至与身体垂直。匀速放下大腿	4分	体位不符，扣1分；未用腹肌收缩，扣2分；速度过快，扣1分
		频率为10次/组，3组/天	2分	训练频次不对，扣2分
	牵拉肛门训练（10分）	患者取平卧或侧卧位	2分	体位不符，扣2分
		戴橡胶手套，涂润滑油，用食指或中指缓缓插入肛门，把直肠壁向肛门一侧（在12点钟、3点钟、6点钟、9点钟方向）缓慢持续地牵拉5~10次	8分	插入速度过快，扣1分；方法不对，扣4分；力度不足或过大，扣2分；训练次数不正确，扣1分
	模拟排便训练（10分）	每天按计划（一般在早餐后30 min）蹲/坐马桶训练排便，若不能坐起的患者可在床上垫一护理垫，然后取左侧卧位进行排便训练	5分	时间不合理，扣2分；体位不当，扣3分

续表 6-20

项目	项目分类	操作流程	标准	评分细则
操作过程（75分）	模拟排便训练（10分）	训练时嘱患者做深吸气，有意识收腹（可用手掌按压下腹部），然后指导患者用力做排便动作。模拟排便，10~20次/组，2~3组/天	5分	方法欠正确，扣3分；训练频次欠正确，扣2分
	观察、记录、宣教（5分）	健康教育贯穿操作过程，适时采用反馈式健康教育方法；指导患者养成定时排便习惯；指导患者多饮水，多吃含纤维素类食物等	3分	宣教欠全面，扣1分；未反馈式宣教，扣1分；未宣教，扣3分
		观察患者运动的耐受力	1分	未观察，扣1分
		记录每次训练的程度、方法和效果	1分	未记录，扣1分
	整理（5分）	协助患者穿好衣物，取舒适体位	2分	体位不符，扣1分
		病床单位整洁	1分	未整理床单位，扣1分
		分类处置用物	1分	用物未分类处置，扣1分
		护士洗手	1分	未洗手，扣1分
质量（5分）	态度（2分）	关心患者，与患者或家属有效沟通	2分	语气生硬、不关心患者，扣2分
	整体（3分）	操作熟练、规范，患者知晓相关知识，未引起操作并发症（出血等）	3分	操作欠熟练，每欠规范1项，扣1分；患者欠知晓相关知识，扣1分；发生操作并发症，扣3分
相关知识掌握（10分）	相关知识（10分）	反射性直肠见于哪个部位的运动神经源损伤	5分	回答不全面，扣1分；不懂，扣5分
		简述便秘的病理生理基础	5分	回答不全面，扣1分；不懂，扣5分

整个操作共20 min。每超时1 min，扣1分；超时不少于10 min，为不及格。80分为合格线。

2. 相关知识参考答案

（1）反射性直肠见于哪个部位的运动神经元损伤？

答：反射性直肠见于上运动神经元损伤（第12胸髓节段至第1腰髓节段及以上的脊髓损伤）。

(2) 简述便秘的病理生理基础。

答：肛门括约肌痉挛；肠道反射抑制、交感神经过度兴奋和（或）副交感神经兴奋性降低，导致肠道运动减弱；粪团过于干燥，受饮食结构和水平衡影响，此为便秘的病理生理基础。

（二）弛缓性直肠功能训练

1. 操作流程及评分标准

弛缓性直肠功能训练操作流程及评分标准见表 6-21。

表 6-21 弛缓性直肠功能训练操作流程及评分标准

项目	项目分类	操作流程	标准	评分细则
操作前评估和准备（10分）	评估（5分）	全身评估。评估患者的诊断、意识状态、生命体征、病情、年龄等，心肌梗死、动脉瘤患者禁止用力排便	1分	评估不全面，扣0.5分；未评估，扣1分
		专科评估： (1) 排便障碍特点及是否伴有排尿障碍。 (2) 是否有外伤、手术、糖尿病、脊髓炎等病史或用药史。 (3) 大便的频率，每天的时间，每次所用时间，粪便的颜色、量及性状，有无辅助用药、饮食情况、受伤前排便习惯及规律等。 (4) 其他神经系统体征，如感觉、反射、肌力、肌张力等。 (5) 会阴部检查肛门括约肌的张力和主动运动、会阴部感觉、球海绵体反射等	3分	评估不全面，扣1分；未评估，扣3分
		心理社会支持评估。评估患者文化水平，对康复训练的目的、重要性及注意事项的认识与配合程度、心理状态	1分	评估不全面，扣0.5分；未评估，扣1分
	准备（5分）	操作者应着装整洁，洗手，佩戴口罩	1分	着装不符合要求，扣0.5分；未洗手或未戴口罩，扣0.5分
		用物包括手套、液体石蜡、中单、屏风、便盆、弯盘	1分	少1件，扣0.5分；不少于2项，扣1分
		环境应清洁，光线好，保护患者隐私	1分	一项不符合，扣0.5分；不少于2项，扣1分
		患者取平卧位时，上肢放于身体两侧；侧卧时患者舒适体位，肛门暴露充分	2分	体位不符合，扣1分；未暴露肛门，扣1分

续表 6-21

项目	项目分类	操作流程	标准	评分细则
操作过程（75分）	核对及解释（5分）	核对医嘱（治疗单）、患者姓名、床号是否相符（床头信息卡、手腕带信息）	3分	核对不全面，扣1分；未核对，扣3分
		向患者解释操作的目的、注意事项及配合技巧	2分	解释不全面，扣1分；未解释，扣2分
	提捏脊柱旁穴位（10分）	协助患者取俯卧或侧卧位	2分	体位不符，扣2分
		操作者用拇指与食指、中指相对在脊柱两侧约1.5 cm处用力将皮肤捏起、轻轻挤压、捻动，从尾椎至大椎成一直线自下向上直推，2~3遍/次，2~3次/天	8分	部位不正确，扣2分；顺序不正确，扣2分；力度不足或过大，扣2分；提捏次数不对，扣2分
	腹部顺时针按摩（10分）	患者平卧，双下肢屈曲	2分	体位不符，扣2分
		用手掌的大小鱼际肌或四根手指并拢用指腹按压（深度3~5 cm），顺着结肠走行方向，做环行顺时针按摩腹部30圈（建议在排便前30 min进行）	5分	手法错误，扣2分；顺序错误，扣3分
		按摩时嘱患者做深呼吸并配合呼吸进行按压	3分	未与呼吸配合，扣3分
	桥式运动（10分）	患者取仰卧位，双膝关节屈曲，双足底平踏在床面上，用力使臀部抬离床面后维持10 s，10~20次/组，3组/天	10分	体位不符，扣2分；方法不正确，扣4分；时间、频率不对，扣4分；无训练，扣10分
	盆底肌肉训练（10分）	视患者情况取平卧位、站位、坐位	2分	体位不符合，扣2分
		卧位时双下肢伸直，收紧臀部，做缩肛、提肛。每次收缩维持10 s，重复10~20次/组，3组/天	8分	方法不正确，扣4分；频率不对，扣4分；无训练，扣8分
	腹肌收缩训练（10分）	上腹部，仰卧半起身。患者平卧躺在床上，屈膝，双手放在上腹部（感觉到腹肌的收缩，下背部整个过程保持贴着床）。靠腹肌收缩，使胸腔及以上抬起，与床面呈45°，维持10 s慢慢放松腹肌放下身体	4分	体位不符，扣1分；未用腹肌收缩，扣2分；速度过快，扣1分
		下腹部，仰卧抬腿。患者平卧躺在床上，大腿和小腿保持120°~170°（膝关节微屈），双手放在下腹部（感觉到下腹肌的收缩）。靠腹肌的力量，匀速抬起大腿至与身体垂直。匀速放下大腿	4分	体位不符，扣1分；未用腹肌收缩，扣2分；速度过快，扣1分
		频率为10次/组，3组/天	2分	频次不对，扣2分

续表 6-21

项目	项目分类	操作流程	标准	评分细则
操作过程（75分）	模拟排便训练（10分）	患者每天按计划（一般在早餐后30 min）蹲/坐马桶训练排便。不能坐起的患者可在床上垫一护理垫，然后取左侧卧位进行排便训练	5分	时间不合理，扣2分；体位不当，扣3分
		训练时嘱患者做深吸气，有意识收腹（可用手掌按压下腹部），然后指导患者用力做排便动作。模拟排便，10~20次/组，2~3组/天	5分	方法欠正确，扣3分；训练频次欠正确，扣2分
	观察记录、宣教（5分）	健康教育：贯穿操作过程，适时采用反馈式健康教育方法；指导患者养成定时排便习惯；指导患者多饮水，多吃含纤维素类食物等	3分	宣教欠全面，扣1分；未反馈式宣教，扣1分；未宣教，扣3分
		观察患者运动的耐受力	1分	未观察，扣1分
		记录每次训练的程度、方法和效果	1分	未记录，扣1分
	整理（5分）	协助患者穿好衣物，取舒适体位	2分	体位不符，扣2分
		病床单位整洁	1分	未整理床单位，扣1分
		用物应分类处置	1分	用物未分类处置，扣1分
		护士洗手	1分	未洗手，扣1分
质量（5分）	态度（2分）	关心患者，与患者或家属有效沟通	2分	语气生硬、不关心患者，扣2分
	整体（3分）	操作熟练、规范，患者知晓相关知识，未引起操作并发症（出血等）	3分	操作欠熟练、欠规范，扣1分；患者欠知晓相关知识，扣1分；发生操作并发症，扣3分
相关知识掌握（10分）	相关知识（10分）	弛缓性直肠见于哪个部位的运动神经源损伤	5分	回答不全面，扣1分；回答错误，扣5分
		大便失禁的病理生理基础	5分	回答不全面，扣2分；回答错误，扣5分

整项操作共20 min。每超时1 min，扣1分；超时不少于10 min，为不及格。80分为合格线。

2. 相关知识参考答案

（1）弛缓性直肠见于哪个部位的运动神经源损伤？

答：弛缓性直肠见于下运动神经元损伤（T12 节段至 L1 节段及以下的脊髓损伤及马尾损伤）。

(2) 简述大便失禁的病理生理基础。

答:肛门括约肌松弛,多见于昏迷、低位脊髓损伤、老年人等;肠道吸收障碍,见于各种结肠炎性疾病。这些均为大便失禁的病理生理基础。

(方丽璇 陈淑芳 黄天雯)

第二十一节 意象法

一、目的

(1) 运用个体的想象力提升感官想象,以降低疼痛强度或改变疼痛性质。

(2) 想象一个愉快、更容易接受或无痛的画面来代替疼痛,从而达到缓解疼痛的目的。

二、适应证

(1) 意象法用于治疗癌症、高血压、神经损伤、关节炎等疾病,能有效缓解抑郁、焦虑、恶心、呕吐及癌痛、背痛或头痛等症状。

(2) 有一定的理解及想象力,同意应用意象法或非传统的非药物镇痛治疗措施缓解疼痛的患者。

三、操作流程及评分标准

意象法的操作流程及评分标准见表 6-22。

表 6-22 意象法操作流程及评分标准

项目	项目分类	操作流程	标准分	评分细则
操作前评估和准备(15分)	评估(11分)	全身评估。评估患者意识、生命体征、病情、年龄等	2分	评估不全面,扣1分;未评估,扣2分
		专科评估。评估疼痛的部位、发生的原因、时间特点、强度、性质、加重或减轻的因素、既往的镇痛治疗史、伴随症状、情绪改变及影响因素等;患者有无绘画、创作或表演等艺术能力,有无强烈的宗教信仰,有无精神病史,有无出现过幻觉,注意力能否集中,等等	6分	评估漏1项,扣0.5分;未评估,扣6分

续表 6-22

项目	项目分类	操作流程	标准分	评分细则
操作前评估和准备（15 分）	评估（11 分）	心理社会支持评估。评估患者的文化水平，社会关系，患者（家属）对疼痛的认识程度、配合程度；患者心理状态，如焦虑、抑郁程度；患者（家属）对意象法的知晓程度	3 分	评估漏 1 项，扣 0.5 分；未评估，扣 3 分
	准备（4 分）	操作者的自身准备，包括仪表、举止符合规范及洗手	1 分	仪容、仪表不符合专业要求，扣 0.5 分；未洗手，扣 0.5 分
		环境安静。有条件者可在专门的治疗室进行；住院患者拉上床帘，避免干扰	1 分	环境不符合，扣 1 分
		患者的情绪稳定，患者着宽松舒适的衣服，排空大、小便，体位舒适放松	2 分	评估不全，扣 1 分；体位不舒适，扣 1 分；未评估，扣 2 分
操作过程（70 分）	核对及解释（3 分）	核对患者床号、姓名；解释操作的目的、注意事项及配合的技巧	3 分	未核对，扣 1 分；解释不全，扣 1 分；未解释，扣 2 分
	放松与深呼吸训练（15 分）	放松的指导。用平和缓慢的语调指导患者放松每个身体部位，可以说："放松您的大脑、头皮、发根、发梢。放松面部，眉心向两旁舒展。放松牙齿、下巴微收。放松和拉伸颈部的后侧。放松双肩，肩膀向地面沉降。大臂微微外旋，更好地展开肩膀和胸腔。放松小臂、手腕、掌心，每根手指自然伸展放松。放松全身的肌肉、骨骼、血管，让身体变得柔软下来。放松腹部、臀部、大腿前侧后侧、膝盖和膝盖窝、小腿内侧外侧、脚心脚背。"也可以从脚开始放松，最后放松到头部。放松的形式可以多样化，可以借助想象去放松	5 分	语言生硬，扣 1 分；放松部位不全面，扣 2 分；未进行放松，扣 5 分
		判断患者是否完全放松	2 分	未判断是否放松，扣 2 分
		深呼吸训练。用平和缓慢的语调指导患者深呼吸。"首先，请深吸一口气，注意用鼻子吸气，然后屏气。（停 5 s。）好，接下来请慢慢呼气，注意用嘴巴吹气，慢慢地把气呼出来。（停 10 s。）现在我们按照刚才的呼吸方法再做一次。请你用鼻子深吸一口气，保持一会儿，然后再慢慢呼气。"	8 分	语言生硬，扣 1 分；深呼吸指导不正确，扣 7 分

续表6-22

项目	项目分类	操作流程	标准分	评分细则
操作过程（70分）	意象法实施过程（意象法实施形式多样，只要指导患者展开想象即可）（17分）	指导患者闭上眼睛，使其处于一个放松的状态	2分	未指导患者闭上眼睛，扣1分；未放松，扣1分
		引导患者根据其艺术特长和兴趣、宗教或精神信仰等展开想象。例如，想象一个关于抗生素的详尽画面：自己体内的细菌是非常脆弱的，而抗生素则是支强大的军队，它们有着源源不断的数量和巨大的力量，一旦抗生素遇到了细菌，细菌将很快被毁，最终细菌越来越少，疾病得以治愈……又如，患者可以把他的切口疼痛想象成一个红色的、热的、坚硬的圆圈，并努力使它变成一个粉粉的、凉凉的、软软的圆环，这样患者感受到的疼痛可能会减轻……	10分	语言生硬，扣1分；指导想象内容不恰当或引起患者不适，扣9分
		患者根据具体情况进行个体化的想象，只要患者本人接受且行之有效即可	5分	患者不接受，扣5分
	实施意象法时应遵循的原则及技巧（22分）	如果患者表现出的疼痛比他所说的更为剧烈而又找不出原因，需要考虑到也许患者正在关注自己的疼痛或一些伤害性的事情。可在与患者充分交流后建议他立刻停止这种关注	5分	未关注，扣2分；未建议停止，扣3分
		了解患者自行使用的意象法内容，采用其中积极有效的部分	5分	未了解，扣2分；未指导采用积极有效的部分，扣3分
		避免不良的意象内容对患者的潜在不利影响	3分	未发现不良意象内容对患者的不利影响，扣3分
		如果患者很难想象出一项具体方法来减轻他的痛苦，可以尝试想象预期结果，如想象疼痛缓解之后的状态	3分	未判断出患者想象是否有效，扣1分；未引导患者可想象预期结果，扣2分
		在引导患者开展意象法时，尽量使用温和的引导言语，如"也许……""如果您愿意，您可以……"或"您可能想……"等	3分	语言恰当，扣3分
		有条理地指导患者循序渐进地、开展意象法	3分	无条理，扣1分；未循序渐进，扣2分

续表 6-22

项目	项目分类	操作流程	标准分	评分细则
操作过程（70分）	观察、记录、宣教（10分）	观察。观察患者想象过程中的生命体征、表情、动作、疼痛情况；观察意象法的效果；与患者交流此次训练的体验，回答患者疑惑	4分	未注意观察生命体征，扣1分；未观察效果，扣1分；未交流训练体验，扣2分
		记录。记录患者实施意象法的过程及效果	3分	记录不全面，扣1分；未记录，扣3分
		宣教。讲解意象法的注意事项与技巧，鼓励患者自行练习，每日1~2次，每次15~20 min，循序渐进，持之以恒	3分	交代不全面，扣2分；未宣教，扣3分
	整理（3分）	患者保暖，体位符合病情需要	2分	未保暖和体位不对，各扣1分
		病床单位干净、整洁	1分	床单位不干净或不整洁，扣1分
质量（10分）	态度（2分）	关心患者，与患者及家属有效沟通	2分	语气生硬，扣1分；不关心患者，扣1分
	整体（8分）	操作熟练、规范；患者及家属掌握意象法的方法；无引起患者疼痛加重或不良情绪	8分	流程欠熟练，扣3分；引起患者疼痛加重或不良情绪，不得分
相关知识掌握（5分）	相关知识（5分）	意象法的目的	2分	不全面，扣1分；不正确，扣2分
		意象法的实施技巧	3分	不全面，扣1分；不正确，扣3分

整个操作共 20 min。每超时 1 min，扣 1 分；超时不少于 10 min，为不及格。80 分为合格线。

四、相关知识参考答案

（1）简述意象法的目的。

答：①运用个体的想象力提升感官想象，以降低疼痛强度或改变疼痛性质。②想象一个愉快、更容易接受或无痛的画面来代替疼痛，从而达到缓解疼痛的目的。

（2）简述意象法的实施技巧。

答：①如果患者不喜欢意象法或怀疑它的疗效，那么就不建议其使用它。②信任患者关于疼痛的主观陈述。③如果患者所表现出的疼痛比他所说的更为剧烈而又找不出原因，需要考虑到也许患者正在关注自己的疼痛或一些伤害性的事情。可在与患者充分交流后建议他立刻停止这种关注。④了解患者自行使用的意象法，采用其中积极有效的部分。⑤意象的内容可以天马行空，有效即可。⑥避免不良的意象内容对患者的潜在不利影响。⑦可以建议患者根据其宗教或精神信仰开展意象法。⑧建议患者根据其艺术特长和兴趣开展意象法。例如，音乐家可能更容易参与或创造听觉的想象，而画家则更容易参与或创造视觉的想象，品酒师则最能参与或创造感受味觉和嗅觉的想象。⑨如果患者很难想象出一项具体方法来减轻他的痛苦，可以尝试想象预期结果，如想象疼痛缓解之后的状态。⑩在引导患者开展意象法时，尽量使用温和的引导言语。⑪循序渐进地开展意象法。如患者选择想象海滩日光浴获得温暖，可建议他从准备去海滩开始想象。⑫意象法不能代替必要的止痛措施，因而需酌情提供其他必需的缓解疼痛的措施，如止痛药物等。⑬告知医疗团队其他成员及家属患者在做什么，什么时候做，为什么要这么做，以取得他们的支持。

（叶思欣　谭运娟　陈晓玲　黄天雯）

第二十二节　渐进性肌肉放松训练

一、目的

（1）通过绷紧、放松各部分肌肉训练，比较紧张和放松时的感觉，从而细心体验所产生的放松感。

（2）运用肌肉先紧张后放松的训练方法帮助患者更成功地应对疼痛引起的应激和焦虑，从而改善疼痛。

二、适应证

（1）适用于心理、躯体紧张或疼痛的患者，能有效缓解心理、躯体紧张及疼痛等症状。

（2）同意并能配合应用渐进性肌肉放松训练来缓解紧张或疼痛的患者。

三、操作流程及评分标准

渐进性肌肉放松训练操作流程及评分标准见表6-23。

第六章 专科护理操作流程与评分标准

表6-23 渐进性肌肉放松训练操作流程及评分标准

项目	项目分类	操作流程	标准分	评分细则
操作前评估和准备（15分）	评估（11分）	全身评估，包括评估患者意识、生命体征、病情、年龄等	2分	评估不全面，扣1分；未评估，扣2分
		专科评估，包括评估疼痛的部位、发生的原因、时间特点、强度、性质、加重或减轻的因素、既往的镇痛治疗史、伴随症状、情绪改变及影响因素等；患者肢体活动情况，训练是否会引起损伤	5分	评估漏1项，扣0.5分；未评估，扣5分
		心理社会支持评估，包括评估患者的文化水平、社会关系、患者（家属）对疼痛的认识程度、配合程度；患者心理状态，如紧张、焦虑、抑郁程度；患者（家属）对渐进性肌肉放松训练的知晓程度	4分	评估漏1项，扣0.5分；未评估，扣4分
	准备（4分）	操作者的自身准备，包括仪表、举止符合规范及洗手	1分	仪容、仪表不符合专业要求，扣0.5分；未洗手，扣0.5分
		环境应安静，有条件者可在专门的治疗室进行；住院患者拉上床帘，避免干扰	1分	环境不符，扣1分
		患者的情绪稳定。患者着宽松舒适的衣服，排空大小便，体位舒适放松，如平卧位、半卧位或坐位	2分	评估不全，扣1分；体位不舒适，扣1分；未评估，扣2分
操作过程（70分）	核对及解释（3分）	核对患者床号、姓名；解释操作的目的、注意事项及配合的技巧	3分	未核对，扣1分；解释不全，扣1分；未解释，扣2分
	训练前引导（2分）	用温和、平缓、轻柔的语气	1分	语言生硬，扣1分
		引导患者跟着指导语进行全身肌肉逐渐紧张和放松，从手部开始，依次是前臂肌肉、双臂、双脚肌肉、小腿肌肉、大腿肌肉、头颈部肌肉、躯干部肌肉、双肩肌肉、腰部肌肉、臀部肌肉，依次对各组肌群进行先紧后松的练习，最后达到全身放松的目的	1分	未开场引导，扣1分
	深呼吸训练（5分）	"首先，请深吸一口气，注意用鼻子吸气，然后屏气。"（停5 s。）"好，接下来请慢慢呼气，注意用嘴巴吹气，慢慢地把气呼出来。"（停10 s。）"现在我们按照刚才的呼吸方法再做一次。请您用鼻子深吸一口气，保持一会儿，然后再慢慢呼气。"	5分	不规范，扣3分；未重复，扣2分；遗漏，扣5分

续表 6-23

项目	项目分类	操作流程	标准分	评分细则
操作过程（70分）	前臂肌肉放松（5分）	"现在，请伸出前臂，握紧拳头，用力握紧、再握紧，体验手臂紧张的感觉。（停10 s。）好，接下来请放松，尽力放松双手，体验放松后的感觉。您可能感到沉重、轻松、温暖，这些都是放松的感觉，请您体验这种感觉。（停5 s。）我们现在再做1次……"（同上）	5分	不规范，扣3分；未重复，扣2分；遗漏，扣5分
	双臂放松（5分）	"现在弯曲双臂，用力绷紧双臂的肌肉，保持一会儿，体验双臂肌肉紧张的感觉。（停10 s。）好，现在放松，彻底放松双臂，体验放松后的感觉。（停5 s。）我们现在再做1次。"（同上）	5分	不规范，扣3分；未重复，扣2分；遗漏，扣5分
	双脚肌肉放松（5分）	"现在，开始练习如何放松双脚。（停5 s。）好，双脚、脚趾用力绷紧，用力绷紧，保持一会儿。（停10 s。）好，放松，彻底放松你的双脚。我们现在再做1次。"（同上）	5分	不规范，扣3分；未重复，扣2分；遗漏，扣5分
	小腿肌肉放松（5分）	"现在开始放松小腿部肌肉。（停5 s。）请将脚尖使劲向上翘，脚跟向下压，绷紧小腿部肌肉，用力、再用力，保持一会儿。（停10 s。）好，放松，彻底放松。（停5 s。）我们现在再做1次。"（同上）	5分	不规范，扣3分；未重复，扣2分；遗漏，扣5分
	大腿肌肉放松（5分）	"现在开始放松大腿部肌肉。请抬起双腿，脚跟向前向下压，绷紧大腿部肌肉，用力、再用力，保持一会儿。（停10 s。）好，放松，彻底放松。（停5 s。）我们现在再做1次。"（同上）	5分	不规范，扣3分；未重复，扣2分；遗漏，扣5分
	头颈部肌肉放松（5分）	"现在注意头部肌肉。（停5 s。）请皱紧额部的肌肉，用力、再用力，保持一会儿。（停10 s。）好，放松，彻底放松。（停5 s。）现在，请紧闭双眼，用力紧闭，保持一会儿。（停10 s。）好，放松，彻底放松。（停5 s。）现在，转动眼球，从上、到左、到下、到右，加快速度；好，现在从相反方向转动眼球，加快速度；好，停下来，放松，彻底放松。（停10 s。）现在，咬紧牙齿，用力咬紧，用力、再用力，保持一会儿。（停10 s。）"	5分	不规范，扣3分；每漏1项，扣0.5分；未重复，扣2分；遗漏，扣5分

续表 6-23

项目	项目分类	操作流程	标准分	评分细则
操作过程（70分）	头颈部肌肉放松（5分）	好，放松，彻底放松。（停 5 s。）现在，用舌头使劲顶住上颚，用力顶住，保持一会儿。（停 10 s。）好，放松，彻底放松。（停 5 s。）现在，请用力将头向后压，用力、再用力，保持一会儿。（停 10 s。）好，放松，彻底放松。（停 5 s。）现在，收紧下巴，用颈向内收紧，用力、再用力，保持一会儿。（停 10 s。）好，放松，彻底放松。（停 5 s。）我们现在再做 1 次。"（同上）		
	躯干部肌肉放松（5分）	"现在，请注意躯干部肌肉。（停 5 s。）好，请往后扩展双肩，用力向后扩展，用力、再用力，保持一会儿。（停 10 s。）好，放松，彻底放松。（停 5 s。）我们现在再做 1 次。"（同上）	5 分	不规范，扣 3 分；未重复，扣 2 分；遗漏，扣 5 分
	双肩肌肉放松（5分）	"现在上提双肩，尽可能使双肩接近耳垂，用力上提，保持一会儿。（停 10 s。）好，放松，彻彻底底放松。（停 5 s）我们现在再做 1 次。（同上。）现在向内收紧您的双肩，用力内收，用力、再用力，保持一会儿（停 10 s。）好，放松，彻底放松。（停 5 s。）我们现在再做 1 次。"（同上）	5 分	不规范，扣 3 分；未重复，扣 2 分；遗漏，扣 5 分
	腰部肌肉放松（5分）	"现在，请向上抬起双腿（先左后右或先右后左均可），用力上抬，同时弯曲腰，用力弯曲，保持一会儿。（停 10 s。）好，放松，彻底放松。（停 5 s。）我们现在再做 1 次。"（同上）	5 分	不规范，扣 3 分；未重复，扣 2 分；遗漏，扣 5 分
	臀部肌肉放松（5分）	"现在，请绷紧臀部的肌肉，会阴部用力往上提，用力、再用力，保持一会儿。（停 10 s。）好，放松，彻底放松。（停 5 s。）我们现在再做 1 次。"（同上）	5 分	不规范，扣 3 分；未重复，扣 2 分；遗漏，扣 5 分
	结束语（2分）	"好，现在我们已经完成了整个渐进性肌肉放松训练的过程。请感受身上的肌肉群，从下而上，全身每处肌肉都处于放松的状态。（停 10 s。）请注意放松后的感觉，此时会有一种温暖、愉快、舒适的感觉，将这种感觉保持 1～2 min。（停 60 s）"	2 分	不规范，扣 1 分；遗漏，扣 2 分

续表 6-23

项目	项目分类	操作流程	标准分	评分细则
操作过程（70分）	观察、记录、宣教（5分）	观察。观察患者的生命体征、表情、动作、疼痛情况；观察此次渐进性肌肉训练放松的效果；与患者交流此次训练的体验，回答患者疑惑	2分	未观察，扣1分；未交流此次训练体验，扣1分
		记录。记录患者实施渐进性肌肉训练放松的过程及效果	2分	记录欠全面，扣1分；未记录，扣2分
		宣教。鼓励患者自行练习，每天1～2次，每次15～20 min，循序渐进，持之以恒	1分	未宣教，扣1分
	整理（3分）	患者保暖，体位符合病情需要	2分	未保暖和体位不对，各扣1分
		病床单位干净、整洁	1分	病床单位不干净或不整洁，扣1分
质量（10分）	态度（2分）	关心患者，与患者及家属有效沟通	2分	语气生硬，扣1分；不关心患者，扣1分
	整体（8分）	操作熟练、规范；患者及家属掌握渐进性肌肉放松训练的方法；未引起患者疼痛加重或并发症	8分	动作欠规范，扣3分；不完整，扣5分；引起疼痛加重或并发症不得分
相关知识掌握（5分）	相关知识（5分）	渐进性肌肉放松训练的定义	2分	不全面，扣1分；不正确，扣2分
		实施渐进性肌肉放松训练的顺序	3分	不全面，扣1分；不正确，扣3分

整项操作共30 min。每超时1 min，扣1分；超时不少于10 min，为不及格。80分为合格线。

四、相关知识参考答案

（1）简述渐进性肌肉放松训练的定义。

答：渐进性肌肉放松训练是一种逐渐的、有序的、使肌肉先紧张后放松的训练方法，属于放松疗法（也被称为松弛疗法）中的一种。渐进性肌肉放松训练强调放松要循序渐进地进行，要求患者在放松之前先使肌肉收缩紧张，继而进行放松，细细体会肌肉紧张和放松之间感觉上的差别。

（2）简述实施渐进性肌肉放松训练的顺序。

答：实施渐进性肌肉放松训练的顺序为深呼吸后，依次放松前臂肌肉、双臂、双脚肌肉、小腿肌肉、大腿肌肉、头颈部肌肉、躯干部肌肉、双肩肌肉、腰部肌肉、臀部肌肉。

（叶思欣　谭运娟　陈晓玲　黄天雯）

第二十三节 认知行为疗法

一、目的

通过帮助患者识别自己的歪曲信念和负性自动思维,并用他们自己或他人的实际行为来挑战这些歪曲信念和负性自动思维,以改善情绪并减少抑郁症状、减轻疼痛。

二、适应证

(1) 用于治疗许多疾病和心理障碍,如抑郁症、焦虑症、慢性疼痛等。
(2) 同意应用认知行为疗法等非药物镇痛治疗措施缓解疼痛的患者。

三、操作流程及评分标准

认知行为疗法操作流程及评分标准见表6-24。

表6-24 认知行为疗法操作流程及评分标准

项目	项目分类	操作流程	标准分	评分细则
操作前评估和准备(15分)	评估(11分)	全身评估。评估患者意识、生命体征、病情、年龄等	2分	评估不全面,扣1分;未评估,扣2分
		专科评估。评估疼痛的部位、发生的原因、时间特点、强度、性质、加重或减轻的因素、既往的镇痛治疗史、伴随症状、情绪改变及影响因素等	5分	评估漏1项,扣0.5分;未评估,扣5分
		心理社会支持评估。评估患者的文化水平、社会关系、患者(家属)对疼痛的认识程度、配合程度;患者心理状态,如焦虑、抑郁程度;患者对疼痛的认知和应对	4分	评估漏1项,扣0.5分;未评估对疼痛的认知和应对,扣1分;未评估,扣4分
	准备(4分)	操作者的自身准备,包括仪表、举止符合规范及洗手	1分	仪容、仪表不符合专业要求,扣0.5分;未洗手,扣0.5分
		环境应安静,有条件者可在专门的治疗室进行;住院患者拉上床帘,避免干扰	1分	环境不符合,扣1分
		患者的情绪稳定,患者着宽松舒适的衣服,排空大、小便,体位舒适放松	2分	评估不全,扣1分;未评估,扣2分

续表6-24

项目	项目分类	操作流程	标准分	评分细则
认知行为疗法操作过程（70分）	核对及解释（3分）	核对患者床号、姓名；解释操作的目的、注意事项及配合的技巧	3分	未核对，扣1分；解释不全，扣1分；未解释，扣2分
	初始认知评估（5分）	评估患者与疼痛及疼痛治疗和康复有关的心理、社会和行为因素	5分	评估不全面，扣3分；未评估，扣5分
	心理诊断。纠正不良认知，消除不良条件反射，使患者对疼痛形成新概念（23分）	认识自动思维。通过讲解"情绪困扰的ABC理论"，帮助患者认识到自动思维的存在和影响	5分	ABC理论讲解有误，扣2分；未认识到患者的思维存在影响，扣3分
		列举认知歪曲。向患者列举出认知歪曲，帮助患者提高认知水平和矫正错误思想	3分	未识别到患者的认知歪曲，扣1分；未矫正错误思想，扣2分
		改变极端信念或原则。指导患者把生活中的各种问题按急缓程度排序，使其意识到需要解决的只是一个问题，而不是生命的决定因素，从而增强患者康复信心	5分	未发现患者极端信念或原则，扣2分；未指导患者列出缓急问题，扣3分
		检验假设。帮助患者认识到自己对事物的认识存在歪曲和消极片面的态度。运用患者的特异性症状、信念和行为来举例并解释疼痛—恐惧—回避—疼痛加重的恶性循环是如何形成并得到强化和维持的	5分	未解释清楚疼痛—恐惧—回避—疼痛加重的关系，扣2分；未帮助患者认识歪曲态度，扣3分
		积极的自我对话指导。鼓励患者坚持每天发现自己的优点或长处并记录，针对自己的消极思想提出积极的解决办法	5分	未指导患者发现优点及记录，扣2分；未提出积极的解决办法，扣3分
	鼓励患者获得应对疾病的技巧（20分）	行为指导如下： (1) 等级任务安排。应用化整为零的策略，让患者循序渐进，逐步完成若干力所能及的小任务，最后实现完成大任务的目的。 (2) 日常活动计划。治疗者与患者协商合作，安排一些患者能完成的活动，每天都有计划和任务，活动的难度的要求随患者的能力而逐步提高。 (3) 困难程度和愉快程度评估技术。让患者填写日常活动记录，在记录旁加上两栏评定，分别为困难程度评分和愉快程度评分。 (4) 积极反馈。治疗者为患者提供指导、反馈和正性强化，帮助患者发现问题和分析问题，当患者有困难时给予鼓励，有进步时给予强化	10分	未完成任何项，扣2.5分；不规范，扣3分

续表 6-24

项目	项目分类	操作流程	标准分	评分细则
认知行为疗法操作过程（70分）	鼓励患者获得应对疾病的技巧（20分）	放松和控制注意力的练习： （1）放松训练。通过自我调整训练，由身体放松而引起整个身心放松，从而消除紧张的行为训练。放松疗法种类繁多，重要的是根据患者的不同需要选择一种合适且有效的放松方法。 （2）注意力训练。首先，告诉患者在某一段时间把注意力集中在某一特定事件上，当患者能很好地控制注意力时，接下来指导患者进行注意力转移	10分	未完成任何一项，扣5分；不规范，扣3分
	坚持治疗，预防复发（3分）	不良认知、行为不是一天形成，改变也不是一次治疗就可以改变，坚持认知、行为的治疗，预防不良认知、行为复发	3分	未指导患者坚持，扣3分
	提高巩固（3分）	治疗后评估，指导患者自我巩固练习提高	3分	未评估，扣1分；未指导巩固，扣2分
	观察、记录、宣教（10分）	观察。观察患者治疗过程中的生命体征、表情、动作、情绪、疼痛情况；与患者交流此次训练的体验，回答患者疑惑	4分	未注意观察生命体征，扣2分；未交流此训练体验，扣2分
		记录。记录患者实施认知行为疗法的过程及效果	3分	记录不全面，扣1分；未记录，扣3分
		宣教。讲解认知行为疗法自我练习的注意事项与技巧，鼓励患者自行练习	3分	交代不全面，扣2分；未宣教，扣3分
	整理（3分）	患者保暖，体位符合病情需要	2分	未保暖和体位不对，各扣1分
		病床单位干净、整洁	1分	病床单位不干净或不整洁，扣1分
质量（10分）	态度（2分）	关心患者，与患者及家属有效沟通	2分	语气生硬，扣1分；不关心患者，扣1分
	整体（8分）	操作熟练、规范；患者及家属配合实施认知行为治疗的方法；未引起患者疼痛加重或不良情绪	8分	操作欠熟练、欠规范，扣3分；患者认知未改变，扣5分；引起患者疼痛加重或不良情绪，不得分

续表6-24

项目	项目分类	操作流程	标准分	评分细则
相关知识掌握（5分）	相关知识（5分）	认知行为治疗的定义，认知行为治疗实施的阶段、步骤	2分	不全面，扣1分；不正确，扣2分
		情绪困扰的ABC理论	3分	不全面，扣1分；不正确，扣3分

整项操作共30 min。每超时1 min，扣1分；超时不少于10 min，为不及格。80分为合格线。

四、相关知识参考答案

（1）简述认知行为治疗的定义，认知行为治疗实施的阶段、步骤。

答：认知行为治疗是通过帮助患者识别自己的歪曲信念和负性自动思维，并用他们自己或他人的实际行为来挑战这些歪曲信念和负性自动思维，以改善情绪并减少抑郁症状的心理治疗方法，包含认知疗法和行为疗法两种成分。它注重患者的情感、思想、行为和信念的本质及其变化。

认知行为治疗实施的阶段、步骤如下：

A. 初始评估。评估患者的疼痛及疼痛治疗与康复相关的心理、社会和行为因素。

B. 心理诊断。纠正不良认知，消除不良条件反射，使患者对疼痛形成新概念。

C. 鼓励患者获得应对疾病的技巧。进行行为指导、放松和控制注意力的练习。

D. 坚持治疗，预防复发。

E. 巩固提高和随访。

（2）什么是情绪困扰的ABC理论？

答：A代表刺激事件（activating），B（belief system）指个体对刺激事件的看法、态度和信念，C（consequence）代表由刺激事件引起的情绪和行为反应。该理论认为，情绪和行为反应（C）并非直接由刺激事件（A）导致，在刺激和情绪反应之间有一个中介过程，即个体的认知、态度和信念（B）。

（叶思欣　谭运娟　陈晓玲　黄天雯）

第二十四节　骨科专科体格检查

一、目的

护士运用自己的感官或借助皮尺、量角尺、叩诊锤等检查器具，客观地了解和评估骨科患者身体状况。骨科专科体格检查一般于采集完健康史后开始，目的是进一步验证问诊中所获得的有临床意义的症状,发现患者存在的体征,了解病变的性质及病变的范围,为确认护理诊断提供客观依据。

三、操作流程及评分标准

骨科专科体格检查操作流程及评分标准见表6-25。

表6-25 骨科专科体格检查操作流程及评分标准

项目	分值	操作流程	标准分	评分细则
检查前准备	7分	物品准备。治疗盘内放置体温计、血压计、听诊器、方纱、记录用纸、弯盘、笔、叩诊锤、皮尺、量角尺、神经诊锤或棉球,必要时备皮温计(皮温探测仪探头)等	2分	备物不齐少1件,扣1分;不齐不少于2件,扣2分
		操作者仪表端庄、着装整洁;洗手或用快速消毒液洗手	2分	漏做,扣1分;不正确,扣1分
		患者应取舒适、正确的体位,按需大、小便,注意保护患者隐私	2分	漏做1项,扣1分;每项不正确,扣1分
		与患者沟通。自我介绍、解释检查的目的和要求、取得配合	1分	未沟通,扣1分
脊柱	11分	视诊。 (1)肩及胸是否对称。两侧髂嵴是否在同一水平线上;双下肢是否等长;肢体肌肉有无萎缩;有无窦道、隆起、色素沉着。 (2)脊柱弯曲度。患者双足并拢站立,双臂自然下垂,充分暴露上半身。检查者从背面观察脊柱有无侧凸畸形;或用手指沿脊椎棘突从上向下划压后,使皮肤出现一条红色充血线,观察脊柱有无侧弯。检查者从侧面观察脊柱的生理弯曲(颈曲、胸曲、腰曲、骶曲)有无异常。 (3)步态是否正常	3分	漏做任何1项,扣1分;任何1项不正确,扣1分
		触诊。患者取端坐位,身体稍前倾。检查者以右手拇指自上而下逐个按压脊椎棘突、棘突旁肌肉、骶髂关节有无压痛。在腰肌外侧触摸深部横突,有无压痛。详见感觉的评估,以评价脊神经功能。 叩诊。患者取坐位,护士以左手置于患者头顶,右手握拳以小鱼际部叩击左手背,询问患者有无疼痛;以叩诊锤或手指直接叩击各脊柱棘突,或以左手垫于局部,右手握拳沿躯干中纵叩击	4分	每漏做1项,扣1分;触诊手法不正确,扣2分

续表 6-25

项目	分值	操作流程	标准分	评分细则
脊柱	11分	脊柱活动度。让患者分别做颈段、腰椎段的前屈、后伸、左右侧弯及旋转等动作（如已有外伤、可疑骨折或关节脱位，应避免脊柱活动，以防止损伤脊髓）。颈椎前伸、后屈35°～45°，左右侧屈45°，左右旋转60°；腰椎前屈90°，后伸30°，左右侧弯各20～30°，左右旋转30°	4分	每漏做1项，扣0.5分；每1项不正确，扣0.5分；体位不正确，扣1分；流程欠合理，扣1分
		脊神经功能评估。四肢肌力、感觉，肛门反射，提睾反射（详见肌力、感觉、反射评估）	—	—
双上肢与关节	15分	检查以视诊和触诊为主，主要观察四肢与关节的形态、活动度或运动情况。检查顺序要求由近至远，由非损伤区到损伤区，先健侧后患侧，排除个体差异	2分	流程欠合理，扣2分
		视诊。观察皮肤的质地、潮湿度、色泽、毛发等。观察手的姿势及体位、是否有体积的变化、是否有畸形。观察肩与肩关节的高度，双侧是否对称，有无肿胀	3分	每漏做1项，扣1分；任何项不符合要求，扣1分
		触诊。评估皮肤温度、软组织的肿胀程度、局部压痛、大体轮廓、异常突起和身体局部标志。详见感觉的评估，以评价外周神经功能	3分	每漏做1项，扣1分；任何项不符合要求，扣1分
		活动： (1) 肩关节。嘱患者耸肩，双肩上提；嘱患者尽可能地将上肢从前方上抬并超过头部高度，正常肩关节前屈约135°；再让患者尽可能将上肢从下方向后上方运动，正常后伸45°；正常内收肘部可达正中线，外展可达90°；内旋90°；外旋30°。 (2) 肘关节。检查者一手握持患者的一侧肘关节，另一手握住其手腕，使前臂尽量屈向肩部，判断主动或被动屈曲的角度；检查者缓慢伸直患者的前臂，尽量过伸，判断肘关节过伸的角度。 (3) 腕关节。将患者的前臂处于旋前位，检查者一手握持，另一手轻轻地将腕关节向下屈曲，判断屈曲的角度；再让患者行腕关节背伸，判断背伸的角度。	4分	每漏做1项，扣1分；任何一项不符合要求，扣1分

续表 6-25

项目	分值	操作流程	标准分	评分细则
双上肢与关节	15分	(4) 指关节。要求患者屈曲指关节做爪状、握拳、拇指去碰触小指，观察指关节的屈曲等活动有无异常。 肌力。详见肌力评估，以评价脊神经或外周神经功能。 测量。测量肩峰至中指指尖的长度	3分	漏做或测量方法不正确，扣3分
双下肢与关节	17分	检查以视诊和触诊为主，主要观察四肢与关节的形态、活动度或运动情况。检查顺序要求由近至远，由非损伤区到损伤区，先健侧后患侧，排除个体差异	2分	流程欠合理，扣2分
		视诊。充分暴露双下肢，观察皮肤的质地、潮湿度、色泽、毛发、趾甲等，是否有体积的变化、是否有畸形、是否双下肢不等长等	3分	每漏做1项，扣1分；任何一项不符合要求，扣1分
		触诊。评估皮肤温度、软组织的肿胀、局部压痛、大体轮廓、异常突起和身体局部标志。详见感觉的评估，以评价脊神经或外周神经功能	3分	每漏做，扣1分；不符合要求，扣1分
		活动。嘱患者做主动运动，必要时辅以被动运动，观察关节的活动度、有无疼痛。 (1) 髋关节。①后伸。患者俯卧，检查者一手按压臀部、另一手握小腿下端，屈曲90°后上提，判断后伸的角度。②屈曲。检查者一手按压髂峰，另一手将膝关节推向前胸，判断屈曲的角度。③内收。患者仰卧，双下肢伸直平放，检查者将一侧下肢自中立位越过另一侧下肢向对侧活动，判断内收的角度。④外展。患者仰卧，双下肢伸直平放，一侧下肢离开身体中线的最大角度，判断外展的角度。 (2) 膝关节。检查者握住患者的膝、踝关节，缓慢地尽力屈曲患者的膝关节，判断膝关节屈曲的角度；然后从屈曲位尽力伸直膝关节，判断是否能完全伸直及过伸的角度。 (3) 踝关节。检查者握住患者的足部并将之向上方和下方推动，判断踝关节背伸、趾屈的角度；检查者一手握住患者的踝部，另一手握住患者的足部并将踝部向左右两侧活动，判断足外、内翻的角度。 肌力。详见肌力评估，以评价脊神经或外周神经功能	6分	每漏做1项，扣2分；不符合要求，扣2分

续表 6-25

项目	分值	操作流程	标准分	评分细则
双下肢与关节	17 分	测量。①长度测量,测量髂前上棘至内踝尖端（胫骨内踝下缘）的长度。②周径测量,测量大腿周径的测量点在髌骨上缘 10 cm 的位置。小腿周径的测量点在胫骨结节下 10 cm 的位置	3 分	每漏做或测量方法不正确,扣 3 分
肌力	10 分	肌力分为 6 级。颈椎病患者检查四肢肌力,T1 以下脊柱病变患者检查双下肢肌力。0 级,肌力完全丧失；1 级,仅见肌肉轻微收缩,无肢体活动；2 级,肢体可水平移动,但不能抬离床面；3 级,肢体可抬离床面,但不能拮抗阻力；4 级,能做拮抗阻力运动,但肌力有不同程度的减弱；5 级,正常肌力	10 分	检查手法每项不正确,扣分 1 分；检查部位漏 1 项,扣 1 分；检查部位 1 项不正确,扣 1 分；肌力判断 1 项不正确,扣 1 分
		视患者病情检查身体两侧各自 10 个肌节中的关键肌；检查顺序为自上而下。C5 曲肘肌（肱二头肌和肱肌）、C6 伸腕肌（桡侧伸腕长和短肌）、C7 伸肘肌（肱三头肌）、C8 中指屈指肌（指深屈肌）、T1 小指外展肌、L2 曲髋肌（髂腰肌）、L3 伸膝肌（股四头肌）、L4 踝背伸肌（胫前肌）、L5 长伸趾肌（长伸肌）、S1 踝趾曲肌（腓肠肌和比目鱼肌）		
		检查手法:检查时嘱患者用力做肢体伸屈运动,护士分别从相反的方向测试患者对阻力的克服力量,注意两侧肢体的对比		
感觉	10 分	(1) 感觉分为 3 个等级:0,消失；1,障碍（包括减退和过敏）；2,正常；NT,无法检查。 (2) 视患者病情检查身体两侧各 28 个皮节的关键点。 (3) 检查感觉功能时,患者意识清晰、配合,充分暴露检查区域,检查时嘱患者闭目。需进行双侧对比	6 分	检查手法不正确,扣分 1 分；检查部位漏任何一项,扣 1 分；检查部位不正确,扣 1 分；感觉判断不正确,扣 1 分
		(1) 浅感觉-触觉。用棉絮（或棉球或神经诊锤）轻触患者躯干及四肢皮肤,让患者回答是否有触觉及触觉轻重是否一致,应以脸颊部的皮肤感觉为准。 (2) 浅感觉-针刺觉、温度觉	2 分	

续表 6-25

项目	分值	操作流程	标准分	评分细则
感觉	10分	(1) 深感觉-运动觉。检查者用示指和拇指轻持患者的手指或足趾两侧做被动伸或屈的动作，让患者说出"向上"或"向下"。 (2) 深感觉-位置觉、震动觉。 复合感觉-皮肤定位觉。检查者用棉球或神经诊锤轻触患者体表某处皮肤，让患者指出被触部位及次数。 复合感觉-两点辨别觉、实体觉、体表图形觉，不作为常规评估内容	2分	
反射及阳性体征	5分	浅反射。进行脊髓损伤患者检查。 (1) 肛门反射。戴指套插入肛门中（略等片刻），问有无感觉及令其收缩肛门，存在肛门括约肌收缩与肛门黏膜感觉及会阴部感觉者为不全脊髓损伤，消失者为完全性损伤。 (2) 腹壁反射。患者平卧，屈膝。用棉签分别在上腹，中腹，下腹轻划，观察有无局部腹肌收缩。 (3) 提睾反射。用棉签由上向下轻划股内侧上方皮肤，可以引起同侧提睾肌收缩，使睾丸上提	5分	检查手法任何一项不正确，扣分1分；检查漏任何一项，扣1分；判断一项不正确，扣1分
		深反射。检查肱二头肌反射、肱三头肌反射、桡骨膜反射、膝腱反射、跟腱反射（不要求检查）		
		直腿抬高试验。检查时嘱患者仰卧，两下肢伸直，护士一手置于膝关节上，使下肢维持伸直位，同时另一手将下肢尽量上抬。正常人下肢上抬高 70° 以上（腰椎疾病患者检查）		
患肢末梢血循环或再植指（趾）或皮瓣移植组织血运	10分	皮肤颜色。暴露观察部位，肉眼观察皮肤颜色。正常为观察部位颜色淡红或与健侧相一致。判定结果有红润、黑色、青紫色、暗红、苍白、花斑、粉红等	2分	判断不正确，扣2分
		肿胀。Ⅰ度，皮纹变浅；Ⅱ度，皮纹消失；Ⅲ度，出现水泡	2分	判断不正确，扣2分

续表 6-25

项目	分值	操作流程	标准分	评分细则
患肢末梢血循环或再植指（趾）或皮瓣移植组织血运	适用于四肢骨折、四肢手术或断指（肢）再植、皮瓣移植等患者（10分）	皮肤温度。双手同时触摸双上肢或双下肢局部皮肤，感觉皮肤温度是否一致，温度判定：温暖、低于健侧、稍低于健侧、冰凉、高于健侧；再植指（趾）或皮瓣移植组织局部皮肤温度使用皮温计测量，测量时离开烤灯照射，用数字记录；或使用皮温检测探头持续测量皮瓣远端或患肢指体远端与健侧同部位的皮温，与心电监护仪连接，皮温值同时与心电监护值在显示屏显示	2分	检查方法不正确或判断不正确，扣2分
		毛细血管充盈反应，适用于断指（肢）再植、皮瓣移植等患者。轻压再植指或移植的皮瓣观察血液充盈时间	2分	检查方法不正确或判断不正确，扣2分
		动脉搏动。在上肢触诊桡动脉和尺动脉，在下肢触诊足背动脉及胫后动脉	2分	检查方法不正确或判断不正确，扣2分
淋巴结（适用于骨肿瘤患者）	5分	头颈部淋巴结触诊的顺序为耳前→耳后→枕部→颌下→颏下→颈后三角→颈前三角→锁骨上。①颈部。被检查者头稍低或偏向检查侧，手指紧贴检查部位，由浅及深滑动触诊。②锁骨上。被检者取坐位或卧位，头部稍向前屈，左手触诊患者右侧，右手触诊左侧，由浅部逐渐摸至锁骨后深部	2分	检查内容每漏1项，扣1分；方法欠正确，扣1分
		上肢淋巴结触诊。①腋窝（尖群→中央群→胸肌群→肩胛下群→外侧群）。一手将被检查者前臂稍外展，右手触诊被检查者左侧，左手检查右侧，由浅及深至腋窝顶部。②滑车上。左/右手扶托被检查者左/右前臂，右/左手向滑车上由浅及深触诊	2分	手法欠准确，扣1分；漏任何一项，扣1分
		下肢淋巴结触诊。①腹股沟淋巴结（上群→下群）。被检者平卧，检查者站在被检者右侧，右手四指并拢，以指腹触及腹股沟，由浅及深滑动触诊，先触摸腹股沟韧带下方水平组淋巴结，再触摸腹股沟大隐静脉处的垂直组淋巴结。左右对比。②腘窝	1分	手法欠准确，扣0.5分；漏任何一项，扣0.5分
综合分	10分	体查中以患者为中心，关心、体贴患者，避免长时间暴露，具有良好的医德修养和责任感	10分	综合评价后，扣1~10分

（方丽璇　黎小霞　肖萍　黄天雯　高远）

参 考 文 献

[1] 包良笑，李婧，张洋，等.294例全髋关节置换术患者出院准备度现状及影响因素分析［J］.护理学报，2021，28（17）：59－63.

[2] 陈洁，田义华，唐永利，等.全膝关节置换术后患肢不同体位对肢体肿胀与关节活动度的影响［J］.重庆医科大学学报，2020，45（10）：1506－1508.

[3] 陈连珍，谭群芳，关万香.血氧饱和度仪在四肢骨折术后患者肢端血液循环监测中的应用［J］.现代临床护理，2017，16（4）：78－80.

[4] 陈晓玲，黄天雯，谭运娟，等.骨科专科护理质量评价体系的建立与实施［J］.现代临床护理，2015，14（10）：58－62.

[5] 戴巧艳，何翠环，郭雪梅，等.自制皮瓣血液循环观察尺在皮瓣移植术后患者的应用［J］.护理学杂志，2019，34（18）：33－35.

[6] 戴巧艳，何冬华，马琴，等.自制鹅颈灯灯罩在皮瓣移植及断指再植术后患者的应用［J］.护理学杂志，2017，32（10）：38－40.

[7] 戴亚辉，窦帮，祝晓忠.髋部骨折治疗中隐性失血的研究进展［J］.创伤外科杂志，2020，22（8）：620－622，626.

[8] 窦祖林.吞咽障碍评估与治疗［M］.2版.北京：人民卫生出版社，2017.

[9] 冯尘尘，马圆圆，卢亚运，等.医疗器械相关性压力性损伤护理研究进展［J］.中国护理管理，2016，16（5）：581－584.

[10] 高娜，佟冰渡，姜英，等.系统化"三防三位"护理对预防人工髋关节置换术后假体脱位的效果评价［J］.护理管理杂志，2017，17（2）：123－125.

[11] 高涛，朱晓中，鲍丙波，等.脊髓损伤神经源性肠道功能障碍研究进展［J］.上海交通大学学报（医学版），2018，38（9）：1117－1121，1116.

[12] 高小雁，高远.医院内骨科静脉血栓栓塞症护理与管理［M］.北京：北京大学医学出版社，2020

[13] 谷斌，陈绪娜，张千坤，等.全髋关节置换术后患者渐进式平衡训练方案的制订与应用［J］.中华护理杂志，2020，55（10）：1458－1464.

[14] 顾玉东.临床显微外科学［M］.北京：科学技术文献出版社，2002.

[15] 何争珍.再植指血运观察指标赋值量表的改良与应用［J］.护理学杂志，2018，33（14）：22－24.

[16] 黄继云，郑元.颈椎前路手术后病人吞咽困难评估工具研究进展［J］.护理研究，2021，35（8）：1452－1456.

[17] 黄天雯，肖萍，陈晓玲，等.骨科护理质量敏感指标的构建［J］.中华护理杂志，

2018,53(8):945-949.

[18] 黄天雯,肖萍,张伟玲,等.骨科专科护理环节质量持续改进的实践与效果[J].中国护理管理,2018,18(2):228-231.

[19] 贾峥,管晓敏,张欢.骶骨肿瘤术后患者膀胱及直肠功能评估的研究进展[J].护理研究,2020,34(7):1226-1229.

[20] 蒋静静,陈洁,崔玉洁.人本位整体护理在人工膝关节置换患者围术期护理中的应用效果[J].国际护理学杂志,2018,37(20):2782-2785.

[21] 李乐之,路潜.外科护理学[M].6版.北京:人民卫生出版社,2019.

[22] 李维娜,李静,宋丹丹,等.疼痛评分准确率敏感指标在普外科的应用研究[J].全科护理,2017,15(36):4517-4519.

[23] 李小寒,尚少梅.基础护理学[M].北京:人民卫生出版社,2019.

[24] 梁燕.成人住院患者深静脉血栓护理敏感指标体系的构建[J].护理研究,2020,34(23):4139-4144.

[25] 刘恒,纪代红,迟迅,等.奥塔戈运动对膝关节置换术后老年患者平衡能力和害怕跌倒的影响[J].中国护理管理,2019,19(1):133-138.

[26] 刘晶晶,张晓玲,周媛苑,等.脊髓神经功能快速评估流程构建及应用[J].护理学杂志,2019,34(17):25-28.

[27] 刘军,刘源.腰椎退行性疾病致足下垂手术疗效及影响因素分析[J].颈腰痛杂志,2019,40(3):397-399.

[28] 刘青青,钱媛,孔婵,等.高龄吞咽障碍患者基于动态误吸风险评估的康复训练[J].护理学杂志,2019,34(17):73-75.

[29] 吕探云.健康评估[M].北京:人民卫生出版社,2019.

[30] 马凌,李艳芬,李卉梅.康复护理技术操作规范[M].广州:广东科技出版社,2018.

[31] 么莉.护理敏感质量指标实用手册[M].北京:人民卫生出版社,2016.

[32] 缪建云,练克俭.糖皮质激素治疗神经损伤的研究进展[J].中国骨与关节损伤杂志,2019,24(6):572-574.

[33] 彭刚艺,刘雪琴.临床护理技术规范[M].广州:广东科技出版社,2013.

[34] 阮顺莉,陈茜.常见吞咽障碍筛查工具应用进展[J].医学综述,2018,24(2):316-320.

[35] 沈以,黄丽玉,陈勇,等.基于疼痛护理质量指标指引下的护理干预在骨科术后患者疼痛管理中的应用实践[J].中国实用护理杂志,2018,34(6):425-429.

[36] 谭运娟,黄天雯,陈晓玲,等.规范化培训对骨科低年资护士疼痛知识与态度的影响[J].现代临床护理,2014,13(9):63-66.

[37] 田水净.疼痛护理质量指标在提高骨科病房疼痛护理质量中的作用[J].世界最新医学信息文摘,2019,19(36):239-240.

[38] 童莺歌,田素明.疼痛护理学[M].杭州:浙江大学出版社,2016.

[39] 王芳,袁丽.护患对骨质疏松患者出院准备度评估的异同性现状分析[J].护理学

杂志，2016，31（7）：28-30.

[40] 王巧珍.个性化居家骨科护理方案对人工髋关节置术后患者的影响[J].护理齐鲁杂志，2020，26（22）：71-73.

[41] 王田田，郭爱敏.老年人跌倒恐惧的研究进展[J].中国护理管理，2017，17（9）：1217-1221.

[42] 王文慧，张利峰，李信欣，等.髋关节置换术后患者不同时期关节功能变化及其影响因素研究[J].中华护理杂志，2017，52（6）：649-653.

[43] 韦玮，李剑，黄林海.全膝或全髋关节置换后老年人首次活动时跌倒恐惧的影响因素[J].中国组织工程研究，2021，25（9）：1351-1355.

[44] 韦小梅.脊髓损伤患者肠道功能障碍干预方案的构建[D].上海：中国人民解放军海军军医大学，2018.

[45] 吴少芳.曲线型仰卧护理模式对骨科术后压力性损伤的预防效果及患者舒适度体验[J].中国实用护理杂志，2019，35（1）：37-41.

[46] 奚婧，张情，王丽，等.老年膝骨关节炎患者膝关节肌力与骨密度相关性分析[J].中国骨质疏松杂志，2019，25（6）：793-798.

[47] 肖萍，黄天雯，方丽璇，等.脊柱外科患者术后功能锻炼的依从性改善研究[J].华西医学，2017，9（32）：1343-1346.

[48] 肖萍，彭小琼，邓丽君，等.骨科护理质量敏感指标在专科护理持续质量改进的应用.护理学杂志，2020，35（9）：54-56.

[49] 许海燕，王楠.上肢创伤骨折患者深静脉血栓发生的影响因素及干预对策[J].河南医学研究，2018，27（13）：2447-2448.

[50] 许红璐，肖萍，黄天雯.临床骨科专科护理指引[M].广州：广东科技出版社，2013.

[51] 晏蓉，李素云，陈婷，等.脊柱外科术后患者深静脉血栓预防及管理的最佳证据应用[J].护理学杂志，2019，34（19）：21-26.

[52] 杨剑，黄桂玲，陶凤琴，等.居家模拟培训对老年髋关节置换患者康复效果的影响[J].护理学杂志，2021，36（8）：69-72.

[53] 张俊娟，贾曼，杨光宇，等.脊髓神经运动功能评估图卡的设计及在脊髓损伤患者中的应用[J].中华护理杂志，2018，53（4）：410-413.

[54] 张文豪，杨德刚，李建军，等.脊髓损伤后神经源性肠道功能障碍评估方法的研究进展[J].中国康复理论与实践，2018，24（4）：401-404.

[55] 张燕，吴桂丽，范冠华.基于关联规则的住院患者非计划性拔管危险因素分析[J].护理学杂志，2021，36（9）：44-46.

[56] 赵彩兰.疼痛护理质量指标的建立及在三叉神经痛患者中的应用[J].全科护理，2019，17（6）：697-699.

[57] 赵婧.影响骨科住院患者早期功能锻炼依从性原因与对策[J].中国实用护理杂志，2015，31（Z2）：45.

[58] 真启云，谢军，庞剑剑，等.老年髋部骨折患者围手术期谵妄管理方案的实施及

效果评价［J］．中华护理杂志，2017，52（9）：1068-1072．

［59］中国健康促进基金会骨病专项基金骨科康复专家委员会．骨科康复中国专家共识［J］．中华医学杂志，2018，98（3）：164．

［60］中国康复医学会．预防老年人跌倒康复综合干预专家共识［J］．老年医学与保健，2017，23（5）：349-352．

［61］中国抗癌协会．营养风险筛查［J］．肿瘤代谢与营养电子杂志，2016，3（2）：100-101．

［62］中华医学会老年医学分会．老年患者术后谵妄防治中国专家共识［J］．中华老年医学杂志，2016，35（12）：1257-1262．

［63］中华医学会麻醉学分会．成人手术后疼痛处理专家共识［J］．临床麻醉学杂志，2017，33（9）：911-917．

［64］钟名金，耿红荔，李皓，等．关节镜下前交叉韧带重建术后腓总神经损伤1例并文献复习［J］．实用骨科杂志，2021，27（1）：88-90．

［65］周晓美，冯璇．跌倒风险评估工具的研究进展［J］．护理学杂志，2018，33（21）：109-112．

［66］朱凤祥．目标管理在脊柱脊髓损伤患者疼痛护理中的应用［J］．实用临床护理学电子杂志，2018，3（39）：177，184．

［67］朱彦奇，曹锐，盛伟斌．前路颈椎融合术后吞咽困难危险因素的研究进展［J］．脊柱外科杂志，2020，18（1）：58-63．

［68］朱月新，槐金艳，万明宇，等．老年患者全髋关节置换术围手术期镇痛的研究进展［J］．医学综述，2020，26（12）：2385-2390．

［69］卓静，刘晶晶，曾雪梅，等．颈椎前路术后患者吞咽困难护理干预方案的制订及实施［J］．护理学杂志，2021，36（1）：41-43．

［70］ALLEGRA P R, NUNO A U, BARRERA C M, et al. MRI evaluation of posterior capsular dehiscence after posterior approach total Hip Arthroplasty［J］. The journal of the American academy of orthopaedic surgeon, 2019, 27（23）: e1052-e1058.

［71］CHEN Y, SHEN Z Z, SHAO Z M, et al. Free flap monitoring using near-infrared spectroscopy: a systemic review［J］. Annals of plastic surgery, 2016, 76（5）: 590-597.

［72］KAHNS R, MORRISOND R, DIENDERE G, et al. Interventions for implementation of thromboprophylaxis in hospitalized patients at risk for venous thromboembolism［J］. Cochrane database of systematic reviews, 2018, 4（4）: 8201.

［73］KYNGAS H, DUFFY M E, KROLL T. Conceptual analysis of compliance［J］. Journal of clinical nursing, 2009, 9（1）: 5-12.

［74］LEIGH J P, MARKIS C A, IOSIF A M, et al. California's nurse-to-patient ratio law and occupational injury［J］. International archives of occupational and environmental health, 2015, 88（4）: 477-484.

［75］MCKEOWN J L. Pain management issues for the geriatric surgical patient［J］. Anesthesiology clinics, 2015, 33 (3): 563 - 576.

[76] SKOFFER B, DALGAS U, MECHLENBURG I. Progressive resistance training before and after total hip and knee arthroplasty: a systematic review [J]. Clinical rehabilitation, 2015, 29 (1): 14 - 29.

[77] TSONGA T, MICHALOPOULOU M, KAPETANAKIS S, et al. Risk factors for fear of falling in elderly patients with severe knee osteoarthritis before and one year after total knee arthroplasty [J]. Journal of orthopaedic surgery, 2016, 24 (3): 302 - 306.